Heiko Gärtner Tobias Krüger

Krankheiten

auf einen Blick erkennen

Heiko Gärtner Tobias Krüger

Krankheiten
auf einen Blick erkennen

Antlitz- und Körperdiagnose
sowie weitere Techniken, um
Menschen ganzheitlich zu erfassen

mvgverlag

Bibliografische Information der Deutschen Nationalbibliothek:
Die Deutsche Nationalbibliothek verzeichnet diese Publikation in der Deutschen Nationalbibliografie; detaillierte bibliografische Daten sind im Internet über https://dnb.de abrufbar.

Für Fragen und Anregungen:
info@m-vg.de

10. Auflage 2026

Türkenstraße 89
80799 München
Tel.: 089 651285-0

Hinweis: Die Methoden und Anregungen in diesem Buch wurden von den Autoren nach bestem Wissen und Gewissen erstellt und geprüft. Sie bieten jedoch keinen Ersatz für kompetenten persönlichen medizinischen Rat. Jede/r Leser/in ist für das eigene Tun selbst verantwortlich. Weder die Autoren noch der Verlag können für eventuelle Nachteile oder Schäden, die aus den im Buch gegebenen praktischen Hinweisen resultieren, eine Haftung übernehmen.

Umschlaggestaltung: Kristin Hoffmann, München
Umschlagabbildung: Fotolia, © Peter Hermes Furian
Bildnachweis: Abbildungen/Illustrationen 1–35, 37–65, 72–79 Kristin Hoffmann unter Verwendung von Fotolia; Illustrationen 36, 81–82, 86–89: Vincent Herb; Abbildungen 91, 96: Fotolia.
Redaktion: Petra Holzmann, München
Satz: Georg Stadler, München
Druck: Florjancic Tisk d.o.o., Slowenien
Printed in the EU

ISBN Print: 978-3-86882-449-0
ISBN E-Book (PDF): 978-3-86415-478-2
ISBN E-Book (EPUB, Mobi): 978-3-86415-479-9

INHALT

Vorwort

Immer wenn wir mit dem Schreiben eines neuen Buches beginnen, haben wir als Basis eine Grundidee, die wir dann mit ganzer Hingabe verfolgen. So saß ich beispielsweise vor zwölf Jahren in der Eifel mit meinem Laptop vor einer öffentlichen Toilette, weil ich den Strom für meinen Akku aus der Steckdose des Waschraums brauchte, und schrieb die Worte »Hausputz für die Seele« in meinen Rechner.

Ich lebte damals bereits mehr als ein Jahr lang in meinem kleinen schwarzen Bully, den ich zu einem schmucken Survivalbus umgebaut hatte. Ich lebte so, weil ich mich entschlossen hatte, meinem Herzen zu folgen. Dafür hatte ich meine feste Arbeitsstelle gekündigt und alles aufgegeben, was mir existenzielle Sicherheit geboten hat. Der Auslöser waren eine Gehirnhautentzündung und zwei Gehörstürze, nach denen ich mir unweigerlich die Frage stellen musste: »Warum wollen meine Krankheiten meinen Verstand blockieren? Warum wollen sie meine Gehorsamkeit gegenüber meiner Existenzangst auflösen? Warum wollen sie mich dazu bewegen, dass ich meiner wahren ›Herzensstimme‹ Gehör schenke?«

Das laute, schrillende Tinnitusgeräusch war der beste Lehrmeister, den ich finden konnte. Immer wenn ich gegen meinen Lebensleitsatz: »Tue das, was dein Herz begehrt«, verstoßen hatte, strafte mich mein Gehör mit einem lauten und schrillen Alarmruf. So wurde ich indirekt zur »Herzensgehorsamkeit« aufgerufen.

Schon seit meiner Kindheit spürte ich in mir die Berufung eines Fährtenlesers. Egal, welche Tierspur ich sah, ich hatte den innerlichen Drang, das Rätsel der Fährte zu knacken, um herauszufinden, welches Lebewesen an dieser Stelle vorbeigelaufen war und was es an diesem Platz wollte. Als Erwachsener dann spürte ich wegen meinen immensen Schmerzes durch die Gehirnhautentzündung das erste Mal das Bedürfnis, die seelischen Ursachen meiner Krankheiten herauszufinden. In meinem Herzen entstand der Wunsch, die wahren Ursachen meiner Krankheiten auch in meiner Seele zu ergründen. So wurde ich zum Fährtenleser der Seele. Immer tiefer und tiefer tauchte ich in meine Seele ein und stellte mit Erschrecken fest, dass ich durch Ungehorsam gegenüber meiner Seele meinen körperlichen Schmerz erst erschaffen und genährt hatte. Immer wenn ich gegen meine Herzensstimme gehandelt und den Weg meiner Lebensbestimmung aus den Augen verloren hatte, bat mich die Schöpfung indirekt durch das Umleitungsschild Schmerz und Krankheit, wieder den Weg der Intuition des Herzens aufzunehmen. Jedes Mal, wenn ich meine Gefühle nicht geehrt, sondern hinuntergeschluckt habe, wurde ich durch meinen körperlichen Schmerz zur Vernunft gebeten.

Als ich diesen Zusammenhang endlich begriffen hatte, war es schon zu spät. Durch meine sehr deutsche schulmedizinische Einstellung war ich der festen Meinung gewesen, dass Krankheiten nur Schicksal sein können. In keiner Faser meines Körpers hatte ich gespürt, dass das andauernde Verschmähen der Herzensstimme und der eigenen Gefühle dazu geführt hatte, dass meine Krankheiten erst entstehen konnten. Dies ist, als hätte man beschlossen, nie wieder sein Gefühlsgeschirr abzuwaschen. Irgendwann erstickt man dann im Gefühlschaos, und es gibt kein einziges sauberes Geschirrstück im Haushalt mehr. Natürlich kann man die Augen vor dem großen Geschirrberg verschließen und neues Geschirr kaufen. Doch lohnt es sich wirklich, sich ein künstliches Kniegelenk einsetzen zu lassen, wenn die Ursache der Knieschmerzen in den verschmähten seelischen Gefühlen liegt? Man kommt ja schließlich auch nicht auf die Idee, die rot blinkende Öllampe im Auto mit einem kleinen Hammer kaputt zu schlagen, nur um das Symptom abzustellen. Jeder Autobesitzer weiß ganz genau: Wenn man dem Motor das dringend benötigte Öl verwehrt, lässt der Motorschaden nicht lange auf sich warten.

So war für mich klar: Ich will ein Fährtenleser der Seele werden, um die wahren Wurzeln und Entstehungsgeschichten der Krankheiten aufzudecken. Aus diesem Grund reisten Tobias und ich um die halbe Welt und besuchten die verschiedensten Medizinleute und Seelenleser. Immer mehr verknüpften wir unser Wissen aus dem ursprünglichen Fährtenlesen mit dem Seelen- und Gesichtslesen. So besuchten wir Altenheime, Serienmörder im Gefängnis, studierten jahrelang Menschen auf der Straße und in unseren Seminaren und zogen stets unsere Rückschlüsse. Alles, was Sie in unserem Buch nachschlagen können, ist dreifach überprüft worden.

So verglichen wir unsere Untersuchungsergebnisse mit denen der Spezialisten der Antlitz- und der Seelendiagnose. Wenn wir die richtige Fährte aufgefunden hatten, ließen wir sie von einem einheimischen Naturmedizinmann nochmals prüfen. Erst nach diesem Verfahren fassten wir unsere Ergebnisse zusammen und entwickelten einen Fragen- und Bildkontext, um unsere Leser zum Nachdenken zu bringen. Aus diesem Grund wollen wir uns bei allen Personen, Lebewesen und Elementen bedanken, die uns geholfen haben, das Wissen über die Grundursachen der Krankheiten verständlich niederzuschreiben.

Heiko Gärtner
im März 2013

Wie man dieses Buch benutzt

Wir haben das Buch so aufgebaut, dass es sich kinderleicht anwenden lässt. Sie können es mit einem Diagnoseprogramm für einen Computer vergleichen.

Als Erstes gilt es herauszufinden, wo überhaupt ein Problem besteht. Der Virenscanner Ihres Computers macht dazu einen Diagnosescan und schaut genau nach, wo es Auffälligkeiten, Probleme oder versteckte Hinweise gibt. Genau das Gleiche tun Sie nun auch mit Ihrem Körper. Gehen Sie dabei wie ein Detektiv vor. Jedes kleine Detail kann von Bedeutung sein und Hinweise auf wichtige Problemthemen liefern. Nehmen wir einmal an, Sie haben eine Querfalte auf der Nasenwurzel. Ihr Computerprogramm würde Ihnen an dieser Stelle die Meldung bringen: »Datei mit verdächtigem Inhalt im Bereich Desktop gefunden. Wünschen Sie weitere Informationen? Ja / Nein?«

Wenn Sie sich für Ja entscheiden, suchen Sie im Buch das Kapitel zur Gesichtsdiagnostik und schauen nach, wo Sie bei den Tafeln eine Querfalte auf der Nasenwurzel finden. Dort steht dann der Hinweis: »Weist auf eine Gallenbelastung hin.« So haben Sie nun ein erstes Indiz gefunden, das auf ein Problem mit Ihrer Galle hinweist. Dies muss nicht zwangsläufig bedeuten, dass Sie ein Problem mit der Galle haben. Es ist aber ein Anzeichen, das Sie veranlassen sollte, in diesem Bereich die Augen offenzuhalten, denn jede Krankheit zeigt sich am Körper, bereits sieben Jahre bevor sie ausbricht und damit messbar wird. Oft ist es hilfreich, wenn Sie sich diesen Hinweis in Ihrem Heilungstagebuch notieren. Wenn es bei der Untersuchung nicht um Sie selbst, sondern um eine andere Person geht, ist es sogar überaus wichtig, dass Sie sich alle Hinweise und Anzeichen aufschreiben. Nur so können Sie sich am Ende ein vollständiges Bild machen, das Ihnen eine genaue Diagnose ermöglicht.

Wenn Sie weitere Anzeichen finden, die auf Galle hindeuten, sollten Sie diese Spur mit dem Muskelreflexionstest aus der Kinesiologie überprüfen. Mithilfe dieses Tests können Sie herausfinden, ob und wie stark das Organ tatsächlich geschwächt ist. Wenn der Test keine Schwäche anzeigt, kann dies mehrere Gründe haben. Zum einen kann es sein, dass ein Antlitzzeichen auf mehrere Problemzonen verweist. In diesem Fall hätten Sie auch andere Spuren gefunden, die Sie weiter verfolgen und überprüfen sollten. Zum anderen kann es sein, dass die Falte noch nicht auf ein physisches Problem hindeutet, sondern auf eine Tendenz, die sich bereits auf der seelischen Ebene abzeichnet und die innerhalb der nächsten sieben Jahre zu einem körperlichen Problem werden kann. Im Zusammenhang mit dem Thema Galle könnte dies zum Beispiel angestaute Wut sein, die Sie nicht verarbeitet haben.

Gehen wir jedoch einmal davon aus, dass Ihr Test anzeigt, dass wirklich eine Schwächung der Galle vorliegt. In diesem Fall hätten Sie den Ort, also den Speicherplatz auf Ihrer Festplatte, herausgefunden, an dem sich der Fehler befindet. Jetzt gilt es noch auszumachen, worin das Problem besteht. Schauen Sie also im Teil 3 des Buches (Das Verstehen der Botschaften der Krankheit) unter Galle nach. Dort finden Sie unter anderem die folgenden Fragen und Hinweise:

Gallensteine sind geronnene Aggressionen, die über lange Zeit geschluckt wurden. Fragen Sie sich:

- Warum läuft mir in Wirklichkeit die Galle über?
- Warum ärgere ich mich innerlich grün und blau?
- Warum kann ich Ärger nicht Ausdruck verleihen?
- Warum kann ich meine Aggressionen nicht in Worte kleiden?

Finden Sie sich in den Fragestellungen wieder? Versuchen Sie nun, die Fragen ernsthaft zu beantworten, um dabei das Kernthema aufzuspüren: Welche Kernangst steht hinter dieser Krankheit?

Um das herauszufinden, geben wir Ihnen im 4. Teil des Buches (Das Auflösen der Krankheit) mit der Kinesiologie eine Methode an die Hand, mit der Sie Ihren Körper selbst befragen können. In unserem Beispiel könnte es so sein, dass Sie als Kind gelernt haben, dass Aggressionen etwas Negatives sind und dass Sie nicht mehr geliebt werden, wenn Sie Ihre Wut ehrlich ausdrücken. Wie ein Trojaner, der sich über eine freundliche Mail in Ihren Computer einschleicht, kam auch die Information »Wenn ich meine Wut ausdrücke, werde ich nicht mehr geliebt« über Ihr Elternhaus in Ihr System.

Ihr Virenscanner würde Sie an dieser Stelle fragen: »Systemschädigende Information entdeckt. Möchten Sie die Datei löschen? Ja / Nein?«

Allein durch die Tatsache, dass Sie das Problem nun kennen, haben Sie es bereits aus Ihrem Verstand entfernt. Rein logisch wissen Sie, dass der Satz nicht stimmt und dass Sie keine Angst haben müssen, Ihre Gefühle zu äußern. Aber leider hat Ihr Organismus für alle Informationen, die Sie jemals in Ihrem Leben bekommen haben, ein Back-up-System in Form Ihres muskulären Gedächtnisses eingerichtet. Der Glaubenssatz ist also nicht nur in Ihrem Verstand, sondern auch in Ihren Muskeln abgespeichert. Das nächste Mal, wenn Sie in eine entsprechende Situation kommen, bootet Ihr Körper die Angst vor Ihrer eigenen Wut wieder zurück, Sie verhalten sich wieder gleich und Ihre Galle leidet weiterhin. Um das zu verhindern, müssen Sie den Glaubenssatz mit der damit verbundenen Angst auch aus Ihren Muskeln löschen. Dies können Sie mit der Meridian-Energietechnik tun, die ebenso im 4. Teil des Buches (siehe S. 339) beschrieben ist.

»Sind Sie sicher, dass die Datei wirklich vollständig aus Ihrem System gelöscht werden soll?«

»Ja!«

Die Fehlprogrammierung ist somit verschwunden. Allerdings haben Sie an dieser Stelle nun überhaupt keine Information mehr. Diese Lücke muss nun mit einem neuen, positiven Glaubenssatz gefüllt werden. Dazu suchen Sie sich unter den Affirmationen am Ende des Buches (siehe S. 355) die passende aus. In diesem Fall würde sie bei Gallenproblemen lauten:

»Ich nehme meine Aggression dankbar an und stehe zu mir mit all meinen Gefühlen.«

Um dieses Buch noch leichter verständlich und anwendbar zu machen, möchten wir an dieser Stelle noch einige weitere Wege als Beispiele aufführen, mit denen Sie zu einem Ergebnis kommen:

1. Gehen wir davon aus, Sie haben Zahnschmerzen. Schauen Sie nun bei dem Kapitel »Zahndiagnostik« nach, mit welchen anderen Körperregionen der schmerzende Zahn in Verbindung steht. In unserem Beispiel könnte es sein, dass Ihnen der untere rechte Eckzahn Beschwerden bereitet. In der Tabelle stoßen Sie auf folgende Entsprechungen:

    - Rückenwirbel: Neunter Brustwirbel / Zehnter Brustwirbel
    - Gelenke: Kniegelenk hinten / Hüftgelenk / Fußgelenk
    - Organe: Auge / Leber links / Gallengänge links
    - Drüsen / Nerven / Gefäße: Keimdrüse
    - Schlagen Sie nun im Kapitel »Wirbelsäulendiagnostik« die entsprechenden Wirbel und in den Kapiteln »Organdiagnostik« und »Die Botschaften der erkrankten Körperorgane und Körperregionen« die Organe, Gelenke und Drüsen nach. Achten Sie dabei auch darauf, in welchen Bereichen Sie im Moment Beschwerden haben oder in der letzten Zeit hatten. Haben Sie beispielsweise auch noch Verspannungen im 9. Brustwirbel, sind die entsprechenden Fragestellungen für Sie besonders wichtig. Schauen Sie, welche Fragen für Sie jetzt im Moment zentral sind. Es wird sich dabei um Fragen handeln, die Ihnen besonders unangenehm sind, bei denen Sie sich ertappt fühlen oder bei denen Ihnen die Antwort besonders schwerfällt. Überprüfen Sie Ihre Erkenntnisse noch einmal mit dem Muskelreflexionstest aus der Kinesiologie. Löschen Sie Ihre Kernangst mit der Meridian-Energietechnik und ersetzen Sie den negativen Glaubenssatz durch eine positive Affirmation, so wie bereits beschrieben.

2. Nun möchten Sie den Zustand Ihrer Organe anhand der »Headschen Zonen« herausfinden. Dazu schlagen Sie das Buch beim Kapitel »Organdiagnostik« auf. Tasten Sie nun die entsprechenden Headschen Zonen ab und fühlen Sie, ob Sie an einem der gedrückten Punkte einen stärkeren Schmerz spüren als an den anderen. Schlagen Sie dann im Buch beim entsprechenden Organ nach, mit welchem psychosomatischen Themen es verbunden ist, und gehen Sie wieder genauso vor wie bei den vorherigen Beispielen.

3. Sie haben eine akute oder chronische Krankheit, die Sie belastet, beispielsweise eine starke Grippe mit Fieber. In diesem Fall schauen Sie gleich im 3. Teil des Buches (Das Verstehen der Botschaften der Krankheit) nach der psychosomatischen Entsprechung der Krankheit und verfahren Sie weiter wie vorher angegeben.

Je öfter Sie das Buch zurate ziehen und je mehr unterschiedliche Wege Sie ausprobieren, um ans Ziel zu gelangen, desto mehr werden Sie selbst ein Gespür dafür bekommen, wie alles in Ihrem Organismus miteinander vernetzt ist. Dadurch wird es immer leichter, eine zutreffende Diagnose zu erstellen und die Krankheitsursachen aufzulösen.

Durch die gezielte Heilanwendung geben Sie Ihrem Körper, Ihrem Geist und Ihrer Seele die Möglichkeit, sich selbst zu heilen. Wichtig ist dabei jedoch, die Krankheit als Hinweis auf eine verkehrte Lebensweise ernst zu nehmen. Heilung kann nur dann erfolgen, wenn Sie sich wirklich auf eine Entwicklung einlassen. So soll nicht nur das Symptom aufgelöst werden, sondern die Ursache für den körperlichen Schmerz. Die Krankheit will Sie nämlich auf ein offenes Lebensthema hinweisen, um schlimmere Schäden für den Körper abzuwenden. Dazu gehört auch, dass Sie krank machende Routinen und Angewohnheiten sowie ungesunde Ernährung, negativen Stress und eine Ausbeutung Ihres Körpers einstellen und beginnen, mit sich und Ihrer Umwelt im Einklang zu leben. Andernfalls werden die Symptome bleiben oder nach kurzer Zeit zurückkehren.

Um nicht wieder in die alten Muster zu geraten, wie es im Alltagsleben nur zu leicht passiert, haben wir am Ende des Buches noch ein persönliches Heilungstagebuch beschrieben. Wenn Sie solch ein Tagebuch führen, können Sie einen Überblick behalten, welche zentralen Lebensthemen Sie gerade bearbeiten oder bereits bearbeitet haben. Sie werden feststellen, wie dankbar Sie bereits nach kurzer Zeit auf Ihren Entwicklungsprozess zurückblicken können.

Je nachdem, welche Krankheiten oder Beschwerden Sie haben und wie stark diese vorangeschritten sind, kann es wichtig sein, den Körper mit anderen Heilungsmethoden bei der Regeneration zu unterstützen. Mit den Seelenkräutern und den Sechs Übungen zur Reaktivierung der Selbstheilungskräfte (siehe S. 391) geben wir Ihnen zwei sehr effektive Methoden an die Hand.

Unser Buch soll jedoch nicht den Besuch beim Mediziner Ihres Vertrauens ersetzen. Es gibt heutzutage eine Vielzahl von traditionellen und modernen Heilmethoden. Lassen Sie sich bei der Auswahl von Ihrer eigenen Intuition leiten und vertrauen Sie Ihrem Bauchgefühl.

Wir wünschen Ihnen viel Erfolg mit unserem persönlichen Geschenk in Form unseres Buches, um Ihre Entwicklung auf einen glücklichen, erfolgreichen und gesunden Lebensweg zurückzuführen.

Wo man Energie verliert und deswegen krank wird

Stellen Sie sich vor, Sie haben einen Lebensmotor, der ähnlich funktioniert wie der eines Autos. Wenn Sie diesen Motor ständig pflegen und immer mit genügend hochwertigem Kraftstoff versorgen, läuft er rund, und Ihnen geht es gut. In diesem Zustand kann der Motor ein unvorstellbar hohes Lebensalter erreichen – ähnlich den sagenumwobenen Taxis auf Ibiza, die angeblich über 4,5 Millionen Kilometer auf dem Tacho haben. Ihr Motor wird nicht durch Nässe und Kälte überbeansprucht, sondern hat viel Wärme. Dadurch kann er nicht rosten und bleibt stabil. Zudem pflegt der Fahrer meist sein Auto liebevoll, ist entspannt, hält den Motor stets in der richtigen Betriebstemperatur und verschleißt ihn nicht durch überschnelles Fahren. Denn eine Kerze, die doppelt so hell brennt, brennt eben auch nur die halbe Zeit. Schließlich verwendet der liebevolle Taxibesitzer nur Super-Plus-Benzin, um seinem Gefährt die optimale Oktanzahl zu schenken. Demzufolge können sich keine Schlacken und Ablagerungen an den Motorwänden bilden.

Behandeln Sie Ihren Körper genauso gut wie Ihr KFZ?

Fehlende Pflege, minderwertiger Kraftstoff und vor allem ein Kraftstoffmangel führten dazu, dass Ihr Körper bereits nach wenigen Jahren die ersten Verschleißerscheinungen in Form von Krankheiten oder Dauerschmerzen aufweist. Wie bei Ihrem Auto gibt es auch bei Ihrem Körper unterschiedliche Arten von Pannen, mit denen Sie schlussendlich am Straßenrand liegen bleiben. Eine ungesunde Lebensführung und das ständige Verwenden von minderwertiger Nahrung wird früher oder später dafür sorgen, dass Ihr Motor immer mehr an Kraft verliert und schließlich den Geist aufgibt. Dies nennen wir dann Alterserscheinungen aufgrund von Energiemangel und fehlender Pflege.

Eine andere Art von Panne ist eine mehr oder weniger spontan auftretende. Sie sehen an Ihrem Armaturenbrett eine Schmerz- oder Burn-out-Warnlampe aufleuchten, die Sie auf fehlendes Kühlwasser hinweist. Für diesen Fall haben Sie vorsichtshalber bereits einen Hammer in Form einer Aspirin oder eines Feierabendbiers auf dem Beifahrersitz bereitgelegt. Mit der spitzen Seite des Hammers schlagen Sie nun das Lämpchen ein, um nicht wahrnehmen zu müssen, wie es wirklich um Ihren Lebensmotor steht. Nun aber ist Ihr Körper verpflichtet, Ihnen einen noch direkteren Hinweis zu schicken, um Ihre Aufmerksamkeit zu gewinnen. Dies tut er in Form einer Entzündung, die Sie als Rauchwolke aus Ihrer Motorhaube aufsteigen sehen.

Wenn Sie krank sind, läuft also Ihr Lebensmotor nicht richtig rund und bekommt nicht die Energie, die er benötigt, um ein gesundes Immunsystem aufrechtzuerhalten. Das kann vier ausschlaggebende Ursachen haben:

1. Ihr Tank ist kaputt.
2. Sie haben vergessen zu tanken oder Sie haben den falschen Kraftstoff getankt.
3. Jemand zapft Ihren Tank heimlich an und raubt Ihnen die Energie.
4. Jemand kommt und streut Ihnen Zucker in den Tank, sodass Ihre Energiekanäle verstopfen.

KAPUTTER TANK

Stellen Sie sich vor, Sie wären ein großes Energiegefäß. Während Ihres Lebens verbrauchen Sie immer einen Teil der gewonnenen Energie und füllen die verbrauchte Energie genauso regelmäßig wieder auf. Doch kam es in Ihrer Vergangenheit zu traumatischen Erlebnissen, die Risse, Sprünge oder sogar Löcher in Ihrem Energiegefäß hinterlassen haben. Durch diese Lecks geht nun ständig Energie verloren, die Sie nicht nutzen können. Solange die undichten Stellen da sind, können Sie so viel Energie in Ihr kaputtes Gefäß nachschütten, wie Sie wollen, sie wird einfach ungenutzt aus Ihnen herausfließen und Sie werden sich weiterhin leer und energielos fühlen. Um herauszufinden, wie es um Ihren Energietank steht, stellen Sie sich bitte folgende Fragen:

- Warum fühle ich mich abgeschlagen und energielos?
- Was hat dazu geführt, dass mein Energiekörper ein Leck hat?
- Stoße ich in meinem Alltag immer wieder auf die gleichen Muster, die ich nicht auflösen kann?
- Welche traumatischen Ereignisse aus meiner Vergangenheit beeinflussen mich in der Gegenwart noch immer so stark, dass ich keine Energie abspeichern kann?
- Welches Trauma oder welche Seelenverletzung habe ich unbehandelt weggedrückt, sodass mir täglich Energie entzogen wird?
- Wie kann ich mein Energiegefäß wieder reparieren?

Stellen Sie sich diese Fragen vor allem dann, wenn Sie sich häufig energielos, müde und träge fühlen, obwohl Sie eigentlich einen gesunden Lebensstil führen, regelmäßig Sport treiben und sich gesund ernähren.

DIE FÜNF VERSCHIEDENEN ARTEN VON KRAFTSTOFF

Stellen Sie sich vor, Ihr Lebensmotor ist ein wahrer Wundermotor, der fünf verschiedene Arten von Kraftstoff verarbeiten kann.

Der erste Kraftstoff ist **lichtreiche Nahrung**. Alles Lebendige auf unserem Planeten braucht letztlich zu einem sehr großen Teil Sonnenlicht und Wasser. Wenn Sonnenstrahlen auf die Erde treffen, treffen sie dort auch auf Mikroorganismen, die Nährstoffe für Pflanzen produzieren. Der Mikroorganismus nimmt die Sonnenenergie auf, transformiert sie und gibt sie in Form energiereicher Nährstoffe an den Boden ab. Diese Nährstoffe werden dann über die Wurzeln von den Pflanzen aufgenommen. Wenn die Pflanze wächst, bekommt sie selbst auch wieder Sonnenlicht ab und wandelt dieses durch die Photosynthese in weiteres Pflanzenmaterial um. Die Pflanze ist also letztlich in gewisser Weise umgewandeltes Sonnenlicht und Wasser. Nimmt man zum Beispiel eine Sonnenblume, die in einen Topf mit genau einem Kilogramm Erde eingepflanzt wird. Wenn sie den Sommer über wächst, wird sie bis zu zwei Meter hoch und bildet eine gewaltige Blüte aus. Trotzdem ist am Ende noch immer genau ein Kilogramm Erde übrig. Woraus ist also die Sonnenblume entstanden? Aus drei Dingen: 1. Dem Wasser, mit dem sie den Sommer über gegossen wurde. 2. Dem Kohlenstoff, den sie sich aus der Luft besorgt hat. 3. Den Biophotonen, also der Sonnenenergie. Mithilfe dieser Energie baut sie sich aus dem Kohlenstoff lebendige Zellen. Das Wasser dient dabei als Energiespeicher.

Ein Tier, das sich ausschließlich von Pflanzen ernährt, ernährt sich damit auch wieder aus Sonnenlicht und Wasser. Da wir Menschen uns in der Regel von Pflanzen und Tieren ernähren, essen wir also Sonnenenergie in Form von Pflanzen und in Form von Tieren. Damit sind wir letzten Endes in gewisser Weise auch nichts anderes als Wasser und umgewandeltes Sonnenlicht. – Stirbt ein Lebewesen, wird diese gespeicherte Energie wieder freigegeben und es bleibt nur noch tote, energielose Materie übrig.

Um unseren Lebensmotor mit Energie zu versorgen, brauchen wir also Nahrung, die noch möglichst viel Sonnenenergie, also sogenannte Biophotonen, enthält. Um gesund zu bleiben, brauchen wir ungefähr 7500 Biophotonen pro Tag. Leider haben die Menschen im Laufe ihrer Zivilisationsgeschichte immer mehr Erfindungen gemacht, durch die unsere Nahrung an Lichtenergie verliert. Die älteste Form davon ist die Züchtung. Vergleicht man beispielsweise eine wilde Erdbeere mit einer Kulturerdbeere, ist Letztere zwar etwa zehnmal so groß, hat aber durch die Züchtung kein bisschen mehr Lichtenergie. Beide Früchte brauchen die gleiche Zeit zum Wachsen und könnten daher in ihrem Leben die gleiche Anzahl an Biophotonen aufnehmen.

Noch deutlicher wird es bei der wilden Möhre im Vergleich zur Kulturmöhre. Hier entstand durch die Züchtung sogar eine Einbuße an Biophotonen von etwa 1200 Prozent. Durch diese Züchtungen hat der Mensch Nahrung erschaffen, die seinen Bauch zwar schneller füllt, die aber insgesamt weniger Energie bringt. Doch das war noch nicht genug, in den letzten 100 Jahren hat sich der Mensch noch zusätzliche Tricks überlegt, mit denen er seine Nahrung komplett töten kann. Durch Einfrieren beispielsweise oder durch das Bestrahlen mit Mikrowellen gehen sämtliche Biophotonen verloren. Übrig bleibt nur noch eine Masse, die den Körper verschleimt, ohne dass sie ihm etwas bringt. Auf diese Weise verhungern wir mit vollem Magen.

Um Ihrem Lebensmotor die nötige Energie zu geben, sollten Sie also darauf achten, möglichst viel Nahrung zu sich zu nehmen, die noch Biophotonen enthält. Ideal dafür sind Wildnahrung und vollreif geerntete Früchte.

Der zweite Kraftstoff ist die **Lichtenergie**, die wir selbst über unseren Körper und unsere Augen aufnehmen. Als Menschen können wir zwar keine Photosynthese betreiben, produzieren aber mithilfe von Sonnenlicht Vitamin D. Diesen lebenswichtigen Stoff können wir nicht über unsere Nahrung aufnehmen, sondern nur selbst produzieren. Aber auch darüber hinaus ist Tageslicht für unser Leben von entscheidender Bedeutung, wir können nicht lange in der Dunkelheit überleben. Nicht ohne Grund gibt es auf der Welt keine höheren Selbstmordraten als in den Polarregionen im Winter. In Island beispielsweise erfand man sogar spezielle Lichtkammern, die Sonnenlicht imitieren, um die Menschen vor einer Depression zu bewahren. Durch Sonnenlicht werden die Stoffwechselprozesse in unserem Körper angeregt, Endorphine (Glückshormone) werden ausgesendet und Botenstoffe produziert, die den Kreislauf in Schwung bringen. Leider kann das Kunstlicht in Form von Leuchtstoffröhren, Energiesparlampen und LEDs das Sonnenlicht nicht ersetzen. Fragen Sie sich deshalb, wie viel Zeit pro Tag Sie im Freien verbringen und bewusst die Sonne genießen.

Der dritte Kraftstoff sind Ihre eigenen **Gedanken** und Ihre **Lebenseinstellung**. Nehmen Sie sich einen kurzen Moment Zeit für ein kleines Experiment. Betrachten Sie sich für eine Minute selbst und konzentrieren Sie sich dabei auf alles Negative, das Sie finden können. Versuchen Sie, sich so gut wie möglich in eine negative Stimmung hineinzusteigern und sich jede Schwäche, jedes Problem und jede noch so unbedeutende Unstimmigkeit in Ihrem Leben vor Augen zu führen. Achten Sie dann darauf, wie viel Energie Sie spüren.

Nehmen Sie sich nun eine weitere Minute Zeit und konzentrieren Sie sich jetzt auf die positiven Dinge in Ihrem Leben. Bedanken Sie sich bei sich selbst und bei allen, die Ihnen in letzter Zeit Gutes getan haben. Denken Sie dabei auch an alles, was Sie in der letzten Zeit erreicht haben, und stellen Sie sich bildhaft vor, was Sie noch alles erreichen werden. Achten Sie jetzt noch einmal auf Ihren Energiehaushalt. Bemerken Sie den Unterschied?

Wir selbst bestimmen, wie die Welt aussieht, in der wir leben. Je mehr wir uns dabei auf die Schwächen und die Negativität konzentrieren, desto düsterer wird unser Leben und desto schwächer werden wir selbst. Je mehr wir uns auf das Positive in unserem Leben konzentrieren, desto mehr Freude strahlen wir nach außen aus und umso stärker ziehen wir damit freudige Ereignisse an. Senden wir hingegen nur schlechte Laune und Negativität aus, werden uns freudige Menschen meiden und unsere Erfahrungen werden immer mehr und mehr unsere Vorstellung von einer negativen Welt bestätigen. Dankbarkeit war daher bei allen Urvölkern eines der wichtigsten Grundprinzipien für den Alltag und ein Multiplikator für Heilungen. Vor jeder Mahlzeit, bei jeder Jagd und bei jeder Heilung wurde gedankt. Kurz gesagt, war das ganze Leben eine einzige Dankbarkeitszeremonie. Mit dieser Grundhaltung brachten die Menschen eine Fülle in ihr Leben, denn sie waren sich ununterbrochen der Geschenke bewusst, die sie jederzeit und überall erhalten. Leider ist uns diese positive und lebensbejahende Grundhaltung verloren gegangen. Wenn Sie sich einmal die Nachrichten anschauen, bei denen täglich gezeigt wird, was als wichtig auf der Welt empfunden wird, werden Sie feststellen, dass es sich dabei fast ausschließlich um Hiobsbotschaften handelt. Unsere Kultur stützt sich inzwischen nahezu vollständig auf Kritik und Mangelbewusstsein. Unser Gehirn kann jedoch nicht unterscheiden, ob sich ein negativer Gedanke gegen etwas anderes oder gegen uns selbst richtet! Wenn Sie sich also immer wieder über die überhöhten Spritpreise beschweren, beschweren Sie sich automatisch auch ständig über sich selbst. Damit entziehen Sie sich fortwährend Kraft und Energie und machen sich schließlich selbst krank. Achten Sie daher in Ihrem Alltag darauf, wie viel Dankbarkeit Sie für das empfinden, was Sie geschenkt bekommen.

Der vierte Kraftstoff ist der große Lebensmagnet in Form Ihres **Urvertrauens** in den Schöpfungsgedanken, der Sie zu Ihrer **Lebensbestimmung** hinzieht.

Stellen Sie sich Ihr Leben als einen großen Fluss vor. Solange Sie sich innerhalb dieses Flusses befinden, befinden Sie sich auch im Energiestrom, der Sie mit allem versorgt, was Sie brauchen. Sie sind dabei völlig frei zu entscheiden, ob Sie lieber im seichten, langsamen Wasser schwimmen oder sich als Lebensabenteurer in die Stromschnellen stürzen wollen, um den größtmöglichen Energiekick zu erfahren. Solange Sie im Fluss bleiben, ist Ihr Leben von Leichtigkeit geprägt, da Sie der Fluss durch seine Eigenströmung trägt.

Allerdings bekommen wir schon in unserer Kindheit durch die Sorgen unserer Eltern sehr viele Ängste mitgeliefert, die uns dazu veranlassen, unseren Lebensfluss zu verlassen. Anstatt nun also mit Ihrem eigenen Lebensrhythmus zu schwimmen, steigen Sie aus dem Fluss und versuchen, nach Jericho zu wandern. Oder Sie halten sich einfach krampfhaft an einem Ast fest und versuchen, den gesamten Fluss aufzuhalten. Eine weitere beliebte Form ist es, gegen den Strom zu schwimmen und sich zu wundern, warum einem nach einiger Zeit die Puste ausgeht.

Sie merken bereits selbst, dass diese alternativen Lebensstrategien sehr anstrengend und energieraubend sind. Wenn Sie also gerade durch den Urwald irren und merken, dass Sie nicht einmal mehr wissen, wo Jericho überhaupt liegt, sollten Sie sich folgende Fragen stellen, um zu Ihrem Lebensfluss zurückzufinden:

- Was begeistert mich im Leben von ganzem Herzen?
- Was macht mich an? Was macht mich geil? Was bereitet mir bereits Freude, wenn ich nur daran denke?
- Was ist meine Bestimmung, die nur ich auf die Welt bringen kann?
- Was sind meine besonderen Talente?
- Was ist meine Lebensvision, die mir die Schöpfung zugedacht hat?
- Was gibt mir Energie und bereichert mein Leben?

Wenn wir krank werden, weil wir unserem Dharma, also unserem Lebensfluss, nicht folgen, hat sich unser Körper noch etwas ganz Besonderes für uns überlegt. Er schenkt uns nicht einfach irgendeine Krankheit, sondern genau die, die uns als Wegweiser wieder in Richtung Lebensfluss führt. **Alle Krankheiten weisen also auf eine bestimmte Abweichung von unserem Dharma hin. Wenn wir die Bedeutung der Krankheiten verstehen, wissen wir auch, in welche Richtung wir uns wenden müssen, um wieder gesund zu werden und um unseren Energietank wieder zu füllen.** Wir haben es uns leider in der Schulmedizin angewöhnt, gegen eine Krankheit zu kämpfen. Stattdessen sollten wir ihr jedoch dankbar sein, dass sie uns auf den rechten Weg zurückschicken will. Ohne sie würden wir uns so weit von uns selbst entfernen, dass wir schließlich an Energiemangel sterben würden. Durch den Wegweiser der Krankheit haben wir jedoch die Chance, wieder auf unseren Weg zurückzufinden.

Der fünfte Kraftstoff sind unsere **Beziehungen** nach innen und außen. Wie stark sind wir mit unserem natürlichen Sein verbunden? Wie stark sind wir noch mit den Elementen der Natur und dem Kosmos verbunden? Bewegen wir uns wirklich im Kreislauf des Lebens, in der Geschwindigkeit, in der wir leben sollten?

Meist befinden wir uns in einem übereilten Takt und fühlen uns von der Zeit gehetzt. Demzufolge hat sich unsere Grundstimmung denaturalisiert und ist in eine Stressstimmung umgeschlagen. Um zeiteffektiver zu sein, bewegt sich der Durchschnittsdeutsche nur noch circa 800 Meter pro Tag – jedoch läge der natürliche Tagesbedarf an Bewegung eines mit der Natur verbundenen Menschen bei 30 bis 40 Kilometern. Wie weit sind wir von einer gesunden Lebensweise entfernt, wenn wir uns fast nicht mehr bewegen und unseren Schlaf so weit dezimieren, dass wir nur noch mit Kaffee und anderen Aufputschmitteln wach und klar leben können?

Sowohl die Beziehung zum Kreislauf der Natur als auch die enge Beziehung zu unseren Gefühlen und unserer eigenen inneren Natur sind uns durch die Zivilisierung immer mehr verloren gegangen. In indigenen Clans war es überlebensnotwendig, radikal ehrlich zu sein. Ihr Leitsatz war und ist: »Sage das, was du denkst und fühlst, in dem Augenblick, wo du es denkst und fühlst, aber benutze dazu die gefühlvollste Sprache und spreche von: ›mein Gefühl ist‹.«

Wie oft gelingt es Ihnen im Alltag, Ihre Gefühle und Gedanken offen und klar in dem Moment auszudrücken, in dem sie aufkommen? Das nicht zu tun, bedeutet, dass sich die Gefühle in Ihnen anstauen und wie ein Haufen schmutziger Wäsche auf Ihrer Seele liegen bleiben. Fragen Sie sich daher, in welchen Bereichen Sie den Bezug zu Ihrer Natürlichkeit und damit auch zu Ihrer Gesundheit verloren haben.

Die fünf Energietanks

Wenn Ihr Energiegefäß in Ordnung, also ohne die beschriebenen Risse und Fragmata ist, ist es wichtig, einen Lebensstil zu führen, mit dem Sie diese fünf Energietanks ständig optimal auffüllen. Für einen gesunden Menschen ist es ausreichend, dafür zu sorgen, dass die Tanks nie ganz leer sind. Ein gesunder Mensch braucht sich auch keine Sorgen zu machen, wenn er einmal einige negative Gedanken hat oder wenn er hin und wieder lichtfreies Fast Food oder tote Tiefkühlkost isst.

Wenn Sie aber eine schwerwiegende Krankheit haben, ist es sehr wichtig, dass Sie die Energietanks auf ihre vollen 100% auffüllen und auch auf diesem Level halten. Ihr Körper braucht sehr viel Energie für die Selbstheilung. Nur wenn Sie ihm diese geben, kann er sich von der Krankheit erholen. Über diese Energiezufuhr können Sie Ihre Selbstheilungskräfte so reaktivieren, dass sie jegliche Krankheit auflösen können, ja manchmal auch, wenn sie als unheilbar eingestuft wurde.

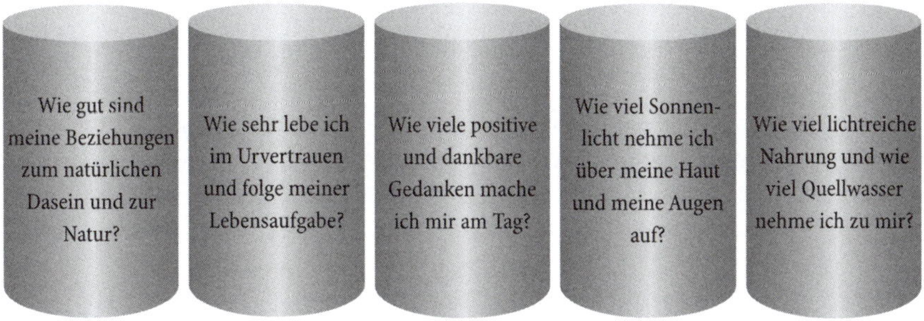

Abb. 1

Sie kennen mit Sicherheit auch Menschen, die trotz ungesunder Lebensweise bis ins hohe Alter gesund bleiben. Oft kann man es sich kaum vorstellen, dass sich ein 90-jähriger Kettenraucher bester Gesundheit erfreut. Doch diese Menschen schaffen es, in einem Bereich so gut zu sein, dass sie damit ihren Mangel in einem anderen Bereich kompensieren. Insofern sollte man sich die Frage stellen, in welchen Energiebereichen der Betreffende besser als man selbst ist und sich so dieses gesundheitsschädliche Laster erlauben kann, ohne zu erkranken.

Bei den unterschiedlichen Energiegefäßen betrifft das folgende Fragen:

ERSTER KRAFTSTOFF: LICHTREICHE NAHRUNG

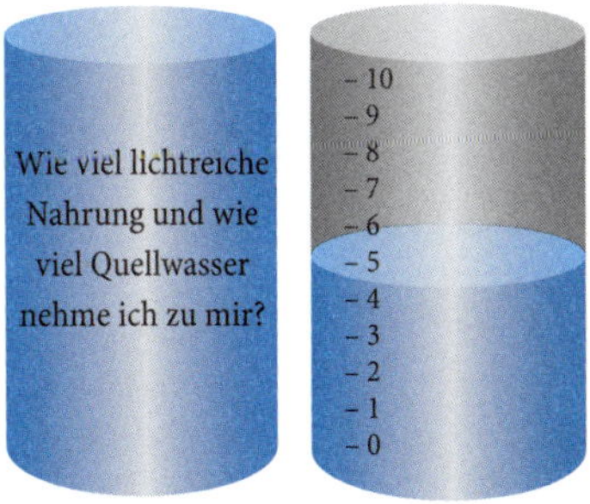

Abb. 2

- Wie viel lichtreiche Nahrung nehme ich zu mir?
- Trinke ich wirklich drei Liter frisches Quellwasser oder renaturiertes Wasser pro Tag?
- Verzehre ich hauptsächlich frische Produkte?
- Halte ich mich an den Säure-Basen-Haushalt?

- Wie viele Genussgifte (Alkohol, Zigaretten, Kaffee, Zucker etc.) nehme ich zu mir?
- Wie viele grün geerntete und künstlich nachgereifte Produkte nehme ich zu mir?
- Wie viele Urformen von Pflanzen und Tieren nehme ich zu mir, die nicht durch Züchtung einen Großteil ihrer Lichtenergie verloren haben?
- Wie viele körperbelastende Lebensmittel wie Schweinefleisch, Milchprodukte, Aspartam oder ähnliche Zusatzstoffe und kurzkettige Kohlenhydrate esse ich?
- Wie viele Zusatzstoffe, Konservierungsmittel, Antibiotika und andere Giftstoffe nehme ich täglich über meine Nahrung auf?

ZWEITER KRAFTSTOFF: AUSREICHEND SONNENLICHT

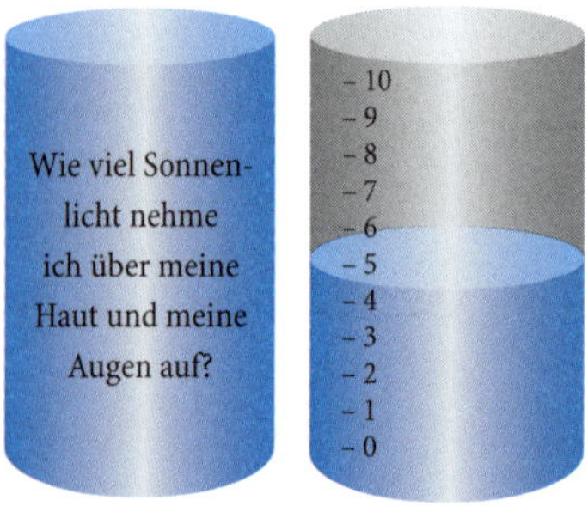

Abb. 3

- Wie viel Zeit verbringe ich täglich im Freien?
- Wie viel Sonneneinstrahlung erfährt mein Körper?
- Kann es sein, dass ich mich zu oft in Gebäuden aufhalte?
- Wie oft genieße ich das Sonnenlicht bewusst?
- Wie viel bewege ich mich im Freien?
- Kompensiere ich meinen Biophotonenmangel an lichtarmen Tagen durch regelmäßige Lichtmeditationen?

DRITTER KRAFTSTOFF: POSITIVE, DANKBARE GEDANKEN

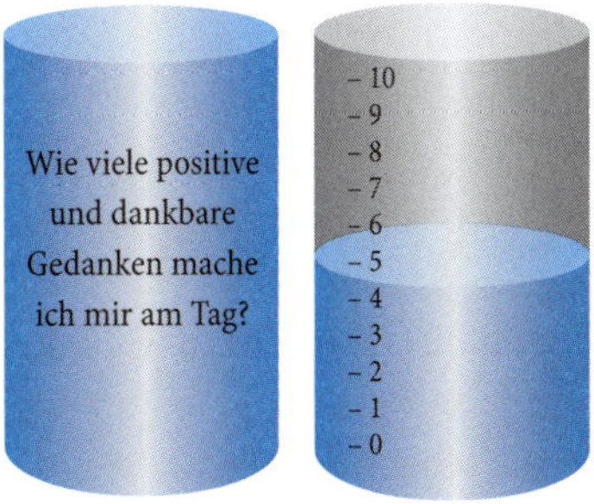
Wie viele positive
und dankbare
Gedanken mache
ich mir am Tag?
- 10
- 9
- 8
- 7
- 6
- 5
- 4
- 3
- 2
- 1
- 0

Abb. 4

- Kann es sein, dass ich zu häufig in negativen Gedanken verstrickt bin?
- Kann es sein, dass ich zu wenig dankbar in meinem Herzen bin?
- Wie oft empfinde ich tatsächlich aufrichtige Dankbarkeit für die vielen Geschenke, die ich täglich erhalte? (Luft zum Atmen, Wasser, Nahrung, Freunde, Lachen etc.)
- Wie oft verbringe ich meine Zeit mit Meckern, Zetern und Fluchen?
- Sage ich meine Gedanken und Gefühle in dem Moment, in dem ich sie denke und fühle, oder sammle ich stattdessen emotionale Dreckwäsche und Groll in mir an?
- Drücke ich meine Gefühle und Gedanken in den feinsten und gefühlvollsten Worten aus, die mir möglich sind?
- Kann es sein, dass ich dazu neige, eher das Negative in den Dingen zu sehen, auch wenn es sehr viel Positives gibt?

VIERTER KRAFTSTOFF: LEBEN IM LEBENSFLUSS

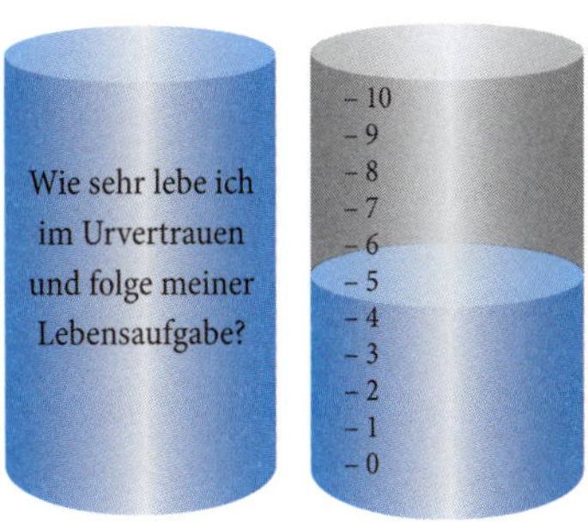

Abb. 5

- Wie sehr lebe ich im Urvertrauen und folge meiner Lebensaufgabe?
- Tue ich stets das, was mein Herz mir rät? Oder handle ich eher nach meinem Verstand?
- Wie sehr höre ich auf meine Intuition und meine innere Stimme?
- Macht mir das, was ich tue, wirklich von Herzen Freude?
- Befinde ich mich wirklich im Lebensfluss und geht mir alles leicht von der Hand?
- Habe ich ein gesundes Urvertrauen und glaube an die Schöpferkraft und den schöpferischen Plan?
- Habe ich vielleicht Angst, einige meiner Stärken, Talente, Wünsche und Ideen auszuleben?
- Kann es sein, dass es mir schwerfällt, in meiner Lebensbestimmung aufzugehen?
- Habe ich das Gefühl, dass mein Leben einen Sinn hat?
- Woran orientiere ich mich im Leben?

FÜNFTER KRAFTSTOFF: NATÜRLICHER LEBENSRHYTHMUS

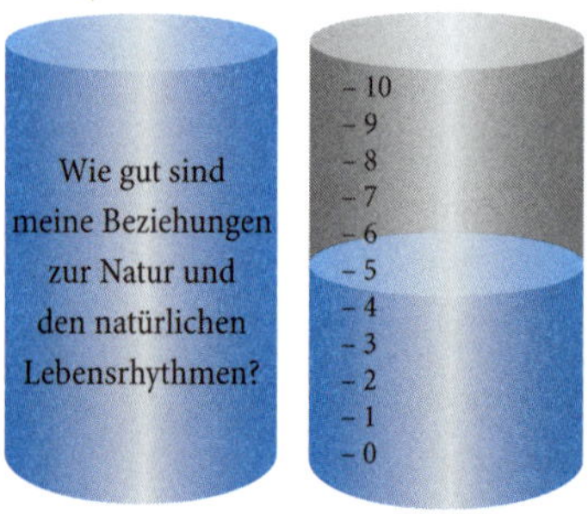
Wie gut sind meine Beziehungen zur Natur und den natürlichen Lebensrhythmen?
10
9
8
7
6
5
4
3
2
1
0

Abb. 6

- Gönne ich mir ausreichend Schlaf?
- Sage ich stets in den gefühlvollsten Worten, was ich gerade denke und fühle?
- Nehme ich mich selbst als ein Teil des Naturkreislaufs wahr?
- Wie sehr achte ich auf meinen Körper und mein Herz?
- Lebe ich im gegenwärtigen Augenblick oder bin ich meist in der Zukunft oder der Vergangenheit verhaftet?
- Wie oft stehe ich in meinem Leben unter Stress und bin in Hektik?
- Wie sehr achte ich auf meinen eigenen Lebensrhythmus?
- Wie oft gönne ich mir Ruhe und Entspannungsphasen?
- Wie stark ist meine Fähigkeit, mich dem Ist-Zustand hinzugeben?

- Wie stark lebe ich mein So-Sein? Wenn man in der Seele ein Mammut ist, kann man nicht als Opossum gesund leben.
- Lebe ich wirklich in meiner Seelenfreiheit oder setze ich mir durch Seelenblockaden Grenzen?
- Lebe ich in einem gesunden Umfeld? – Man wird immer auch zu dem, mit dem man sich umgibt. Wie groß sind die Gesundheit und Zufriedenheit in meiner Umgebung?

Heimliche Energieräuber

Stellen Sie sich selbst als einen großen Baum in Neuseeland vor. In Ihrer Umgebung gibt es eine Efeuart, deren Samen durch den Vogelkot oben auf die Bäume gelangen. Um leben und wachsen zu können, zieht sie ihre Energie aus dem Wirtsbaum, zunächst ohne dass dieser etwas davon bemerkt. Je stärker das Efeu dabei jedoch wird, desto mehr schwächt es den Baum. Es bildet immer längere Luftwurzeln aus, die schlussendlich irgendwann den Boden erreichen. Dann wird der Wirtsbaum überflüssig, da sich das Efeu nun mit eigener Energie aus dem Boden versorgen kann. Doch es ist nun so stark geworden, dass es den Baum komplett erdrückt. Alle Energie wurde ihm entzogen und er stirbt im Kokon des Efeus ab.

Dieses Prinzip von Wirt und Parasit kommt in der Natur und auch in unserem gesellschaftlichen Leben in unzählbar vielen Formen und Variationen vor. Das Gefährliche daran ist, dass es oft unbemerkt geschieht. Wenn Sie also häufig krank sind oder sich kraftlos fühlen, obwohl Sie Ihre Energietanks regelmäßig befüllen und Ihre Traumata aus der Vergangenheit bearbeitet haben, sollten Sie sich deshalb fragen, ob Ihnen irgendetwas Energie raubt. Ein solcher Parasit kann sehr unterschiedliche Formen und Ausprägungen haben:

EIN TATSÄCHLICHER, PHYSISCHER PARASIT

Prüfen Sie, ob Sie sich eventuell tatsächlich Parasiten in Form von Würmern, Egeln, Flöhen, Läusen, Zweiflüglern oder Springschwänzen eingefangen haben.

ENERGIERÄUBER AUF DER BEZIEHUNGSEBENE

Während unseres ganzen Lebens sind wir mit einer Vielzahl von Beziehungskordeln verbunden. Einige Beziehungsverbindungen bereichern und stärken uns, andere entziehen uns hingegen Energie. Bei einer parasitären Beziehung entzieht ein Beziehungspartner dem anderen permanent Kraft und schwächt ihn damit. Dies geschieht meist sehr unbemerkt, es ist oft auch dem Energieräuber nicht bewusst. Schauen Sie sich Ihre Beziehungen daher einmal genau an, und stellen Sie sich folgende Fragen:

- Gibt es Menschen, die mir nahestehen, bei denen ich aber immer das Gefühl habe, es ihnen nicht recht machen zu können?
- Gibt es Menschen, die permanent meine Aufmerksamkeit auf sich lenken?
- Gibt es in meinem näheren Umfeld jemanden, der eine permanente Opferhaltung einnimmt, sodass ich mich immer schuldig fühle oder ständig glaube, Rücksicht nehmen zu müssen?
- Habe ich bei einigen meiner Mitmenschen das Gefühl, mich ständig für meine Lebensstrategien rechtfertigen zu müssen?
- Habe ich Träume und Wünsche, an die ich immer wieder denke, die ich aber meinem Partner/meiner Familie/meinen Freunden nicht mitteilen kann?
- Habe ich das Gefühl, die Verantwortung für eine andere Person tragen zu müssen, die ohne mich nicht zurechtkäme?
- Glaube ich, dass ich die Verantwortung dafür habe, dass mein Partner glücklich ist?
- Glaube ich, dass ich nicht mehr geliebt werde, wenn ich mich so zeige, wie ich bin?

Auf der körperlichen Ebene sind verspannte Schulter- und Brustmuskeln, Schmerzen im oberen Rückenbereich und ein entzündeter Magen-Darm-Trakt häufig Hinweise auf kraftraubende zwischenmenschliche Beziehungen. Wenn Sie eine oder mehrere der oben genannten Fragen mit »Ja« beantwortet haben, sollten Sie sich die folgende Frage stellen: »Ist mir die Beziehung, so wie sie gegenwärtig ist, so viel wert, dass ich mich selbst dafür schwäche und langfristig krank mache oder sogar töte?« Sorgen Sie für Klarheit in Ihren Beziehungen und drücken Sie Ihre Gedanken und Gefühle offen und ehrlich aus, in dem Moment, in dem sie aufkommen. So können Sie einen Energieverlust auf der Beziehungsebene verhindern beziehungsweise aufheben.

GEDANKLICHE ENERGIERÄUBER

Als Kinder und zum großen Teil auch noch als Erwachsene haben wir die Fähigkeit, alles, was wir hören oder mitbekommen, als unerschütterliche Wahrheit hinzunehmen. Dies führt dazu, dass wir uns im Laufe unseres Lebens eine Menge Gedankenmuster aneignen, die sich gegen unser eigenes Sein und unsere tiefsten Herzenswünsche richten und uns in unseren Fähigkeiten einschränken. Elefanten, die für die Arbeit dressiert werden, bekommen schon von klein auf dicke Ketten an die Beine gebunden, die sich fest zuziehen und schmerzen, wenn sie versuchen davonzulaufen. Dadurch nehmen sie als Wahrheit an, dass sie nicht frei sein können. Für einen ausgewachsenen Elefanten reicht dann ein dünner Strick, der an einem Holzpfahl befestigt ist, um ihn aufzuhalten, obwohl er diesen mit Leichtigkeit zerreißen könnte. Auf die gleiche Weise setzen sich auch in unseren Köpfen lauter Muster fest, die uns in unserer Kraft einschränken.

Fragen Sie sich deshalb:

- Habe ich oft das Gefühl, nicht gut genug zu sein?
- Glaube ich, dass ich es nicht verdient habe, glücklich zu sein?
- Glaube ich, dass ich nur Erfolg habe, wenn ich hart arbeite?
- Glaube ich, dass das Leben ein Kampf ist, in dem ich nichts geschenkt bekomme?
- Habe ich Angst davor, Verantwortung zu übernehmen, weil ich glaube, dass ich sie nicht tragen kann?
- Glaube ich, dass ich alles allein schaffen muss und keine Hilfe annehmen darf?

Diese Gedankenmuster können Sie mit der Meridian-Energie-Technik auflösen, die im 4. Teil des Buches beschrieben wird (siehe S. 339).

ENERGIERAUBENDE LEBENSUMSTÄNDE

Ähnlich wie der Efeusamen für den Baum zunächst unbemerkt bleibt, schleichen sich auch in unser Leben schnell Gewohnheiten oder Lebensbedingungen ein, die uns im Laufe der Zeit immer mehr Kraft kosten. Leider sind wir uns oft nicht wirklich im Klaren darüber, was wir in unserem Leben erreichen wollen und was uns wirklich wichtig ist. Vielmehr lassen wir uns von Situationen leiten, die mehr oder minder zufällig oder fremdbestimmt in unser Leben treten. Am deutlichsten wird dies bei der Berufswahl. Wenn wir eine klare Absicht verfolgen und genau wissen, was wir wollen, kann auch genau der Job zu uns kommen, der unserer wahren Berufung entspricht. Haben wir jedoch keine oder nur eine vage Vorstellung, und nehmen wir dann eine Arbeitsstelle an, die gerade leicht zu bekommen war, passiert es schnell, dass wir uns in einen Bereich drängen lassen, in den wir nie gehen wollten. Zunächst kommt das Gefühl: »So schlimm ist es ja gar nicht!« Im Laufe der Zeit geben wir dann immer mehr von uns selbst auf und merken dies erst, wenn wir vor dem Burn-out oder einer schwerwiegenden Krankheit stehen. Stellen Sie sich daher immer wieder folgende Fragen:

- Was begeistert mich im Leben wirklich?
- Welche Routinen, die ich in meinem Leben verfolge, geben mir Kraft? Welche kosten mich Energie?
- Wie viele künstliche Highlights brauche ich am Tag (Feierabendbier, Fernsehen, Süßigkeiten, Zigaretten, Adrenalinkicks etc.), um mit meinem Leben nicht unzufrieden zu sein?

SABOTEURE

Anders als beim parasitären Energieentzug handelt es sich bei der letzten Variante, mit der Sie Energie verlieren können, um eine bewusst ausgeführte Manipulation. Jemand oder etwas möchte Sie ganz bewusst schädigen oder klein halten. Diese Schädigung kann auf sehr unterschiedliche Weise eintreten.

Direkte Angriffe
Die offensichtlichste Form ist ein offener Angriff auf Sie oder Ihre Person, in Form von körperlicher oder psychischer Gewalt. Meist stellen Sie in diesem Fall eine Projektionsfläche für die Aggressionen, die Wut und die unverarbeiteten Gefühle des Täters dar. Wichtig hierbei zu wissen ist jedoch, dass Sie sich unbewusst als Projektionsfläche zur Verfügung stellen, denn indirekt laden Sie den Täter zum Angriff ein. Fragen Sie sich daher, wenn Sie öfter mit dieser Art von Gewalt zu tun haben: »Warum strahle ich unbewusst eine Opferhaltung aus und vermittle dem Täter, dass ich leicht zu manipulieren bin und klein gehalten werden kann? Warum kann ich mich nicht meiner Haut erwehren?«

Indirekte Angriffe
Hierbei handelt es sich um die Angriffe, die sprichwörtlich »von hinten durch die Brust ins Auge« stattfinden. Sie haben beispielsweise ein Gespräch oder erleben eine bestimmte Situation und glauben die ganze Zeit, alles sei in bester Ordnung. Erst danach bemerken Sie, dass Sie sich kraftlos oder elend fühlen oder dass Sie plötzlich aufgewühlt und wütend sind. Meist lassen sich die plötzlich aufkommenden Gefühlswogen dann bereits nicht mehr einer direkten Situation zuordnen. Nehmen Sie sich daher bei Stimmungsschwankungen, die Ihnen unerklärlich sind, die Zeit, um noch einmal genau zu reflektieren und nachzufühlen, was in der letzten Zeit alles passiert ist. Oft sind es unauffällige Seitenhiebe, die Sie nur bei sehr genauer Beobachtung erkennen können. Das liegt insbesondere daran, dass jeder Mensch bestimmte Knöpfe, also wunde Punkte, hat, die der Täter drückt, um sie zu manipulieren. Fragen Sie sich daher: »Wo habe ich Schwächen und blinde Flecken, die ich mir selbst nicht eingestehen will, die für andere aber klar erkennbar sind und mich so zu einem leichten Opfer machen?«

Stellen Sie sich diese Frage besonders dann, wenn Sie immer wieder unvermittelt Energie- oder Stimmungstiefs haben, die Sie sich nicht wirklich erklären können.

Manipulation
Wir leben in einer Gesellschaft, in der jeder Mensch und jedes System seine eigenen Interessen verfolgt. Eine Firma braucht möglichst gut funktionierende Mitarbeiter, die effektiv und reibungslos den Ablauf des Betriebs garantieren. Die Marktwirtschaft braucht möglichst kauffreudige Kunden, die gerne ihr Geld hergeben. Eltern brauchen möglichst stressfreie Kinder, die ihnen keine Sorgen bereiten. Wir werden also ständig und überall mit Meinungen und Interessen konfrontiert, die nicht unsere eigenen sind, die wir aber dennoch leicht für unsere eigenen halten. Wo immer wir hingehen, was immer wir tun, sehen, hören und erleben, überall werden wir direkt oder indirekt in unserem eigenen Wesen beeinflusst. Einige dieser Beeinflussungen wirken dabei als Synergieeffekte und können uns auf unserem Lebensweg weiterbringen, unsere Fähigkeiten nach außen locken und uns insgesamt stärken. Andere hingegen führen dazu, dass wir uns klein und schwach fühlen und unser Potenzial nicht ausschöpfen können. Am einfachs-

ten vorstellbar wird das System, wenn man es mit Verkehrsregeln vergleicht. Im richtigen Maß und an der richtigen Stelle können Verkehrsregeln sowohl Sicherheit und Freiheit in Form von schnellem Vorankommen leisten. An den falschen Stellen können sie Sie jedoch auch immer wieder ausbremsen oder bewusste Unfälle herbeiführen. Stellen Sie sich beispielsweise eine Ampel vor, die gleichzeitig und Rot anzeigt.

Fragen Sie sich deshalb: Gibt es Personen oder Beziehungsgeflechte, die mich bewusst klein halten oder schwächen wollen? Welche gesellschaftlichen Konstrukte schränken mich in meinem So-Sein und meiner Entwicklung ein? Wie kann ich mich trotz dieser Konstrukte entwickeln?

Wenn man die verschiedenen Möglichkeiten betrachtet, die uns, unserem Körper, unserer Seele und unserem Geist zusetzen, wird es recht leicht verständlich, warum nur sehr wenige Menschen so lange fit und lebendig bleiben wie die anfangs beschriebenen Taxis auf Ibiza. Dennoch kann es jedem von uns gelingen, wenn wir uns regelmäßig selbst überprüfen. Wir müssen dafür nicht aussteigen und unseren Ölstand überprüfen, wie es uns oft in Form von Vorsorgeuntersuchungen empfohlen wird. Natürlich ist es nicht verkehrt, dies ab und an zu tun. Wichtiger ist jedoch, den eigenen Körper gut im Blick zu haben und die vielen kleinen und doch deutlichen Warnlampen zu beachten, die er uns frühzeitig schickt. Wenn Sie auf Ihr Herz, Ihr Bauchgefühl und auf Ihren Körper hören, werden Sie rechtzeitig alles erkennen, was Ihnen guttut und was nicht, lange bevor es tatsächlich zu einer Krankheit kommen muss.

Die Antlitzdiagnostik – das Erkennen der Krankheit

In den letzten hundert Jahren hat die Schulmedizin eine ganze Reihe von faszinierenden und hochmodernen Methoden entwickelt, mit denen Krankheiten und Verletzungen diagnostiziert werden können. Angefangen beim Röntgen über Ultraschall, chemische Analysen von Blut und Gewebeproben bis hin zur Kernspin- und Computertomografie. Dabei haben wir eine alte Form der Diagnostik immer mehr aus den Augen verloren. Über Tausende von Jahren haben die Menschen alle physischen Krankheiten wie auch psychische Blockaden, Ängste und akute Lebensthemen sicher und frühzeitig ohne technische Hilfsmittel und ohne magische Fähigkeiten erkennen können. Denn das Faszinierende an unserem Körper ist, dass er uns ununterbrochen alles mitteilt, was in ihm gerade passiert. Er ist wie ein offenes Buch, das jedem, der es wissen will, seine tiefsten Geheimnisse offenbart. Das uralte Wissen über die Sprache unseres Körpers taucht in der Traditionellen Chinesischen Medizin genauso auf wie im Medizinwesen der Aborigines, der Inuit, der Indianervölker Nord- und Südamerikas, der Eingeborenenstämme Afrikas und vieler weiterer Naturvölker. Leider hat der moderne Zivilisationsmensch immer mehr verlernt, diese Sprache zu hören. Vielmehr noch: Wir haben vergessen, dass es diese Sprache überhaupt gibt. Dabei ist bei einem Problem nichts naheliegender, als mit unserem Körper zu kommunizieren und ihm die Frage zu stellen, warum er sich gerade nicht wohlfühlt. Die Form unserer Ohren, Augenbrauen, Lippen, Füße und Hände, die Verspannungen in unserem Rücken, Flecken und Falten auf unserer Haut, unser Gang und unsere Figur verraten viele Jahre im Voraus, wo und wie wir erkranken werden, wenn wir unser Leben so weiterführen wie bisher. Denn unsere Körperzellen sind über ein komplexes Nervensystem miteinander verbunden, um diese Informationen abzugleichen. So werden alle Botschaften über den Zustand sämtlicher Organe und Körperteile sowie unseres geistigen Zustandes an unser Antlitz weitergegeben. Über den Rückenmarkskanal sind alle Organe mit bestimmten Punkten und Regionen in unserem Körper verbunden. Dadurch verraten die Falten in unserem Gesicht nicht nur, welche Organe im Moment geschwächt sind, sondern auch, unter welchem Lebensstil unsere Herzensstimme leidet. Demzufolge zeigt unser Erscheinungsbild auf eine sehr deutliche und eindringliche Art und Weise, mit welchen offenen Lebensthemen wir uns befassen sollten.

Unser Forscherteam kann Sie jedoch beruhigen, die Sprache des Körpers zu erlernen ist mit unserem Buch keine Kunst mehr. Es ist ein Handwerk, das mit Aufmerksamkeit, Beobachtungsgabe und ein bisschen Training jeder erlernen kann. Wir haben über viele Jahre alle Informationen über die Sprache der Krankheit zusammengetragen und vereinfacht. Das Vokabelheft, das Ihnen hilft, die Zeichen Ihres Körpers zu verstehen und zu deuten, halten Sie nun in Ihren Händen.

Gesichtsorgantafeln

Unser Gesicht ist der Spiegel zu unserer Seele. Es ist ein Portal, mit dem wir unsere Gefühle, Gedanken, Stimmungen und Gemütszustände nach außen hin deutlich zeigen. Gleichzeitig ist es auch der Teil unseres Körpers, mit dem wir unsere Außenwelt am stärksten wahrnehmen. Nirgendwo sonst liegen so viele Meridianbahnen der Sinnesorgane so dicht nebeneinander. Es ist kein Wunder, dass auch unsere Organe, die selbst kaum auf sich aufmerksam machen können, durch Falten, Verfärbungen und Hautveränderungen in unserem Gesicht deutlich zeigen, wie es ihnen geht. Dabei lassen sich Schädigungen und Schwächungen der Organe bereits bis zu sieben Jahre im Voraus am Gesicht erkennen, bevor sie wirklich akut werden.

Wenn Sie Probleme oder Auffälligkeiten in Ihrem Gesicht haben, fragen Sie sich:

Gesicht	– Warum sehe ich so aus, wie ich aussehe? Welche Seelenproblematik hat sich in mein Gesicht gezeichnet? – Habe ich vielleicht Angst, mein Gesicht zu verlieren? – Warum will ich immer mein Gesicht wahren? – Kann es sein, dass ich zu oft gute Miene zum bösen Spiel machen möchte? – Was will ich im Inneren nicht ansehen, sodass mein Gesicht der Spiegel meiner Seele sein muss?

Aus den folgenden Gesichtsorgantafeln können Sie ersehen, welche Organschwächen welche Gesichtsveränderungen zur Folge haben. Das heißt, der Zustand Ihrer Organe ist ohne Umwege auf Ihrem Gesicht zu erkennen. Das Gesicht diesbezüglich lesen zu können hat einen großen Vorteil: Wer die Antlitzzeichen im Gesicht versteht, kann sich und anderen helfen, lange bevor Krankheiten eintreten müssen. Wichtig dabei ist, seine Lebenssituation selbstkritisch zu hinterfragen, um zu erkennen, was das Herz wirklich im Leben begehrt.

EMOTIONSBELASTUNGEN IM GESICHT ERKENNEN

Jede Emotionsbelastung, das heißt jede Zuwiderhandlung gegen die eigene Herzensstimme, schädigt ein Organ, das mit diesem Bereich unserer Seele verbunden ist. Und das zeichnet sich deutlich an einer bestimmten Gesichtspartie ab. Wenn wir an Krankheiten denken, machen wir oft eine strikte Trennung zwischen unserem Körper, unserem Geist und unserer Seele. Wir gehen davon aus, dass jede dieser Ebenen von den anderen getrennt ist und dass es fast keine Berührungspunkte gibt. Haben wir einen Organschaden, so behandeln wir lediglich das geschädigte Organ, als wäre es in unserem Gesamtorganismus weitgehend unabhängig und eine eigene Persönlichkeit. Mit dieser Betrachtungsweise steht die westliche Schulmedizin jedoch weitgehend alleine da. Schaut man sich die fernöstliche Medizin oder die unterschiedlichen Heiltraditionen der Naturvölker auf der Welt an, stellt man fest, dass dort der Mensch wie auch jedes andere Lebewesen als eine Einheit aus allen Ebenen angesehen wird. Unser Körper ist demnach der physische Ausdruck unserer Seele, unserer Emotionen und unserer Gedanken. Gleichzeitig werden unsere Gedanken und Gefühle von unserem Körperbefinden beeinflusst. Wenn man diesen Zusammenhang zwischen Körper, Geist und Seele immer wieder genau beobachtet, kristallisieren sich deutliche Verbindungen zwischen einzelnen körperlichen Symptomen und bestimmten Lebensfragen heraus. Dabei geht es nicht darum, eine sofortige, universelle Lösung in den Händen zu halten, sobald man eine Krankheit oder ein Symptom identifiziert hat. Vielmehr geht es darum, ein Fährtenleser der Seele zu werden und die körperlichen Symptome als Hinweise auf die eigenen speziellen Lebensthemen zu betrachten. Daher haben wir in den folgenden Kapiteln keine Antworten oder Diagnosen aufgeführt, sondern Hinweise und Fragen, die Sie auf die richtige Fährte in Ihrem speziellen Fall führen werden. Mithilfe der Fragen sind Sie in der Lage, sich selbst zum tiefsten Kern des Problems vorzuarbeiten und von da aus den passenden Lösungsweg ausfindig zu machen.

Unser Körper ist ein wahres Wunderwerk, wenn es darum geht, uns bei unserer Spurensuche zu helfen. Denn jeder Teil unseres Körpers ist auch auf der physischen Ebene mit unglaublich vielen anderen Körperregionen vernetzt. So bildet sich der Gesamtzustand unseres Körpers in unserem Gesicht, auf unserer Zunge, in unseren Ohrmuscheln, in unseren Händen und Füßen sowie an vielen weiteren Stellen ab. Es ist also nicht nötig, unsere inneren Organe selbst anzuschauen, um zu wissen, wie es ihnen geht. Es reicht völlig, wenn wir die äußeren Hinweise, wie beispielsweise die entsprechenden Gesichtspartien, betrachten.

Auf diese Weise kann uns unser Gesicht zum einen sehr viel über den Zustand unserer Organe und zum anderen über unsere psychischen und emotionalen Problembereiche verraten. Ihr Gesicht zeigt Ihnen die Problemthemen, die Ihnen selbst noch überhaupt nicht bewusst sind!

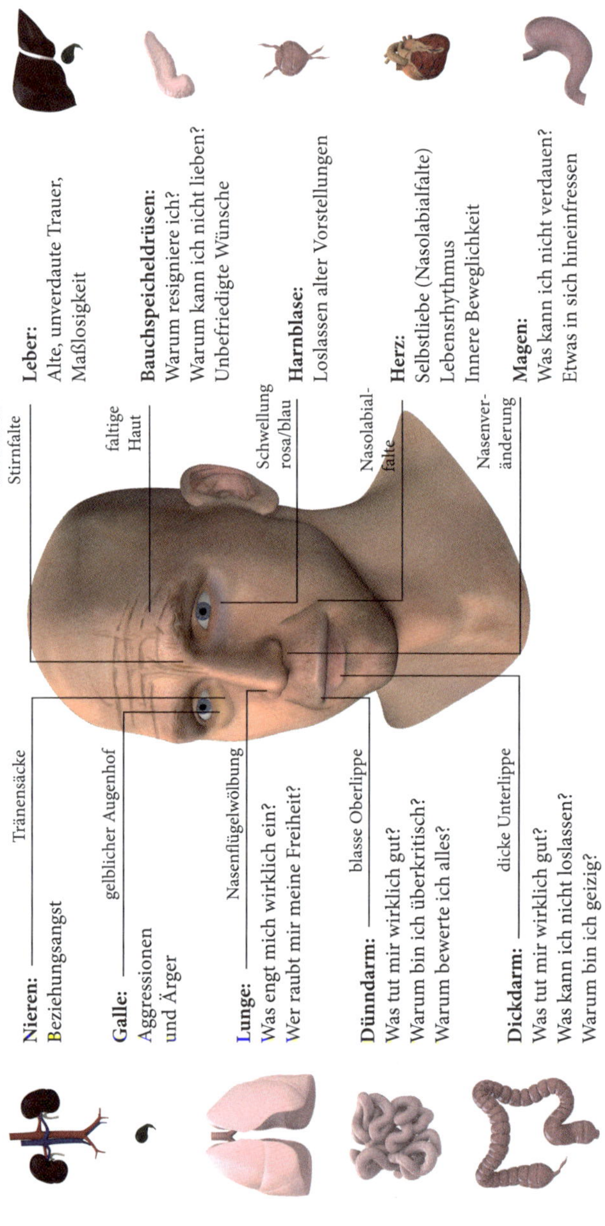
Nieren:
Beziehungsangst
Tränensäcke
Galle:
Aggressionen und Ärger
gelblicher Augenhof
Lunge:
Was engt mich wirklich ein?
Wer raubt mir meine Freiheit?
Nasenflügelwölbung
Dünndarm:
Was tut mir wirklich gut?
Warum bin ich überkritisch?
Warum bewerte ich alles?
blasse Oberlippe
Dickdarm:
Was tut mir wirklich gut?
Was kann ich nicht loslassen?
Warum bin ich geizig?
dicke Unterlippe
senkrechte Stirnfalte
Leber:
Alte, unverdaute Trauer,
Maßlosigkeit
faltige Haut
Bauchspeicheldrüsen:
Warum resigniere ich?
Warum kann ich nicht lieben?
Unbefriedigte Wünsche
Schwellung rosa/blau
Harnblase:
Loslassen alter Vorstellungen
Nasolabialfalte
Herz:
Selbstliebe (Nasolabialfalte)
Lebensrhythmus
Innere Beweglichkeit
Nasenveränderung
Magen:
Was kann ich nicht verdauen?
Etwas in sich hineinfressen

Abb. 7

PERSÖNLICHKEITSMERKMALE UND KÖRPEREIGENSCHAFTEN IM GESICHT ERKENNEN

Der Grundaufbau unseres Gesichtes kann uns sehr viel über unsere körperliche und seelische Grundbeschaffenheit verraten. Dabei ist es jedoch wichtig zu verstehen, dass es sich bei den Gesichtsmerkmalen auch um Hinweise auf mitgebrachte Anlagen oder um temporäre Zustände des Körpers und der Seele handelt. Diese Art der Antlitzdiagnose wurde sehr oft missverstanden und zum Teil dazu verwendet, die Intelligenz oder Gewaltbereitschaft eines Menschen anhand seiner Gesichtzzüge festzustellen. Stattdessen geht es vielmehr darum, Hinweise auf die Ausrichtung des eigenen Lebensweges und auf den aktuellen Gesundheitszustand zu bekommen.

Abb. 8

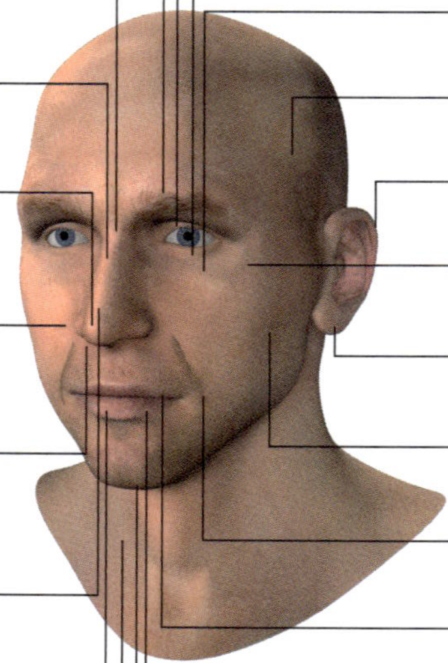
Der **Nasenrücken** zeigt die Nervenstärke der Person an. Je schmaler, desto ängstlicher und nervöser ist die Person.
Der **Nasenhöcker** zeigt die Knochenkraft an.
Die **Nasenspitze** zeigt die Magen- und Verdauungskraft sowie den Blutdruck an.
Die **Nasenflügel** sind die Projektionsflächen der Atemorgane.
Die **Nasenlöcher** zeigen je nach Grad der Öffnung die Nutzung der Lungenkapazität an.
Wenn der **Nasensteg** nach unten zeigt, weist er auf eine Übergenauigkeit im Leben hin. Zeigt er nach oben, weist er auf eine oberflächliche Lebenshaltung hin.
Die **Zunge** zeigt die Verdauungskraft an.
Die **Augenbrauen** zeigen den Hormonhaushalt an.
Die **Augenlider** zeigen die Nervenkraft an.
Der Bereich unmittelbar unter dem **Augenlid** zeigt die Blasenfunktion an.
Der Bereich unter den **Augenlidern** zeigt die Nierenkraft an.
Die **Schläfen** zeigen den Erschöpfungszustand der Person an.
Der **Ohrrand** zeigt den Zustand der Wirbelsäule an.
Das **Jochbein** zeigt den Grad der Widerstandskraft an.
Die **Ohrläppchen** zeigen die Drüsen- und Lymphfunktionen an.
Die **Wangen** zeigen die Herz- und Verdauungskraft an.
Die **Nasolabialfalte** zeigt die Magen- und Herzkraft an.
Die **Oberlippe** zeigt den Zustand des Blutes an.
Die **Unterlippe** zeigt die Kraft der Unterleibsorgane auf
Das **Kinn** zeigt den Grad der Belastbarkeit an.
Der **Hals** zeigt sowohl das wahre biologische Alter als auch die Drüsentätigkeit an.

DER DIAGNOSTISCHE BLICK, AUFGETEILT NACH KÖRPERORGANEN UND DEREN ENTSPRECHUNGEN

In diesem Kapitel sind die unterschiedlichen Antlitzzeichen aufgeführt, die bei verschiedenen Organbeschwerden sichtbar sind. Wenn Sie die entsprechenden Zeichen bei sich oder einem anderen Menschen entdeckt haben, stellen Sie die Fragen, die jeweils unter der Gesichtsgrafik in der Tabelle aufgeführt sind, um herauszufinden, welches seelische Thema hinter der Organbeeinträchtigung verborgen ist.

Neben den seelischen Ursachen sollten Sie auch alle anderen Ursachensysteme abfragen, die in einem Zusammenhang mit den jeweiligen Organbeschwerden stehen können. Dazu gehören Ihre Lebensumstände und -gewohnheiten sowie Ihre Ernährung, die Einnahme von Medikamenten mit Nebenwirkungen und alle Arten von Belastungen, die auf Sie einwirken (Schwermetalle, Strahlungen, Stress, Giftstoffe in der Luft, der Kleidung, dem Wasser, der Nahrung etc.). Stellen Sie sich bei allen Symptomen immer grundsätzlich die Frage:

Worauf kann dieses Symptom zurückzuführen sein?

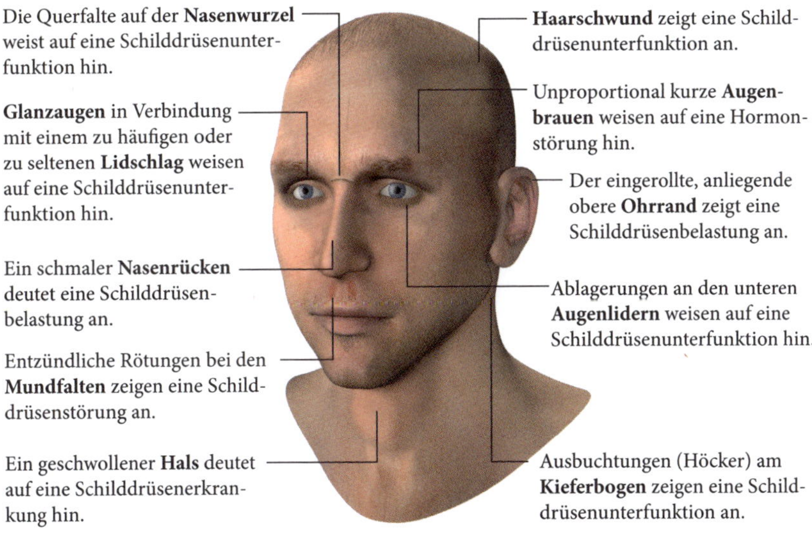

Abb. 9 – Schilddrüsendiagnostik

Wenn Sie Anzeichen für Schilddrüsenprobleme gefunden haben, stellen Sie sich zunächst die folgenden praktischen Fragen:

- Habe ich Lebensgewohnheiten, die sich negativ auf meine Schilddrüse auswirken können?
- Nehme ich Medikamente oder andere Mittel zu mir, deren Nebenwirkungen die Schilddrüse schwächen?
- Rauche ich, trinke ich häufig Alkohol oder nehme ich andere Drogen zu mir?
- Ernähre ich mich gesund, oder gibt es Nahrungsfaktoren, die mich krank machen können?
- Gibt es in meiner Umgebung eine ungewöhnlich hohe Belastung an Schadstoffen, Schwermetallen, Pestiziden, Strahlungen oder anderen gesundheitsschädigenden Faktoren?

Fragen Sie darüber hinaus, welche seelische Ursache die Schilddrüsenschwäche haben kann:

Nebenschilddrüsen (Epithelkörperchen)	– Kann es sein, dass ich aus dem Gleichgewicht zwischen Halt und Beweglichkeit gekommen bin? – Kann es sein, dass ich innerlich verkrampfe, weil Lebensthemen nach Beachtung schreien? – In welchen Bereichen bin ich wirklich im Leben angespannt?
Schilddrüse	– Woher kommen meine inneren Aggressionen wirklich? – Warum befürchte ich zu oft, dass ich belogen werde? – Warum lasse ich mich trotzdem ausnutzen, obwohl ich es in der Seele erkannt habe? – Gegen wen habe ich feindselige Gefühle? Kann es sein, dass diese Person ein Lebensmuster in mir anregt? – Warum kann ich meine Ängste nicht äußern? – Kann es sein, dass ich manches als zu bedrohlich einstufe? – Wo bin ich nicht ehrlich zu meiner Seele? – Vor was fürchte ich mich, und ist es begründet? – Entspricht mein Verhalten auch meinem So-Sein?

Stoffwechsel

Eiweißstoffwechsel: An der Gewebeerschlaffung und an der Faltenbildung im Bereich der Wangen kann man eine Störung im Eiweißstoffwechsel erkennen. Erscheint das Gewebe zusätzlich grau, liegt eine äußerst schwere Störung vor.

Kohlenhydratstoffwechsel: Schlaffe, leicht braun verfärbte Haut mit gelegentlichen Hautunreinheiten in diesem Bereich zeigt eine Störung des Kohlenhydratstoffwechsels an.

Braun-gelbe Verfärbungen, gepaart mit grobporigem Gewebe, sind ein sicheres Zeichen für einen gestörten **Fettstoffwechsel**. Auch Verdickungen in diesem Bereich können eine Störung anzeigen. Bei einer braunen Verfärbung ist der PH-Wert des Magens im Ungleichgewicht.

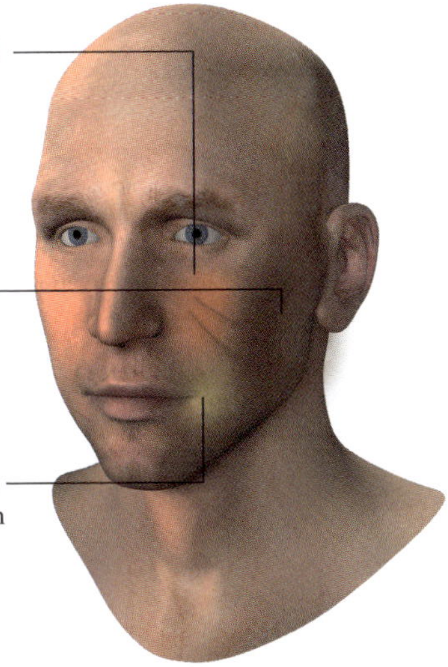

Abb. 10

Wenn Sie Anzeichen für Stoffwechselprobleme gefunden haben, stellen Sie sich zunächst die folgenden praktischen Fragen:

- Habe ich Lebensgewohnheiten, die sich negativ auf meinen Stoffwechsel auswirken können?
- Nehme ich Medikamente oder andere Mittel zu mir, deren Nebenwirkungen meinen Stoffwechsel beeinflussen?
- Ernähre ich mich gesund, oder gibt es Nahrungsfaktoren (z.B. Zucker), die mich krank machen können?
- Rauche ich, trinke ich häufig Alkohol oder nehme ich andere Drogen zu mir?
- Gibt es in meiner Umgebung eine ungewöhnlich hohe Belastung an Schadstoffen, Schwermetallen, Pestiziden, Strahlungen oder anderen gesundheitsschädigenden Faktoren?

Fragen Sie darüber hinaus, welche seelische Ursache die Stoffwechselprobleme haben können:

Stoffwechsel	In welchen Bereichen fällt es mir schwer, Energien zu transportieren? Kann es sein, dass ich oft starr an einer Meinung festhalte? Kann es sein, dass es mir schwerfällt, das Prinzip des Dienens zu leben nach dem Leitsatz: »Geben ist Bekommen«?

Niere

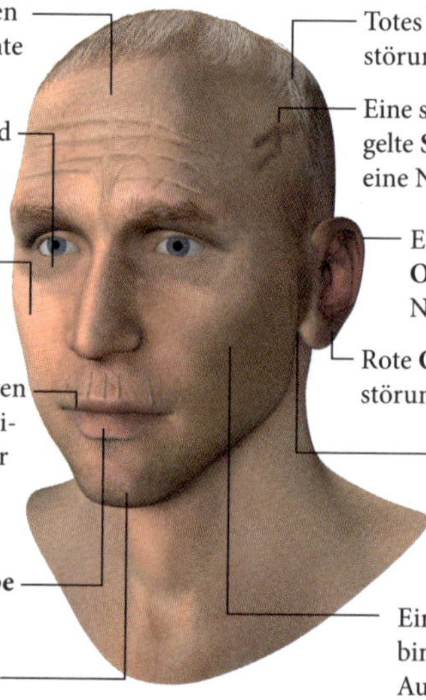

Abb. 11

Wenn Sie Anzeichen für Nierenprobleme gefunden haben, stellen Sie sich zunächst die folgenden praktischen Fragen:

- Habe ich Lebensgewohnheiten, die sich negativ auf meine Nieren auswirken können?
- Nehme ich Medikamente oder andere Mittel zu mir, deren Nebenwirkungen die Nieren schwächen?
- Rauche ich, trinke ich häufig Alkohol oder nehme ich andere Drogen zu mir?

- Trinke ich ausreichend Wasser (mindestens 3 Liter pro Tag) und schütze ich meine Nieren vor zu starker Unterkühlung?
- Ernähre ich mich gesund, oder gibt es Nahrungsfaktoren, die mich krank machen können?
- Gibt es in meiner Umgebung eine ungewöhnlich hohe Belastung an Schadstoffen, Schwermetallen, Pestiziden, Strahlungen oder anderen gesundheitsschädigenden Faktoren?

Fragen Sie darüber hinaus, welche seelische Ursache die Nierenschwäche haben kann:

Nieren	– Welche Partnerprobleme möchte ich nicht beleuchten und verdränge sie innerlich? – Kann es sein, dass mein derzeitiger Lebenspartner mir eigene Seelenprobleme spiegeln will? Und wenn ja, welche? – Kann es sein, dass ich an alten Problemen festhalte und so immer wieder die gleichen Partner und Problemstellungen des Lebens anziehe?
Nebennieren	– Was stresst mich wirklich im Leben? – Welche Befehle von außen rauben mir den letzten Nerv? – Welche Bereiche meines Lebens fließen nicht mit der Schöpfung?
Nierenbecken	– Welche Lebensthemen sind so lange nicht angeschaut worden, dass sie sich in meiner Niere versteinert haben? – Welchen seelischen Abfall kann ich nicht loslassen und sammle ihn daher in meinem Körper an? – Welche Partnerprobleme möchte ich nicht beleuchten und verdränge sie innerlich?

Magen

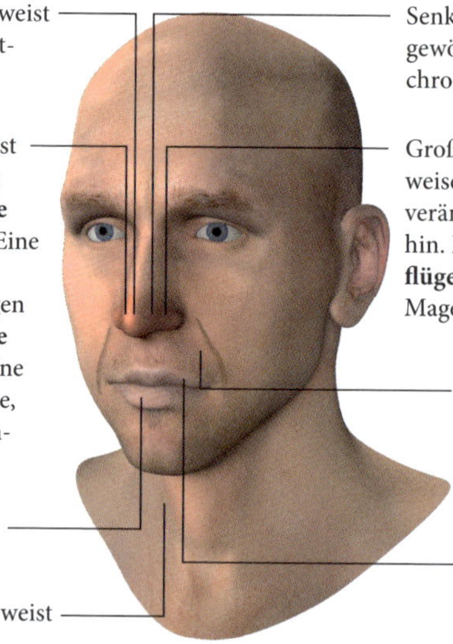

Abb. 12

Wenn Sie Anzeichen für Magenprobleme gefunden haben, stellen Sie sich zunächst die folgenden praktischen Fragen:

- Habe ich Lebensgewohnheiten, die sich negativ auf meinen Magen auswirken können?
- Nehme ich Medikamente oder andere Mittel zu mir, deren Nebenwirkungen den Magen schwächen?
- Rauche ich, trinke ich häufig Alkohol oder nehme ich andere Drogen zu mir?
- Ernähre ich mich gesund, oder gibt es Nahrungsfaktoren, die mich krank machen können?
- Mute ich meinem Magen häufig schwer verdauliche Nahrung zu?
- Achte ich beim Essen auf die Reaktion meines Magens und ernähre ich mich meinem eigenen Magenfeuer entsprechend?
- Esse ich in regelmäßigen Abständen stressfrei, im Sitzen, in Ruhe?
- Gibt es in meiner Umgebung eine ungewöhnlich hohe Belastung an Schadstoffen, Schwermetallen, Pestiziden, Strahlungen oder anderen gesundheitsschädigenden Faktoren?

Fragen Sie darüber hinaus, welche seelische Ursache die Magenprobleme haben können:

Magen	– Was finde ich wirklich zum Kotzen? – Was kann ich in meinem Leben nur schwer verdauen? – Was fresse ich in mich hinein? – Kann es sein, dass ich auf jemanden sauer bin? – Was liegt mir wirklich wie ein Stein im Magen? Welcher Seelenkonflikt ist so unverdaulich? – Warum dreht sich mir wirklich der Magen um? – Warum kann ich mich selbst nicht lieben?

Lunge

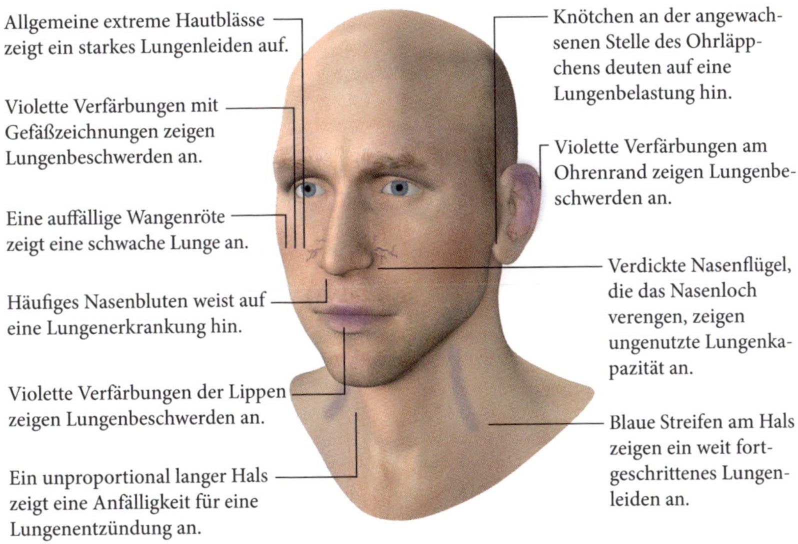

Abb. 13

Wenn Sie Anzeichen für Lungenprobleme gefunden haben, stellen Sie sich zunächst die folgenden praktischen Fragen:

- Habe ich Lebensgewohnheiten, die sich negativ auf meine Lungen auswirken können?
- Nehme ich Medikamente oder andere Mittel zu mir, deren Nebenwirkungen die Lungen schwächen?
- Rauche ich, trinke ich häufig Alkohol oder nehme ich andere Drogen zu mir?
- Ernähre ich mich gesund, oder gibt es Nahrungsfaktoren, die mich krank machen können?
- Gibt es in meiner Umgebung eine ungewöhnlich hohe Belastung an Schadstoffen, Schwermetallen, Pestiziden, Strahlungen oder anderen gesundheitsschädigenden Faktoren?
- Atme ich häufig ungesunde Luft ein, etwa durch Abgase, Kohlenstaub, Glaswolle o. Ä.?
- Besitze ich eine gute Bauchatmung und nutze so mein ganzes Lungenvolumen voll aus?
- Spüre ich beim Ein- oder Ausatmen ein Brennen oder Schmerzen in den Bronchiolen? (Hinweis auf eine allergische Reaktion)

Fragen Sie darüber hinaus, welche seelische Ursache die Lungenschwäche haben kann:

Lunge	– Wo enge ich mich geistig ein? – Kann es sein, dass mir Trauer die Luft abschnürt? – Was will ich im Leben nicht mehr riechen? – Kann es sein, dass ich mich ab und an selbst bemitleide? – Was nimmt mir wirklich die Luft zum Leben? – Kann es sein, dass mich jemand einengt?
Bronchien	– Welche Seeleneindrücke will ich nicht mehr in meinen Körper lassen? (Bronchitis) – Was überfordert mich im Innen und Außen wirklich? (Bronchialspasmen) – Warum habe ich keinen Raum, um mich selbst zu entwickeln? Wer oder was hindert mich daran, mich frei zu entwickeln?

Kreislauf

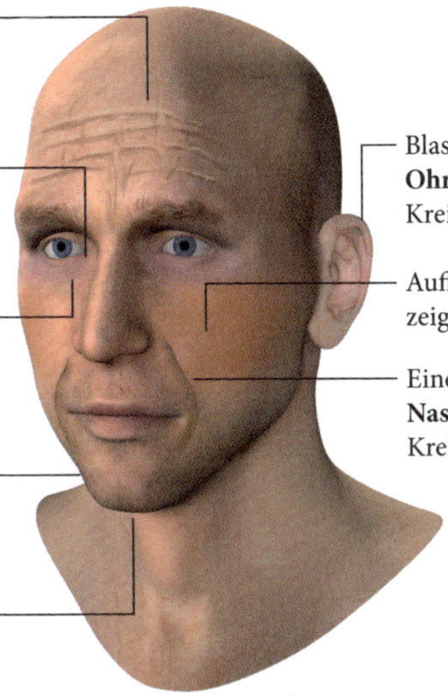

Abb. 14

Wenn Sie Anzeichen für Kreislaufprobleme gefunden haben, stellen Sie sich zunächst die folgenden praktischen Fragen:

- Habe ich Lebensgewohnheiten, die sich negativ auf meinen Kreislauf auswirken können?
- Nehme ich Medikamente oder andere Mittel zu mir, deren Nebenwirkungen meinen Kreislauf schwächen?
- Rauche ich, trinke ich häufig Alkohol oder nehme ich andere Drogen zu mir?
- Treibe ich ausreichend Sport und bewege ich mich regelmäßig?
- Ernähre ich mich gesund, oder gibt es Nahrungsfaktoren, die mich krank machen können?
- Gibt es in meiner Umgebung eine ungewöhnlich hohe Belastung an Schadstoffen, Schwermetallen, Pestiziden, Strahlungen oder anderen gesundheitsschädigenden Faktoren?
- Ist mein Blutdruck in Ordnung?
- Gönne ich mir ausreichend Schlaf, Erholung und Entspannung?
- Trinke ich ausreichend Wasser (mindestens 3 Liter pro Tag)?

Fragen Sie darüber hinaus, welche seelische Ursache das Kreislaufproblem haben kann:

Kreislaufstörungen	– Kann es sein, dass ich nicht mehr mit meiner eigenen Kraft und Energie verbunden bin? – Entziehe ich mir vielleicht selbst die nötige Lebensenergie, weil ich mutlos geworden bin und in meinem Leben keinen Sinn sehen kann? – Bin ich vielleicht von meinem Alltag frustriert und kann mich deswegen nicht mehr motivieren, meinen Kreislauf in Schwung zu bringen? – Warum fehlt mir der richtige Schwung im Leben? – Warum fällt es mir schwer, meine Lebensenergie richtig zu kanalisieren? – Stehe ich vielleicht innerlich zu sehr unter Druck?

Herz

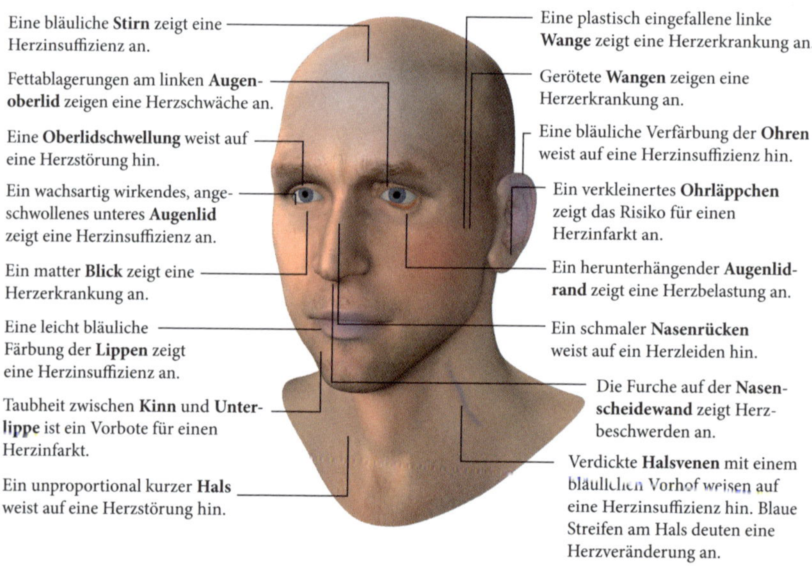

Abb. 15

Wenn Sie Anzeichen für Herzprobleme gefunden haben, stellen Sie sich zunächst die folgenden praktischen Fragen:

- Habe ich Lebensgewohnheiten, die sich negativ auf mein Herz auswirken können?
- Nehme ich Medikamente oder andere Mittel zu mir, deren Nebenwirkungen mein Herz schwächen?
- Rauche ich, trinke ich häufig Alkohol oder nehme ich andere Drogen zu mir?
- Treibe ich ausreichend Sport und bewege ich mich regelmäßig?
- Ernähre ich mich gesund, oder gibt es Nahrungsfaktoren, die mich krank machen können?
- Gibt es in meiner Umgebung eine ungewöhnlich hohe Belastung an Schadstoffen, Schwermetallen, Pestiziden, Strahlungen oder anderen gesundheitsschädigenden Faktoren?
- Wie viel Stress und Hektik habe ich im Alltag?
- Mute ich mir immer nur so viel zu, wie ich auch gut bewältigen kann?

Fragen Sie darüber hinaus, welche seelische Ursache die Herzschwäche haben kann:

Herz	– Kann es sein, dass ich zu selten auf mein Herz höre? – Entscheide ich vielleicht mit dem Verstand und nicht mit meinem Herzen? – Gibt es in meinem Leben noch genug, dass mich im Herzen bewegt und mich glücklich macht? – Kann es sein, dass ich meinen inneren Herzrhythmus und somit meinen Lebensrhythmus verloren habe?
AV-Knoten	– Warum fällt es mir schwer, meine Herzensstimme zu hören? – Kann es sein, dass ich mein Herz so lange verschmäht habe, dass der Notfall eingetreten ist und sich meine Herzensstimme auf diese Weise Gehör verschaffen musste?
Herzbeutel (Perikard)	– Warum kann ich mein Herz nicht richtig schützen? – Warum schränke ich meine Herzensstimme selbst ein? – Warum fällt es mir schwer, Grenzen und damit einen sicheren Rahmen für mein Leben zu setzen?

Herzklappen	– Warum fällt es mir schwer, meine Lebensenergie aufrechtzuerhalten und ihr eine gesunde Richtung zu geben? – Kann es sein, dass ich die Verbindung zwischen verschiedenen Aspekten meines Herzens verloren habe?
Herz-scheidewand (Septum)	– Kann es sein, dass es mir schwerfällt, in meiner inneren Mitte zu sein? – Warum kann ich die unterschiedlichen Polaritäten in mir nicht klar voneinander trennen und im dynamischen Gleichgewicht ausleben?
Sinusknoten (Herz)	– Kann es sein, dass mein Herzrhythmus aus dem Takt gekommen ist und ich meine Herzenswünsche dadurch nicht mehr bewusst wahrnehmen kann? – In welchem Bereich habe ich den Rhythmus des Lebens verloren?

Galle

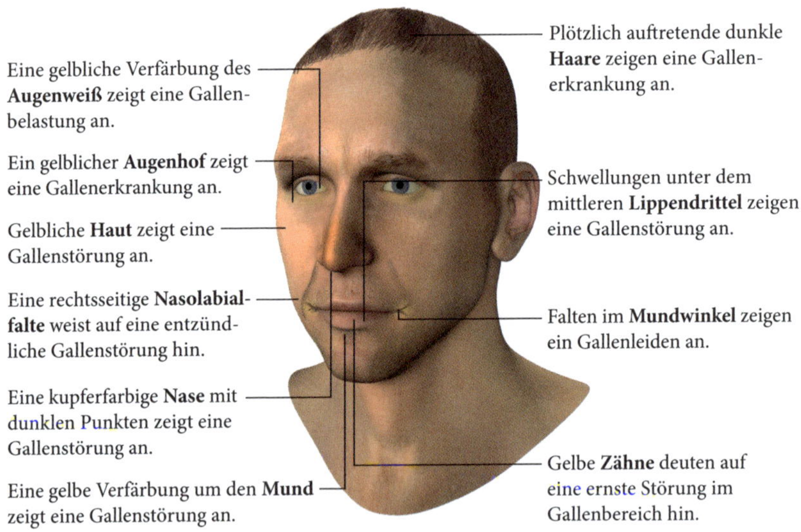

Abb. 16

Wenn Sie Anzeichen für Gallenprobleme gefunden haben, stellen Sie sich zunächst die folgenden praktischen Fragen:

- Habe ich Lebensgewohnheiten, die sich negativ auf meine Gallenblase auswirken können?
- Nehme ich Medikamente oder andere Mittel zu mir, deren Nebenwirkungen die Galle schwächen?
- Rauche ich, trinke ich häufig Alkohol oder nehme ich andere Drogen zu mir?
- Nehme ich ausreichend Bitterstoffe zu mir, um meine Gallenfunktion anzuregen?
- Ernähre ich mich gesund, oder gibt es Nahrungsfaktoren, die mich krank machen können?
- Gibt es in meiner Umgebung eine ungewöhnlich hohe Belastung an Schadstoffen, Schwermetallen, Pestiziden, Strahlungen oder anderen gesundheitsschädigenden Faktoren?

Fragen Sie darüber hinaus, welche seelische Ursache die Gallenschwäche haben kann:

Galle (Gallenblase)	– Gallensteine sind geronnene Aggressionen, die über lange Zeit geschluckt wurden. Fragen Sie sich: – Warum läuft mir in Wirklichkeit die Galle über? – Warum ärgere ich mich innerlich grün und blau? – Warum kann ich meinem Ärger nicht Ausdruck verleihen? – Warum kann ich meine Aggressionen nicht in Worte kleiden?

Darm

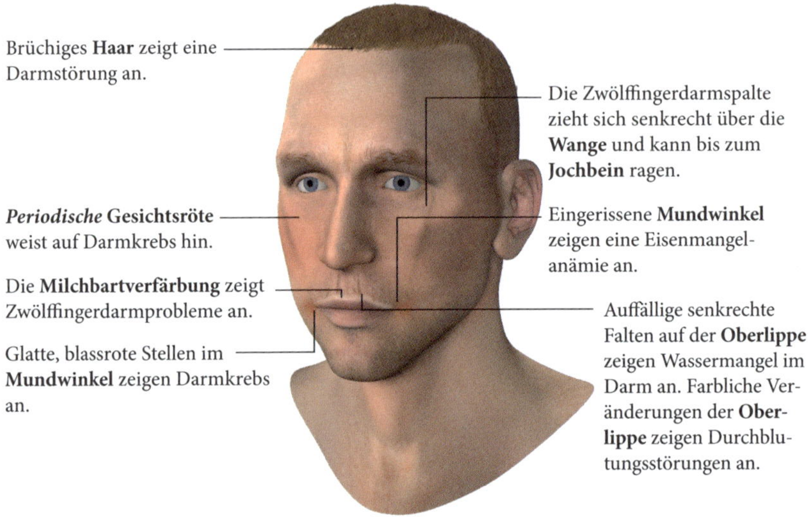

Abb. 17

Dickdarm

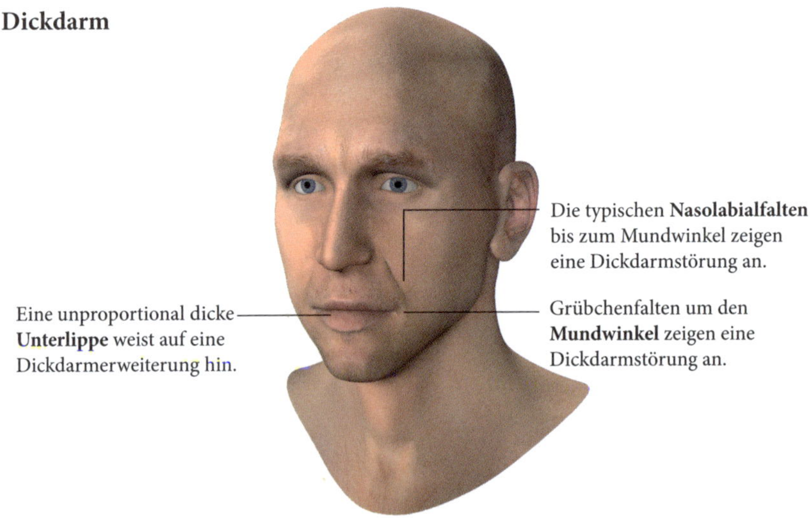

Abb. 18

Wenn Sie Anzeichen für Darmprobleme gefunden haben, stellen Sie sich zunächst die folgenden praktischen Fragen:

- Habe ich Lebensgewohnheiten, die sich negativ auf meinen Darm auswirken können?
- Nehme ich Medikamente oder andere Mittel zu mir, deren Nebenwirkungen den Darm schwächen oder reizen?
- Rauche ich, trinke ich häufig Alkohol oder nehme ich andere Drogen zu mir?
- Habe ich häufig Stress und nehme mir nicht die Zeit, um in Ruhe zu essen?
- Ernähre ich mich gesund, oder gibt es Nahrungsfaktoren, die mich krank machen können?
- Mute ich meinem Verdauungssystem häufig schwer verdauliche Kost zu?
- Esse ich häufig Rohkost nach 15:00 Uhr, sodass sich Fuselalkohole in meinem Darm bilden und in der Nacht zu Gärungsprozessen führen?
- Gibt es in meiner Umgebung eine ungewöhnlich hohe Belastung an Schadstoffen, Schwermetallen, Pestiziden, Strahlungen oder anderen gesundheitsschädigenden Faktoren?

Fragen Sie darüber hinaus, welche seelische Ursache die Darmprobleme haben können:

Darm	– Warum staue ich seelische Eindrücke an? – Warum kann ich Gefühle nur schwer verdauen?
Dickdarm	– Warum staue ich seelische Eindrücke an? – Warum fällt es mir schwer, Abstand zu gewinnen? – Warum kann ich so schlecht seelischen Ballast loslassen? – Warum kann ich nichts hergeben? – Warum bin ich geizig? – Warum kann ich Gefühle nicht äußern? (Verstopfung) – Vor was habe ich wirklich Angst? – Warum gebe ich innerlich vor Angst auf und lasse alles los? (Durchfall)
Dünndarm	– Warum analysiere ich jedes Problem bis ins kleinste Detail? – Warum bin ich so überkritisch? – Warum mache ich aus jeder Mücke einen Elefanten?

Mastdarm (Enddarm)	– Auf was will ich wirklich in meinem Leben »scheißen«? – Kann es sein, dass mir das Loslassen schwerfällt? – Will ich negative Gefühle, so schnell es geht, aus meinem Körper abtransportieren? – Kann es sein, dass ich mit dem Prinzip des Goldesels ein Problem habe und meine Existenz unsicher ist?
Zwölffinger-darm	– Kann es sein, dass ich Hektik, Stress und Ärger bewusst unterdrücke? – Kann es sein, dass ich Auseinandersetzungen ausweiche?

Blase

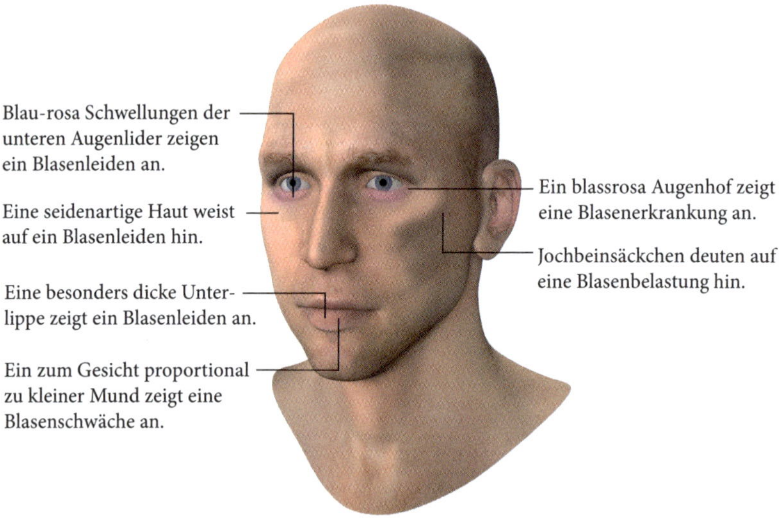

Abb. 19

Wenn Sie Anzeichen für Harnblasenprobleme gefunden haben, stellen Sie sich zunächst die folgenden praktischen Fragen:

- Habe ich Lebensgewohnheiten, die sich negativ auf meine Blase auswirken können?
- Nehme ich Medikamente oder andere Mittel zu mir, deren Nebenwirkungen die Blase schwächen oder reizen?

- Rauche ich, trinke ich häufig Alkohol oder nehme ich andere Drogen zu mir?
- Trinke ich ausreichend Wasser (mindestens 3 Liter pro Tag)?
- Halte ich oft meinen Harn ein, um den Toilettengang hinauszuzögern?
- Schütze ich mich ausreichend vor Kälte- und Windeinflüssen?
- Ernähre ich mich gesund, oder gibt es Nahrungsfaktoren, die mich krank machen können?
- Gibt es in meiner Umgebung eine ungewöhnlich hohe Belastung an Schadstoffen, Schwermetallen, Pestiziden, Strahlungen oder anderen gesundheitsschädigenden Faktoren?

Fragen Sie darüber hinaus, welche seelische Ursache die Blasenprobleme haben können:

Blase (Harnblase)	– Welche seelischen Probleme kann ich nicht loslassen? – Warum »weine ich über die Blase« durch vermehrtes Harnlassen? – Warum stehe ich innerlich so unter Druck? – Welchen seelischen Schmerz will ich im Argen lassen?
Harnleiter	– Kann es sein, dass ich alte Lebensthemen nur schwer loslassen kann? – Warum fällt es mir so schwer, mich von seelischem Ballast zu reinigen?
Harnröhre	– Warum fällt es mir so schwer, Altes loszulassen? – Kann es sein, dass ich noch alte ungelöste Lebensthemen in mir trage, die ich nicht loslassen kann und die deswegen meine seelischen Abwasserleitungen verstopfen? – Warum kann ich nicht gezielt das loslassen, was ich nicht mehr brauche? – Bei Männern: Warum fällt es mir schwer, zu meiner eigenen Fruchtbarkeit zu stehen? Warum kann ich meine Rolle als Lebensspender nicht annehmen?

Bauchspeicheldrüse

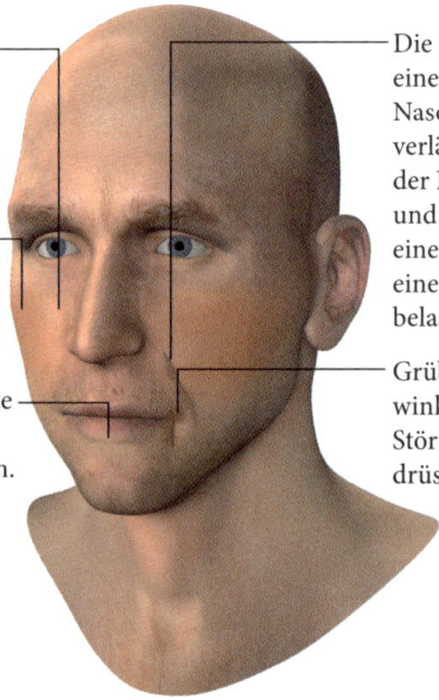

Abb. 20

Wenn Sie Anzeichen für Bauchspeicheldrüsenprobleme gefunden haben, stellen Sie sich zunächst die folgenden praktischen Fragen:

- Habe ich Lebensgewohnheiten, die sich negativ auf meine Bauchspeicheldrüse auswirken können?
- Nehme ich Medikamente oder andere Mittel zu mir, deren Nebenwirkungen die Bauchspeicheldrüse schwächen?
- Rauche ich, trinke ich häufig Alkohol oder nehme ich andere Drogen zu mir?
- Ernähre ich mich gesund, oder gibt es Nahrungsfaktoren, die mich krank machen können?
- Esse ich übermäßig viel Zucker und andere kurzkettige Kohlenhydrate?
- Gibt es in meiner Umgebung eine ungewöhnlich hohe Belastung an Schadstoffen, Schwermetallen, Pestiziden, Strahlungen oder anderen gesundheitsschädigenden Faktoren?

Fragen Sie darüber hinaus, welche seelische Ursache die Bauchspeicheldrüsenschwäche haben kann:

Bauch-speicheldrüse (Pankreas)	**Bei Verdauungsstörungen, die durch die Bauchspeicheldrüse ausgelöst wurden:** – Warum resigniere ich innerlich und kann meine Aggressionen nicht nach außen bringen? **Bei Diabetes:** – Warum kann ich mit der Liebe nicht richtig umgehen und werde deswegen innerlich sauer? Warum kann ich die Süße des Lebens und der Liebe nicht aufnehmen?

Leber

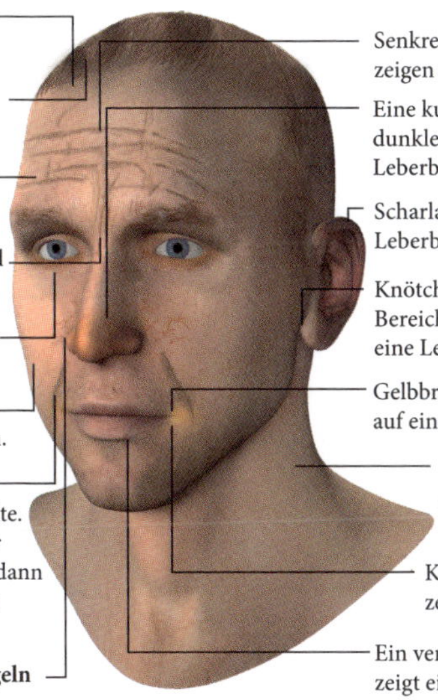

Abb. 21

Wenn Sie Anzeichen für Leberprobleme gefunden haben, stellen Sie sich zunächst die folgenden praktischen Fragen:

- Habe ich Lebensgewohnheiten, die sich negativ auf meine Leber auswirken können?
- Nehme ich Medikamente oder andere Mittel zu mir, deren Nebenwirkungen die Leber schwächen?
- Rauche ich, trinke ich häufig Alkohol oder nehme ich andere Drogen zu mir?

- Nehme ich ausreichend Bitterstoffe zu mir, um die Lebertätigkeit anzuregen?
- Ernähre ich mich gesund, oder gibt es Nahrungsfaktoren, die mich krank machen können?
- Gibt es in meiner Umgebung eine ungewöhnlich hohe Belastung an Schadstoffen, Schwermetallen, Pestiziden, Strahlungen oder anderen gesundheitsschädigenden Faktoren?

Fragen Sie darüber hinaus, welche seelische Ursache die Leberschwäche haben kann:

Leber	– Kann es sein, dass ich mein rechtes Maß verloren habe und zu viel will? Bin ich vielleicht sogar maßlos? – Kann es sein, dass ich »Gift« nicht mehr erkenne und so meinen Körper innerlich und äußerlich vergifte? Warum bin ich nicht mehr auf der Suche, sondern in der Sucht verhaftet? – Habe ich wirklich noch Vertrauen in meine Seelenkraft? – Sollte ich meine Lebensphilosophie noch einmal überdenken und maßvoll gestalten? – Welche Lebensthemen kann ich nicht richtig bewerten und lebe aus diesem Grund maßlos? – Kann es sein, das ich Gefühle schlucke und meine Wut deswegen anstaue?

Haardiagnostik

Schon seit jeher steht das Haar für Freiheit, Macht und gilt als Symbol für starke Nervenkraft. Voluminöses glänzendes Haupthaar steht für den volkstümlichen Leitsatz: »Sich keine grauen Haare wachsen lassen.« Dieser Spruch zeigt an, dass solche Menschen nur wenig von Ängsten geplagt sind und feinstoffliche Antennen in Form ihrer Haare haben, um ihre Umwelt bestmöglich wahrzunehmen. So zeigt die aussagekräftige Löwenmähne eines Menschen die Unbekümmertheit und die ungebändigte Kraft an. An einem vollen ergrauten weißen Haupthaar kann man erkennen: Hier kommt ein weiser Mensch, der viel Lebenserfahrung im Herzen trägt. Wenn Sie Probleme mit den Haaren haben, sollten Sie sich fragen:

Haupthaar	– Warum schränke ich mich selbst in meiner Freiheit ein? – Warum nehme ich mir selbst den Glanz aus meinem Leben? – Warum will ich meine kraftvolle, animalische Seite verbergen? – Warum fehlt es mir an Urvertrauen, sodass ich vor lauter Lebenssorgen graue Haare bekomme? – In welchen Bereichen habe ich meine Antennen zur Außenwelt verloren? – Warum nehme ich mir selbst meine innere und äußere Schönheit?
Bart	– In welchem Bereich kann ich meine Männlichkeit nicht leben? – Wie gehe ich mit meiner animalischen Seite um? – Warum habe ich genau diesen Barttyp? Welches Image möchte ich damit vertreten?
Körperhaare	– Kann es sein, dass ich meine animalische Seite unterdrücke oder zu sehr betone? – Nutze ich meine Körperbehaarung, um meine innere Gefühlskälte auszugleichen?

Des Weiteren geben folgende Besonderheiten Hinweise:

Geheimratsecken
- Hinweis auf Keimdrüsenunterfunktion
- Hinweis auf eine fehlende Verbindung zur geistigen Welt

Kahlköpfigkeit
- Hinweis auf ungesunde Ernährung

Schuppen
- Hinweis auf ungesunde Ernährung

Stirnglatze bei einer Frau
- Hinweis auf Wechseljahresbeschwerden
- Hinweis auf Fruchtbarkeitsstörung
- Hinweis auf Zyklusstörungen

- Kann nach einer Eierstockentfernung auftreten
- Hinweis auf Keimdrüsenschwäche
- Hinweis auf zu viel Zucker und sexuelle seelische Probleme
- Hinweis auf eine fehlende Verbindung zur geistigen Welt

Stirnglatze bei einem Mann
- Hinweis auf Keimdrüsenunterfunktion
- Hinweis auf zu viel Zucker und sexuelle seelische Probleme
- Neigung zur Impotenz
- Hinweis auf zu gering bewegliche Spermien
- Hinweis auf eine fehlende Verbindung zur geistigen Welt

Haarschwund bzw. Haarausfall
- Hinweis auf Schilddrüsenunterfunktion
- Hinweis auf unbewusste Ablehnung des Kontaktes zur Umwelt
- Hinweis auf Nährstoff- und Mineralstoffmangel
- Hinweis auf Übersäuerung des Körpers
- Hinweis auf gestörte Darmflora

Langsames Wachstum der Haare
- Hinweis auf geschwächtes Nervensystem

Zu frühes Ergrauen der Haare
- Hinweis auf Durchblutungsstörungen des Herzens
- Tritt auf bei zu viel Salzkonsum
- Hinweis auf Übersäuerung des Körpers
- Hinweis auf übermäßiges Angstempfinden
- Hinweis auf Enzymmangel
- Hinweis auf geistig-seelische Überforderung
- Hinweis auf Diabetes
- Hinweis auf sexuelle Exzesse
- Hinweis auf fehlende Lebensenergie

Ausfallen der Haare in Streifenform

- Hinweis auf Gichtbeschwerden
- Hinweis auf rheumatische Beschwerden

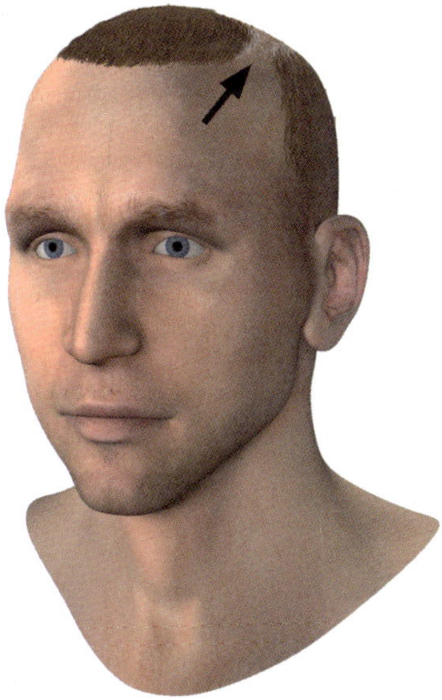

Abb. 22

Wenn die Haare an der Wurzel dünner sind

- Hinweis auf Erkrankung der Kopfhaut

Kreisförmiger Haarausfall

- Hinweis auf Blutarmut
- Hinweis auf unterdrückten Gram oder Kummer

Brüchiges Haar

- Hinweis auf Darmstörung

Mattes, nicht glänzendes Haar

- Hinweis auf Lebensunzufriedenheit

Totes Haar (matt, ohne Glanz, ausgetrocknet, zersplisst; sieht wie tot aus)

- Hinweis auf Blutarmut
- Hinweis auf Nierenstörung
- Hinweis auf Diabetes

Weiße Haarbüschel
- Hinweis auf Erkrankung eines Haarnervs

Plötzliches Ergrauen der Haare
- Hinweis auf seelische Erschütterung
- Hinweis auf gelähmten Halsnerv

Wenn die Haare plötzlich dunkel werden
- Hinweis auf Leberzirrhose
- Hinweis auf Gallenerkrankung

Wenn sich die Haare spalten
- Ungesunde Ernährung

Männliche Behaarung bei Frauen (Damenbart, starke Körperbehaarung, übermäßige Schambehaarung)
- Hinweis auf Störung der Nebennieren
- Hinweis auf Störung des Hormonhaushalts
- Hinweis auf Störung der Geschlechtsorgane

Auffällige kahle Stelle am Hinterkopf
- Hinweis auf ungesunde Ernährung (zu viel tierische Produkte)
- Hinweis auf eine fehlende Verbindung zum Göttlichen oder Spirituellen
- Hinweis auf das Fehlen des Lebenssinns

Stirndiagnostik

Die Stirn ist das unbewusste Schutzschild unserer Denkkraft. Wenn Sie Probleme mit der Stirn haben, sollten Sie sich fragen:

Stirn	– Wem oder was will ich wirklich die Stirn bieten? – Habe ich vielleicht eine Denkerstirn und bin zu sehr im Verstand verhaftet? – Kann es sein, dass ich zu oft mit dem Kopf durch die Wand will?

Darüber hinaus weisen Auffälligkeiten und Besonderheiten der Stirn auf folgende Umstände hin:

Braune Flecken am Stirnansatz
- Hinweis auf Leberbelastung

Senkrechte und quer verlaufende Falten auf der Stirn (Schachbrettmuster)
- Hinweis auf Leberprobleme
- Hinweis auf Überernährung
- Hinweis auf zu viel tierisches Eiweiß

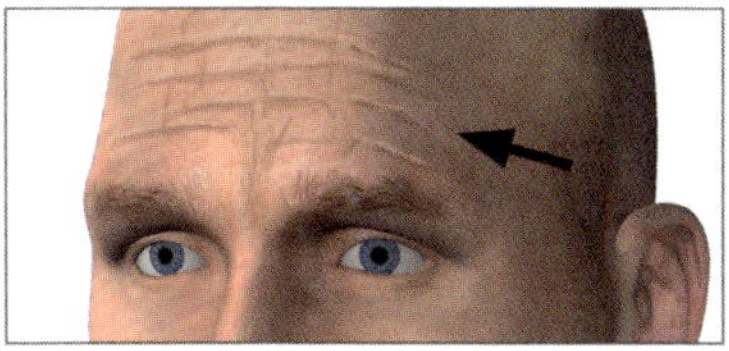

Abb. 23

Starke Falten auf der dicken Stirnhaut
- Hinweis auf Nierenschwäche
- Hinweis auf zu viel Wasser im Gewebe

Einseitig mit Falten bezogene Stirn
- Hinweis auf Hauptkopfschmerz auf dieser Seite

Stirnglatze bei Frauen
- Hinweis auf Wechseljahrsbeschwerden
- Hinweis auf Fruchtbarkeitsstörung
- Hinweis auf Zyklusstörungen
- Kann nach einer Eierstockentfernung auftreten
- Hinweis auf Keimdrüsenschwäche
- Hinweis auf zu viel Zucker
- Hinweis auf sexuelle seelische Probleme
- Hinweis auf eine fehlende Verbindung zur geistigen Welt

Stirnglatze bei Männern
- Hinweis auf zu viel Zucker
- Hinweis auf sexuelle seelische Probleme
- Hinweis auf Keimdrüsenunterfunktion
- Hinweis auf Neigung zur Impotenz
- Hinweis auf zu gering bewegliche Spermien
- Hinweis auf eine fehlende Verbindung zur geistigen Welt

Wangendiagnostik

Bei Veränderungen an der Wange sollten Sie sich fragen:

Wange	– Wem oder was will ich nicht die Wange hinhalten? – Warum treibt es mir so schnell die Schamesröte ins Gesicht? – Zeige ich fehlendes Urvertrauen durch meine Hamsterbacken an?

Die Art der Wangenveränderung kann zudem folgende Hinweise geben:

Wenn die linke Wange plastisch eingefallen ist
– Hinweis auf eine Neigung zu Herzerkrankungen

Wenn die rechte Wange plastisch eingefallen ist
– Hinweis auf eine Neigung zu Lebererkrankungen

Wenn beide Wangen eingefallen sind und eine tiefe Falte bilden
– Hinweis auf eine Neigung zu Magengeschwüren

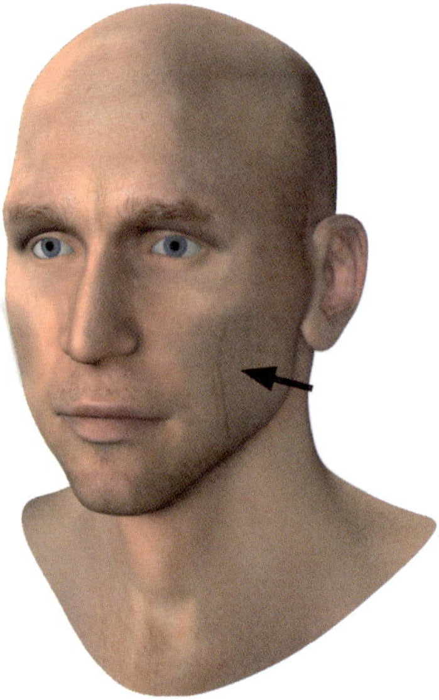

Abb. 24

Wenn beide Wangen eingefallen sind und eine bläuliche, zyanotische Färbung haben

- Hinweis auf Lungenprobleme bis hin zum Lungenkrebs
- Hinweis auf Bronchitis

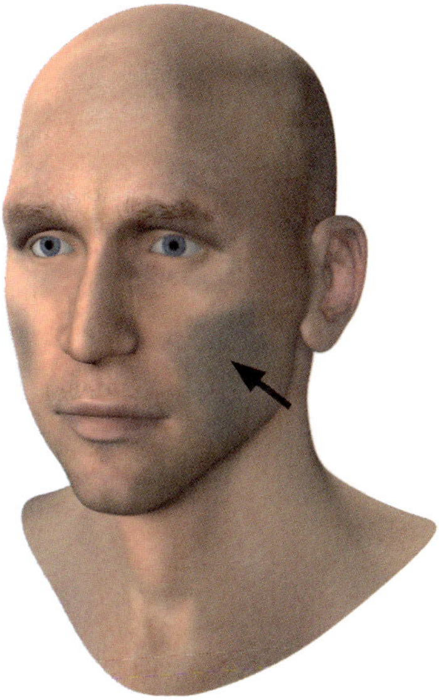

Abb. 25

Wenn beide Wangen eingefallen sind und die Haut gelblich trocken ist

- Hinweis auf Magenkrebs
- Hinweis auf Bauchspeicheldrüsenkrebs

Wenn nur die Wangen blass sind

- Hinweis auf niedrigen Blutdruck
- Hinweis auf Nervenschwäche

Wenn auf den Wangen bräunliche und schmutzige Pigmente zu finden sind

- Hinweis auf Wucherungen der Gebärmutterschleimhaut

Wenn die Wangen auffällig rot sind

- Hinweis auf niedriger Blutdruck
- Hinweis auf Lungenprobleme
- Hinweis auf Nervenschwäche
- Hinweis auf eine Neigung zum Schlaganfall

Wenn die Wangen aufgedunsen und schlaff wirken

- Hinweis auf ungesunde Ernährung (zu viel Fett und Proteine)

Augendiagnostik

Die Augen sind der Spiegel der Seele. Sie sind das Fenster zur Unterwelt. Eindrücke fließen hinein und die erzeugten Stimmungen werden durch das Funkeln der Augen ausgesandt. Durch die Sehkraft ist es uns auf eine wunderbare Art möglich, die Welt in ihrer Mannigfaltigkeit zu betrachten. Wenn Sie Probleme mit den Augen haben, sollten Sie sich fragen:

Augen	– Was will ich nicht mehr sehen? – Wo ist meine Wahrnehmung gestört? – Wo habe ich die falsche Ansicht? – Wie kann ich die Fehlsichtigkeit nutzen, um größere Seeleneinsicht zu erreichen? – Bin ich überhaupt bereit, Dinge klar zu sehen und somit zu erkennen?
Iris	– In welchem Bereich meines Lebens ist der Frieden gestört? – Kann es sein, dass ich Schattenseiten und unangenehme Lebensthemen bewusst verdrängt habe und nicht mehr sehen will? – Habe ich vielleicht zum Teil die Fähigkeit verloren, das Fröhliche und somit das Licht zu sehen?
Netzhaut	– Was will ich wirklich in meinem Leben nicht mehr sehen? – Welche Bilder in meinem Leben kann ich nicht mehr ohne Eintrübung aushalten?
Sehnerv	– In welchen Bereichen fehlt mir die Einsicht? – In welchen Bereichen kann ich die äußere Welt nicht mehr klar sehen und wahrnehmen?
Tränendrüsen	– Was schmerzt mich wirklich in meinem Leben? – Kann ich wirklich meine intensivsten Gefühle zeigen und ausdrücken? – Welche Tränen habe ich noch nicht geweint?

Auffälligkeiten der Augen geben zudem Hinweise auf folgende Beeinträchtigungen:

Kleine rote Adern in den Augen
- Hinweis auf erhöhte Infektionsanfälligkeit

Überweite Lidspalte
- Hinweis auf Angstzustände, Panikattacken

Zu enge Lidspalte
- Hinweis auf Erschöpfungszustände, Kraftlosigkeit

Unruhiges und unnatürliches Augenspiel
- Hinweis auf Angstzustände
- Hinweis auf Nervenschwäche

Zu häufiger Lidschlag
- Hinweis auf Befindlichkeitsstörungen
- Hinweis auf Stresssyndrom
- Hinweis auf psycho-physischen Erschöpfungszustand

Zu seltener Lidschlag
- Hinweis auf Mangelversorgung des Körpers

Wässriges Auge
- Hinweis auf krankhaft übertriebene Gemütsbewegungen

Matter Blick
- Hinweis auf körperliches Schwächegefühl
- Hinweis auf Herzstörungen

Glänzender Blick
- Hinweis auf Fieber
- Hinweis auf übertriebene psychische Erregbarkeit
- Hinweis auf Schilddrüsenüberfunktion

Glasiger Blick
- Hinweis auf starke Körperschwächegefühle

Hohler Blick
- Hinweis auf Darmerkrankung im Endstadium (Die Lebenswurzel ist fast abgetötet. Lebensgefahr!)

Augenzittern
- Hinweis auf Multiple Sklerose (chronisch-entzündliche Entmarkungserkrankung)

Wenn das Auge nicht weinen kann
- Hinweis auf Vitamin-A-Mangel

Eingefallene Augen
- Hinweis darauf, dass der Körper ausgezehrt ist

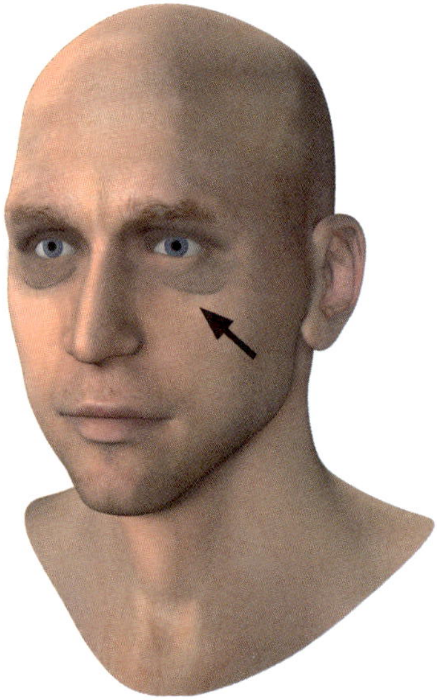

Abb. 26

Gelblich erscheinendes Augenweiß (Augäpfel)
- Hinweis auf Veränderung des Fettstoffwechsels
- Hinweis auf Gallenstörung
- Hinweis auf Gelbsucht
- Hinweis auf Hepatitis

Rötlich erscheinende Augen
- Hinweis auf Bindehautentzündung
- Hinweis auf Erkältungskrankheiten

Augenbrauendiagnostik

Die Augenbrauen sind der Schutz der »Ein«sicht. Bei Veränderungen an den Augenbrauen sollten Sie sich fragen:

Augenbrauen	– Bin ich überhaupt bereit, Dinge klar zu sehen und somit zu erkennen? – Warum will ich mich meiner Einsicht berauben? – Aus welchem Grund will ich nicht mehr meine Wahrnehmung in Form meines Augenlichtes schützen?

Auffällige Augenbrauen können folgende Hinweise geben:

Zusammengewachsene Augenbrauen
- Hinweis auf eine Neigung zu Verkrampfungen
- Hinweis auf Durchblutungsstörungen des Gehirns (erhöhtes Schlaganfallrisiko)
- Hinweis auf vermehrte Kopfschmerzen

Einseitige Steilfalte oberhalb einer Augenbraue
- Hinweis auf Migräne
- Hinweis auf Halswirbelsäulenüberbelastung (Rückenschmerzen)

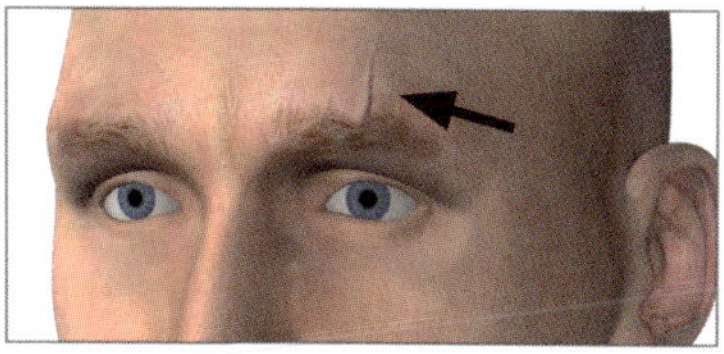

Abb. 27

Steilfalte zwischen den Augenbrauen
- Hinweis auf chronischen Schnupfen

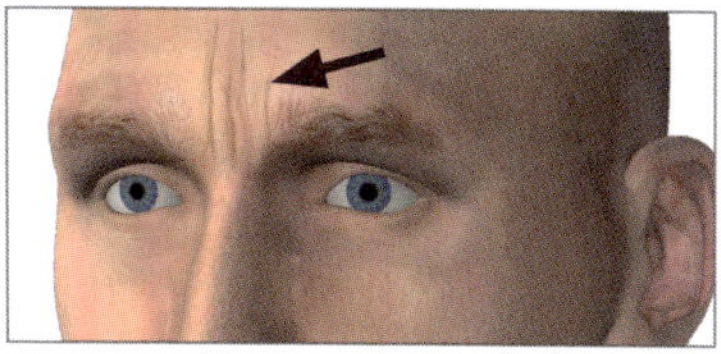

Abb. 28

- Hinweis auf chronische Kopfschmerzen
- Weist auf angestaute Wut hin

Zarte, zu dünne Augenbrauen
- bei Männern: Hinweis darauf, dass die weibliche Seite überbetont ist (Ying/Yang).
- bei Frauen: Hinweis auf Östrogenmangel, seltene Regelblutung, vermehrte Regelschmerzen, Zyklusstörungen

Seitlich verkürzte Augenbraue
- Hinweis auf Schilddrüsenüberfunktion

Einseitig gesenkte Augenbraue (betroffene Seite ist faltenlos)
- Hinweis auf einseitige Migräne

Frühzeitig ergraute Augenbrauen
- Hinweis auf Depressionen
- Hinweis auf Durchblutungsstörungen des Gehirns

Stark buschige Augenbrauen
- Zeigt einen gesunden Hormonhaushalt
- Zeigt eine gute Willenskraft
- Kann bei Frauen Wechseljahresbeschwerden anzeigen

Augenliddiagnostik

Die Augenlider zeigen im Allgemeinen die Nervenkraft an. Gesunde Augenlider sollten voll, aber nicht aufgequollen sein. Bei Veränderungen an den Augenlidern sollten Sie sich fragen:

Augenlider	– Vor was möchte ich meine Seele schützen? – Warum will ich mich durch geschlossene Augenlider in das Innere zurückziehen, um das Außen nicht mehr zu sehen? – Was will ich in meinem Leben nicht mehr sehen oder übersehen?

Zusätzlich können Ihnen die Augenlider folgende Hinweise geben:

OBERE AUGENLIDER

Wenn die oberen Augenlider eingefallen sind:
- Hinweis auf chronisches Müdigkeitssyndrom

– Hinweis auf Nervenschwäche

Rundlich gelbbraune Erhebung auf dem Augenoberlid
– Hinweis darauf, dass der Cholesterinhaushalt gestört ist

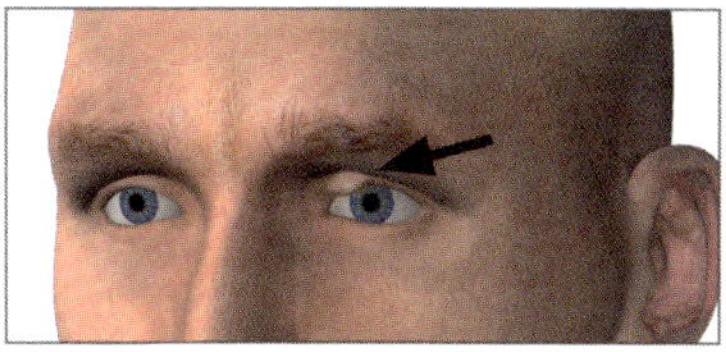

Abb. 29

– Hinweis darauf, dass der Hormonhaushalt gestört ist

Doppelfalte am Oberlid
– Hinweis auf Bindegewebsschwäche
– Weist auf einen Zwerchfellbruch hin

Angeschwollenes Oberlid
– Hinweis auf Herzstörung

Wenn das Oberlid herabgesunken ist und somit den Lidspalt halbiert hat
– Hinweis auf Erschöpfungszustände
– Hinweis auf Blutarmut
– Hinweis auf niedrigen Blutdruck
– Hinweis darauf, dass der Mineralhaushalt gestört ist

Wenn das Oberlid herunterhängt
– Hinweis auf übermäßige Herzbelastung (Herzschwächesyndrom)

Wenn über das Oberlid Haut hängt
– Hinweis auf übermäßige Gasansammlungen im Magen- und Darmbereich

UNTERE AUGENLIDER

Wenn die unteren Augenlider eingefallen sind
– Hinweis auf Überstrapazierung des Nervenkostüms

Ausgefallene oder fehlende Unterlidwimpern
– Hinweis auf Übersäuerung (»Vergiftung«) des Körpers
– Hinweis auf eine Fruchtbarkeitsstörung

Wenn das untere Augenlid nach außen hängt
- Hinweis auf Depressionen
- Hinweis auf Kraft- und Antriebslosigkeit

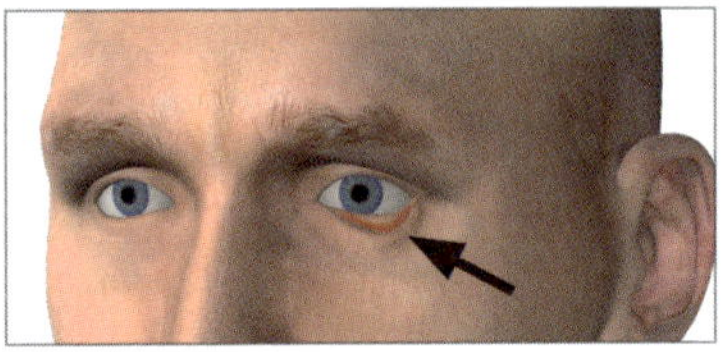

Abb. 30

Geschwollenes Unterlid
- Hinweis auf Nierenstörung
- Hinweis auf Nierenstau

Rosa-blaue Unterlidschwellung
- Hinweis auf Blasenprobleme

Grau-grüne Unterlidschwellung:
- Hinweis auf ein Harnsäureproblem

Wenn die Schwellungen am unteren Augenlid wächsern wirken
- Hinweis auf Herzinsuffizienz

Eingefallenes dunkles Augenlid
- Hinweis auf Nervenschwäche

Eingefallenes blaues Augenlid
- Hinweis auf Eisenmangel

Bräunlich wirkendes Unterlid
- Hinweis auf Blutarmut

Ablagerungen im Unterlid
- Hinweis auf Schilddrüsenunterfunktion

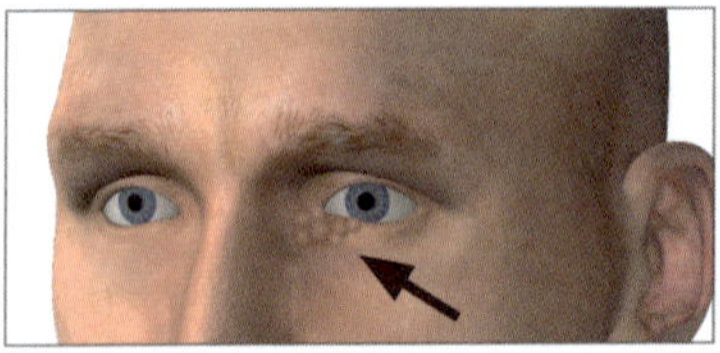

Abb. 31

- Hinweis auf Fettstoffwechselstörungen

Angeschwollene Tränensäcke
- Hinweis auf Nierenstörung

Augenringe unterhalb der Unterlider
- Hinweis auf Erschöpfungszustände

Gelblicher Augenhof
- Hinweis auf Leberstörung
- Hinweis auf Gallenstörung

Bläulicher Augenhof
- Hinweis auf inneren Blutverlust, der zur Blutarmut führt
- Hinweis auf Wurmbefall bei Kindern

Bräunlicher Augenhof
- Hinweis auf Leberstörung
- Hinweis auf Verstopfung

Blassrosa Augenhof
- Hinweis auf eine Prostatastörung
- Hinweis auf Blasenstörung

Doppelseitiges Brillenhämatom
- Hinweis auf Schädelbasisbruch

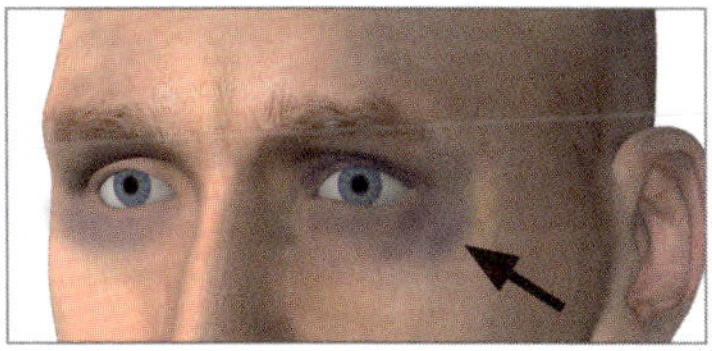

Abb. 32

Eingesunkener, dunkler, bräunlichschwarzer Augenhof
- Hinweis auf Kreislaufstörungen

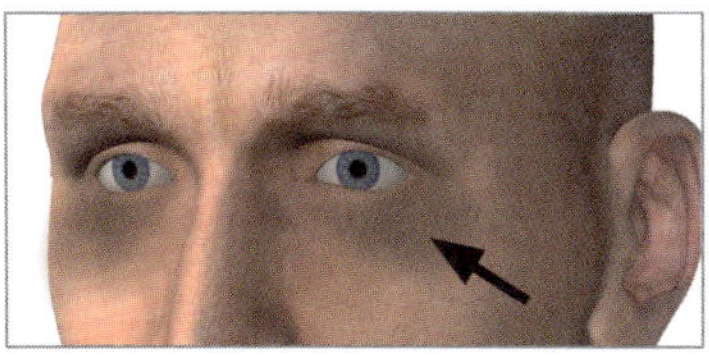

Abb. 33

- Hinweis auf Schlafstörungen
- Hinweis auf Nervenschwäche

Schläfendiagnostik

Die Schläfe ist der Tempel der Gedankenkraft. Hier stößt die Durchsetzungsfähigkeit auf die Sensibilität des Herzens. Bei Veränderungen an der Schläfe sollten Sie sich fragen:

Schläfe	– Kann es sein, dass ich zu sehr im Verstand verstrickt bin? – In welchen Bereichen höre ich nur meine Gedanken und nicht mehr meine Intuition?

Schläfenveränderungen weisen darüber hinaus auf folgende Umstände hin:

Volle, plastisch harmonische Schläfen
- Hinweis auf gute Erholungsfähigkeit
- Hinweis auf geringes Schlafbedürfnis

Wenn die Schläfenpartien eingefallen sind
- Hinweis auf großes Schlafbedürfnis
- Hinweis auf häufige Erschöpfungszustände

Bläulich zyanotische Schläfen
- Hinweis auf Stauung der oberen Hohlvene

Gut sichtbare Längsfalten am Schläfenbein vor dem Ohr
- Hinweis auf Unterernährung
- Hinweis auf Dehydration
- Hinweis auf Mangelzustand
- Hinweis auf Verdauungsstörungen
- Hinweis darauf, dass Nahrungsenergie schlecht aufgenommen werden kann

Stark vorstehende, sichtbare Schläfenarterie, dazu ein rotes Gesicht
- Hinweis auf Bluthochdruck
- Hinweis auf Nierenprobleme
- Hinweis auf eine entzündliche Erkrankung der Aorta

Gewebeschwund bei der Schläfe
- Hinweis auf Magenkrebs

Gewebeschwund bei der Schläfe mit eingefallenen Wangen
- Hinweis auf eine chronische Magenentzündung
- Hinweis auf Magenkrebs
- Hinweis auf Hepatitis
- Hinweis auf Nebenniereninsuffizienz
- Hinweis auf eine Entzündung der Haut oder Schleimhaut

Ohrdiagnostik

Das Ohr ist der Sitz des Gleichgewichts und der Hörakustik. Die Ohrmuschel ist ein eigenes Diagnosezentrum. Durch die Ohrreflexzonen können alle Störfelder des Körpers und der Seele wahrgenommen werden. Bei Veränderungen an den Ohren oder Problemen mit dem Gehör sollten Sie sich fragen:

Gehörgang	– Was will ich in meinem Leben nicht mehr hören? – Wovor verschließe ich unbewusst meine Ohren? – Kann es sein, dass ich zu sehr auf andere und zu wenig auf meine innere Stimme höre?
Gehör- und Gleichgewichtsnerv (Nervus statoacusticus)	– Warum fällt es mir so schwer, ein inneres Gleichgewicht zu finden? – Auf was oder wen will ich nicht mehr hören? – Kann es sein, dass ich anderen lieber blind gehorche, als auf meine eigene Herzensstimme zu hören?
Ohr (Gehör, Ohrmuschel)	– Was will ich nicht mehr hören? – Wem oder was will ich nicht mehr gehorchen? – Wem will ich nicht mehr zuhören? – Kann es sein, dass ich aus dem inneren Gleichgewicht gekommen bin? – Was will ich von außen nicht hereinlassen? Was ängstigt mich? – Kann es sein, dass es mir an innerer Demut fehlt?

OHRDIAGNOSE ALLGEMEIN

Die Ohrmuscheln geben folgende Hinweise:
Unproportional kleine Ohren
- Hinweis auf Neigung zur schnellen Überlastung

Glänzende Ohren
- Hinweis auf Kalkmangel (Übersäuerung)

Überwiegend blasse Ohren
- Hinweis darauf, dass der Blutkreislauf gestört ist
- Hinweis auf Kreislaufschwäche
- Hinweis auf Neigung zur Blutarmut und Durchblutungsstörungen

Überwiegend rote Ohren
- Hinweis auf Eisenmangel
- Hinweis auf Nierenprobleme

Überwiegend scharlachrote Ohren
- Hinweis auf Verdauungsstörung
- Hinweis auf Leberprobleme

Bläuliche, zyanotische Ohren
- Hinweis auf chronische Bronchitis
- Hinweis auf Herzinsuffizienz
- Hinweis auf Bluthochdruck
- Hinweis auf Atemprobleme
- Hinweis auf Lungenprobleme
- Hinweis auf eine Neigung zu TBC

Bräunlicher Hof vor dem Ohr
- Hinweis auf Darmprobleme

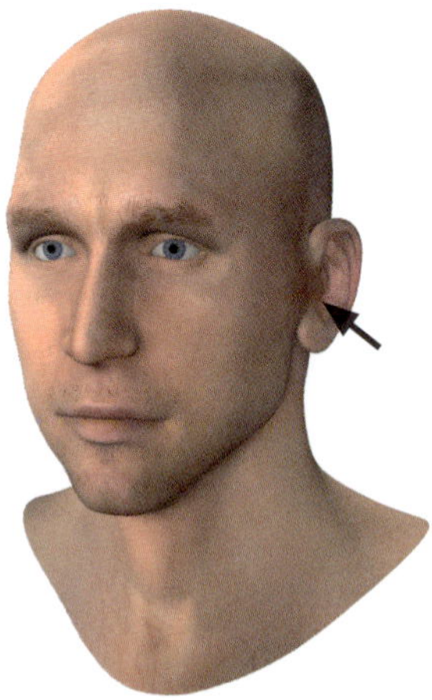

Abb. 34

Senkrechtfalten vor dem Ohr
- Hinweis darauf, dass man seine Kräfte gut einteilen kann
- Hinweis auf Nachlassen der Potenz

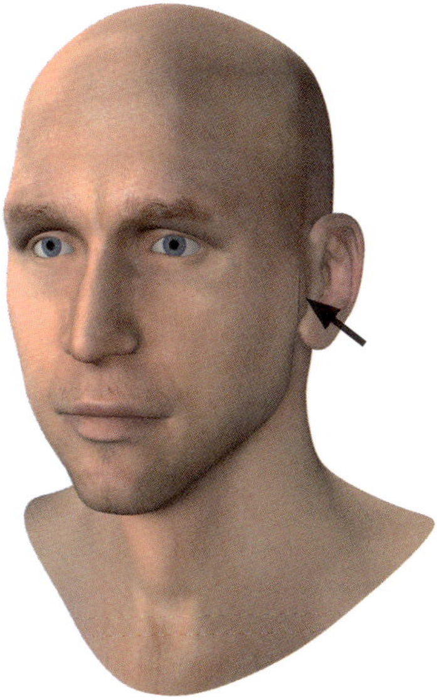

Abb. 35

Plötzliches Anschwellen mit Rötung in der Ohrumgebung
- Hinweis auf Mumps

Breites viereckiges, wohlgeformtes Ohr
- Hinweis auf starken Stoffwechsel

OHRLÄPPCHENDIAGNOSTIK

Das Ohrläppchen zeigt an, wie energiereich wir sind. Bei Veränderungen an den Ohrläppchen sollten Sie sich fragen:

Ohrläppchen	– Was entzieht mir wirklich Energie in meinem Leben? – Kann es sein, dass ich mich vor Energieräubern nicht schützen kann? – Ist mir bewusst, was mir Energie gibt und entzieht?

Anhand Ihrer Ohrläppchen können Sie außerdem folgende Hinweise erhalten:

Harmonisch gerundetes Ohrläppchen
- Hinweis auf starke Vitalität

Unproportionales, dünnes Ohrläppchen
- Hinweis auf Körperenergieverlust

Blasses Ohrläppchen
- Hinweis auf Blutarmut
- Hinweis auf Drüsenprobleme
- Hinweis auf Kreislaufschwäche
- Hinweis auf Lymphprobleme

Unproportionales dickes Ohrläppchen
- Hinweis auf Neigung zur Fettsucht

Fehlendes Ohrläppchen
- Hinweis auf negative Erbinformationen

Ausgeprägtes Ohrläppchen
- Hinweis auf gute Widerstandsfähigkeit

Fest am Kopf angewachsenes Ohrläppchen
- Hinweis auf angeborene Kreislaufschwäche
- Hinweis auf Zielstrebigkeit

Kleingeschrumpftes Ohrläppchen
- Hinweis auf innerliche Organvergiftung durch einen zu ungesunden Lebenswandel
- Hinweis auf hohes Herzinfarktrisiko

OHRREFLEXZONENDIAGNOSTIK

Die folgenden Grafiken zeigen die Reflexzonen der Ohren. Alle Organe und Körperregionen sind über Meridiane und Nervensysteme mit den jeweiligen Reflexpunkten verbunden. Darüber hinaus gibt es an unseren Ohren einige Punkte, die mit psychischen oder geistigen Blockaden, Problemen oder Lebensthemen verbunden sind. Dadurch bieten unsere Ohren einige hilfreiche Diagnose- und Behandlungsmöglichkeiten. Durch gezieltes Drücken mit dem Akupunkturstab oder mit den Fingern auf die Reflexzonen der Ohren können Sie durch Ihre eigene Schmerzreagibilität erkennen, wo Problematiken vorliegen. Drücken Sie dazu zunächst einen neutralen Punkt, um eine Vergleichsbasis für die Druckempfindlichkeit zu bekommen. Wenn ein Reflexpunkt an Ihrem Ohr besonders empfindlich ist, ist dies ein sicheres Zeichen für eine Beeinträchtigung des jeweiligen Organs oder der Körperregion bzw. für das Vorhandensein des entsprechenden Problemthemas. Gleichzeitig können Sie über eine Stimulation der Reflexpunkte durch Massieren, Beklopfen, Drücken oder Akupunktur energetische Blockaden im entsprechenden Bereich lösen und damit Ihre Selbstheilung anregen.

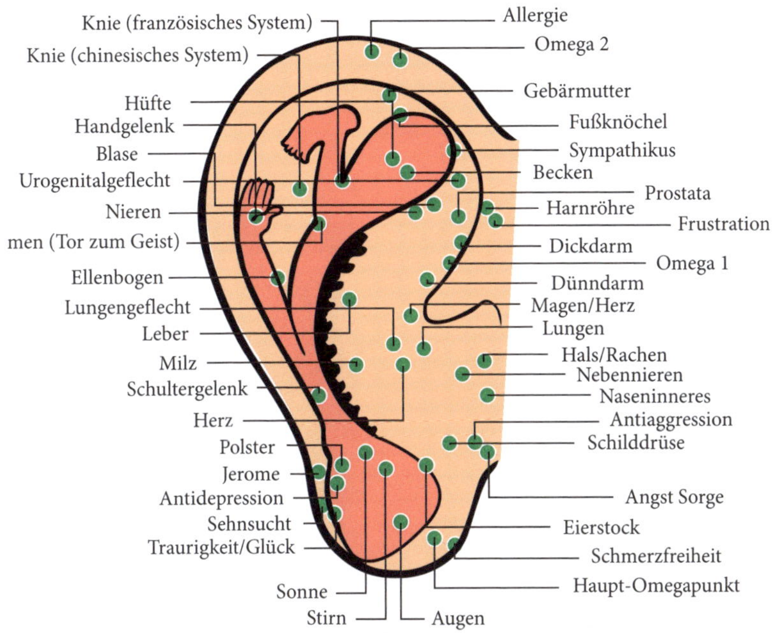

Abb. 36

Eine andere Form der Diagnose anhand von Reflexionszonen können Sie mithilfe der Kinesiologie durchführen. (Die Beschreibung und Anleitung der kinesiologischen Muskelreflexionstests finden Sie im Kapitel »Kinesiologie«, ab S. 335) Um Aussagen über den aktuellen Zustand Ihrer Organe, Körperregionen, und Lebensthemen zu bekommen, legen Sie jeweils einen Finger auf die entsprechende Reflexzone an Ihrem Ohr und führen Sie den Muskelreflexionstest durch. Alternativ können Sie mit dem Finger auch auf die entsprechenden Punkte direkt in der unten abgebildeten Grafik tippen. Wenn der Test zeigt, dass Sie keine oder eine verminderte Kraft beim Berühren eines Reflexpunktes haben, so ist dies ein deutliches Zeichen für eine Schwächung oder Blockade im entsprechenden Bereich.

Jochbeindiagnostik

Das Jochbein formt einen Teil der Augen- und der Nasenhöhle. Bei Veränderungen am Jochbein sollten Sie sich fragen:

Jochbein	– Was kann ich nicht mehr riechen? – Was will ich nicht mehr sehen? – Kann es sein, dass ich entweder unüberlegt handle oder mir zu oft zu sehr den Kopf zerbreche? – Aus welchem Grund will ich mein Weltbild mit aller Gewalt schützen?

Das Jochbein gibt zudem die folgenden Hinweise:

Jochbeinsäckchen:
- Hinweis auf Blasenstörung
- Hinweis auf Polypenprobleme

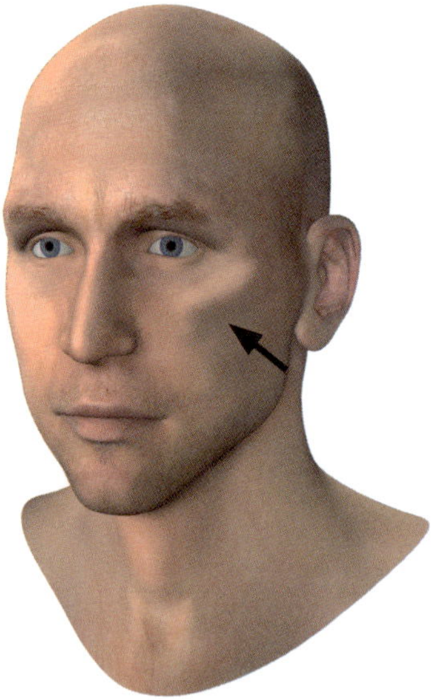

Abb. 37

Durchsichtiges Jochbein (wenn man den Knochen erkennen kann)
– Hinweis auf Leberschwäche

Rötung vom Jochbein bis zur Nase
– Hinweis auf Magnesiummangel

Nasendiagnostik

Unsere Nase ist eines unserer Hauptsinnesorgane und damit ein wichtiger Verbindungspunkt zu unserer Außenwelt. Wenn Sie Probleme mit Ihrer Nase haben, können Sie sich folgende Fragen stellen:

Nase	– Kann es sein, dass ich ab und zu in meinem Leben die Nase zu hoch halte? – In welcher Form kann ich meine Triebhaftigkeit nicht ausleben? – Wovon habe ich wirklich die Nase voll? – Was will ich nicht mehr riechen?

Darüber hinaus kann uns die Nase folgende Hinweise geben:

Lange, spitze Nase
– Weist auf einen sehr neugierigen Menschen hin.

Übergroße Nase
– Weist auf einen Menschen hin, der Eindruck schinden will.

Hakennase
– Weist auf einen Menschen hin, der seine Sexualität nicht leben kann.

Blaurote Nase
– Weist auf einen Menschen mit einem Alkoholproblem hin.

Unterschiedlich große Nasenlöcher
– Hinweis auf eine eingeschränkte Kapazität oder eine Belastung des Lungenflügels auf der Seite mit dem kleineren Nasenloch

Munddiagnostik

Der Mund ist der Sitz der Kommunikation und der Zentrale für Lebensgenuss. Er symbolisiert die Fähigkeit, wie gut man etwas von außen aufnehmen oder ausdrücken kann. Bei Veränderungen im Mundbereich sollten Sie sich folgende Fragen stellen:

Mund	– Kann es sein, dass ich den Mund zu voll genommen habe? – Kann es sein, dass ich mich nur schwer ausdrücken kann? – Kann es sein, dass ich mich mit manchen Lebensthemen nicht auseinandersetzen will? – Kann es sein, dass ich mich übernommen habe? – Welche innerlichen Eindrücke überfordern mich?
Gaumen	– Schmecke ich noch das Leben oder habe ich einen schalen, faden Geschmack im Mund? – In welchem Bereich sind mir die Gaumenfreuden verwehrt geblieben?
Kiefern-höhle	– Kann es sein, dass ich nicht mehr die Leichtigkeit in meinen Gedanken verspüre? – Habe ich vielleicht die Leichtigkeit im Sein verloren? – Kann ich noch richtig mit der Außenwelt kommunizieren? – Kann es sein, dass es mir in einigen Teilbereichen schwerfällt, mich auszudrücken? – Habe ich noch den Zugang zur höheren Ebene und somit zum Göttlichen, den ich mir wünsche?
Oberkiefer	– Kann es sein, dass ich mich ab und an schwertue, mich durchzubeißen? – Kann es sein, dass ich den richtigen Biss im Leben verloren habe?
Rachen (Schlund)	– Was in meinem Leben kann ich nur schwer einverleiben? – Was will ich nicht mehr schlucken? – Kann es sein, dass ich Feinde gezielt nicht abwehre? – In welchem Bereich habe ich mich übernommen und mich somit verschluckt? – Kann es sein, dass ich innerlich gierig nach mehr und geizig mit meinen Gefühlen bin?

Speichel-drüsen	– Gebe ich mich bewusst meinen Lustmomenten im Leben hin? – Kann ich mich im Augenblick des Seins bewegen?
Unterkiefer	– Warum ist es mir so wichtig, meinen Willen zu behaupten und Macht auszuüben? – Trage ich wirklich die wahre Durchsetzungsfähigkeit in meinem Herzen? – In welchen Bereichen sollte ich mich besser durchbeißen?

MUNDDIAGNOSE ALLGEMEIN

Die Beschaffenheit des Mundes weist auf folgende Tendenzen beim jeweiligen Menschen hin:

Ist-Zustand	Bedeutung
Oberlippe allgemein	Zeigt geistige und seelische Veranlagungen an.
Unterlippe allgemein	Zeigt den Sitz der Sinnlichkeit.
Volle Lippen	Weisen auf Vitalität und die Fähigkeit hin, in der Sinnlichkeit zu versinken.
Harte Lippen	Weisen auf einen Menschen hin, der viel fordert und sich nur begrenzt hingeben kann.
Weiche, feuchte Lippen	Weisen auf einen Menschen hin, der sich vollkommen hingeben kann und einen weichen und gefühlvollen Kern besitzt.
Ausgeprägte Oberlippe	Weist auf einen Menschen mit einem tiefen Gefühls- und Seelenleben hin. Meistens sind es sehr sinnliche und gefühlvolle Personen.
Ausgeprägte Unterlippe	Weist auf einen Menschen hin, der gerne das Leben in vollen Zügen genießt, egal, ob im Bereich der Sexualität, der Nahrungsaufnahme, im Bereich der Kultur oder des Sports. Es ist eine Person, die sich gerne auslebt und leidenschaftlich liebt.

Schmale Oberlippe	Weist auf einen Menschen hin, dem es schwerfällt, das Leben in vollen Zügen zu genießen. Er beschäftigt sich lieber mit Fakten statt mit Sinnlichkeit und Leidenschaft. Außerdem deutet es auf eine Anfälligkeit für Diabetes und Bauchspeicheldrüsenprobleme hin.
Schmale Unterlippe	Weist auf einen Menschen hin, der äußerst schwer die süßen Früchte des Lebens genießen kann.
Schmale Ober- und Unterlippe	Weist auf einen sehr unnachgiebigen Menschen hin. Er will stets recht behalten und sieht sein Weltbild als die einzige Wahrheit.
Ausgeprägtes Lippenherz (Amorbogen)	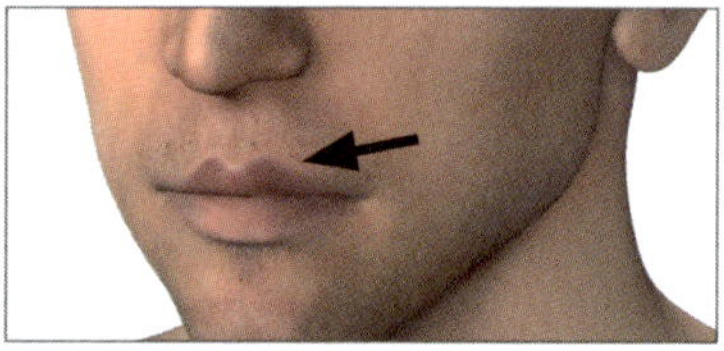 Weist auf einen Menschen mit einem überdurchschnittlichen Einfühlungsvermögen hin.
Ein zu kleiner Mund im Verhältnis zum Gesicht	Weist auf einen Menschen mit einer ausgeprägten Anfälligkeit für Blasenprobleme und Blasenschwächen hin.
Andauernder Kussmund	Weist auf einen Menschen mit einer Neigung zu Bauchspeicheldrüsenstörungen hin.

Folgende Veränderungen geben folgende Hinweise:

Mundgeruch
- Hinweis auf kariösen Zahn
- Hinweis auf Magen- oder Darmprobleme
- Hinweis auf Lungenstörung (Entzündung)
- Hinweis auf Nasenprobleme (Entzündung)

Brauner Mundhof
- Hinweis auf Darmprobleme

Andauernde Trockenheit der Lippen
- Hinweis auf trockene Schleimhäute
- Hinweis auf Magenentzündung

Bläuliche Lippenzyanose, blasse, leicht bläuliche Lippen
- Hinweis auf Herzinsuffizienz

Andauernde Lippenblässe
- Hinweis auf Magenkrämpfe
- Hinweis auf Durchblutungsstörungen
- Hinweis auf Magenprobleme

Gespannte Mundpartie und gespannte Mundwinkel
- Hinweis auf Magenprobleme
- Hinweis auf psychische Verschlossenheit

Schmaler, blasser Mund bei Frauen
- Hinweis auf Östrogenmangel
- Hinweis auf Menstruationsbeschwerden

Gelbe Verfärbung um die Mundpartie herum
- Hinweis auf Verdauungsprobleme
- Hinweis auf Leber- und Gallenprobleme

Glatte, blassrosa Stellen auf der Oberlippe
- Hinweis auf Magenkrebs
- Hinweis auf Darmkrebs

Glatte, blassrosa Stellen auf der Unterlippe
- Hinweis auf Unterleibskrebs

Beim Mann voller roter Mund
- Hinweis auf Neigung zu Impotenz
- Hinweis darauf, dass Maskulinum und Femininum ins Ungleichgewicht geraten sind

Voller roter Mund bei der Frau
- Hinweis auf Keimdrüsenprobleme

OBERLIPPENDIAGNOSTIK

Eine ausgeprägte Oberlippe steht für einen Menschen, der ein tiefes Gefühls- und Seelenleben in sich trägt. Bei Veränderungen an der Oberlippe sollten Sie sich fragen:

Oberlippe	– In welchem Bereich meines Lebens kann ich nicht meine Gefühle ausleben oder zum Ausdruck bringen? – In welchen Bereichen verleugne ich mein Seelenleben?

Die Oberlippe und der Bereich darüber geben außerdem folgende Hinweise:

Mund-Nasen-Falten
- Hinweis auf Magenprobleme

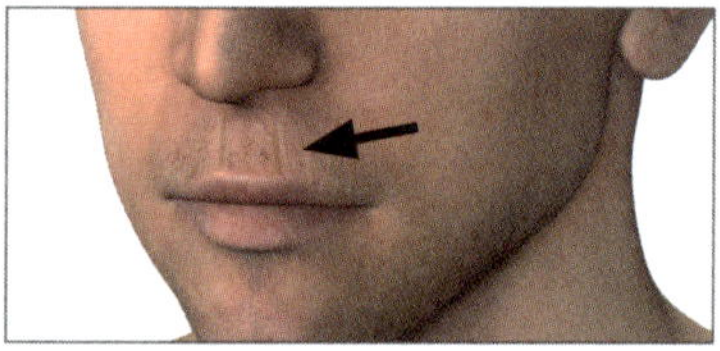

Abb. 39

Zusätzliche dritte Mund-Nasen-Falte
- Weist auf einen Herzklappenfehler hin.

Unproportional schmale Oberlippe
- Hinweis auf Anfälligkeit für Diabetes
- Hinweis auf Bauchspeicheldrüsenprobleme
- Weist auf einen Menschen hin, dem es schwerfällt, das Leben in vollen Zügen zu genießen

Andauernd geschwollene Oberlippe
- Hinweis auf Magenprobleme
- Hinweis auf Blinddarmprobleme
- Hinweis auf Übersäuerung des Körpers
- Hinweis auf Drüsenprobleme

Damenbart
- Hinweis auf Keimdrüsenprobleme
- Hinweis auf Regelstörungen
- Hinweis auf zu viele männliche Hormone

Hochgezogene Oberlippe
- Hinweis auf Bauchspeicheldrüsenschwäche
- Hinweis auf Milzschwäche

Kleine senkrechte Mundfalten bei einer Frau
- Hinweis auf Hormonprobleme
- Hinweis auf Wechseljahrsprobleme

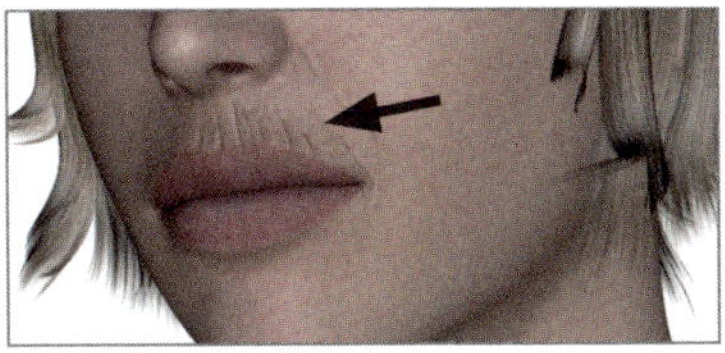

Abb. 40

Wenn der Abstand von der Oberlippe zur Nase sehr groß ist
- Hinweis auf starke Widerstandskraft
- Ein Zeichen für Vitalität

Waagrechte Falte zwischen Nase und Mund bei Frauen
- Hinweis auf innerliche Härte
- Hinweis auf Sexualstörung

MUNDWINKELDIAGNOSTIK

Die Mundwinkel zeigen unsere Grundstimmung an. Bei einer Veränderung der Mundwinkel sollten Sie sich fragen:

Mundwinkel	– Aus welchem Grund fällt es mir so schwer, meine Gefühle frei zu zeigen? – Kann es sein, dass ich aufgrund von Harmoniesucht niemanden mit meinen Gefühlen belasten will?

Darüber hinaus geben die Mundwinkel folgende Hinweise:

Kleine Pickelchen in den Mundwinkeln
- Hinweis auf Zwölffingerdarmprobleme
- Hinweis auf Leber- und Gallenstörungen

Gelbbraune Mundwinkel
- Hinweis auf Leberstörung

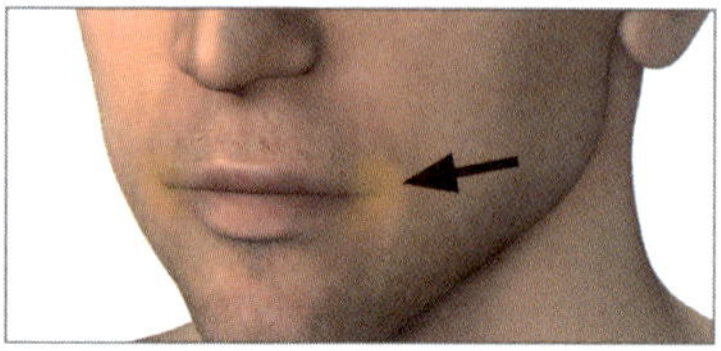

Abb. 41

Offene, eingerissene Mundwinkel
- Hinweis auf Blutarmut
- Hinweis auf Eisenmangel

Falten im Mundwinkel
- Hinweis auf Leber- und Gallenstörung

UNTERLIPPENDIAGNOSTIK

Eine ausgeprägte Unterlippe steht für Menschen, die genießen können und extensiv lieben. Egal, ob Sex, Sport, Kultur oder Essen und Trinken. Bei einer veränderten Unterlippe sollten Sie sich fragen:

Unterlippe	– Warum fällt es mir so schwer, das Leben zu genießen? – Aus welchem Grund kann ich mich nicht meiner Fähigkeit des Liebens öffnen? – Aus welchem Grund kann ich mich nicht meiner triebhaften Seite öffnen? – Warum gleicht mein Leben eher einem Kampf als einem Tanz?

Außerdem geben die Unterlippe und der Bereich darunter folgende Hinweise:

Höcker am unteren Lippenrand
- Hinweis auf Krampfanfälligkeit

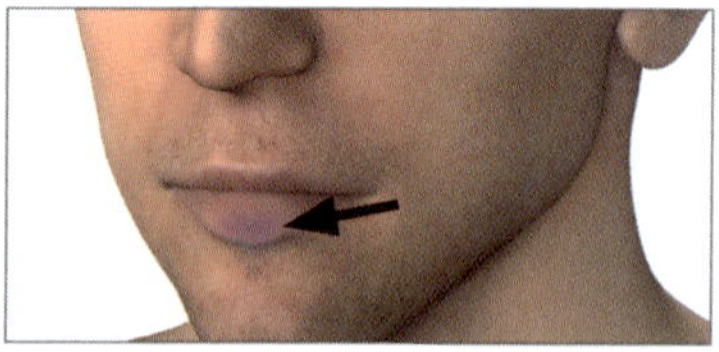

Abb. 42

Verdickter unterer Lippenrand
- Hinweis auf Leberstörung

Besonders dicke Unterlippe
- Hinweis auf Blasen-, Nieren-, Darm- und Leberprobleme
- Hinweis auf Prostatabeschwerden

Querfalten unter der Unterlippe
- Hinweis auf Hämorrhoiden

Zungendiagnostik

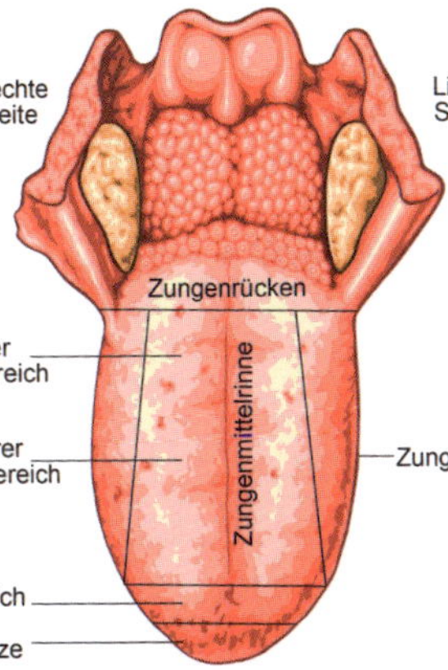

Eine gesunde Zunge hat eine dem Mundraum angepasste Größe und ist von einer samtigen zartrosa-graufarbigen Oberfläche umgeben. Jegliche Abweichung zeigt uns eine Störung im Körperbetriebssystem auf. Die Zunge ist das Organ des Ausdrucks und der Kommunikationsfähigkeit. Bei Veränderungen an der Zunge sollten Sie sich folgende Fragen stellen:

Zunge	– Auf was habe ich wirklich Appetit im Leben? – Kann es sein, dass ich meinen Körper nicht mit der nötigen Nahrungsenergie versorge? – Warum spreche ich mit gespaltener Zunge? – Warum fällt es mir so schwer, meine Gefühle auszudrücken? – Wem möchte ich am liebsten die Zunge herausstrecken? – Welche Aggressionen vergrabe ich unbewusst?

ZUNGENBELÄGE UND ZUNGENVERFÄRBUNGEN

Zungenbeläge auf der linken Zungenseite (aus Sicht des Patienten)
- Hinweis darauf, dass Magen und Milz wahrscheinlich geschwächt sind
- Kann auf eine Mittelohrentzündung auf der linken Seite hinweisen
- Hinweis auf Erkrankung der Hirn- oder Nervenpartien auf der rechten Seite

Zungenbeläge auf der rechten Zungenseite (aus Sicht des Patienten)
- Hinweis darauf, dass Leber und Galle wahrscheinlich geschwächt sind
- Kann auf eine Mittelohrentzündung auf der rechten Seite hinweisen
- Hinweis auf Erkrankung der Hirn- oder Nervenpartien auf der linken Seite

Belag der hinteren Zungenhälfte
- Weist auf eine Störung oder Erkrankung des Darms hin

Zunge in der Mitte belegt, Ränder und Spitze hellrot
- Hinweis darauf, dass das Säure-Basen-Verhältnis gestört ist

Zunge im Ganzen belegt, rissig mit rotem Mittelstreifen
- Weist auf eine Darmentzündung hin

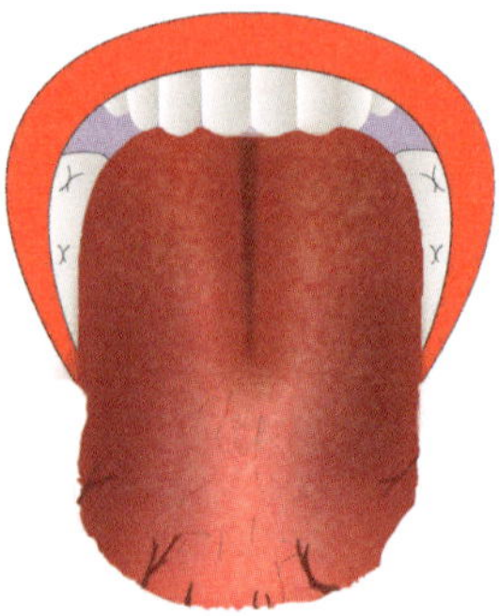

Abb. 44

Weißlicher Zungenbelag allgemein
- Hinweis auf Entzündung der Mundschleimhaut

Weiß belegte Zungenränder
- Weist auf eine Störung der Bauchspeicheldrüse hin

Weiße Zungenbeläge neben der Zungenmittelrinne
- Kann auf eine Fehlfunktion der Bauchspeicheldrüse hinweisen

- Kann auf eine Herzeinengung hinweisen (Herzstolpern, Herzenge, Herzrhythmusstörungen, Herzrasen ...)
- Kann auf herzbedingte Atembeschwerden hinweisen

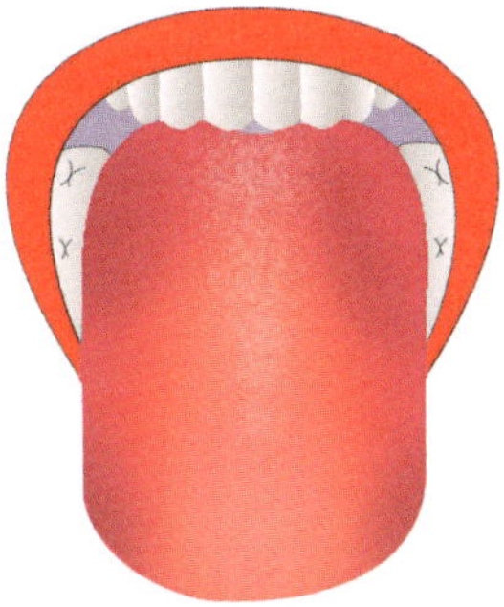

Abb. 45

Weißlicher Zungenbelag im vorderen Drittel
- Hinweis auf Entzündung der Mundschleimhaut (besonders akut mit Zungenschwellung und Zahneindrücken)

Weißlicher Zungenbelag im mittleren Drittel
- Weist auf eine mögliche Magenentzündung, ein Magengeschwür oder ein Zwölffingerdarmgeschwür hin

Weißlicher Zungenbelag im hinteren Drittel
- Weist auf Dünn- oder Dickdarmentzündungen hin
- Weist auf Colitis ulcerosa (Darmerkrankung) hin

Gelb belegte Zunge
- Hinweis auf Darm- oder Gallenstörung

Gelbliche Zungenunterseite
- Hinweis auf Leberstörung

Gelbbrauner Belag auf der hinteren Zungenhälfte rechts
- Weist auf eine Störung oder Erkrankung des Leber-Gallen-Systems hin

Gelbbrauner Belag auf der hinteren Zungenhälfte mittig
- Weist auf ein Milzleiden hin

Bräunliche Zungenmitte, die Ränder sind dabei feucht und rot
- Hinweis auf eine Dickdarmentzündung

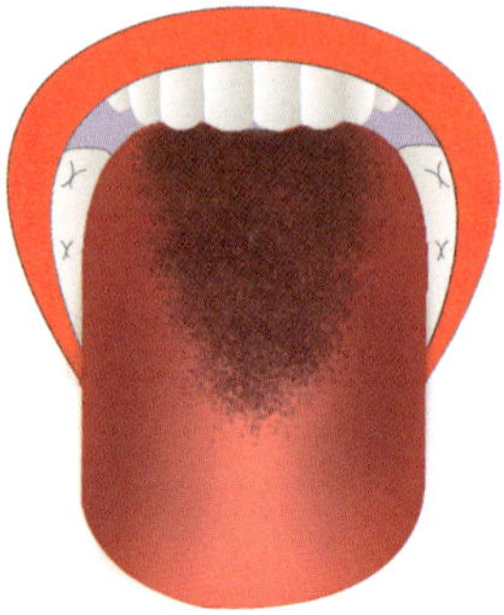

Abb. 46

Bräunlich belegte Zunge
- Weist auf eine Darmerkrankung hin

Bläulich belegte Zunge
- Weist auf Typhus hin
- Weist auf Ruhrerkrankung hin

Dunkelblaue, trockene, belegte Zunge
- Weist auf Bauchtyphus hin

Schwarz belegte Zunge
- Weist auf eine Abmagerung hin und auf Pilzerkrankungen
- Weist auf Kollapsanfälligkeit hin
- Weist auf eine mögliche Choleraerkrankung hin

Geringe Schwarzfärbung des Zungenrückens
- Weist auf eine Immunschwäche hin
- Vorbote schwerwiegender Erkrankungen

Ockerfarbige Tönung der hinteren Zungenhälfte
- Weist auf eine Darmstörung hin

Rosarote Zunge mit weißen und roten Flecken
- Weist auf eine Scharlacherkrankung hin

Glatte, rote Zunge
- Weist auf eine Anämie durch Eisenmangel hin
- Kann eine Tuberkuloseerkrankung anzeigen

Starke Rötung der Zungenspitze

- Weist auf eine Störung des Magens und Darms hin
- Weist auf eine Magenschleimhautentzündung hin

Rötungen im Mittelrinnenbereich
- Weist auf eine Überlastung der Bauchspeicheldrüse hin

Wechselnde Verfärbung der Zunge
- Weist auf eine mögliche Aorteninsuffizienz hin

Weiße schleimige Bläschen auf der trockenen Zunge
- Hinweis auf eine Magenentzündung

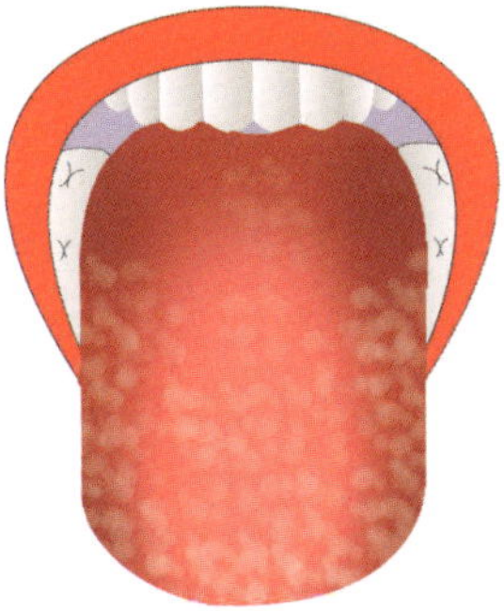

Abb. 47

Zungenrand mit Bläschen übersät
- Hinweis auf Entzündung der Mundschleimhaut

Schaumbildung auf der Zunge
- Weist auf innere Entzündungen hin

Schaumstreifen beidseitig auf der Zunge
- Weist auf Rheumatismus hin

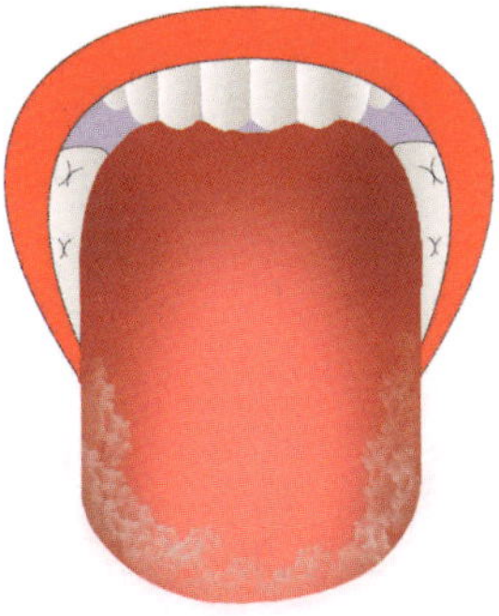

Abb. 48

Weiße trockene Zunge, die an der Spitze feucht ist
- Weist auf eine rheumatische Erkrankung hin

Trockene Zunge
- Zeigt eine Anfälligkeit für Fieber an
- Zeigt einen Austrocknungszustand an

Trotz feuchter Zunge ein immerwährendes Trockenheitsgefühl im Mund
- Zeigt eine mögliche Anämie an
- Zeigt eine mögliche Mangeldurchblutung im Magen- und Darmbereich an

Zungenbrennen
- Zeigt eine Anämie durch Eisenmangel an

Zittern der Zunge
- Zeigt eine Gehirnerkrankung an
- Zeigt innerliche Nervosität an

FORMVERÄNDERUNGEN DER ZUNGE

Allgemeine Schwellung der Zunge
- Hinweis auf Vitamin-B-Mangel
- Hinweis auf eine Nervenentzündung

Zahneindrücke am Zungenrand
- Rechter Zungenrand: weist auf eine Störung des Leber-Gallen-Systems hin
- Linker Zungenrand: Weist auf eine Milz- und Magenstörung hin

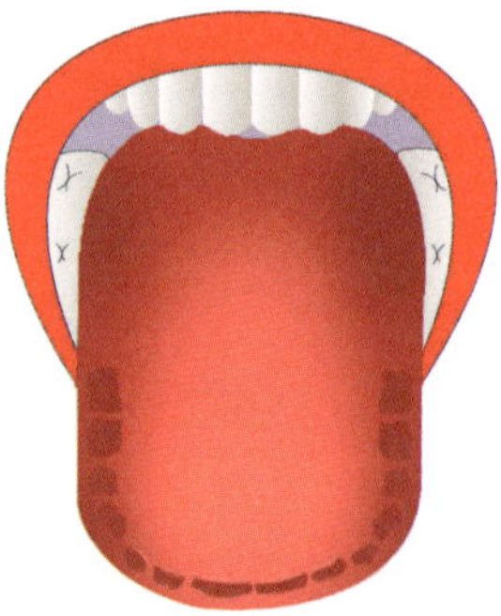

Abb. 49

Wulstförmige Schwellung von Anteilen des Zungenrades
- Rechter Zungenrand: Weist auf eine Störung des Leber-Gallen-Systems hin

- Linker Zungenrand: Weist auf eine Milz- und Magenstörung hin

Geschwollener rechter Zungenrand
- Weist auf eine Leber- und Darmstörung hin

Schwellung und Rötung der rechten Zungenhälfte
- Weist auf ein Leber-Gallen-Leiden hin

Schwellungen oder Rötungen der linken Zungenhälfte
- Weist auf eine Schwächung der Milz- und Magenfunktion hin

Rötlich geschwollene Zungenränder
- Weist auf einen entzündeten Darm hin (z. B. Darmdysbakterie)

Mittelrinnenbetonung (alle Veränderungen der Zungenmittelrinne)
- Weist auf eine Störung der Bauchspeicheldrüse hin
- Weist auf Beeinträchtigungen der Wirbelsäule hin

Längsrillen in der Nähe der Zungenmitte
- Weist auf eine Pankreasschwäche hin

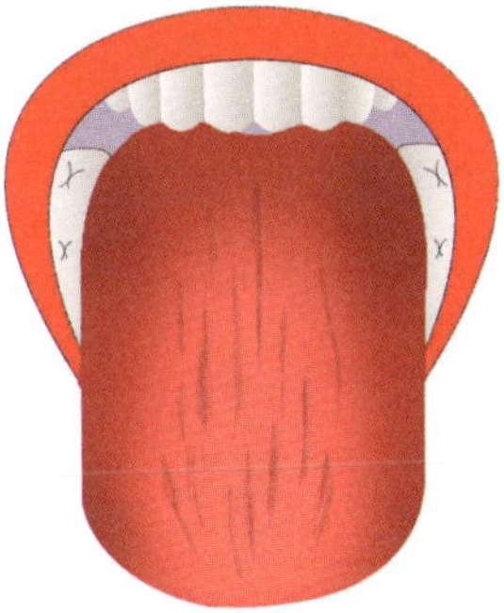

Abb. 50

Zungenvergrößerung
- Weist auf eine Schwäche der rechten Herzkammer hin
- Weist auf eine Unterfunktion der Schilddrüse hin
- Weist auf eine Erkrankung der Hirnanhangsdrüse hin
- Weist auf Allergien hin

Bläuliche Venenerweiterung unter der Zunge
- Weist auf eine Schwäche der rechten Herzkammer hin

- Weist auf einen Tumor im Bereich der oberen Hohlvene hin
- Weist auf Krampfadern, schlaffes Venensystem und Hämorrhoiden hin

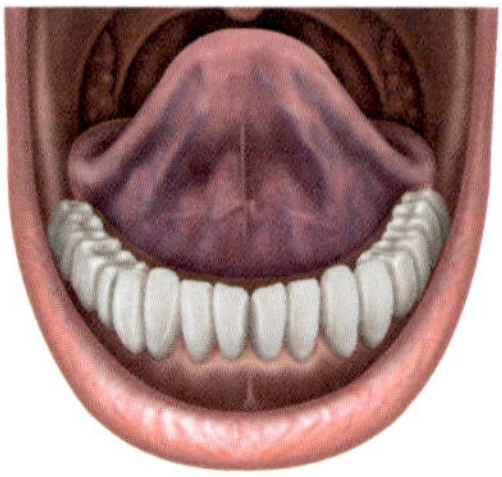

Abb. 51

FURCHEN UND RISSE IN DER ZUNGENOBERFLÄCHE

Rissige Zunge
- Hinweis auf Magenbeschwerden

Feine Querfalten über der Zungenmittelrinne
- Weist auf eine Schwäche der Bauchspeicheldrüse hin. Durch diese Schwäche werden zumeist Magen-Darm-Beschwerden hervorgerufen.

Zungenränder von Falten und Furchen durchzogen (Faltenzunge)
- Weist auf Nervenschwäche hin
- Weist auf eine instabile Psyche hin
- Weist auf ein übertriebenes Angstgefühl hin
- Weist auf eine Hormonstörung hin

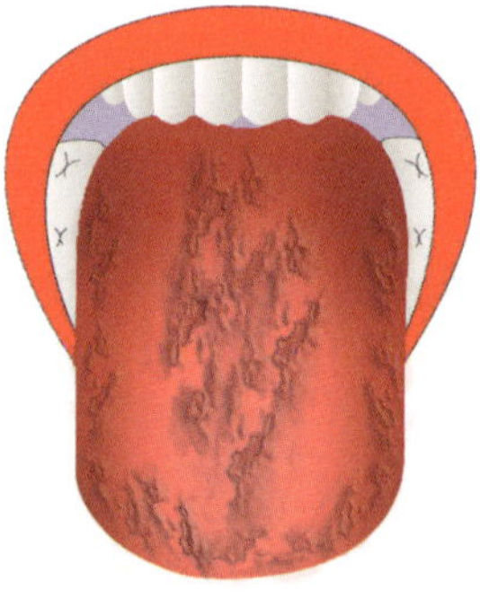

Abb. 52

Faltenzunge mit Belag im hinteren Drittel der Zunge
- Weist auf Darmbeschwerden hin

Faltenzunge mit Veränderungen in der Zungenmittellinie
- Weist auf eine Schwäche der Bauchspeicheldrüse hin. Durch diese Schwäche werden zumeist Magen-Darm-Beschwerden hervorgerufen.

Landkartenzunge (Zunge mit roten Stellen, die von einem weißlichen Saum umgeben sind)
- Weist auf hormonell ausgelöste Leiden hin

Tiefe, knotige und faltige Zungenrinne
- Weist auf eine Bindegewebsschwäche hin, die von der gestörten Bauchspeicheldrüse ausgelöst wird

Knotige Zunge mit Querfalten neben der Zungenmittelrinne
- Weist auf eine gestörte Bauchspeicheldrüse hin

Knotige Zunge rechts vergrößert
- Weist auf Leber- und Gallenleiden hin

Längsfurchen auf dem Zungenrücken
- Weist auf eine Organschwäche hin

Längs- und Querfurchen im Mittelrinnenbereich
- Weist auf eine Erkrankung der Bauchspeicheldrüse hin

Querfurchen auf der Zunge
- Hinweis auf funktionelle oder spastische Störungen

Falten in Zickzackformen auf der Zunge
- Weist auf eine nervliche psychische Schwäche hin

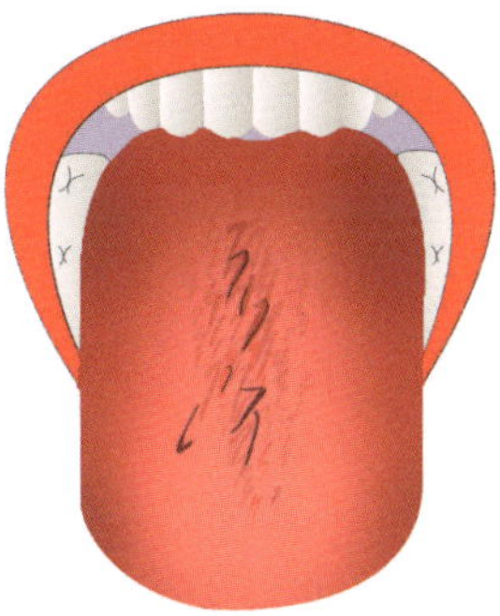

Abb. 53

Feine gezackte Linien auf der Zungenoberfläche
- Weist auf eine sensible Psyche hin
- Weist auf ein sensibles vegetatives Nervensystem hin

Zickzackförmige Kerbungen des Zungenrückens
- Weist auf eine sensible Psyche hin
- Weist auf ein sensibles vegetatives Nervensystem hin

Kleine Fragmente in der Zunge – wie ausgestanzt
- Weist auf eine mögliche Syphilis hin

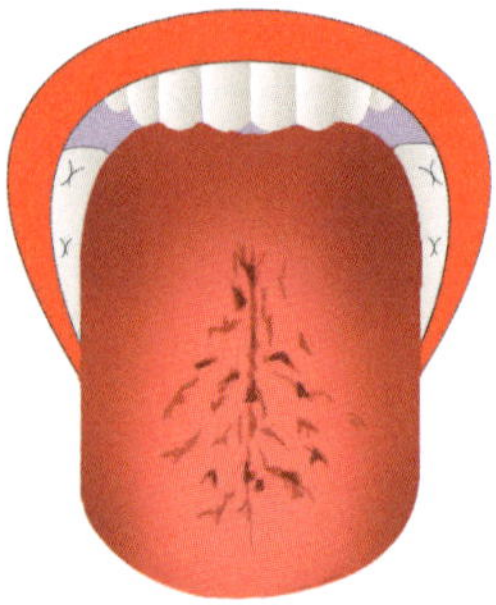

Abb. 54

Viele Einrisse in der trockenen Zunge
- Weist auf Diabetes hin

TEILVERÄNDERUNG DER ZUNGE UND WARZIGE AUSWÜCHSE

Vergrößerte pilzförmige Zungenpapillen
Weisen auf einen Vitamin-B-Mangel hin. (Als Zungenpapillen bezeichnet man multiple kleine Erhebungen auf der Zungenschleimhaut des Zungenrückens.)

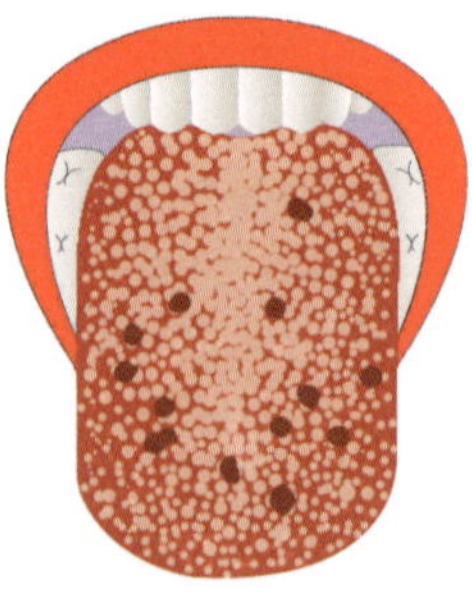

Abb. 55

Blutgefäßschwellung auf der Zunge
- Weist auf labile Blutgefäße hin
- Weist auf eine Bindegewebsschwäche hin

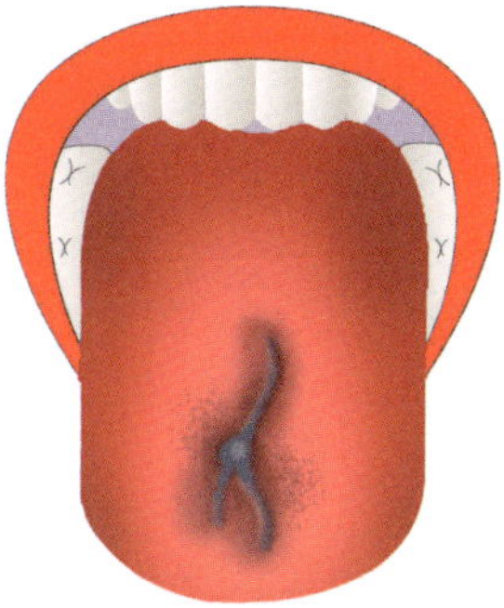

Abb. 56

Deutliche Geschwüre auf der flachen Zunge
- Weisen auf eine mögliche TBC-Erkrankung hin

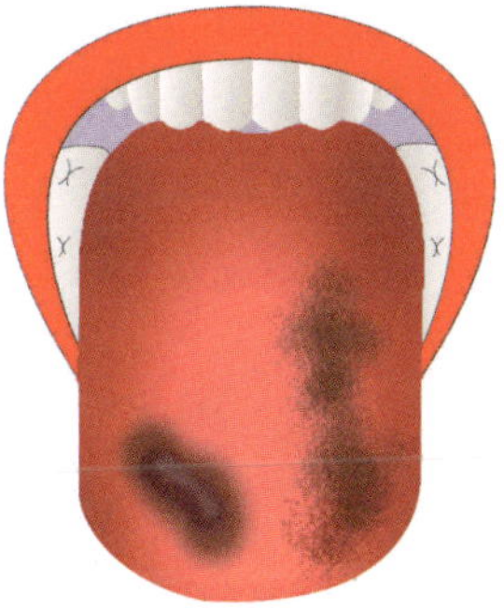

Abb. 57

Schwarze Haare auf der Zunge
- Zeigen eine Penicillinallergie an
- Weisen auf eine Pilzerkrankung hin

Bläuliche Zungenunterseite
- Zeigt Sauerstoffmangel im Körper an

Blasse Zungenunterseite
- Zeigt einen Mangel von roten Blutkörperchen an

Zungengrafiken

Die hier abgebildeten Zungentypen zeigen die häufigsten Veränderungen und die entsprechenden Hinweise auf die damit verbundenen Problembereiche.

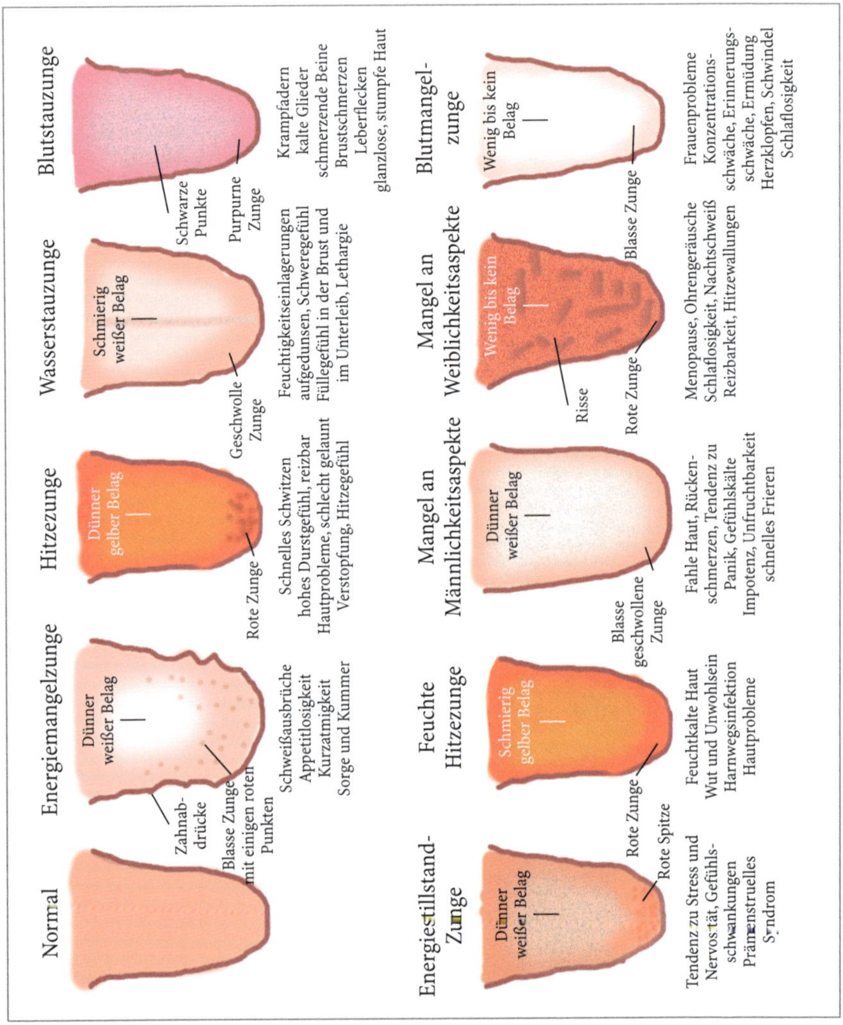

Abb. 58

Anhand der Zungenveränderungen kann man Organ- sowie Wirbelsäulenbeeinträchtigungen erkennen.

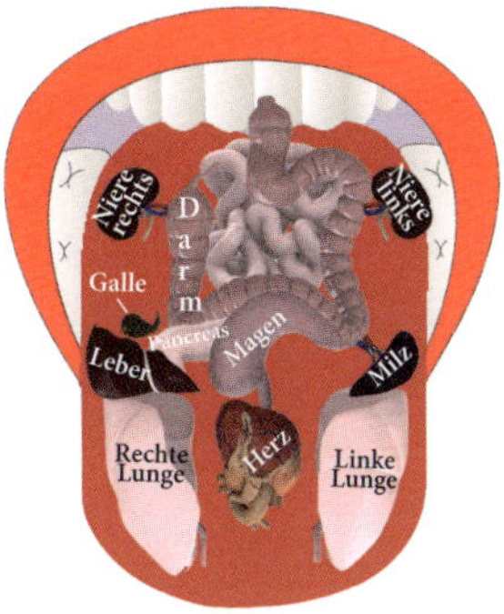

Abb. 59

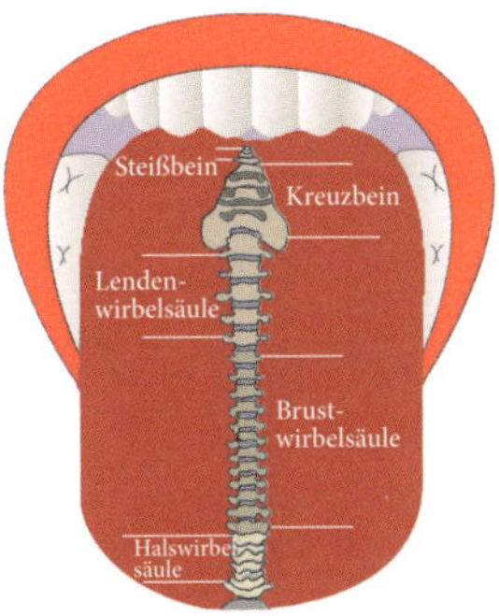

Abb. 60

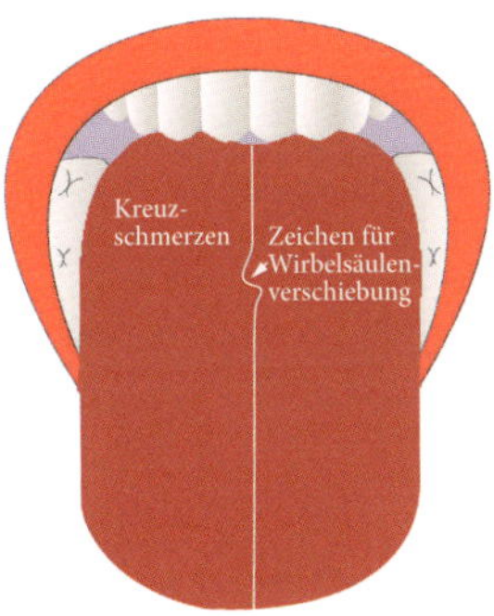

Abb. 61

Die folgenden Abbildungen zeigen die vier häufigsten Zungenbeläge und ihre Entsprechungen:

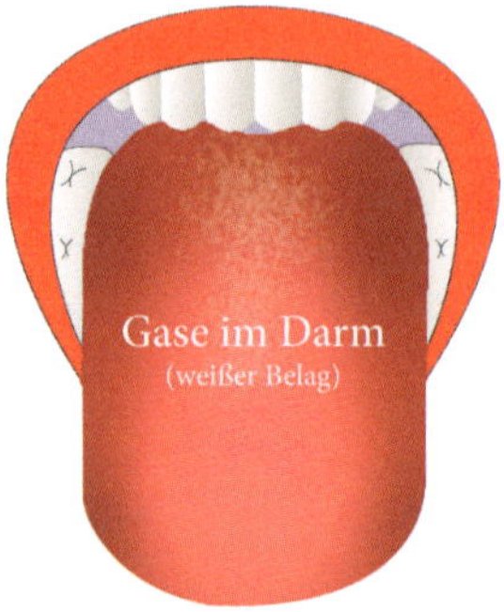

Abb. 62

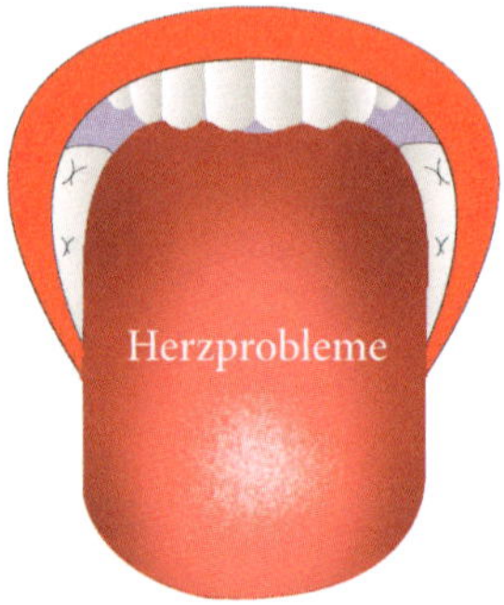

Abb. 63

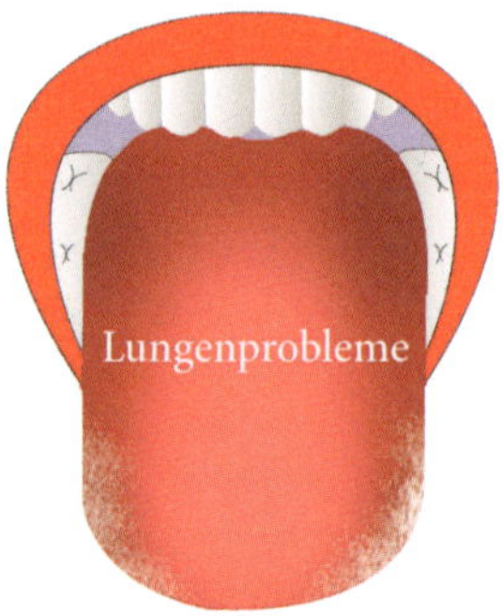

Abb. 64

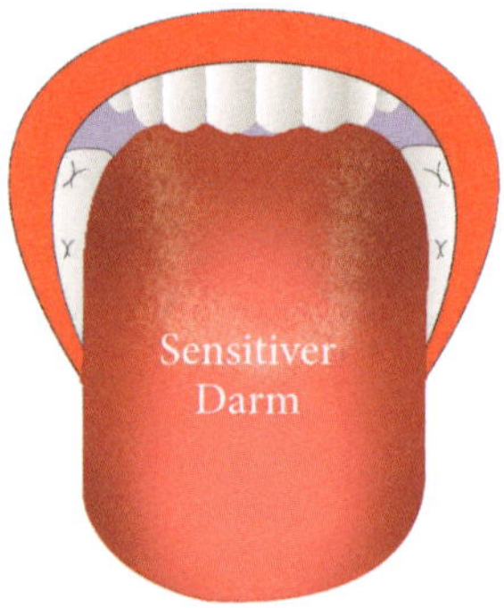

Abb. 65

Zahndiagnostik

Die Zähne symbolisieren die Waffen, mit denen wir uns verteidigen können. Sie zeigen uns an, welchen Biss wir im Leben haben. Bei Veränderungen oder Problemen mit den Zähnen sollten Sie sich fragen:

Zähne	– Warum fällt es mir so schwer, mich durchzubeißen? – Kann es sein, dass ich innerlich verbissen bin? – Wem will ich wirklich die Zähne zeigen? – Was kann ich nur schlecht kauen und verdauen? – Warum fällt es mir schwer, die Zähne zusammenzubeißen und Herzenswünsche zu verfolgen? – Was bringt mich wirklich zum Zähneknirschen?
Zahnfleisch	– Warum fällt es mir schwer, im Urvertrauen zu leben? – Schäme ich mich vielleicht für meine inneren Aggressionen und kann sie deswegen nur bedingt ausdrücken?
Zahnschmelz (Adamantin)	– Kann es sein, dass ich die Härte für den Lebenskampf verloren habe und zu weich geworden bin? – Warum fällt es mir schwer, für mich selbst und meine Gefühle einzustehen? – Warum will ich mein strahlendes Lächeln nicht zeigen?
Zahnwurzel	– Kann es sein, dass ich meine Aggressionen bewusst schlucke und mich deswegen meiner Waffen in Form meiner Zähne entledige? – Warum will ich meine Waffen in Form meiner Zähne unbewusst schwächen, sodass niemand erkennen kann, dass ich auch zubeißen kann?

ZAHNDIAGNOSTIK ALLGEMEIN

Die allgemeine Beschaffenheit der Zähne gibt folgende Hinweise:

Übergroße Zähne
deuten auf einen Menschen hin,
- der gefährlich wirken möchte, weil er innerlich unsicher ist und wenig Urvertrauen besitzt.

- der unaufmerksam ist und Gefahren von Weitem abschrecken will, um ihnen nicht zu begegnen und sie nicht meistern zu müssen.

Überdurchschnittlich kleine Zähne:
weisen auf einen Menschen hin,
- der übermäßig harmoniebedürftig ist und sich nur schwer durchsetzen kann.
- der bewusst die Waffen klein halten will, sodass sich niemand vor ihm fürchtet.
- der hat Angst hat, andere zu verletzen.

Brüchige Zähne
weisen auf einen Menschen hin,
- der seine Aggressionen nicht nach außen bringen kann und deswegen versucht, seine eigenen Waffen zu zerstören.

Schmerzempfindliche Zähne
weisen auf einen Menschen hin,
- der Angst vor den Konsequenzen seiner Handlungen hat.
- der instinktiv weiß, was für ihn das Richtige wäre, aber Angst hat zuzubeißen und sich eher selbst Schmerzen zufügt, als jemand anderen zu verletzen.
- der oft den Leitsatz »lieber ich als du« in Bezug auf Leid in sich trägt.

Zudem weisen sie auf eine Zahnwurzelentzündung hin.

VERÄNDERUNGEN UND AUFFÄLLIGKEITEN DER ZÄHNE

Auffällige Veränderungen und Besonderheiten der Zähne geben folgende Hinweise:

Wenn die Zähne unnatürlich schneeweiß sind
- Hinweis auf Mineralstoffmangel

Wenn die Zähne gelb sind
- Hinweis auf starke Gallenstörungen
- Tritt bei starken Rauchern auf

Wenn die Zähne braun sind
- Hinweis auf starke Schwächezustände
- Hinweis auf fehlende Lebensenergie

Wenn die Zähne perlmuttfarben (glasig, durchsichtig) sind
- Hinweis auf Blutarmut
- Hinweis auf Anfälligkeit für Tuberkulose

Auffällige weiße Flecken auf den Zähnen
- Hinweis auf eine Fluoridvergiftung

Zähneknirschen
- Hinweis auf innerliche Dauernervosität
- Hinweis auf unverarbeiteten Stress
- Hinweis darauf, dass man nicht seinem Herzen folgt

Starkes, unbewusstes Zusammenbeißen der Zähne (vor allem nachts)
- Hinweis auf eine starke innere Anspannung
- Hinweis auf unverarbeiteten Stress

Tonnenzähne (an ihrer Schneidekante halbmondförmig eingebuchtete Schneidezähne)
- Hinweis auf Syphilis

Unnatürlich stark ausgeprägte Eckzähne
- Hinweis auf Genusssucht

Besonders große Zahnzwischenräume
- Hinweis auf fehlende Lebensenergie

DIE BEDEUTUNG DER EINZELNEN ZÄHNE

Es ist schon eine Sache mit den Zähnen. Obwohl wir sie putzen und pflegen, erkranken sie von Zeit zu Zeit. Diese Warnsignale des Körpers sollten wir unter keinen Umständen übersehen. Denn erst wenn der PH-Haushalt so weit ins Ungleichgewicht gekommen ist, dass Krankheit entstehen kann, beginnen auch die Zähne unter der säurehaltigen Mundflora zu leiden. Das bedeutet: Wenn sich Zahnprobleme einstellen, ist unser Körper schon längere Zeit mit Säuren und negativen Gefühlen überflutet. So zeigen sich seelische Probleme auch an unserer Bisskraft. Selbst Redewendungen zeigen uns, dass unsere Zähne direkt mit der Gefühlswelt verbunden sind. So zum Beispiel:

- Die Zähne zeigen.
- Das ist ja, wie wenn ich auf Granit beiße.
- An diesem Thema werde ich noch lange kauen.
- Das kann ich nur mit Zähneknirschen ertragen.
- Bei manchen Themen bekomme ich die Zähne nicht auseinander.
- Bei diesen Lebensthemen verliere ich meinen Biss.

Aus diesem Grund zeigen uns Zahnprobleme seelische und organische Belastungen an. Die Chinesische Medizin erkannte schon vor Jahrhunderten die Wechselbeziehungen zwischen Zähnen und Körperorganen. So steht jeder Zahn des Menschen in Beziehung zu seinem ihn betreffenden Körperorgan. Aus diesem Grund ist es unmöglich, dass ein Körperorgan erkrankt, ohne dass der betreffende Zahn im Körpersystem mit erkrankt und umgekehrt.

ORGANENTSPRECHUNGEN DER ZÄHNE

Leber, Gallenblase
Warum kann ich meinem Zorn und meinem Groll keinen Ausdruck verleihen?
Was frustriert mich wirklich in meinem Leben?
Warum gebe ich anderen die Schuld an meinen Problemen, anstatt selbst die Verantwortung dafür zu übernehmen?
Warum fällt es mir so schwer, ins Handeln zu kommen?
Kann es sein, dass ich versuche, andere zu manipulieren, damit sie meine Bedürfnisse erfüllen?

Magen, Bauchspeicheldrüse
Warum fehlt es mir an Urvertrauen, sodass ich in ständiger Sorge lebe?
Warum habe ich das Gefühl, mich selbst bestrafen zu müssen?
Warum fehlt es mir an Durchsetzungsvermögen?
Wodurch wächst im Inneren meines Seins Hass an?
Warum bemesse ich mir selbst nur so einen geringen Wert bei?
Kann es sein, dass ich von einer bestimmten Sache, einem Ziel oder einer Person wie besessen bin?

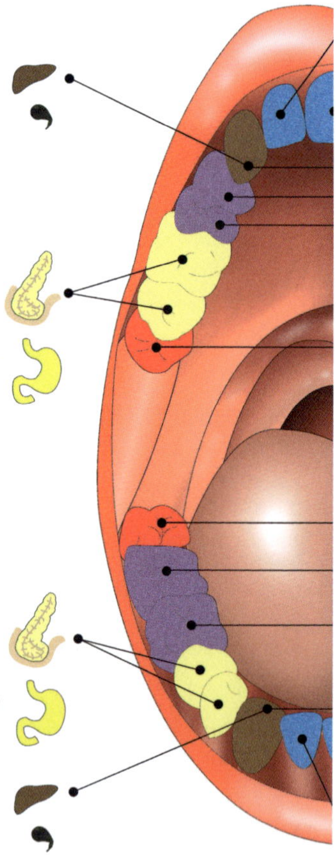

Magen, Bauchspeicheldrüse
Warum fehlt es mir an Urvertrauen, sodass ich in ständiger Sorge lebe?
Warum habe ich das Gefühl mich selbst bestrafen zu müssen?
Warum fehlt es mir an Durchsetzungsvermögen?
Wodurch wächst im Inneren meines Seins Hass an?
Warum bemesse ich mir selbst nur so einen geringen Wert bei?
Kann es sein, dass ich von einer bestimmten Sache, einem Ziel oder einer Person wie besessen bin?

Leber, Gallenblase
Warum kann ich meinem Zorn und meinem Groll keinen Ausdruck verleihen?
Was frustriert mich wirklich in meinem Leben?
Warum gebe ich anderen die Schuld an meinen Problemen, anstatt selbst die Verantwortung dafür zu übernehmen?
Warum fällt es mir so schwer, ins Handeln zu kommen?
Kann es sein, dass ich versuche, andere zu manipulieren, damit sie meine Bedürfnisse erfüllen?

Abb. 66

Niere, Blase
Wovor habe ich wirklich Angst?
Weswegen fühle ich mich schuldig?
Warum habe ich ein übertriebenes Schamempfinden?
Wodurch wurde mein Wille gebrochen?
Warum bin ich schüchtern und traue mich nicht, zu mir selbst zu stehen?
Warum fühle ich mich oft hilflos?
Was erschöpft mich wirklich im Leben? Was raubt mir Energie?

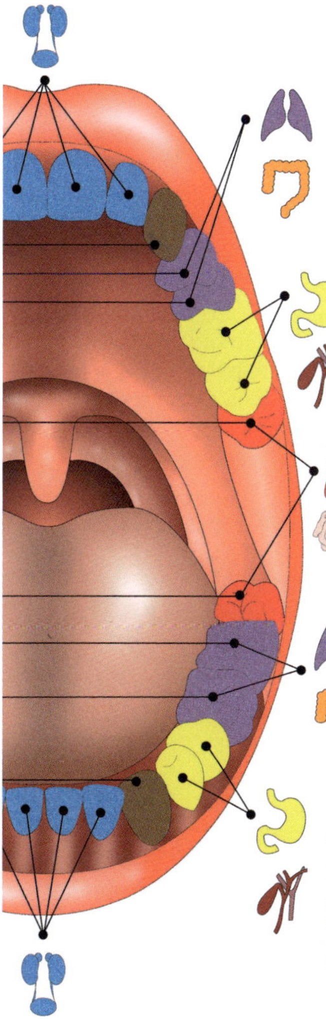

Lunge, Dickdarm
Warum habe ich eine andauernde Traurigkeit in mir?
Warum verfalle ich gerne in die Kritiksucht?
Warum kann ich nicht vertrauen und habe das Gefühl, alles kontrollieren zu müssen?
Warum habe ich das Gefühl, nicht frei sein zu können?
Warum kann ich keine anderen Wahrheiten gelten lassen als meine eigene?
In welchen Bereichen meines Lebens habe ich einen Kontrollzwang?
Warum bin ich häufig verklemmt?

Magen, Milz
Warum fehlt es mir an Urvertrauen, sodass ich in ständiger Sorge lebe?
Warum habe ich das Gefühl, mich selbst bestrafen zu müssen?
Warum fehlt es mir an Durchsetzungsvermögen?
Wodurch wächst im Inneren meines Seins Hass an?
Warum messe ich mir selbst nur so einen geringen Wert bei?
Kann es sein, dass ich von einer bestimmten Sache, einem Ziel oder einer Person wie besessen bin?

Herz, Kreislauf, Dünndarm, Sexualität, Hormonsystem
In welchen Lebensbereichen fühle ich mich einsam?
Über was trauere ich akut? Wodurch fühle ich mich gedemütigt?
Was engt mich in meiner Freiheit ein?
Wo fehlt mir die geistige Offenheit?
Wodurch habe ich meine Freude im Leben verloren?
Warum habe ich das Gefühl, nicht genug bekommen zu können?
Warum fühle ich mich nicht liebenswert?

Lunge, Dickdarm
Warum habe ich eine andauernde Traurigkeit in mir?
Warum verfalle ich gerne in die Kritiksucht?
Warum kann ich nicht vertrauen und habe das Gefühl, alles kontrollieren zu müssen?
Warum habe ich das Gefühl, nicht frei sein zu können?
Warum kann ich keine anderen Wahrheiten gelten lassen als meine eigene?
In welchen Bereichen meines Lebens habe ich einen Kontrollzwang?
Warum bin ich häufig verklemmt?

Magen, Milz
Warum fehlt es mir an Urvertrauen, sodass ich in ständiger Sorge lebe?
Warum habe ich das Gefühl, mich selbst bestrafen zu müssen?
Warum fehlt es mir an Durchsetzungsvermögen?
Wodurch wächst im Inneren meines Seins Hass an?
Warum messe ich mir selbst nur so einen geringen Wert bei?
Kann es sein, dass ich von einer bestimmten Sache, einem Ziel oder einer Person wie besessen bin?

Niere, Blase
Wovor habe ich wirklich Angst?
Weswegen fühle ich mich schuldig?
Warum habe ich ein übertriebenes Schamempfinden?
Wodurch wurde mir mein Wille gebrochen?
Warum bin ich schüchtern und traue mich nicht, zu mir selbst zu stehen?
Warum fühle ich mich oft hilflos?
Was erschöpft mich wirklich im Leben? Was raubt mir Energie?

Unsere Zähne stehen in einem direkten Zusammenhang mit unterschiedlichen Organen, Gelenken und Rückenwirbeln sowie mit verschiedenen Drüsen, Nerven und Gefäßen. Anhand der folgenden Tabelle können Sie bei Zahnschmerzen oder -problemen erkennen, welcher Bereich Ihres Körpers mit dem problematischen Zahn in Verbindung steht. Anschließend können Sie unter den entsprechenden Kapiteln zu den Körperbereichen nach weiteren Informationen und Hinweisen schauen, um den Gesamtkontext Ihrer Zahnprobleme zu verstehen. Das bedeutet natürlich nicht, dass Sie Ihre Schmerzen im linken Schneidezahn mit einer Massage des zweiten und dritten Brustwirbels beseitigen können oder dass Sie in allen aufgeführten Bereichen Probleme haben müssen. Es geht viel eher darum herauszufinden, welche Kernursache in Ihrem Fall hinter den Schmerzen in genau diesem Zahn steht. Die Zähne sind eine Art Frühwarnsystem des Körpers. Ihr Zustand zeigt Schwächungen und Probleme in den Körperregionen, die über die Meridiane mit ihnen verbunden sind, frühzeitig an. Gleichzeitig kann es aber auch zu Schmerzen in einem verbundenen Bereich aufgrund eines Problems in Ihrem Zahn kommen. Daher ist es nicht selten, dass Rückenschmerzen oder andere Leiden verschwunden sind, wenn ein Zahnproblem erfolgreich behoben ist.

Wichtig ist zu wissen, dass es sich bei dem Zahnproblem nur um ein Symptom handelt. Um zu verhindern, dass der Zahnschmerz und/oder das Problem in den damit verbundenen Körperbereich zurückkommt, müssen Sie daher auch die Kernursache auflösen. Fragen Sie sich immer: Auf welche Organschwächungen will mich mein Zahnproblem aufmerksam machen?

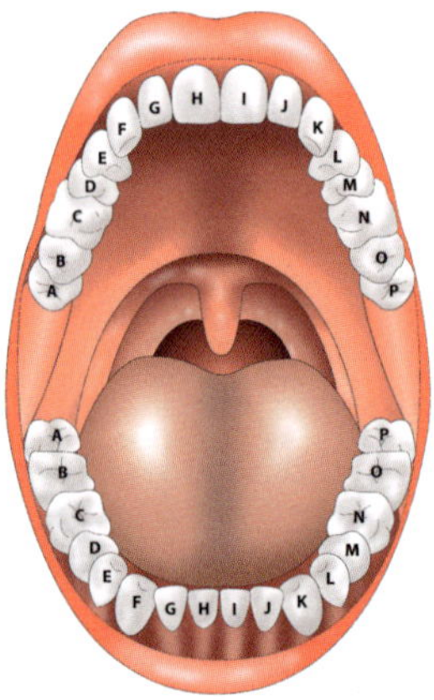

Abb. 67

Die Zähne des Oberkiefers

	Gelenke	Wirbel	Organe	Drüsen
A	Schultergelenk Ellenbogengelenk	Siebter Halswirbel Erster Brustwirbel Fünfter Brustwirbel Sechster Brustwirbel Erster Steißbeinwirbel Zweiter Steißbeinwirbel	Rechter Herzbereich Zwölffingerdarm Innenohr	Hirnanhangsdrüse Zentrales Nervensystem
B	Kiefergelenk Kniegelenk	Elfter Brustwirbel Zwölfter Brustwirbel Erster Lendenwirbel	Kiefernhöhle Bauchspeicheldrüse Rechte Magenseite	Nebenschilddrüse Rechte Mammadrüse
C	Kiefergelenk Kniegelenk	Elfter Brustwirbel Zwölfter Brustwirbel Erster Lendenwirbel	Kiefernhöhle Bauchspeicheldrüse Rechte Magenseite	Schilddrüse Mammadrüse
D	Schultergelenk Ellenbogengelenk Handgelenk Fußgelenk Große Zehe	Fünfter Halswirbel Sechster Halswirbel Siebter Halswirbel Dritter Brustwirbel Vierter Brustwirbel Vierter Lendenwirbel Fünfter Lendenwirbel	Siebbeinzellen Lunge rechts Dickdarm rechts	Thymusdrüse
E	Schultergelenk Ellenbogengelenk Handgelenk Fußgelenk Große Zehe	Fünfter Halswirbel Sechster Halswirbel Siebter Halswirbel Dritter Brustwirbel Vierter Brustwirbel Vierter Lendenwirbel Fünfter Lendenwirbel	Siebbeinzellen Lunge rechts Dickdarm rechts	Hirnanhangsdrüse

F	Kniegelenk hinten Hüftgelenk	Neunter Brustwirbel Zehnter Brustwirbel	Auge Leber rechts Gallenblase	Hirnanhangsdrüse
G	Kniegelenk hinten Fußgelenk	Zweiter Lendenwirbel Dritter Lendenwirbel Dritter Steißbeinwirbel Vierter Steißbeinwirbel Fünfter Steißbeinwirbel	Stirnhöhle Niere rechts Blase rechts Ausscheidungsorgane	Zirbeldrüse
H	Kniegelenk hinten Fußgelenk	Zweiter Lendenwirbel Dritter Lendenwirbel Dritter Steißbeinwirbel Vierter Steißbeinwirbel Fünfter Steißbeinwirbel	Stirnhöhle Niere rechts Blase rechts Ausscheidungsorgane	Zirbeldrüse
I	Kniegelenk hinten Fußgelenk	Zweiter Lendenwirbel Dritter Lendenwirbel Dritter Steißbeinwirbel Vierter Steißbeinwirbel Fünfter Steißbeinwirbel	Stirnhöhle Niere links Blase links Ausscheidungsorgane	Zirbeldrüse
J	Kniegelenk hinten Fußgelenk	Zweiter Lendenwirbel Dritter Lendenwirbel Dritter Steißbeinwirbel Vierter Steißbeinwirbel Fünfter Steißbeinwirbel	Stirnhöhle Niere links Blase links Ausscheidungsorgane	Zirbeldrüse

K	Kniegelenk hinten Hüftgelenk	Neunter Brustwirbel Zehnter Brustwirbel	Leber links Gallengänge links	Hirnanhangsdrüse
L	Schultergelenk Ellenbogengelenk Handgelenk Fußgelenk Große Zehe	Fünfter Halswirbel Sechster Halswirbel Siebter Halswirbel Dritter Brustwirbel Vierter Brustwirbel Vierter Lendenwirbel Fünfter Lendenwirbel	Siebbeinzellen Lunge links Dickdarm links	Thymusdrüse
M	Schultergelenk Ellenbogengelenk Handgelenk Fußgelenk Große Zehe	Fünfter Halswirbel Sechster Halswirbel Siebter Halswirbel Dritter Brustwirbel Vierter Brustwirbel Vierter Lendenwirbel Fünfter Lendenwirbel	Siebbeinzellen Lunge links Dickdarm links	Thymusdrüse
N	Kiefergelenk Kniegelenk	Elfter Brustwirbel Zwölfter Brustwirbel Erster Lendenwirbel	Kiefernhöhle Milz Linke Magenseite	Schilddrüse Linke Mammadrüse
O	Kiefergelenk Kniegelenk	Elfter Brustwirbel Zwölfter Brustwirbel Erster Lendenwirbel	Kiefernhöhle Milz Linke Magenseite	Nebenschilddrüse Linke Mammadrüse

P	Schultergelenk Ellenbogengelenk	Siebter Halswirbel Erster Brustwirbel Fünfter Brustwirbel Sechster Brustwirbel Erster Steißbeinwirbel Zweiter Steißbeinwirbel	Linker Herzbereich Zwölffingerdarm Innenohr	Hirnanhangsdrüse Zentrales Nervensystem

Die Zähne des Unterkiefers

A	Schultergelenk Ellenbogengelenk Handgelenk Fußgelenk Zehengelenk	Siebter Halswirbel Erster Brustwirbel Fünfter Brustwirbel Sechster Brustwirbel	Ohr Herz rechts Krummdarm (Hüftdarm) rechts	Peripheres Nervensystem Energiehaushalt
B	Schultergelenk Ellenbogengelenk Handgelenk Fußgelenk Gelenk der großen Zehe	Fünfter Halswirbel Sechster Halswirbel Siebter Halswirbel Dritter Brustwirbel Vierter Brustwirbel Vierter Lendenwirbel Fünfter Lendenwirbel	Dickdarm rechts Krummdarm Lunge rechts Siebbeinzellen	Arterien
C	Schultergelenk Ellenbogengelenk Handgelenk Fußgelenk Gelenk der großen Zehe	Fünfter Halswirbel Sechster Halswirbel Siebter Halswirbel Dritter Brustwirbel Vierter Brustwirbel Vierter Lendenwirbel Fünfter Lendenwirbel	Dickdarm rechts Krummdarm Lunge rechts Siebbeinzellen	Venen

D	Kniegelenk vorn Kiefergelenk	Elfter Brustwirbel Zwölfter Brustwirbel Erster Lendenwirbel	Magen rechts Pförtnermuskel Schilddrüse Kieferhöhle	Lymphgefäße Mammadrüse rechts
E	Kniegelenk vorn Kiefergelenk	Elfter Brustwirbel Zwölfter Brustwirbel Erster Lendenwirbel	Magen rechts Pförtnermuskel Schilddrüse Kieferhöhle	Mammadrüse rechts Keimdrüse
F	Kniegelenk hinten Hüftgelenk Fußgelenk	Neunter Brustwirbel Zehnter Brustwirbel	Gallenblase Leber rechts Auge	Keimdrüse
G	Kniegelenk hinten Kreuzbein Steißbein Fußgelenk	Zweiter Lendenwirbel Dritter Lendenwirbel Dritter Steißbeinwirbel Vierter Steißbeinwirbel Fünfter Steißbeinwirbel	Blase rechts Ausscheidungsorgane Stirnhöhle	Nebenniere
H	Kniegelenk hinten Kreuzbein Steißbein Fußgelenk	Zweiter Lendenwirbel Dritter Lendenwirbel Dritter Steißbeinwirbel Vierter Steißbeinwirbel Fünfter Steißbeinwirbel	Blase rechts Ausscheidungsorgane Stirnhöhle Niere rechts	Nebenniere
I	Kniegelenk hinten Kreuzbein Steißbein Fußgelenk	Zweiter Lendenwirbel Dritter Lendenwirbel Dritter Steißbeinwirbel Vierter Steißbeinwirbel Fünfter Steißbeinwirbel	Blase links Ausscheidungsorgane Stirnhöhle Niere links	Nebenniere

J	Kniegelenk hinten Kreuzbein Steißbein Fußgelenk	Zweiter Lendenwirbel Dritter Lendenwirbel Dritter Steißbeinwirbel Vierter Steißbeinwirbel Fünfter Steißbeinwirbel	Blase links Ausscheidungsorgane Stirnhöhle Niere links	Nebenniere
K	Kniegelenk hinten Hüftgelenk Fußgelenk	Neunter Brustwirbel Zehnter Brustwirbel	Gallengänge links Leber links Auge	Keimdrüse
L	Kniegelenk vorn Kiefergelenk	Elfter Brustwirbel Zwölfter Brustwirbel Erster Lendenwirbel	Magen links Milz Kieferhöhle	Mammadrüse links Keimdrüse
M	Kniegelenk vorn Kiefergelenk	Elfter Brustwirbel Zwölfter Brustwirbel Erster Lendenwirbel	Magen links Milz Kieferhöhle	Lymphgefäße links Mammadrüse
N	Schultergelenk Ellenbogengelenk Handgelenk Fußgelenk Gelenk des großen Zeh	Fünfter Halswirbel Sechster Halswirbel Siebter Halswirbel Dritter Brustwirbel Vierter Brustwirbel Vierter Lendenwirbel Fünfter Lendenwirbel	Dickdarm links Krummdarm Lunge links Siebbeinzellen	Venen
O	Schultergelenk Ellenbogengelenk Handgelenk Fußgelenk Gelenk des großen Zeh	Fünfter Halswirbel Sechster Halswirbel Siebter Halswirbel Dritter Brustwirbel Vierter Brustwirbel Vierter Lendenwirbel Fünfter Lendenwirbel	Dickdarm links Krummdarm Lunge links Siebbeinzellen	Arterien

P	Schultergelenk Ellenbogengelenk Handgelenk Fußgelenk Zehengelenke (allgemein)	Siebter Halswirbel Erster Brustwirbel Fünfter Brustwirbel Sechster Brustwirbel Erster Steißbeinwirbel Zweiter Steißbeinwirbel Dritter Steißbeinwirbel	Ohr Herz links Hüftdarm links	Peripheres Nervensystem Energiehaushalt

Kinndiagnostik

Das Kinn beinhaltet den Sitz des Durchsetzungsvermögens und der Dominanz. Bei Veränderungen am Kinn sollten Sie sich fragen:

Kinn	– In welchen Bereichen in meinem Leben fehlt es mir an Durchsetzungskraft? – In welchen Bereichen meines Lebens fehlt es mir an Willenskraft? – Aus welchem Grund habe ich meine Zielstrebigkeit verloren? – Aus welchem Grund fällt es mir schwer, mich selbst zu behaupten?

Darüber hinaus gibt das Kinn folgende Hinweise:

Angeschwollenes Kinn
- Hinweis auf Nierenstörung

Taubheitsgefühl zwischen Kinn und Unterlippe
- Hinweis auf einen bevorstehenden Herzinfarkt

Doppelkinn
- Hinweis darauf, dass sich die Person ein stärkeres, doppeltes Durchsetzungsvermögen wünscht

Tiefe waagerechte Falte zwischen Unterlippe und Kinnspitze
- weist auf eine Venenschwächung hin.

Tiefes Grübchen in der Mitte der Kinnspitze
- weist auf einen Beckenschiefstand und eine Verkrümmung der Wirbelsäule hin.

Halsdiagnostik

Der Hals steht symbolisch für das Einverleiben von Energie. Er ist der Hauptbereich der Kommunikationsbereitschaft. Er ist der Sitz der Flexibilität. Bei Veränderungen oder Problemen im Halsbereich sollten Sie sich die folgenden Fragen stellen:

Hals	– Was will ich nicht rein- oder rauslassen? (steifer Hals) – Was will ich nicht mehr schlucken? (Halsschmerzen) – Warum kann ich manches nicht mehr aussprechen? (Stimmbänderentzündung) – Warum kann ich meine Unzufriedenheit nicht in Worte kleiden? (Heiserkeit)
Nacken (Genick)	– Wer oder was sitzt mir wirklich im Nacken? – Kann es sein, dass mein Wille gebrochen wurde und selbst mein Stiernacken nachgegeben hat? – Bin ich bemüht, den Kopf immer oben zu halten und hartnäckig meine persönliche Weltanschauung aufrechtzuerhalten? Fehlt es mir vielleicht an Flexibilität? – Kann es sein, dass ich oft zu schnell den Kopf hängen lasse?

Die Beschaffenheit des Halses weist auf Folgendes hin:

Unnatürlich kurzer Hals
- Hinweis auf Neigung zu Schlaganfall
- Hinweis auf Neigung zu Herzstörungen
- Hinweis auf Neigung zur Gehirnverkalkung

Unnatürlich langer Hals
- Hinweis auf Neigung zu Bronchitis
- Hinweis auf Anfälligkeit für Lungenleiden

Tiefe Halsfalten
- Hinweis auf Drüsenschwäche

Stark eingefallener Nacken
- Hinweis auf Leberzirrhose

Blaue Streifen am Hals
- Hinweis auf Herzstörung

- Hinweis auf Lungenstörung

Seitliche Entzündungen am äußeren Hals (entlang der Muskelstränge)
- Hinweis auf Drüsenstörungen

Wenn die Halskuhle am vorderen Hals gefüllt ist
- Hinweis auf Magenstörung

Angeschwollener Hals
- Hinweis auf Schilddrüsenstörung
- Tritt bei Schwangerschaft auf
- Tritt bei Nervosität auf

Beule am Hals
- Mögliche Krebserkrankung

Dicke Halsvenen in Verbindung mit einer sichtbaren zyanotischen, hellblauen Farbe:
- Hinweis auf Herzinsuffizienz

Im körperlichen Ruhezustand sichtbar pulsierende Halsvene
- Hinweis auf Herzinsuffizienz
- Hinweis auf Kropf
- Hinweis darauf, dass Lymphdrüsenkrebs eintreten kann

Schwacher Nacken aufgrund von fehlender oder geschwächter Nackenmuskulatur
- Hinweis darauf, dass die Körperenergiereserven angegriffen werden
- Hinweis auf Angst vor der eigenen Größe

Schulterbereichsdiagnostik

Die Schulter steht im übertragenen Sinn für Belastbarkeit und die Grundhaltung im Leben. Sie zeigt an, wie flexibel man im Leben ist. Bei Schulterproblemen sollten Sie sich fragen:

Schultergelenk	– Kann es sein, dass ich unentschlossen darüber bin, wie kompromissbereit und flexibel ich in meinem Leben sein will und wie viel Sicherheit und Stabilität ich benötige? – Kann es sein, dass mir der Mut fehlt, zu meiner Lebensvision zu stehen?
Schultern	– Was will ich nicht mehr tragen? – Kann es sein, dass ich etwas nicht mehr ertragen kann? – Wo kann ich mich entlasten, um wieder flexibler zu werden? – Kann es sein, dass es an der Zeit ist, Aufgaben abzugeben? – Was belastet mich wirklich?

Auffälligkeiten im Schulterbereich geben folgende Hinweise:

Wenn die linke Schulter höher ist
- Hinweis auf Neigung zu Rheuma und Nervenschmerzen

Wenn beide Schultern nach vorne gezogen sind
- Hinweis auf Lungenkapazität kann nicht ausgenutzt werden

Wenn beide Schultern nach hinten gezogen werden
- Hinweis auf Neigung zu Asthma
- Hinweis auf Fehlatmung
- Hinweis auf verkrampfte Atmung

Nach unten fallende Schultern
- Hinweis auf jemanden, der sich seelisch hängen lässt
- Hinweis auf fehlende Aufmerksamkeit für Krankheitszeichen

Wenn beide Schultern hochgezogen sind
- Hinweis auf Fehlatmung

Schmerzen im linken Schulterblattwinkel
- Hinweis auf Magenprobleme (Magengeschwüre)

Schmerzen im rechten Schulterblattwinkel
- Hinweis auf Gallenprobleme

Hand- und Fußdiagnostik

Die Hände stehen symbolisch für das Handeln und Zugreifen im Leben. Die Füße zeigen an, wie sehr man geerdet und mit Mutter Erde verbunden ist. Wenn Sie Veränderungen oder Probleme an Händen und Füßen erkennen, sollten Sie sich fragen:

Hände	– Wo stimmt mein Handeln nicht mit meiner Seele überein? – Kann es sein, dass ich mein Leben nicht richtig in den Griff bekomme? – In welchem Bereich kann ich mein Leben nicht mit den Händen gestalten? – Kann es sein, dass ich etwas nicht begreifen will? – Will ich über jemanden die Hand halten und ihn beschützen? – Welche Lebensideen will ich wirklich aufgreifen? – Wem gegenüber will ich handgreiflich werden? Wer hat mich so arg verletzt?
Finger	– Kann es sein, dass es mir schwerfällt, mein Leben in den Griff zu bekommen? – Warum will ich das Leben nicht beim Schopfe packen? – Kann es sein, dass ich oft nur das Negative sehe und den Finger bewusst in die Wunde lege?
Handflächen	– Kann es sein, dass es mir oft schwerfällt, mich anderen zu öffnen? – Kann es sein, dass ich mein Inneres oft nicht authentisch ausdrücken kann? – Kann es sein, dass ich mit mir und mit meinen Mitmenschen oft nicht ganz ehrlich bin? – Kann es sein, dass ich nur schwer ins Handeln komme? – Kann es sein, dass ich meine eigene Kraft und Heilkraft nicht anerkennen kann?

Füße	– Was kann ich nicht verstehen? – Warum gehe ich in die falsche Richtung? – Bin ich vom Lebensweg abgekommen? – Habe ich zu wenig Stehvermögen im Leben? – Bin ich vielleicht zu weit gegangen? – Sollte ich meinen Lebensweg noch einmal überdenken?
Achillessehne	– In welchem Bereich will mir das Leben auf die Sprünge helfen? – Welchen Fortschritt oder Aufstieg in meinem Leben möchte ich derzeit nicht anerkennen?
Ferse	– Kann es sein, dass ich die Verbindung zu Mutter Erde verloren habe? – Kann es sein, dass ich nicht mehr anerkenne, dass mir alles durch Mutter Erde gegeben wird? – Kann es sein, dass ich durch die Konsumorientiertheit zu sehr vom Vertrauen auf mich selbst abgefallen bin?
Sprunggelenk	– Kann ich mich wirklich geschmeidig im Lebenszyklus fortbewegen? – Fließe ich mit meinen Bewegungen durchs Leben oder stoße ich immer wieder an Blockaden meiner geistigen Unbeweglichkeit? – Was hält mich davon ab, große Sprünge in meinem Leben zu machen?

HANDDIAGNOSTIK

Die Bedeutung der Hände im Allgemeinen

Die Hände im Allgemeinen zeigen die Gegenwart des Lebens an.

Linke Hand:

- Die linke Hand ist die passive, nehmende, gefühlvolle Hand und verkörpert den weiblichen Aspekt.
- Sie steht für Beziehungsmuster und den Umgang mit anderen. Sie verrät aufgrund ihrer Form Details aus der Vergangenheit.

- Die Mikrogesten der linken Hand zeigen unterdrückte Vorgänge und die verschwiegene Wahrheit an. An ihnen lässt sich ablesen, was im privaten und im vermeintlich unbeobachteten Augenblick gefühlt und gelebt wird.
- Die linke Hand offenbart die Gefühlsanlagen und Lebensthemen, die wir mit in dieses Leben gebracht haben.

Rechte Hand:
- Die rechte Hand ist die Hand, die wir der Öffentlichkeit zeigen.
- Sie offenbart, wie wir uns nach außen hin repräsentieren wollen.
- Sie ist der Vertreter der Gegenwart.
- Die rechte Hand ist die verstandesorientierte, aktive, nehmende Hand und verkörpert den männlichen Aspekt.
- Die rechte Hand weist darauf hin, wie wir unsere erhaltenen Gaben nutzen.
- Die Mikrogesten der rechten Hand zeigen, wie wir uns vor unseren Mitmenschen beweisen wollen.

Die Bedeutung der einzelnen Finger im Allgemeinen

Finger	Entsprechung	Organentsprechung
Daumen	Durchsetzungsvermögen, Greifen und Begreifen, Mut, Aggression und Selbstbehauptung	Lunge
Zeigefinger	Lebensvision und Lebensfluss, Selbstwertgefühl, Eigenliebe, Lebensfreude	Dickdarm
Mittelfinger	Verantwortungsbewusstsein, Struktur und Ordnung, Zielstrebigkeit	Herz (Herzkreislauf)
Ringfinger	Beziehungssysteme, Ausstrahlung, Kunst- und Kulturbewusstsein, Kreativität	Dreifacher Erwärmer (kein Organ im eigentlichen Sinne, sondern ein Meridian, der für die Steuerung der inneren Organe und der Lebensenergie verantwortlich ist)
Kleiner Finger	Kommunikation, zwischenmenschlicher Kontakt, Sexualität, Diplomatie, Feinmotorik	Dünndarm und Herz

Die Entsprechung der linken Hand

Finger / Handbereich	Entsprechung	Fragestellung bei Problem
Handinnen-fläche	Eigenverantwortung, Ehrlichkeitsprinzip	Warum fällt es mir so schwer, entspannt zu sein und loszulassen? Warum kann ich der Schöpfung nicht vertrauen? Warum halte ich an Altem fest? Gibt es in mir vielleicht noch unbemerkte Verkrampfungen, die ich nicht auflösen kann?
Daumen	Autorität, Macht über andere	Kann es sein, dass es mir schwerfällt, mein persönliches Problem zu akzeptieren und aufzulösen?
Zeigefinger	Luxus, innerer Reichtum, Wohlstand, Lebensfreude	Kann es sein, dass ich meinen persönlichen Lebenssinn bzw. meine Lebensaufgabe noch nicht gefunden habe? Kann es sein, dass ich meine Berufung nur schwer akzeptieren kann? Kann es sein, dass ich es mir selbst nicht erlaube, im inneren Wohlstand zu leben? Kann es sein, dass ich die Gaben, die mir die Schöpfung gegeben hat, vergrabe und nicht nutze?
Mittelfinger	Authentizität, Strukturiertheit, Ehrlichkeit	Kann es sein, dass ich noch alte ungelöste Schuldgefühle in mir trage? Gibt es noch Bereiche, in denen ich mir selbst vergeben sollte?
Ringfinger	Partnerschaft und deren Konzepte, Beziehungsstrukturen	Kann es sein, dass ich ungelöste Probleme mit meiner Intimität habe? Kann ich zu meiner natürlichen Triebhaftigkeit stehen? Kann es sein, dass ich ein übertriebenes, anerzogenes Schamempfinden habe?
Kleiner Finger	Innere Kommunikation, Verbindung zur inneren Stimme, Einsichtigkeit	Warum habe ich Angst vor Kritik? Warum weigere ich mich innerlich, mich weiterzuentwickeln? Warum fällt es mir schwer, meine Sinnesschärfe einzusetzen? Warum kann ich meinem Inneren nur schwer Ausdruck verleihen?

Die Entsprechung der rechten Hand

Finger / Handbereich	Entsprechung	Fragestellung bei Problem
Handinnen-fläche	Offenheit, Aufgeschlossenheit	Kann es sein, dass ich noch an Problemen aus der Vergangenheit nage? Warum bin ich noch nicht bereit, meinen Lebensweg zu gehen? Was aus der Vergangenheit beeinflusst mich heute noch im Jetzt?
Daumen	Lebenserfolg, Selbstbestimmt-heit, Macht über das eigene Leben	Warum kann ich meinen Erfolg nicht genießen und dankbar dafür sein? Kann es sein, dass ich immer nach noch mehr strebe und das Jetzt als selbstverständlich wahrnehme?
Zeigefinger	Urvertrauen, Lebensfluss, Orientierung auf dem Lebensweg	Kann es sein, dass ich mir nicht eingestehen will, dass ich die Orientierung in meinem Leben verloren habe? Was ist wirklich wichtig für mich in meinem Leben? Wohin führt mich mein Lebensweg? Warum fällt es mir so schwer, Urvertrauen aufzubauen?
Mittelfinger	Verantwortung, Selbstverant-wortung, innere Führung	Kann es sein, dass ich die Verantwortung für mein Leben gerne an andere oder an äußere Umstände abgebe? Kann es sein, dass mich Unverantwortlichkeit bei anderen deshalb so stört, weil es mir selbst schwerfällt, Verantwortung zu übernehmen?
Ringfinger	Künstlerischer Ausdruck, Kreativität, Liebe und Selbstliebe, ästhetisches Empfinden	Warum kann ich nur schwer zu meiner Gefühlswelt stehen? Kann es sein, dass ich mich selbst in meiner Kreativität einschränke, um anderen zu gefallen? Kann es sein, dass ich meine Kräfte und Talente nicht wirklich nutze? Kann es sein, dass ich meine Entscheidungen von der Meinung anderer abhängig mache?
Kleiner Finger	Äußere Kommunikation, Ausdrucks-fähigkeit, Kommu-nikationsformen	Kann es sein, dass ich mich oft nicht so ausdrücken kann, wie ich es gerne möchte? Was hält mich davon ab, wirklich meine Gefühle und Gedanken nach außen zu bringen?

Die Handstellung

Wenn Sie mit geschlossenen Augen die Hand locker auf den Tisch legen, können Sie erkennen, welche Fingerabstände unregelmäßig sind. Die Fingerabstände sollten bei allen Fingern gleich groß sein und circa ein Drittel fingerbreit voneinander entfernt liegen.

Ist-Zustand	Deutung	Fragestellung (mögliche Gefahren)
Die Finger liegen eng zusammen.	Die Fingerstellung weist auf Ängste im Bereich zwischenmenschlicher Kommunikation hin und auf eine Tendenz zur Vereinsamung.	Warum kann ich nicht frei über das sprechen, was ich denke und fühle? Habe ich Angst vor den Konsequenzen? Warum fällt es mir schwer, mich anderen zu öffnen?
Der Zeigefinger steht deutlich vom Mittelfinger ab.	Die Fingerstellung weist auf einen Menschen mit der Tendenz zum verkopften Querdenker hin. Er sucht nach selbstständiger, intellektueller Freiheit.	In welchem Bereich bin ich zu sehr im Verstand verhaftet und kann nicht mehr meine Stimme des Herzens verspüren? Kann es sein, dass ich ab und an zu kompliziert denke und den einfachsten Weg übersehe?
Zwischen Mittel- und Ringfinger ist eine auffällige Lücke.	Weist auf einen Mensch mit folgenden Charakterzügen hin: fantasievoll, erfinderisch, unabhängig, braucht viel Zeit für sich und ist gerne ab und an alleine. Mögliche Gefahr Übermut, da der Betreffende kaum Angst vor Konsequenzen hat.	Schätze ich Gefahren richtig ein? Kann es sein, dass ich mir durch mein unüberlegtes und übermütiges Auftreten die Sympathien der Mitmenschen raube? Verbaue ich mir vielleicht sogar durch mein Auftreten wichtige Beziehungen?
Der kleine Finger steht deutlich vom Ringfinger ab.	Weist auf eine Person hin, die sehr freiheitsliebend ist und ihren eigenen Richtlinien folgt.	Kann es sein, dass ich zu freiheitsbesessen bin und somit nur schwer eine Beziehung eingehen kann? Oder habe ich Angst, meine Freiheit zu verlieren?

Durch die geöffnete Hand kann kein Sand hindurchrinnen.	Weist auf eine Person mit innerlichem Geiz auf finanzieller und emotionaler Ebene hin. Zumeist hortet die Person ihr Geld.	Warum kann ich nicht vertrauen, dass, wenn ich etwas gebe, nach dem Gesetz der Anziehung auch etwas in gleicher Größe oder um ein Vielfaches gesteigert zurückerhalte? Warum geize ich mit meinen Gefühlen? Warum habe ich Angst loszulassen? Warum halte ich krampfhaft fest? Warum kann ich mich nicht hingeben?
Durch die geöffnete Hand rinnt der Sand.	Weist auf eine Person hin, die Geld als energetisches Tauschmittel betrachtet und das Naturgesetz: »Geben ist Bekommen« in seinen Lebenszyklus fest aufgenommen hat. Die Gefahr besteht allerdings, dass der Betroffene zu verschwenderisch mit den eigenen Ressourcen umgeht.	Kann es sein, dass ich mein energetisches System nicht respektiere? Kann es sein, dass ich mit meinen Ressourcen nicht gut haushalte? Kann es sein, dass ich den Leitsatz: »Ich habe es nicht verdient, erfolgreich zu sein« fest in meinem Herzen verankert habe?
Undeutliche Fingerknöchel bei geballter Faust.	Weist auf vernachlässigte Lebensthemen hin. Je nachdem, welche Fingerknöchel nicht deutlich sichtbar sind, weisen sie auf das entsprechende Lebensthema hin. (Siehe Fingerdiagnostik)	Warum kann ich meine Lebensthemen nicht bewusst angehen? Warum vertraue ich nicht meinem schöpferischen Weg? Warum kann ich nur schwer meine Lebensaufgabe annehmen? Habe ich meine Berufung und somit meine Lebensaufgabe gefunden?

Der Händedruck

Ist-Zustand	Deutung	Fragestellung (mögliche Gefahren)
Fester Händedruck einer warmen, ruhigen Hand	Weist auf eine Person hin, die vital, vertrauensvoll und bewusst ist. Es handelt sich zumeist um eine vertrauenserweckende Persönlichkeit, die ihr Leben fest im Griff hat. Diese Person zeigt mit ihrem Händedruck, dass sie für neue Herzenskontakte offen ist.	Idealzustand
Schlapper und kühler Händedruck	Weist auf eine Person hin, die neuen Herzenskontakten eher abgeneigt ist und mit vielen Ängsten und Unsicherheiten zu kämpfen hat. Es handelt sich zumeist um eine Person, die nur wenig Kontakt zu ihren eigenen Gefühlen hat. Oft kann man auch eine gewisse Lethargie erkennen.	Warum fällt es mir schwer, mich mit meiner Gefühlswelt zu verbinden? Was hält mich davon ab, offenen Herzens auf andere Menschen zuzugehen? Worin ist meine Unsicherheit begründet? Warum kann ich mein Leben nicht selbst steuern?
Normaler Händedruck mit kalter Hand	Weist auf eine eher gefühlskalte Persönlichkeit hin, die einen unbewussten Energiemangel in der Körperebene in sich trägt. Oft wollen die Personen auf einer oberflächlichen Ebene Kontakt pflegen, lassen jedoch unbewusst keine tiefe Herzensverbindung zu.	Warum fällt es mir schwer, mich zu öffnen? Warum versuche ich anderen nur meine kühle Maske und nicht meine wahren Gefühle zu zeigen? Habe ich vielleicht Angst davor, verletzt zu werden? Warum verliert mein Körper unbewusst an Energie? Kann es sein, dass ich meiner Herzensstimme aus Angst nicht folgen kann?

Normaler Händedruck mit kühler und feuchter Hand	Weist auf eine energielose Person mit vielen tief sitzenden Ängsten hin. Indirekt schwingt aufgrund der Angst (Angstschweiß) eine Ablehnung mit.	Welches Energieleck kann ich nicht stopfen? Worin ist meine Lebensangst begründet? Warum lehne ich indirekt Herzenskontakte ab? Wovor habe ich wirklich Angst? Kann es sein, dass ich Angst vor Verletzungen durch Beziehungen mit Menschen habe?
Normaler Händedruck mit feuchtwarmer Hand	Im Grundtonus schwingt eine Angst mit, jedoch kann durch die Herzenswärme der Person ein lebendiger Kontakt nach der Angstüberwindung entstehen.	Warum habe ich Anlaufschwierigkeiten beim Kontakt mit einer Person? Was hindert mich daran, frei und offen auf Menschen zuzugehen? Warum lasse ich mich leicht einschüchtern und verunsichern?
Waschlappenhand	Weist auf eine Person hin, die ihr Leben nicht selbstständig in die Hand nimmt und oft fremdgesteuert ist.	Warum will ich nicht die Verantwortung für mein Leben selbst in die Hand nehmen? Warum glaube ich, dass andere Menschen genauer wissen, was für mich gut ist, als meine eigene Herzensstimme? Warum kann ich mir selbst nicht vertrauen?
Normaler Händedruck mit einer zittrigen Hand	Weist auf eine Person hin, die Angst hat, etwas selbst anzupacken. Es fällt ihr unglaublich schwer, eigene Entscheidungen zu treffen.	Welche Angst blockiert mich dabei, mein Leben in die Hand zu nehmen? Warum kann ich nur schwer Entscheidungen treffen? Warum vertraue ich nicht meiner Intuition?

Auffällig weiche Hand bei einem normalen Händedruck	Weist auf eine Person hin mit einem besonderen Einfühlungsvermögen. Es handelt sich um einen anpassungsfähigen Menschen, der ein begrenztes Maß an Durchsetzungsvermögen besitzt.	Warum fällt es mir schwer, mich durchzusetzen? Kann es sein, dass ich es allen recht machen will?
Auffällig harte Hand bei einem normalen Händedruck	Weist auf eine Person hin, die es gewohnt ist, hart zu arbeiten, um ihr Geld zu verdienen. Sie ist meist durchsetzungsstark, jedoch meist unflexibel und starrsinnig.	Warum fällt es mir schwer, daran zu glauben, dass man auch ohne harte Arbeit Geld verdienen darf? Warum fällt es mir schwer, andere Perspektiven einzunehmen und wahrzunehmen? Kann es sein, dass ich zu starr an alten Gedankenmustern aus meiner Kindheit hänge?
Auffällig harte und knochige Hand bei einem normalen Händedruck	Weist auf eine Person hin, die einen Mangel an Gefühlen und Lebhaftigkeit in sich trägt. Oft sind diese Personen sehr strikt und können nur schwer andere Blickwinkel und Lebensmuster gelten lassen. Sie sind meist strukturiert und konzentrieren sich fast immer nur auf das Wesentliche. Ihr Leitsatz im Herzen ist: »Nur wer hart arbeitet, hat es verdient, Geld zu verdienen und glücklich zu sein.«	Warum bekomme ich so schwer Kontakt zu meinen eigenen Gefühlen? Warum glaube ich, dass man es nur mit harter Arbeit verdient hat, glücklich zu sein? Warum fällt es mir so schwer, Freude und Leichtigkeit in mein Leben zu holen?

Übertrieben dominanter Händedruck, der einem das Gefühl gibt, mit dem Daumen zu Boden gedrückt zu werden	Weist auf eine Person hin, die die andere Person dominieren und unterdrücken will. Durch den Händedruck will die Person zeigen: »Ich bin stärker als du.«	Warum fällt es mir schwer, anderen Menschen auf Augenhöhe zu begegnen? Warum ist mein Selbstwertgefühl so geschwächt, dass ich die Maske der Dominanz benötige? Warum kann ich meinen Gaben nicht vertrauen?
Schraubstockhand. Übertrieben starker Händedruck, der die Hand des anderen zerquetscht	Weist auf eine Person mit mangelnder Sensibilität und Feinmotorik hin. Dies ist ein Mensch, der gerne zupackt und zeigt: »Ich bin stärker als du.« Er hat nur wenig Gespür für die Gefühle anderer. Das kann auf eine Machtbesessenheit hindeuten.	Warum fällt es mir so schwer, die Gefühle der anderen bewusst wahrzunehmen? Warum muss ich jedem Menschen beweisen, dass ich stark und hart bin? Kann es sein, dass ich im Herzen weich und zerbrechlich bin? Warum kann ich meinen Talenten nicht vertrauen? Warum muss ich meinen Selbstwert im Außen suchen und nicht im Innen?
Akut heiße rote Hände beim Händedruck	Weisen auf eine Person mit Bluthochdruck oder Fieber hin.	Warum stehe ich unter so einem immensen Lebensdruck? Was hat sich in meiner Gefühlswelt an dreckiger Wäsche angesammelt, sodass sich mein Körper entzünden musste?

Chronisch heiße rote Hände beim Händedruck	Weisen auf eine sehr wütende und cholerische Person hin, die wahrscheinlich unter Drüsen- und Leberproblemen leidet. Eine häufige Begleiterscheinung ist der Bluthochdruck, der ebenfalls auf angestaute und unterdrückte Gefühle hinweist.	Warum fällt es mir schwer, meine Gefühle in friedlicher Sprache auszudrücken? Warum warte ich mit dem Aussprechen meiner Gefühle so lange, bis ich vor Wut explodiere? Warum habe ich das Gefühl, nicht das Recht dazu zu haben, meine Gefühle offen zu zeigen? Warum kann ich meine Gefühle nicht als persönliches Geschenk für den anderen wahrnehmen?

Auffälligkeiten der Hände

Ist-Zustand	Deutung	Fragestellung (mögliche Gefahren)
Rote Handkanten bei Frauen	Kann auf eine Schwangerschaft hinweisen.	Kann es sein, dass ich schwanger bin?
Blasse Hände und Nägel	Weisen auf eine akute oder chronische Blutarmut hin (Anämie).	In welchem Bereich fehlt mir ein großer Anteil an Lebenskraft? Warum kann ich mein Leben nicht ruhig und bewusst leben? Warum fällt es mir schwer, in Demut und Bescheidenheit zu leben? Warum kann ich mich nur schwer meiner eigenen Lebensaufgabe öffnen und mein wahres Sein leben? In welchen Bereichen ist die Farbe in meinem Leben verblichen?
Anhaltende Blaufärbung der Haut der Hand und der Fingernägel (Zyanotischer Zustand)	Weist auf eine Störung der Atemwege und des Kreislaufs hin.	Warum kann ich mich nur schwer an den Lebenskreislauf anpassen? Warum kann ich dem Schöpfungsweg nicht vertrauen? Lebe ich meine Lebensaufgabe und somit meine Berufung? Warum fühle ich mich in meiner Freiheit des Lebens eingeschränkt?
Leicht bläuliche kühle Hände	Weisen darauf hin, dass sich der Körper nicht mehr selbst erwärmen kann. Das Leben lässt ihn im übertragenen Sinne kalt.	Warum fühle ich mich innerlich leblos? Warum kann ich die Wärme und Geborgenheit des Lebens nicht mehr spüren? Gibt es noch wirklich genug, was mich vom Herzen her berührt und begeistert? Sehe ich meine Gaben und Talente, die mir die Schöpfung für meinen Schöpfungsweg mitgegeben hat?
Geradlinige Hände mit geraden Fingern	Weisen auf einen sehr geradlinigen und strikten Menschen hin.	Warum kann ich die Kurven des Lebensflusses nicht mit Leichtigkeit genießen? Warum muss ich zwanghaft alles kontrollieren? Warum kann ich mein Leben nicht als Abenteuer wahrnehmen?

Geschwollene Hände mit Wurstfingern	Weisen auf einen Lymphstau und Blutstau hin. Zumeist ist der Körper übersäuert und innerlich wütend. Sie können auch ein Hinweis auf Herz- oder Lungenerkrankungen sein.	Warum kann ich meine Gefühle nur schwer ausdrücken? Warum achte ich nicht meine eigene Gefühlswelt? Warum kämpfe ich zum Teil gegen meine eigenen Wünsche und Begierden an? Warum ist mein Herz auf meinen Verstand wütend?
Bläuliche Adern auf dem Handrücken.	Weisen auf eine Person hin, die sich regelmäßig bewegt und viel Sauerstoff im Blut hat.	---
Drei oder mehr Querlinien unterhalb der Handwurzel	Weisen auf eine Person mit großem Gesundheitspotenzial hin.	---
Affenhand	Hinweis auf eine Person, der es schwerfällt, ins Handeln zu kommen und Zusammenhänge wirklich zu begreifen, anstatt sie nur vom Kopf her zu verstehen.	Wo im Leben fällt es mir schwer, etwas zu be-greifen? Was hält mich davon ab, wirklich ins Handeln zu kommen?

Fallhand (Teillähmung der Hand, sodass diese nicht mehr geöffnet werden kann und wie für einen Handkuss herabhängt)	Weist auf eine verschlossene, zurückhaltende Person hin, der es schwerfällt, offen zu ihren Gefühlen und Meinungen zu stehen.	Warum kann ich mich anderen nicht öffnen und ehrlich zeigen, wer ich wirklich bin?
Klauen- bzw. Krallenhand	Weist auf einen Menschen mit einer groben, undifferenzierten Lebenshaltung hin.	In welchen Bereichen stehe ich dem Leben zu grob und bedrohlich, gleichzeitig aber erstarrt gegenüber?
Klumphand	Weist auf eine Person hin, der es schwerfällt, Vertrauenswürdigkeit auszustrahlen.	Wo im Leben fehlt es mir an Feinfühligkeit?

Handpflege und Fingerschmuck

Ist-Zustand	**Deutung**	**Fragestellung (mögliche Gefahren)**
Ständiges Händewaschen	Weist auf eine Person hin, die sich andauernd die Hände in Unschuld waschen will. Sie will ganz bewusst die Schuld von sich abwaschen. Oft ist dies verbunden mit dem Nichtausleben der eigenen schmutzigen Seite oder dem vergangenen Beschmutztwerden von einer dritten Person. Der Mensch möchte am liebsten klinisch rein sein.	Warum fühle ich mich innerlich schmutzig? Was kann ich wirklich nicht von meinen Händen oder meiner Seele abwaschen? Warum vertraue ich meiner Hautbarriere als Schutzhüter meiner Seele nicht? In welchem Bereich wurde ich beschmutzt? Warum fällt es mir schwer, meine schmutzige Seite in meinem Leben auszuleben?

Chronisch schmutzige Hände	Weisen auf eine Person hin, der es schwerfällt, seine Umgebung mit dem nötigen Respekt und Achtung zu behandeln.	Warum fällt es mir schwer, achtsam mit mir selbst und meiner Umwelt zu sein?
Nägelkauen	Weist auf einen Menschen mit Autoaggressionsproblemen hin. Er beißt sich ganz bewusst die Waffen ab, um seine Aggressionen zu verheimlichen.	Warum darf ich meine Aggressionen nicht zeigen? Warum fällt es mir schwer, meine Gefühle zu achten und rechtzeitig auszusprechen? Warum verletze ich mich lieber selbst, als dass ich verletze? Warum fällt es mir so schwer, für mein Sein und meine Gefühle einzustehen?
Mit Silikon verstärkte Nägel und auffälliger Nagelschmuck (Sofern es sich dabei um ein Stilmittel handelt, mit dem sich die Person stark identifiziert.)	Weisen auf einen Menschen hin, der ganz bewusst seine Krallen ausfahren will und der Menschheit zeigen will: »Leg dich nur mit mir an!«	Warum habe ich ein übertriebenes Bedürfnis, meine Angriffslust zu repräsentieren? Warum vertraue ich meiner natürlichen Stärke nicht und muss sie künstlich hervorheben? Warum vertraue ich meiner Geschlechterrolle nicht?
Rot lackierte Nägel (Sofern es sich dabei um ein Stilmittel handelt, mit dem sich die Person stark identifiziert.)	Weisen auf Menschen hin, die ein großes Bedürfnis nach Aufmerksamkeit haben. Innerlich bringen sie zum Ausdruck: »Trau dich, wenn du kannst, aber ich bin eine aggressive Wildkatze.«	Lebe ich meine Leidenschaft im sexuellen Bereich wirklich aus? Warum ist es mir so wichtig, die Aufmerksamkeit auf meine blutigen Krallen zu richten? Kann es sein, dass hier versteckte Aggressionen vergraben sind?
Perlmuttfarben lackierte Fingernägel (Sofern es sich dabei um ein Stilmittel handelt, mit dem sich die Person stark identifiziert.)	Weisen auf eine Person hin, die dezent locken will mit ihrer schimmernden Ausstrahlung. Sie möchte das Geheimnisvolle verkörpern.	Worin besteht in Wahrheit mein Geheimnis der Leidenschaft und der sexuellen Begierden? Hat es einen bestimmten Grund, warum ich dezent auf mich aufmerksam machen will?

Schwarz lackierte Fingernägel (Sofern es sich dabei um ein Stilmittel handelt, mit dem sich die Person stark identifiziert.)	Weisen auf eine Person hin, die nach außen hin abweisend und abschreckend wirken will. Innerlich verweigert sie sich dem weiblichen sanften Pol.	Warum kann ich das Spiel zwischen Feuer und Wasser der Leidenschaft nur in einem Teilbereich leben? Warum will ich einen gewissen Teil der Bevölkerung abschrecken?
Dezente Fingerringe	Dezente Fingerringe zeigen die Symbolik des getragenen Rings an (Trauring, Verlobungsring, Siegelring etc.).	Warum ist es mir wichtig, ein Symbol der Zugehörigkeit an meinem Finger zu tragen?
Prunkvolle, betont auffällige Ringe	Weisen auf Personen hin, für die Schönheit und Reichtum ein zentrales Thema im Leben ist. Je größer und auffälliger der Ring ist, desto größer ist der Wunsch nach Anerkennung und Status.	Warum ist mir in meinem Leben Anerkennung von außen so wichtig? Warum konzentriere ich mich darauf, Statussymbole anzuhäufen? Warum fällt es mir schwer, den wahren Reichtum und Status in meinem Herzen zu erkennen? Warum will ich mit Äußerlichkeiten mein Ego stärken?
Auffällige Siegelringe ohne echte Bedeutung	Weisen darauf hin, dass die Person das Bedürfnis hat, sich einer Gruppe zugehörig zu fühlen. Sie will nach außen hin zeigen: »Ich bin kein Einzelgänger, sondern habe eine starke Belegschaft an Kameraden hinter mir.«	Warum kann ich meinem eigenen So-Sein nur schwer vertrauen? Warum ist es mir wichtig, nach außen zu zeigen, dass ich einer Gruppe zugehöre?

Fingerformen im Allgemeinen

Ist-Zustand	Deutung	Fragestellung (mögliche Gefahren)
Kleine, kurze, dicke Finger	Weisen auf einen eher praktischen Menschen hin, der zum instinktiven Handeln neigt, ohne groß zu planen. Er sieht eher die groben Zusammenhänge als die Details. Oft ist er ungeduldig und sucht deswegen nach Abkürzungen auf seinem Weg ans Ziel.	Kann es sein, dass ich ab und an übereilt arbeite und sich deswegen häufig der Fehlerteufel einschleicht? Kann es sein, dass ich manchmal zu ungeduldig bin und Dinge daher überstürze? Kann es sein, dass mir oft wichtige Details entgehen?
Lange, schlanke Finger	Weisen auf einen Menschen hin, der eher im Detail als im großen Ganzen denkt. Meist handelt es sich um einen guten analytischen Denker, der gute koordinative Fähigkeiten aufweist und Präzisionsarbeiten mit großem Erfolg erledigen kann. Zumeist ist er ein langsamer, jedoch sehr gewissenhafter Arbeiter, der sich oft in der Übergründlichkeit verstrickt.	Kann es sein, dass ich mich manchmal zu sehr in Details verstricke und dadurch den Blick für das Wesentliche verliere? Kann es sein, dass ich mich mit einer Arbeit manchmal zu lange aufhalte, weil ich sie perfekt machen möchte? Kann es sein, dass ich einen Hang zum Perfektionismus habe?
Schlanke, knotige Finger (Gelenke sind deutlich verdickt)	Weisen auf Personen mit einem zielstrebigen Verstand hin, die leicht schwierige Aufgaben lösen können. Sie sind jedoch oft sehr in diesem Verstand verhaftet und können daher nur schwer auf ihr Herz hören. Oft haben sie einen starken Wunsch nach Ordnung und Struktur, der bis zur Besessenheit gehen kann. Meist haben sie zudem einen Hang zur Detailversessenheit.	Kann es sein, dass ich unerkannte und ungelöste Lebensthemen habe? (Die einzelnen Knoten weisen auf die Bereiche hin, in denen die ungelösten Lebensthemen zu finden sind. Siehe Entsprechung der Finger.) Kann es sein, dass ich zu sehr in Gedanken verstrickt bin und mich so sehr auf die Details versteife, dass ich das eigentliche Problem aus den Augen verloren habe?

Fingerkrümmungen

Gerade Finger und Hände weisen auf Personen hin, die sehr geradlinige Menschen sind und die im Augenblick leben und diesen wertschätzen.

Je gebogener die Finger sind, desto verbogener ist auch das Seelenkonstrukt des Besitzers. Die einzelnen Krümmungen weisen auf verschiedene Lebensthemen hin, die Sie mit den folgenden Fragen ausfindig machen können:

Ist-Zustand	Deutung	Fragestellung (mögliche Gefahren)
Zeigefinger strebt zum Daumen.	Weist auf eine eher konservative Persönlichkeit hin. Zumeist kommen ihre eigenen Gedanken und Gefühle zu kurz, und es fällt ihr schwer, einen Lebensweg nach ihrem eigenen Herzen zu wählen. Sie neigt dazu, die Verantwortung für ihre Wertesysteme an eine Religionsgemeinschaft abzugeben, anstatt ihr eigenes göttliches Selbstbild zu kreieren.	Warum fällt es mir so schwer, auf meine Herzensstimme zu hören und ihr zu vertrauen? Warum stütze ich mein Sicherheitsgefühl auf die Kollektivmeinung und nicht auf mein Urvertrauen? Warum sind mir Gesellschaftskonstrukte wichtiger als meine eigenen Erfahrungen? Kann es sein, dass ich die Verantwortung für mein Leben lieber an äußere Umstände abgebe, als sie selbst zu übernehmen?
Zeigefinger strebt zum Mittelfinger	Weist auf einen Menschen hin, der seinem Lebensweg folgen will. Die Gefahr besteht, dass er seinen ihm angedachten Lebensweg direkt vor Augen hat und dann plötzlich nur noch ein Ziel existiert: das Erfüllen der Lebensaufgabe. Hier kann es leicht passieren, dass durch das Scheuklappenverhalten aus der Lebensvision ein Egotrip ohne Rücksicht auf Verluste wird.	Kann es sein, dass ich mich zu sehr auf mein Ziel versteife und so wichtige Menschen um mich herum übersehe und verletze? Kenne ich nur noch meine eigenen Bedürfnisse? Stelle ich mein Dharma über alles andere? Dient das Ziel, auf das ich zusteuere, wirklich einem höheren Zweck oder nur meinem eigenen Wunsch nach Anerkennung und Ruhm?
Mittelfinger strebt zum Zeigefinger	Weist auf einen Menschen hin, der dazu tendiert, sich anderen unterzuordnen und seiner eigenen Selbstverwirklichung oft nicht nachgeht.	Warum habe ich Angst, meinen eigenen Lebensweg zu gehen? Warum ordne ich mich lieber anderen unter, als auf meine eigene innere Stimme zu vertrauen? Kann es sein, dass ich die Verantwortung für mein Leben lieber an andere abgebe?

Mittelfinger strebt Richtung Ringfinger	Weist auf einen Menschen hin, der seiner eigenen Lebensführung treu ist, dem es aber schwerfällt, sich auf Neues einzulassen. Oft ist sein Handeln durch übertriebenen Ehrgeiz und durch Sturheit geprägt.	Warum fällt es mir so schwer, andere Ansichten und Perspektiven zu akzeptieren? Kann es sein, dass ich aus Sturheit an einer alten Richtung festhalte, auch wenn ich selbst merke, dass sie mich von meinem Lebensziel abbringt? Warum kann ich Hilfe und Unterstützung von anderen nur schwer annehmen?
Ringfinger strebt Richtung Mittelfinger	Weist auf einen Menschen hin, der seine eigene Kreativität und seine künstlerische Seite nicht ausleben kann.	Warum will ich meine kreative Ader nicht ausleben? Warum habe ich Angst, meinen Gefühlen freien Lauf zu lassen? Kann es sein, dass mir die Meinung anderer wichtiger ist, als ich vermute? Zeige ich vielleicht deshalb meine künstlerische Ader nicht? Was hindert mich daran, meinem inneren Sein Ausdruck zu verleihen?
Ringfinger strebt Richtung kleiner Finger	Weist auf einen Menschen hin, der seine künstlerische und kreative Ader voll auslebt, aber dazu tendiert, sich in ihr zu verstricken.	Kann es sein, dass ich den Boden unter den Füßen verloren habe? Kann es sein, dass ich meine Gefühlswelt nur noch in der Kunst ausdrücken kann, sie aber nicht mehr selbst wahrnehme? Kann es sein, dass ich mich in der äußeren Form verstricke und dabei den tieferen Kern meines Selbst aus den Augen verloren habe? Kann es sein, dass ich ziellos bin?
Kleiner Finger strebt Richtung Ringfinger	Weist auf einen Menschen hin, der sein Denken sehr stark den Gesellschaftmustern angepasst hat. Er ist meist im Ego fest verstrickt und sucht zwanghaft nach äußerer Anerkennung.	Warum ist mir mein Ego wichtiger als meine Herzensstimme? Warum kann ich mich selbst nicht lieben und suche deswegen die Anerkennung im Außen? Warum fällt es mir schwer, mein So-Sein zu akzeptieren? Warum ist mir die Meinung der anderen mehr wert als meine Lebensbestimmung?

Kleiner Finger strebt vom Ringfinger weg	Weist auf einen Menschen hin, der sich gerne in Gedanken verliert, der oft abschweift und sich nur schwer für längere Zeit konzentrieren kann. Wenn der Betreffende sein Lebensthema eingelöst hat, ist er durch eine hohe Herzens-kommunikationsbereitschaft gekennzeichnet.	Warum flüchte ich vor meinen eigenen Gedanken und Gefühlen? Warum fällt es mir so schwer, mich auf eine Sache zu konzentrieren? Kann es sein, dass der Mangel an Konzentrationsfähigkeit von dem Mangel an Lebensbestimmung herrührt? Kann es sein, dass ich ein zentrales Lebensthema nicht anschauen möchte und mich deswegen immer wieder ablenke, um es nicht zu erkennen?

Fingerendformen

Runde Fingerenden

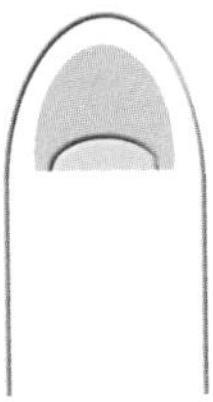

Abb. 68

Ist-Zustand	Deutung	Fragestellung (mögliche Gefahren)
Runde Fingerenden (allgemein)	Weisen auf einen diplomatischen Menschen hin, der sich seine Worte genau überlegt und oft versucht, nirgends anzuecken. Dabei besteht die Gefahr, aufgrund von Harmoniesucht den eigenen Lebensweg zu verlieren und Gefühle innerlich anzustauen.	Warum fällt es mir so schwer, meine wahren Gefühle auszudrücken? Kann es sein, dass ich Angst davor habe, die Reaktionen anderer auf mein wahres Sein zu sehen? Kann es sein, dass ich oft dazu neige, eine oberflächliche Harmonie zu wahren, und dadurch verhindere, dass eine echte Harmonie entsteht? Kann es sein, dass mich der Versuch, es allen recht zu machen, daran hindert, mein eigenes Selbst zu entfalten?

Rundes Daumenende	Weist auf einen Menschen mit einem übertriebenen Harmoniebedürfnis hin, der oft Angst hat, frei zu sagen, was er denkt und fühlt. Oft kann er sich anderen gegenüber nicht durchsetzen.	Warum fällt es mir so schwer, meine Gefühle und Gedanken auszudrücken? Warum habe ich Angst, meiner eigenen Herzensstimme zu folgen und ganz derjenige zu sein, der ich aus tiefster Seele bin? Warum kann ich nur schwer zu mir selbst stehen und meine Meinungen anderen gegenüber verteidigen? Kann es sein, dass ich Angst vor meiner eigenen Wut und vor der anderer habe?
Rundes Zeigefingerende	Weist auf einen Menschen hin, der seinem eigenen Lebensweg nicht folgen kann, weil er Angst davor hat, sich dadurch die Sympathie anderer zu berauben.	Kann es sein, dass ich zu sehr auf die Meinung anderer und zu wenig auf mein eigenes Herz vertraue? Warum fällt es mir schwer zu glauben, dass ich auch gemocht werde, wenn ich mein Sein lebe?
Rundes Mittelfingerende	Weist auf einen Menschen hin, der seine eigenen Wünsche und Bedürfnisse oft nicht ausdrücken kann. Oft handelt es sich auch um einen Menschen, dem es schwerfällt, seinen Zielen strukturiert und mit Selbstdisziplin nachzugehen.	Was hält mich davon ab, meine innersten Ziele, Wünsche und Träume auszudrücken und ihnen nachzugehen? Warum fällt es mir so schwer, strukturiert an einer Sache dranzubleiben? Habe ich vielleicht Angst davor, abgelehnt zu werden, wenn ich zeige, wer ich wirklich bin und was ich kann?
Rundes Ringfingerende	Weist auf einen einfühlsamen Menschen hin, dem es leichtfällt, seinen Mitmenschen Trost und Rat zu spenden. Die Gefahr, die dabei entsteht, liegt darin, durch das Verständnis für die Gefühle anderer den Bezug zu den eigenen Gefühlen zu verlieren.	Kann es sein, dass ich mir meine eigenen Gefühle oft nicht eingestehe? Kann es sein, dass ich meine eigene Wut und Aggression oft herunterschlucke, um die Harmonie zu wahren? Wieso merke ich oft erst im Nachhinein, dass ich mich in einer Situation unwohl gefühlt habe, während ich in der Situation selbst keinen Kontakt zu meinen Gefühlen hatte?

Rundes Ende des kleinen Fingers	Weist auf einen Menschen hin, der sich sehr leicht in andere hineinversetzen kann. Er ist meist sehr mitfühlend und kann leicht eine Kommunikation auf Herzensebene führen.	Kann es sein, dass ich mich ab und an im Mitleid verstricke und mir die Probleme anderer zu stark zu Herzen nehme?

Eckige Fingerenden

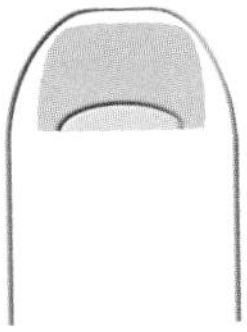

Abb. 69

Ist-Zustand	**Deutung**	**Fragestellung (mögliche Gefahren)**
Eckige Fingerenden (allgemein)	Weisen auf einen kraftvollen, pragmatischen Menschen hin, der jedoch oft cholerische Neigungen hat. Oftmals fällt es ihm schwer, andere Meinungen zuzulassen.	Kann es sein, dass ich manchmal mit dem Kopf durch die Wand will? Warum fällt es mir so schwer, die Meinungen anderer zu akzeptieren? Kann es sein, dass ich mir meine Fehler oft nicht eingestehe und deswegen immer wieder die gleichen mache? Fehlt es mir manchmal an Fingerspitzengefühl? Kann es sein, dass ich manchmal unachtsam und schluderig bei der Arbeit an meinen Zielen bin?
Eckiges Daumenende	Weist auf einen ausdauernden Menschen hin, der seine Ziele realistisch einschätzt und zielstrebig verfolgt. Oft verlangt er von sich selbst große Disziplin und fordert dies auch von jedem anderen zu jeder Zeit ein.	Kann es sein, dass ich bei der Umsetzung meiner Ziele die Gefühle anderer oft außer Acht lasse? Kann es sein, dass ich mich und andere zu sehr unter Druck setze?

Eckiges Zeigefingerende	Weist auf einen Menschen mit starker Selbstkontrolle hin, der sehr viel Wert auf Genauigkeit legt. Er neigt dazu, Grenzen überzubewerten, und es fehlt ihm oft an Feingefühl und diplomatischem Geschick.	Warum fällt es mir schwer, meine Wünsche und Bedürfnisse in gefühlvolle Worte zu packen? Kann es sein, dass ich die Dinge zu genau nehme und nicht erkenne, dass die Welt grenzenlos ist? Warum fällt es mir schwer, mich gefühlvoll und diplomatisch auszudrücken?
Eckiges Mittelfingerende	Weist auf einen Menschen hin, der seinen Weg mit Nachdruck und Elan verfolgt. Dabei besteht jedoch die Gefahr, nicht zu merken, wenn der Weg nicht zielführend ist. Oft neigt ein solcher Mensch dazu, an der verkehrten Richtung festzuhalten. Dies kann bis zum Tod sein.	Bin ich noch immer auf meinem richtigen Lebensweg meines inneren Dharmas? Kann es sein, dass ich nicht gemerkt habe, dass ich mein Ziel in Form meiner Lebensvision aus den Augen verloren habe? Kann es sein, dass ich so dicht vor der Wand der Herzensblockade stehe, dass ich nicht mehr den Weg um die Mauer herum erblicken kann?
Eckiges Ringfingerende	Weist auf einen Menschen hin, der gerne plant und offen für Neues ist, dem es dabei aber oft an Kreativität mangelt.	Kann es sein, dass ich bei meinen Lösungsansätzen nur den geradlinigsten Weg gehen kann und Unkonventionelles außer Acht lasse?
Eckiges Ende des kleinen Fingers	Weist auf einen Menschen mit guten kommunikativen Fähigkeiten hin, der nach praktischen Lösungen sucht. Meist handelt es sich um einen Menschen mit großem Organisationstalent und starkem Forschergeist. Der gut durchstrukturierte Geschäftsmann läuft jedoch Gefahr, sich in seinem Geldwahn zu verstricken.	Kann es sein, dass ich mich zu sehr auf materielle Güter konzentriere und das Wesentliche des Lebens aus dem Blick verloren habe? Kann es sein, dass ich Menschen bewusst manipuliere, um meine Egoziele zu erreichen?

Spitze Fingerenden

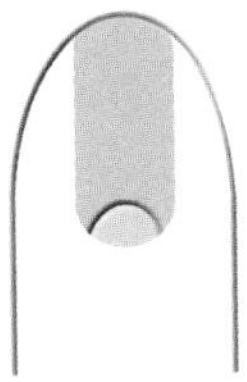

Abb. 70

Ist-Zustand	**Deutung**	**Fragestellung (mögliche Gefahren)**
Spitze Fingerenden (allgemein)	Weisen auf empfindsame und verletzliche Menschen hin. Meist sind sie sehr fantasievoll und kreativ, verlieren sich jedoch leicht in Tagträumen. Sie haben oft viel Fingerspitzengefühl und sind eher vorsichtig und sanft.	Kann es sein, dass ich mich oft in Tagträumen verliere? Warum fällt es mir so schwer, mich selbst zu schützen?
Spitzes Daumenende	Weist auf Menschen mit einer sehr sanften und künstlerischen, fantasievollen Lebensenergie hin. Sie sind oft sehr sensibel im Umgang mit ihren Mitmenschen.	Kann es sein, dass es mir schwerfällt, meine Gefühle frei auszudrücken? Bin ich so sensibel, dass ich Angst habe, durch meine Worte einen Dritten zu verletzen?
Spitzes Zeigefingerende	Weist auf einen Menschen mit Freude an Wachstum und Entwicklung hin. Er ist oft tolerant und großzügig und hat ein starkes Bedürfnis nach Harmonie, was bis zur Harmoniesucht ausarten kann.	Kann es sein, dass ich Angst vor Konfrontation habe? Kann es sein, dass ich durch mein Streben, die oberflächliche Harmonie zu wahren, wahre Harmonie verhindere? Kann es sein, dass ich mich selbst in meiner Entwicklung einschränke, weil ich Angst vor den Reaktionen anderer habe?

Spitzes Mittelfingerende	Weist auf Menschen hin, denen es oft schwerfällt, Verantwortung für ihr eigenes Leben zu übernehmen. Häufig fehlt es ihnen an der Struktur und an der Selbstdisziplin, um ihre Lebensziele konsequent zu verfolgen.	Warum versuche ich die Verantwortung für mein Leben an andere abzugeben? Warum fällt es mir so schwer, meinen eigenen Weg beizubehalten? Warum fehlt es mir an Selbstdisziplin? Warum fällt es mir so schwer, eine Struktur in mein Leben zu bringen?
Spitzes Ringfingerende	Weist auf einen sehr feinfühligen und sanften Menschen hin. Oft läuft er Gefahr, die Erdung zu verlieren und sich in einer Traumwelt zu verstricken. Er wartet meist, dass sich die Lebensprobleme von selbst ohne sein Zutun lösen.	Warum fällt es mir schwer, mein Leben aktiv in die Hand zu nehmen? Warum fällt es mir schwer, auf meine Kräfte zu vertrauen und meine Lebensaufgabe anzupacken? Kann es sein, dass es mir an Erdung und Bodenhaftung in meinem Leben fehlt und ich zu sehr im Spirituellen verhaftet bin?
Spitzes Ende des kleinen Fingers	Weist auf einen Menschen hin, der sehr sanft und feinfühlig kommunizieren kann und seine Absichten fantasievoll transportiert. Er hat einen guten Bezug zu seiner Spiritualität, läuft jedoch Gefahr, den Bezug zur physischen Welt zu verlieren.	Kann es sein, dass ich mich aus Angst vor dem Leben in die spirituelle Welt flüchte? Kann es sein, dass mir die innere Balance zwischen Erdung und Glaubenskonzepten fehlt?

Fingerenden mit spachtelförmigen Fingernägeln

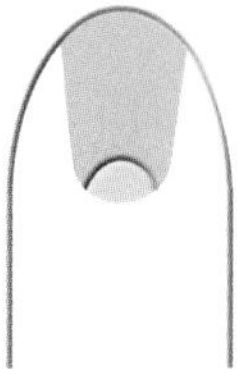

Abb. 71

Ist-Zustand	Deutung	Fragestellung (mögliche Gefahren)
Spachtelförmige Fingernägel (allgemein)	Weisen auf flexible und anpassungsfähige Menschen mit starkem Pioniergeist hin. Sie sind oft wortgewandt und kommunikativ, neigen jedoch dazu, Äußerlichkeiten einen zu hohen Stellenwert beizumessen. Oft gehen sie unkonventionelle Wege, sind aber dennoch bemüht, bei anderen einen guten Eindruck zu hinterlassen.	Kann es sein, dass ich mich zu sehr vom Äußerlichen ablenken lasse und dabei das Wesentliche aus den Augen verliere? Kann es sein, dass ich Dinge oft vorschnell bewerte?
Spachtelförmiger Daumennagel	Weist auf anspruchsvolle Menschen hin, die oft nur schwer zufriedenzustellen sind. Sie sind häufig gute Geschichtenerzähler und haben ein Talent dafür, andere mitzureißen und zu begeistern. Meist verfolgen sie selbstbewusst ihre eigenen Ziele und gehen dabei abenteuerliche und unkonventionelle Wege. Gerne haben sie Weltanschauungen, die sich sehr stark von der gesellschaftlichen Norm abheben. Dabei laufen sie jedoch Gefahr, sich in Unvernunft und geistiger Starrheit zu verlieren.	Kann es sein, dass ich stur und dickköpfig bin und die Meinungen anderer nur schwer gelten lassen kann? Kann es sein, dass ich manchmal mit dem Kopf durch die Wand will? Warum fällt es mir so schwer, dankbar zu sein für das, was ich habe? Warum strebe ich immer weiter und kann das, was ich erreicht habe, so schwer genießen? Kann es sein, dass ich meinen Fokus vor allem auf das Negative und nicht auf das Positive lege, selbst dann, wenn das Positive bei Weitem überwiegt?

Spachtelförmiger Zeigefingernagel	Weist auf unkonventionelle Menschen mit einem außergewöhnlichen Lebensstil und -weg hin. Oft besitzen sie erstaunliche Kraftreserven, mit denen sie auch Ziele erreichen, von denen andere glauben, sie seien unmöglich. Sie zeichnen sich meist durch einen ungewöhnlichen Führungsstil und einen starken Pioniergeist aus. Die Gefahr besteht darin, sich selbst und andere zu überfordern, ohne es zu merken, und sich auch dann noch mit Inbrunst in eine Herausforderung zu stürzen, wenn die Situation aussichtslos ist.	Kann es sein, dass ich oft nicht merke, dass ich mich oder meine Mitmenschen überfordere? Warum fällt es mir schwer, auf meinen Körper zu hören, wenn er mir sagt, dass ich eine Pause brauche?
Spachtelförmiger Mittelfingernagel	Weist auf Menschen hin, die nur wenig mit Disziplin und Ordnung anfangen können. Oft sind sie geschickt darin, Regeln und Gesetze durch ihre Wortgewandtheit aufzuweichen und sich so Lücken zu schaffen. Sie neigen meist zu Handlungen, ohne sich dabei über die Konsequenzen Gedanken zu machen.	Kann es sein, dass ich manchmal verantwortungslos handle? Kann es sein, dass ich andere bewusst manipuliere, um meine eigenen Ziele zu verwirklichen?
Spachtelförmiger Ringfingernagel	Weist auf abenteuerlustige Menschen hin, die sich gerne nach außen hin auch als Helden präsentieren. Ihnen ist es meist wichtig, als einzigartig wahrgenommen zu werden; sie versuchen gerne, sich eine gewisse Popularität zu erwirtschaften.	Warum ist es mir so wichtig, wie ich auf andere wirke? Kann es sein, dass ich meine Abenteuer eher für andere als für mich selbst erlebe? Warum mache ich mich von der Anerkennung anderer abhängig? Warum kann ich mein Selbstwertgefühl nicht aus mir heraus beziehen?

Spachtelförmiger Nagel des kleinen Fingers	Weist auf sehr wortgewandte Menschen hin, denen es leichtfällt, andere mit ihren Erzählungen in ihren Bann zu ziehen. Dabei können sie sowohl durch Humor und Komik als auch durch Tiefe überzeugen. Oft stecken sie voller verrückter und unkonventioneller Ideen, die sie mit Begeisterung umsetzen wollen, in denen sie sich aber auch leicht verstricken können.	Kann es sein, dass ich zu viel auf einmal will und dadurch meinen Blick für das Wesentliche verloren habe? Kann es sein, dass es mir schwerfällt, an einer Sache zielgerichtet dranzubleiben? Kann es sein, dass ich mich von ständig neuen Einfällen bewusst ablenken lasse?

Rillen und Furchen in den Fingern

Rillen und Furchen auf der Innenseite der Fingerkuppen weisen auf verschiedene Stressfaktoren und Energieschwächen im Körper hin.

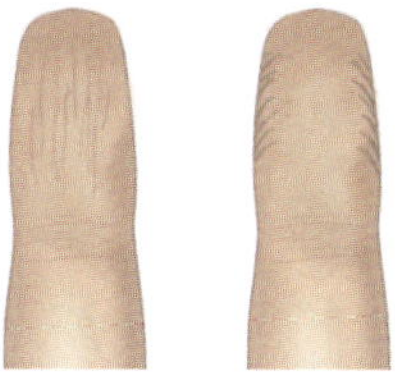

Abb. 72

Senkrechte Rillen auf der Innenseite der Fingerkuppen am ...

Finger	Deutung	Fragestellung (mögliche Gefahren)
Zeigefinger	Weisen auf eine Störung der Hirnanhangsdrüse, der Hypophyse, hin.	Kann es sein, dass ich nicht oder nur zu einem kleinen Teil meinem Lebensweg folge?
Mittelfinger	Weisen auf eine Störung der Zirbeldrüse, der Epiphyse, hin.	Kann es sein, dass meine innere Uhr durcheinandergeraten ist? Kann es sein, dass ich nicht meinem Lebensrhythmus folge?

Ringfinger	Weisen auf eine Störung der Thymusdrüse oder auf Herzprobleme hin.	Kann es sein, dass ich nur schwer zwischen Freund und Feind unterscheiden kann?
		Kann es sein, dass ich meinen Glauben an die Liebe verloren habe? Kann es sein, dass ich zu selten auf mein Herz höre? Entscheide ich vielleicht mit dem Verstand und nicht mit meinem Herzen?
		Gibt es in meinem Leben noch genug, das mich im Herzen bewegt und mich glücklich macht? Kann es sein, dass ich meinen inneren Herzrhythmus und somit meinen Lebensrhythmus verloren habe?
Kleiner Finger	Weisen auf eine Störung der Schilddrüse hin.	Kann es sein, dass ich mich eher phlegmatisch durchs Leben treiben lasse? Woher kommen meine inneren Aggressionen wirklich? Warum befürchte ich zu oft, dass ich belogen werde? Warum lasse ich mich ausnutzen, obwohl ich es in der Seele erkannt habe? Gegen wen habe ich feindselige Gefühle? Kann es sein, dass diese Person ein Lebensmuster in mir anregt? Warum kann ich meine Ängste nicht äußern? Kann es sein, dass ich manches als zu bedrohlich einstufe? Wo bin ich nicht ehrlich zu meiner Seele? Wovor fürchte ich mich, und ist es begründet? Entspricht mein Verhalten auch meinem So-Sein?

Waagerechte Rillen auf der Innenseite der Fingerkuppen am ...

Finger	Deutung	Fragestellung (mögliche Gefahren)
Zeigefinger	Weisen auf eine Vertrauenskrise, stressige Machtspiele und eine Unklarheit über den Lebensweg hin.	Was hindert mich daran, meine Lebensvision deutlich zu sehen? Was ist mir wirklich wichtig im Leben? Warum kann ich nur schwer auf das Leben und meine eigene Herzensstimme vertrauen? Warum habe ich nur ein geringes Urvertrauen?
Mittelfinger	Weisen auf mangelndes Urvertrauen hin. Es besteht das akute Gefühl, dass die Sicherheit des eigenen Lebens, die der Familie oder die der finanziellen Existenz bedroht ist.	Warum fällt es mir so schwer, Vertrauen in mein eigenes Leben zu finden? Wovor habe ich wirklich Angst? Gibt es vielleicht noch versteckte Ängste, die ich mir nicht eingestehen will?
Ringfinger	Weisen auf Probleme mit Beziehungen und Partnerschaften hin.	Kann es sein, dass es mir schwerfällt, wirklich zu sagen, was ich denke und fühle, in dem Moment, in dem ich es denke und fühle? Kann es sein, dass sich in meinen Beziehungen ungelöste Konflikte angesammelt haben, die mich jetzt belasten?
Kleiner Finger	Weisen auf eine gestörte Kommunikationsfähigkeit und eine gestörte Sexualität hin.	Was hindert mich daran, meine Sexualität voll auszuleben? Was hindert mich daran, meine Gefühle, Wünsche, Träume und Sehnsüchte frei auszudrücken?

Fingerabdrücke

Unsere Fingerabdrücke weisen uns auf die Lebensthemen hin, mit denen wir auf die Welt gekommen sind. Je nachdem, welche der vier Grundmuster in welcher Häufigkeit vorkommen, gilt es, unterschiedliche Themen im Leben aufzulösen. Dafür gibt es zwei Richtungen, aus denen man sich an einen harmonischen Zustand heranarbeiten muss. Die erste ist eine übertriebene Selbstaufgabe und die zweite ein Verhaftet-Sein im Ego. Auf folgende Themen können die Fingerabdrücke hinweisen:

Fingerabdruck-thema	Lebensfragen	Harmoniezu-stand
Schlaufenthema. Es ist gegeben, wenn der Fingerabdruck an 8 von 10 Fingern eine Schlaufe zeigt. 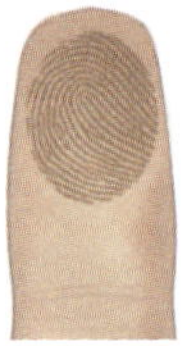 **Abb. 73**	**Bei Tendenz zur Selbstaufgabe:** Kann es sein, dass ich mich zu leicht von anderen manipulieren lasse? Kann es sein, dass ich von meinen eigenen Gefühlen überwältigt werde und mich selbst manchmal nicht unter Kontrolle habe? Kann es sein, dass meine Großzügigkeit bis zur Verschwendung ausartet und ich oft mein eigenes Maß nicht finden kann? **Bei Tendenz zur Egoverhaftung:** Kann es sein, dass ich oft gefühlskalt und emotionslos bin? Warum kann ich mich selbst nicht richtig spüren und habe keinen Kontakt zu meiner Herzensstimme? Kann es sein, dass ich verbittert bin und ein überwiegend negatives Bild von meinen Mitmenschen habe? Kann es sein, dass mein Handeln vor allem darauf ausgelegt ist, mein Ego zu befriedigen, anstatt einem höheren Sinn zu dienen?	Authentischer Ausdruck des eigenen Selbst. Balance zwischen Offenheit und Standhaftigkeit. Bewusstes Wahrnehmen und gefühlvolles Ausdrücken der eigenen Gefühle und Gedanken.
Kreisthema. Es ist gegeben, wenn der Fingerabdruck an 4 von 10 Fingern eine Schlaufe zeigt. 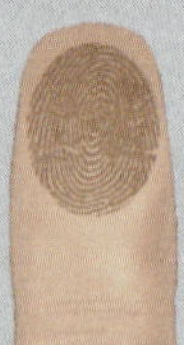 **Abb. 74**	**Bei Tendenz zur Selbstaufgabe:** Kann es sein, dass ich ein Helfersyndrom habe? Warum mache ich mein Selbstwertgefühl von der Meinung anderer abhängig? Kann es sein, dass ich mich selbst nicht richtig lieben kann und daher von der Liebe anderer abhängig bin? Kann es sein, dass ich mich mit meinem Versuch, allen zu helfen, selbst überlaste? **Bei Tendenz zur Egoverhaftung:** Kann es sein, dass ich Selbstliebe mit Selbstsucht verwechsle? Warum fällt es mir so schwer, meine Lebensziele zu verwirklichen, ohne damit andere zu verletzen? Kann es sein, dass ich die Gefühle anderer oft nicht wahrnehmen und daher auch nicht wertschätzen kann? Warum strebe ich immer nach dem Extremen? Kann es sein, dass ich damit eine Leere in meinem Inneren verdrängen will?	Gesunde Selbstliebe. Balance zwischen Geben und Nehmen. Dienen einer höheren Sache mit Freude, Leichtigkeit und Hingabe. Erkennen, Annehmen und Nutzen der eigenen Talente und Gaben zum Wohle aller.

Baumthema. Es ist gegeben, wenn der Fingerabdruck an 2 von 10 Fingern einen Baum zeigt. 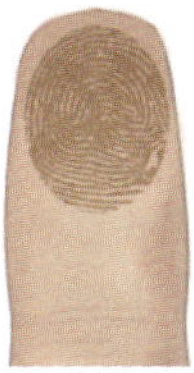 **Abb. 75**	**Bei Tendenz zur Selbstaufgabe:** Kann es sein, dass ich mich oft in zu langen Planungen und Kalkulationen verliere und dadurch nicht zum Handeln komme? Warum fällt es mir so schwer, eine Sache zielstrebig zu verfolgen? Kann es sein, dass ich mich zu sehr im Verstand verliere und zu wenig auf mein Herz höre? **Bei Tendenz zur Egoverhaftung:** Kann es sein, dass ich oft unverbindlich und oberflächlich bin? Warum fällt es mir so schwer, mich einer Sache mit ganzem Herzen zu widmen? Kann es sein, dass ich oft zu viele Dinge auf einmal machen will und dadurch den Überblick verliere? Kann es sein, dass ich oft überstürzt und unüberlegt handle?	Balance zwischen Überlegtheit und Spontaneität. Zielstrebiges Planen und Handeln. Volles Engagement bei der Verfolgung des eigenen Lebensweges. Schnelle, klare und weise Entscheidungen.
Hügelthema. Es ist gegeben, wenn der Fingerabdruck an 2 von 10 Fingern eine Schlaufe zeigt. 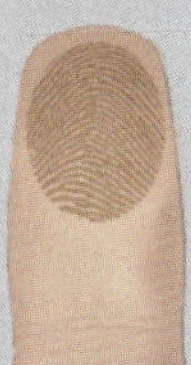 **Abb. 76**	**Bei Tendenz zur Selbstaufgabe:** Warum fällt es mir so schwer, zur Ruhe zu kommen? Kann es sein, dass ich hyperaktiv bin? Kann es sein, dass ich mich mit meiner Arbeitswut von ungelösten Lebensthemen ablenken will? Warum habe ich Angst davor, klare Entscheidungen zu treffen? Warum fällt es mir so schwer, eine Führungsrolle zu übernehmen? Warum kann ich so schlecht im Hier und Jetzt leben? **Bei Tendenz zur Egoverhaftung:** Warum fällt es mir so schwer, mich aufzuraffen und ins Handeln zu kommen? Kann es sein, dass meine innere Ruhe zur Trägheit ausartet? Warum will ich mich auf meinem Lebensweg nicht weiterbewegen? Warum lasse ich andere die Arbeiten übernehmen, für die eigentlich ich zuständig bin?	Präsenz und Aufmerksamkeit im Hier und Jetzt. Innere Ausgeglichenheit und innerer Friede. Dynamisches Gleichgewicht zwischen Ruhe und Aktivität.

Fingernageldiagnostik
Die Fingernägel stehen symbolisch für die Krallen, mit denen wir uns im Leben durchsetzen sollten. Sind unsere Krallen abgeschliffen, ist unsere Fähigkeit, uns zu behaupten, verblichen. Gesunde Fingernägel sind eben, schimmern leicht rosa und sind fest und stabil. Verändert sich die Farbe oder die gesunde Form, kann dies ein Indiz für eine nahende oder eine bestehende Krankheit sein.

Bei welchem Finger weisen ungewöhnliche Fingernagelformen auf welche Körperorganschwächen hin?

	Entsprechung
Daumennagel	Weist auf Erkrankungen der Lunge und der Lymphe hin.
Zeigefingernagel	Weist auf Erkrankungen des Kopfes und des Dickdarms hin.
Mittelfingernagel	Weist auf eine Magen- und Darmerkrankung hin.
Ringfingernagel	Weist auf Nieren- und Lungenerkrankungen hin.
Kleiner Fingernagel	Weist auf Erkrankungen der Geschlechtsorgane hin.

Fingernagelformen und Fingernagelbeschaffenheit in ihrer Entsprechung

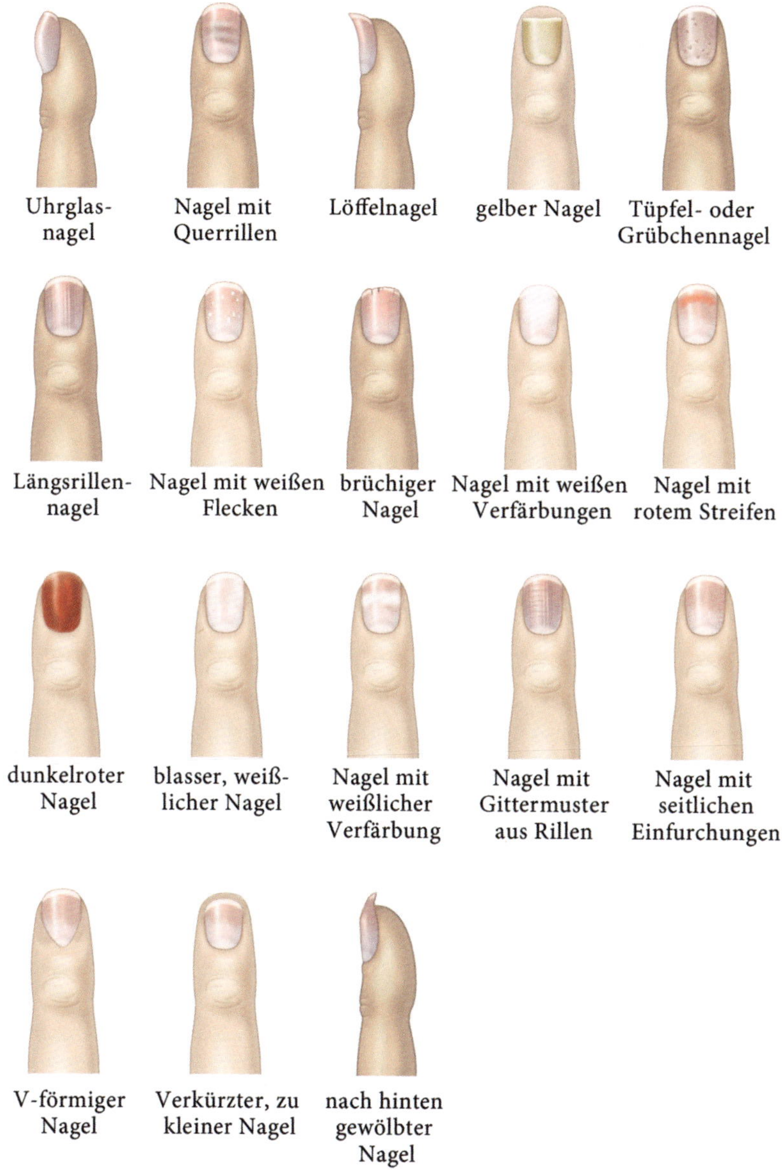

Abb. 77

Ist-Zustand	Entsprechung
Löffelnagel (Nagelmitte ist eingesunken und die Ränder heben sich ab).	Wenn die Nagelmitte eingesunken ist und die Ränder erhaben wirken, spricht man von einem Löffelnagel. Er zeigt einen Eisenmangel an.
Brüchige Nägel	Zeigen eine Anfälligkeit für Verkalkung auf. Sie weisen auch auf chronische Mangelerscheinungen (z. B. durch Bulimie) hin.
Harte Nägel	Deuten auf einen festen Knochenbau hin.
Schwache Nägel	Sind ein Anzeichen für einen schwachen Knochenbau.
Verdickte Nagelplatten	Zeigen eine Kreislaufschwäche an (Herzstörung).
Vertiefung auf der Oberfläche des Nagels 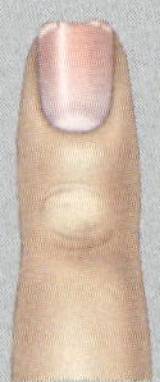 **Abb. 78**	Weist auf eine Milzstörung hin.
Längsrillen in den Fingernägeln	Weisen auf eine Darmträgheit und auf unreines Blut hin.
Nagel mit einem Gittermuster aus Längs- und Querrillen	Weist auf Wassersucht hin.
Leicht einreißende Fingernägel	Deuten darauf hin, dass eine Unterleibsstörung eintreten kann.
Wellige Querrillen auf den Fingernägeln	Deuten darauf hin, dass der Mineralhaushalt des Körpers in Ungleichgewicht geraten ist.
Uhrglasnagel (stark nach oben gewölbter Nagel)	Zeigt eine chronische Unterversorgung mit Sauerstoff an. Es können Schilddrüse, Darm, Lunge und Herz erkrankt sein.
Lange schmale und gewölbte Fingernägel	Zeigen eine Nierenerkrankung an.

Tüpfel- oder Grübchennagel (mit punktförmigen Vertiefungen auf dem Fingernagel)	Punktförmige Vertiefungen auf dem Fingernagel, wie bei einem Fingerhut, weisen auf Gelenkrheuma oder Schuppenflechte hin.
Dünne, sehr langsam wachsende Fingernägel	Zeigen an, dass Sie früh unter Haarausfall leiden können.
Nagel mit kleinen Einfurchungen an den Außenkanten	Weist auf eine Nierenschwäche hin.
V-Förmiger Fingernagel	Weist auf lähmende Rückenschmerzen (Spinalleiden) hin.
Verkürzter, zu kleiner Nagel	Weist auf eine Keimdrüsenschwäche hin.
Nach hinten gewölbter Fingernagel	Weist auf eine Tendenz zu Asthma hin.

Farbliche Veränderungen an Fingernägeln und ihre Entsprechungen

Ist-Zustand	**Entsprechung**
Ein braunes Band über dem Fingernagel	Deutet darauf hin, dass eine Nierenschwäche vorhanden ist oder bald eintritt. 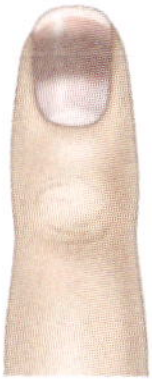 **Abb. 79**
Schwarze oder dunkle Flecken auf dem Fingernagel	Deuten auf eine Körpervergiftung hin.
Blasse Nägel	Zeigen eine bestehende Blutarmut an.
Blasser Nagel mit roten Rändern	Zeigt Stauungen im Körper an.
Nagel dunkelrot	Dies deutet auf eine Blutfülle hin.

Fingernägel mit gelben Flecken	Deuten auf eine Gehirnstörung hin.
Gelber Nagel	Deutet auf eine Gallen- und Leberstörung hin. Er kann auch ein Symptom von Lymphödem und chronischen Atemwegsinfektionen sein.
Leicht bläulicher Nagel	Deutet auf eine schwache Blutzirkulationskraft des Körpers hin.
Blauer Nagel	Symbolisiert eine Herzschwäche.
Dick und gelblich glänzender Fingernagel	Dick und gelblich glänzende Fingernägel, die keine feste Verbindung mit dem Nagelbett haben, deuten auf eine Immunschwäche der oberen Atemwege hin. Auch Lymphödeme können folgen.
Kleine weiße Flecken auf dem Fingernagel	Weisen auf einen Kalziummangel hin. Sie können auch durch Verletzungen des Nagelbettes entstehen, wenn die Nagelbetthaut zu stark zurückgeschoben wird.
Nagel mit rotem Querstreifen an der Spitze	Weist auf eine Beeinträchtigung des Immunsystems hin.
Nagel mit weißen Verfärbungen im vorderen Bereich	Weist auf Rückenmarksleiden hin.
Nagel mit weißer Verfärbung im mittleren Bereich	Weist auf Stauungen in Organen hin. Wichtig dabei ist herauszufinden, welches Organ betroffen ist. Einen Hinweis darauf kann der Finger mit der entsprechenden Verfärbung geben.

Die Nagelmondform und ihre Entsprechung

Wenn Sie an unterschiedlichen Fingern sehr unterschiedlich ausgeprägte Nagelmonde haben, schauen Sie bei den Fingern mit auffälligen Abweichungen in der Tabelle »Die Bedeutung der einzelnen Finger im Allgemeinen«, S. 121, nach.

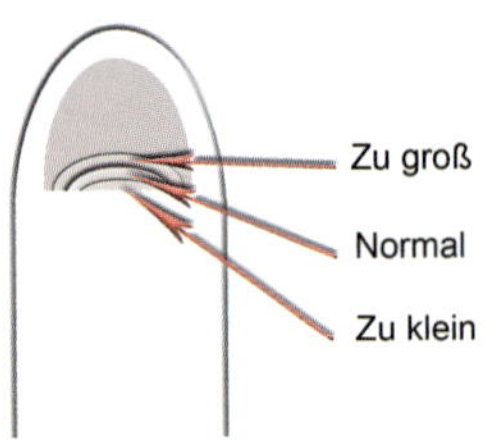

Abb. 80

Ist-Zustand	Entsprechung
Nagelmond gut sichtbar	Gute Vitalität und Blutzirkulation.
Überdurchschnittlich großer Nagelmond	Weist auf eine starke Herzkraft mit der Disposition zu einem verstärkten Herzschlag hin.
Übergroßer Nagelmond	Deutet darauf hin, dass Herzrhythmusstörungen auftreten können.
Kleiner oder fehlender Nagelmond	Deutet darauf hin, dass es zu einer Herzschwäche und Herzneurose kommen kann.

Handreflexzonendiagnostik
Die folgenden Grafiken zeigen die Reflexzonen der Hände. Alle Organe und Körperregionen sind über Meridiane und Nervensysteme mit den jeweiligen Reflexpunkten verbunden. Dadurch bieten unsere Hände einige hilfreiche Diagnose- und Behandlungsmöglichkeiten. Durch gezieltes Drücken mit dem Akupunkturstab oder mit den Fingern auf die Reflexzonen der Hand können Sie durch Ihre eigene Schmerzreagibilität erkennen, welche Bereiche geschwächt sind. Drücken Sie dazu zunächst einen neutralen Punkt, um eine Vergleichsbasis für die Druckempfindlichkeit zu bekommen. Wenn ein Reflexpunkt an Ihrer Hand besonders empfindlich ist, ist dies ein sicheres Zeichen für eine Beeinträchtigung des jeweiligen Organs oder der Körperregion. Gleichzeitig können Sie über eine Stimulation der Reflexpunkte durch Massieren, Beklopfen, Drücken oder Akupunktur energetische Blockaden in der entsprechenden Körperregion lösen und damit zur Selbstheilung anregen.

Eine andere Form der Diagnose anhand von Reflexionszonen können Sie mithilfe der Kinesiologie durchführen. (Die Beschreibung und Anleitung der kinesiologischen Muskelreflexionstests finden Sie im Kapitel »Kinesiologie«, ab S. 335) Um Aussagen über den aktuellen Zustand Ihrer Organe bzw. Körperregionen zu bekommen, legen Sie jeweils einen Finger auf die entsprechende Reflexzone an Ihrer Hand und führen Sie den Muskelreflexionstest durch. Da Sie nun wahrscheinlich keine Hände mehr frei haben, nehmen Sie für den Test am besten eines Ihrer Beine. Alternativ können Sie mit dem Finger auch auf die entsprechenden Punkte direkt in der unten abgebildeten Grafik tippen. Wenn der Test zeigt, dass Sie keine oder eine verminderte Kraft beim Berühren eines Reflexpunktes haben, so ist dies ein deutliches Zeichen für eine Schwächung im entsprechenden Körperbereich.

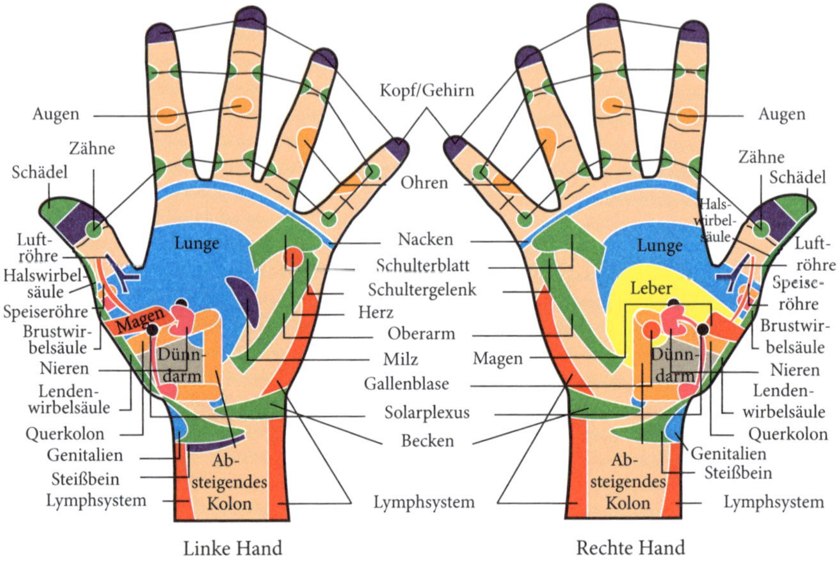
Kopf/Gehirn
Augen
Zähne
Schädel
Luft-
röhre
Halswirbel-
säule
Speiseröhre
Brustwir-
belsäule
Nieren
Lenden-
wirbelsäule
Querkolon
Genitalien
Steißbein
Lymphsystem
Lunge
Magen
Dünn-
darm
Ab-
steigendes
Kolon
Ohren
Nacken
Schulterblatt
Schultergelenk
Herz
Oberarm
Milz
Magen
Gallenblase
Solarplexus
Becken
Lymphsystem
Augen
Zähne
Schädel
Hals-
wirbel-
säule
Lunge
Leber
Luft-
röhre
Speise-
röhre
Brustwir-
belsäule
Nieren
Dünn-
darm
Lenden-
wirbelsäule
Querkolon
Genitalien
Steißbein
Ab-
steigendes
Kolon
Lymphsystem
Linke Hand
Rechte Hand

Abb. 81

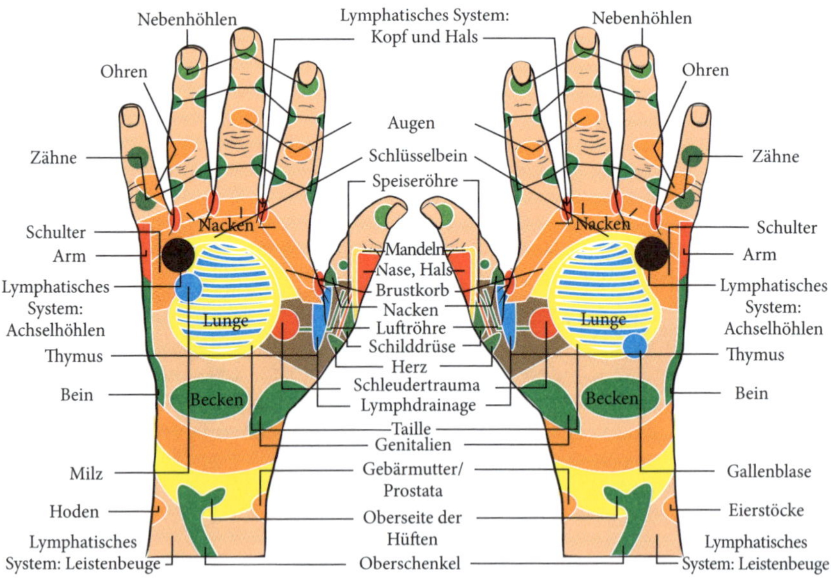
Nebenhöhlen
Lymphatisches System:
Kopf und Hals
Nebenhöhlen
Ohren
Ohren
Augen
Zähne
Zähne
Schlüsselbein
Speiseröhre
Nacken
Nacken
Schulter
Schulter
Arm
Arm
Mandeln
Nase, Hals
Brustkorb
Lymphatisches
System:
Achselhöhlen
Nacken
Lymphatisches
System:
Achselhöhlen
Lunge
Luftröhre
Lunge
Schilddrüse
Thymus
Herz
Thymus
Bein
Schleudertrauma
Bein
Becken
Lymphdrainage
Becken
Taille
Genitalien
Milz
Gebärmutter/
Prostata
Gallenblase
Hoden
Oberseite der
Hüften
Eierstöcke
Lymphatisches
System: Leistenbeuge
Oberschenkel
Lymphatisches
System: Leistenbeuge

Abb. 82

FUSSDIAGNOSTIK

Die Bedeutung der Füße im Allgemeinen

Die Füße im Allgemeinen stehen als Teil unserer Wurzeln, über die wir mit der Erde verbunden sind, in direktem Bezug zu unserer Vergangenheit.

Linker Fuß:

- Der linke Fuß verkörpert die passive, nehmende, gefühlvolle und weibliche Seite des Menschen.
- An ihm lässt sich erkennen, wie Gefühle und Emotionen verarbeitet und ausgedrückt werden.

Rechter Fuß:

- Der rechte Fuß verkörpert die aktive, gebende, verstandesorientierte und männliche Seite des Menschen.
- An ihm lässt sich erkennen, wie es um den Tatendrang und die Lebenswünsche steht.
- Er offenbart, was ein Mensch aus seinen mitgebrachten Anlagen macht.

Die Bedeutung der einzelnen Zehen des linken Fußes im Allgemeinen

Zehe	Entsprechung	Fragestellung bei Problemen
Große Zehe	Greifen und Begreifen, der Mensch als Ganzes, das Animalische und Triebhafte, Kummer und Trauer, Gegenwart, aktuelle Themen	Kann es sein, dass ich einzelne Bereiche meiner Persönlichkeit nicht akzeptieren und annehmen kann? Kann es sein, dass ich mir meine Wildheit, meine innere Natur aberkenne? Kann es sein, dass ich meiner Intuition nicht vertraue? Kann es sein, dass ich noch ungelöste Trauer in mir trage, die ich verdrängt habe? Was in mir benötigt jetzt im Moment Heilung? Welche Lebensthemen beschäftigen mich gerade in diesem Augenblick am meisten?
Zweite Zehe	Emotionalität, Offenheit, Ausdruck des eigenen Selbst, Gefühle und Gedanken	Kann es sein, dass ich nicht ausdrücken kann, was ich denke und fühle? Kann es sein, dass es mir schwerfällt, mich anderen zu öffnen? Warum fällt es mir schwer, anderen mein wahres Ich zu zeigen?

Mittlere Zehe	Kreativität, Fantasie, Vorstellungskraft, Herzensträume, innere Bilder und Visionen	Kann es sein, dass ich meine Kreativität nicht wirklich auslebe? Was hindert mich daran, meine Träume zu verwirklichen? Kann es sein, dass ich meine Fantasie unbewusst blockiere? Warum traue ich mich nicht, mir meine Lebensvision in allen Einzelheiten und mit allen Sinnen lebhaft und dreidimensional vorzustellen?
Vierte Zehe	Liebe und Selbstliebe, Geben und Nehmen, Umgang mit Intimität und Geld	Kann es sein, dass ich mich selbst nicht lieben kann und deswegen von der Anerkennung anderer abhängig bin? Warum kann ich nicht zu meinen sexuellen Wünschen und zu meiner Leidenschaft stehen? Kann es sein, das mich meine Einstellung zu Geld daran hindert, wirklich erfolgreich zu werden?
Kleine Zehe	Vertrauen, Urvertrauen, eigenes Weltbild, Selbstliebe, Verhältnis zur Familie, zur Gesellschaft und zu Religion	Warum fällt es mir schwer zu vertrauen? Wovor habe ich wirklich Angst? Kann es sein, dass ich die Verantwortung für mein Leben an die Gesellschaft oder meine Religion abgebe? Kann es sein, dass ich noch offene Themen in meiner Familiensystematik habe, die ich mir nicht anschauen will? Kann es sein, dass mich mein eigenes Weltbild davon abhält, Freude, Liebe, Leichtigkeit und Erfolg in mein Leben zu ziehen?

Die Bedeutung der einzelnen Zehen des rechten Fußes im Allgemeinen

Zehe	Entsprechung	Fragestellung bei Problemen
Große Zehe	Greifen und Begreifen, der Mensch als Ganzes, das Animalische und Triebhafte, Lebensfreude und Begeisterung, Vergangenheit, altbewährte Überzeugungen	Kann es sein, dass ich einzelne Bereiche meiner Persönlichkeit nicht akzeptieren und annehmen kann? Kann es sein, dass ich mir meine Wildheit, meine innere Natur aberkenne? Kann es sein, dass ich meiner Intuition nicht vertraue? Kann es sein, dass ich mich nur schwer für etwas begeistern kann? Was nimmt mir im Moment die Freude am Leben? Gibt es noch genug, das mein Herz wirklich höher schlagen lässt? Was aus der Vergangenheit blockiert mich im Hier und Jetzt? Kann es sein, dass ich noch immer starr an alten Überzeugungen festhalte, obwohl sie mich schon lange nicht mehr weiterbringen, sondern auf meinem Weg einschränken?
Zweite Zehe	Wünsche, Hoffnungen, Träume, Verlangen und Sehnsüchte, eigene Werte, Ansichten und Ideale	Warum fällt es mir schwer, meine tiefsten Wünsche und Sehnsüchte auszuleben? Was hält mich davon ab, mir meine Lebensträume zu erfüllen? Kann es sein, dass ich meine Wertesysteme zu sehr anhand der Gesellschaftsmeinung und zu wenig an meinem eigenen Sein orientiere?
Mittlere Zehe	Tatendrang, Dynamik, Wut, Aggression, Aktivität	Kann es sein, dass ich mich oft nicht aufraffen kann, meine Pläne auch wirklich in die Tat umzusetzen? Was zieht in meinem Leben momentan am meisten Kraft und Energie von mir ab? Habe ich Angst vor den möglichen Konsequenzen meiner Handlungen? Warum kann ich nicht zu meiner Aggression stehen? Was macht mich aggressiv? Warum gehe ich mit diesen Dingen in Resonanz? Welche eigenen Themen in mir werden durch mein Gegenüber angetickt?
Vierte Zehe	Zuneigung, Nächstenliebe, körperliche und seelische Nähe	Warum fällt es mir so schwer, Nähe zuzulassen? Warum blocke ich die Nähe anderer immer wieder ab, obwohl ich mich so sehr danach sehne? Kann es sein, dass ich Angst vor Verletzung habe? Gibt es in mir noch alte Verletzungen, die ich mir nicht eingestehe und die deswegen nicht heilen können? Warum fällt es mir so schwer, anderen meine Zuneigung und Liebe zu zeigen? Warum fällt es mir schwer, meinen Mitmenschen zu vertrauen?

Kleine Zehe	Ängste, Urängste, Panik, Respekt, Furcht vor Autoritäten	Warum besitze ich kein Urvertrauen? Wovor habe ich wirklich Angst? Warum kann ich nicht zu mir selbst stehen und lasse mich deswegen durch starke, autoritäre Persönlichkeiten verunsichern? Wie kann ich die Angst, die mich lähmt, in einen gesunden Respekt verwandeln, der mich wachsam sein lässt?

Die Zehenlänge

Ist-Zustand	Deutung	Fragestellung (mögliche Gefahren)
Lange Zehen	Weisen auf intellektuelle Menschen hin, die meist gute Denker und Planer sind, jedoch nur schwer ins Handeln kommen.	Kann es sein, dass ich mich zu sehr im Verstand verstricke und zu wenig auf mein Herz höre? Welche Angst veranlasst mich dazu, jeden Schritt bis ins kleinste Detail zu planen, anstatt auf meine Improvisationskraft und den natürlichen Lebensfluss zu vertrauen? Kann es sein, dass ich Angst davor habe, wichtige Schritte in meinem Leben zu tun? Warum habe ich ständig das Gefühl, noch nicht bereit zu sein?
Kurze Zehen	Weisen auf praktisch veranlagte, bodenständige Menschen hin, die kräftig anpacken können und nicht lange zögern, bevor sie etwas in die Tat umsetzen. Meist haben sie nur wenig Interesse an seelischen und spirituellen Themen und lassen dadurch ihre eigenen Herzensträume oft außer Acht.	Kann es sein, dass ich den Bezug zur göttlichen Energie des Universums verloren habe? Warum erlaube ich mir selbst nicht zu träumen und fantasievoll zu sein? Kann es sein, dass ich mich häufig zu schnell in die Arbeit stürze und dadurch meine Herzensstimme überhöre?

Mittellange Zehen	Weisen auf Menschen hin, die Theorie und Praxis sehr gut miteinander im Gleichgewicht halten können. Meist sind sie seelischen und spirituellen Themen aufgeschlossen, ohne dabei die Bodenhaftung zu verlieren. Die Gefahr besteht, sich in einer Harmoniesucht zu verstricken und Angst vor dem Ausleben von Extremen zu entwickeln.	Kann es sein, dass ich es oft allen recht machen will? Kann es sein, dass ich versuche, meinen Lebensweg möglichst konstant und seicht zu halten und mir dadurch selbst viele Entwicklungschancen und Erfahrungen wegnehme?

Auffälligkeiten der Füße

Ist-Zustand	Deutung	Fragestellung (mögliche Gefahren)
Nach oben flexible Zehen	Deuten auf eine allgemeine Lebensangst hin, die es dem Betreffenden unmöglich macht, mit beiden Beinen fest am Boden zu stehen und erfolgreich seinen Lebensweg zu gehen.	Worin besteht meine Urangst? Warum kann ich nicht auf das Leben und die Schöpfung vertrauen? Was hält mich davon ab, wirklich erfolgreich zu sein? Warum kann ich nicht zu mir stehen?
Druckstellen, Schwielen und ungleichmäßige, stellenweise Hornhaut	Weisen auf eine kurzfristige körperliche und seelische Überbelastung hin.	Was stresst mich im Moment am meisten? Was entzieht mir am meisten Kraft in meinem Leben? Kann es sein, dass ich im Moment zu viel auf einmal will? Warum fällt es mir schwer, mir selbst Pausen und Ruhephasen zu gönnen?
Hallux valgus (Schiefstellung der großen Zehe)´	Weist darauf hin, dass die Lebensthemen durcheinandergeraten sind und der eigene Lebensweg überkreuzt wurde. Oft fällt es dem Betroffenen schwer, sich mit der Kraft der Erde zu verwurzeln.	Warum habe ich meine Richtung auf meinem Lebensweg verloren? Kann es sein, dass ich den Überblick verloren habe über das, was mir im Leben wirklich wichtig ist? Kann es sein, dass ich beim Versuch, meine Lebensthemen zu lösen, doch nur auf der Stelle trete? Kann es sein, dass ich die innere Standhaftigkeit zum Teil verloren habe? Ist es vielleicht an der Zeit, bewusst ungewöhnliche Wege zu gehen?

Besonders kleine große Zehe	Weist auf fürsorgliche Personen hin, die meist für alle außer sich selbst da sind. Oft neigen sie dazu, sich anderen unterzuordnen. Der große Zeh steht für das Selbst und zeigt durch sein Zu-kurz-Kommen deutlich, dass das Selbstwertgefühl des Betroffenen sehr gering ist.	Warum kann ich mich selbst nur schwer lieben und muss mein Selbstwertgefühl daher von der Anerkennung anderer abhängig machen? Warum kümmere ich mich lieber um die Probleme anderer als um meine eigenen?
Hammerzehe (die zweite Zehe ist über die große Zehe geschoben)	Weist darauf hin, dass die eigenen Gefühle und Hoffnungen niedergeschlagen werden. Oft missachtet der Betroffene sein eigenes So-Sein und seine eigenen Interessen aus Harmoniesucht.	Warum habe ich Angst, meine eigenen Interessen, Wünsche und Gefühle nach außen zu vertreten? Warum kann ich nicht zu mir selbst stehen? Warum sind mir die Meinungen anderer wichtiger als meine eigene Gesundheit? Warum versuche ich, den Frieden an der Oberfläche zu wahren, anstatt durch Ehrlichkeit eine wahre Harmonie zu erzeugen? Warum habe ich Angst vor den Reaktionen anderer auf mein wahres Ich?
Klumpfuß	Weist auf einen Menschen hin, der nur schwer auf seinem Lebensweg vorankommt.	Kann es sein, dass ich aus früheren Leben oder aus meiner Familiensystematik das Thema Langsamkeit und Ruhe in Bezug auf das Voranschreiten auf dem Lebensweg mitbekommen habe?
Plattfuß	Weist auf einen Menschen mit festen und erstarrten Lebensstandpunkten hin.	Kann es sein, dass ich ab und an verkenne, wie viel ich mir zumuten kann? Belaste ich mein Fußgewölbe so arg, dass es sich platt drückt? Kann es sein, dass ich mich mit den platten Füßen mehr mit der Kraft der Erde verbinden will? Diese Scheinerdung kann nicht funktionieren. Man muss sein Seelengeflecht öffnen, um wahre Erdung zu erfahren.

Die Zehenstellung

Wenn die Zehen nicht gerade nach vorne, sondern in eine Richtung geneigt stehen, kann dies deutliche Hinweise auf unterschiedliche seelische Themen und Fragestellungen geben. In geringerem Ausmaß weist auch die Ausrichtung der Zehennägel auf diese Lebensthemen hin.

Ist-Zustand	Deutung	Fragestellung (mögliche Gefahren)
Die Zehen weisen seitwärts nach außen. 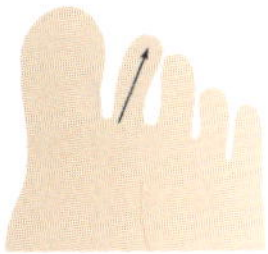 **Abb. 83**	Weist auf Menschen hin, die immer im nächsten Augenblick leben und ständig auf dem Sprung sind. Oft neigen sie dazu, die Vergangenheit zu verdrängen und von einem Erlebnis ins nächste zu hetzen, ohne sich die Zeit zu nehmen, ihre Erfahrungen in ihr Leben zu integrieren. Oft versuchen sie, ihre Ziele so schnell zu erreichen, dass sowohl ihre Arbeit als auch ihr eigener Körper darunter leidet.	Warum fällt es mir so schwer, im Hier und Jetzt zu leben? Warum glaube ich, dass der nächste Augenblick wichtiger ist als der gegenwärtige? Warum bin ich innerlich so gehetzt? Welches wichtige Lebensthema steckt in mir, das so groß ist, dass ich es mir unter gar keinen Umständen anschauen will? Warum will ich meine innere Stimme nicht hören und verhindere deshalb mit allen Mitteln, dass ich zur Ruhe komme? Kann es sein, dass ich innerlich weiß, dass ich nicht auf dem richtigen Weg bin, es mir aber nicht eingestehen will? Warum fällt es mir so schwer, dankbar zu sein für das, was ich bereits erreicht habe?

Die Zehen weisen seitwärts nach innen. 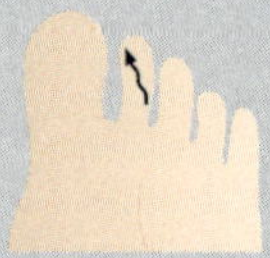 **Abb. 84**	Weist auf Menschen hin, die in der Vergangenheit verhaftet sind und dadurch den gegenwärtigen Augenblick verpassen. Sie neigen dazu, die Vergangenheit immer wieder Revue passieren zu lassen und sie dabei entweder geschönt oder verbittert zu betrachten. Die einzelnen Zehen weisen dabei auf die Lebensthemen hin, die in der Vergangenheit noch nicht gelöst wurden.	Warum fällt es mir so schwer, die Vergangenheit loszulassen? Welche ungelösten Lebensthemen und ungeheilten Wunden aus der Vergangenheit belasten mich noch im Hier und Jetzt? Warum kann ich sie nicht auflösen? Warum kann ich mir selbst für meine eigenen Fehler in der Vergangenheit nicht vergeben? Warum glaube ich, dass mein Leben in der Vergangenheit besser und glücklicher war als in der Gegenwart? Was aus meiner Vergangenheit habe ich so sehr verdrängt, dass es mich mit aller Macht zwingen möchte, es wieder auszugraben und aufzulösen?
Nach oben geneigte Zehen (Jubelzehen).	Weisen auf Menschen hin, die die Bodenhaftung verloren haben. Meist entfliehen sie ihrem Alltag durch Tagträume oder spirituelle Welten.	Warum kann ich mich den Herausforderungen meines Lebens nur schwer stellen und versuche daher, ihnen zu entfliehen? Kann es sein, dass ich den Kontakt zur Energie von Mutter Erde verloren habe? Kann es sein, dass ich mich in Traumwelten verstricke und dabei den Bezug zur physischen Welt verliere? Kann es sein, dass ich wichtige Lebensthemen nicht betrachten will und mich somit meiner eigenen Entwicklung verweigere?

Krallenzehen	Weisen auf Menschen hin, die dazu neigen, unangenehme Situationen und Alltagsdruck stillschweigend zu ertragen. Meist fühlen sie sich als Opfer und ziehen sich daher bewusst in eine Abwehrhaltung zurück. Sie wollen dabei unbedingt standhalten, bauen aber keinen eigenen Gegendruck auf.	Warum trage ich den Leitsatz »Das Leben ist ein Kampf« in mir? Warum fällt es mir so schwer, Freude und Leichtigkeit in mein Leben zu ziehen? Warum fällt es mir so schwer, meine Gefühle offen auszudrücken? Was hindert mich daran, die Verantwortung für mein Leben selbst zu übernehmen und unangenehme Situationen zu verändern? Warum glaube ich, dass ich jetzt leiden muss, um später glücklich zu sein? Was gibt mir in meinem Leben Kraft und was raubt sie mir?

Zehenformen

Zehenformen im Allgemeinen

Die hier aufgeführten Tendenzen sind die Lebensthemen, die die jeweiligen Zehenträger bearbeiten müssen, um in ihre Kraft und ihr So-Sein zu kommen. Anders als bei den Fingern können sich die Formen der Zehen und der Zehenenden im Laufe des Lebens verändern.

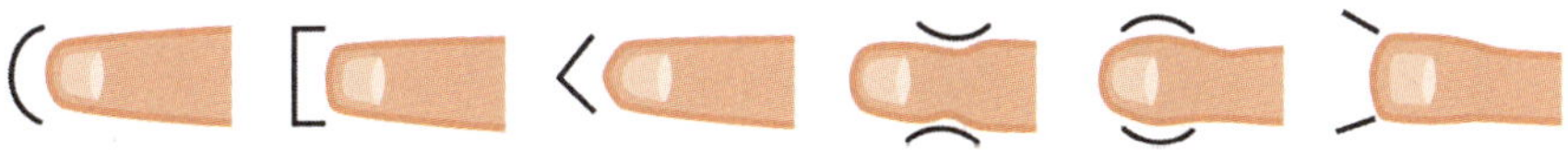

Abb. 85
Runde Zehen/ Kantige Zehen / Spitze Zehen / Flaschenhalszehen / Reservoir-Zehen / Trompetenförmige Zehen

Ist-Zustand	Deutung	Fragestellung (mögliche Gefahren)
Runde Zehenenden	Weisen auf taktvolle, freundliche Menschen hin. Häufig haben sie Angst davor, andere zu verletzen und selbst verletzt zu werden, und neigen daher dazu, ihre Aggressionen und ihre Gefühle herunterzuschlucken, anstatt sie auszusprechen.	Kann es sein, dass ich ab und an übereilt arbeite und sich deswegen häufig der Fehlerteufel einschleicht? Kann es sein, dass ich manchmal zu ungeduldig bin und Dinge daher überstürze? Kann es sein, dass mir oft wichtige Details entgehen?
Kantige Zehenenden	Weisen auf Menschen hin, die meist sehr direkt sagen, was sie denken und fühlen, dabei jedoch oft taktlos und undiplomatisch vorgehen. Sie sind meist sehr ehrgeizig und lassen sich nicht von ihrem Weg abbringen, selbst dann nicht, wenn sie selbst merken, dass er nicht zielführend ist.	Warum fällt es mir so schwer, gefühlvolle Worte für das zu finden, was in mir los ist? Kann es sein, dass ich anderen die Schuld an meinen Gefühlen gebe? Warum fällt es mir so schwer, Hilfe anzunehmen? Kann es sein, dass ich manchmal starrköpfig bin und nicht merke, wenn ich mit dem Kopf gegen die Wand renne?
Spitze Zehenenden	Weisen auf Menschen hin, die zu plötzlichen, unvermittelten Gefühlsausbrüchen neigen. Sie stauen ihre Wut gerne so lange an, bis sie schließlich explodieren. Sie sind meist ungeduldig und voreilig. Wenn sie wütend auf eine andere Person sind, sammeln sie oft über lange Zeit Argumente, bis sie den anderen richtig zerstören können.	Warum fällt es mir so schwer, meine Gefühle sofort auszudrücken? Warum warte ich damit immer, bis es aus mir herausplatzt? Warum fällt es mir so schwer, mir selbst und anderen zu verzeihen? Warum bin ich so nachtragend?

Flaschen-halszehen	Weisen auf Menschen hin, die dazu neigen, ihre Wut und ihre Gefühle herunterzuschlucken und in sich hineinzufressen. Dadurch ziehen sie vermehrt Krankheiten und Unfälle an.	Warum fällt es mir so schwer, zu mir selbst zu stehen und meine Gefühle nach außen zu tragen? Will ich mich wirklich lieber selbst durch das Herunterschlucken meiner Wut krank machen, als sie offen auszudrücken? Was kostet mich in meinem Leben Kraft und Energie? Kann es sein, dass das Verhältnis zwischen Nehmen und Geben in meinem Leben nicht im Gleichgewicht ist?
Reservoir-zehen / Bauchige Zehen	Weisen auf lange angestaute Gefühle und Lebensthemen des Trägers hin, die zu einer Gefahr für sein ganzes Lebenssystem werden können. Je nachdem, welche der Zehen bauchig sind, geben sie Hinweise auf die Art oder den Bereich des ungelösten Lebensthemas.	Welche wichtigen Lebensfragen schiebe ich schon ewig vor mir her? Kann es sein, dass es in mir ungelöste Ängste und Blockaden gibt, die ich verdrängt habe und die ich mir nicht eingestehen will? Kann es sein, dass es noch alte Wut, alte Verletzungen oder alte Trauer in mir gibt, die ich angestaut habe?
Verbreiterte Zehenenden / Trompeten-förmige Zehen	Weisen auf Menschen hin, die sich langsam, aber bestimmt an ihre Lebensthemen und Probleme herantasten. Oft versuchen sie dabei noch an alten Überzeugungen und Gedankenmustern festzuhalten. Durch ihr hohes Sicherheits- und Harmoniebedürfnis fällt es ihnen oft schwer, ihre Aggressionen sowie ihre Kreativität und ihre Herzenswünsche auszuleben. Da sie aber meist intensiv an diesen Themen arbeiten, entstehen oft konstruktive Lösungen.	Warum fällt es mir so schwer, meiner eigenen Stärke zu vertrauen? Warum versuche ich, mich auf meinem Lebensweg an Krücken festzuhalten, anstatt den Schritt in die Unsicherheit und die Selbstständigkeit zu wagen? Wer hält mich davon ab, auf meinem Lebensweg wirklich voranzukommen? Kann es sein, dass ich ein großes, unbewältigtes Kernthema in mir trage, das ich mir nicht anschauen will?

Runde Zehenenden

Zehen	Deutung	Fragestellung (mögliche Gefahren)
Große Zehe links	Weist auf Personen hin, die die Vergangenheit gut hinter sich lassen und in der Gegenwart leben können. Die Gefahr besteht, dass alte, ungelöste Lebensthemen übersehen oder verdrängt werden und der Betroffene dadurch einen Teil seiner eigenen Persönlichkeit verleumdet.	Kann es sein, dass ich noch immer ungelöste Trauer und ungeweinte Tränen mit mir herumtrage? Kann es sein, dass ich mir dunkle Seiten meiner Vergangenheit nicht eingestehen will und sie deshalb bewusst verdränge? Welche ungelösten Probleme, Traumata, Ängste, Blockaden und Verletzungen aus der Vergangenheit beeinflussen mich heute noch im Hier und Jetzt?
Große Zehe rechts	Weist auf Menschen hin, die von einem freudigen und harmonischen Lebensgefühl getragen werden. Ist die Zehe gerade nach vorne gerichtet, deutet es darauf hin, dass der Betreffende gut zu sich stehen und zielstrebig auf seinem Lebensweg voranschreiten kann. Die Gefahr besteht darin, Probleme und Konflikte bewusst auszublenden, um das positive Lebensgefühl nicht zu trüben.	Kann es sein, dass ich dazu tendiere, alles schönzureden? Kann es sein, dass ich mich wichtigen Herausforderungen in meinem Leben nicht stellen will und sie deshalb ausblende? In welchen Bereichen verhindere ich mein eigenes Vorankommen durch das Ausblenden wichtiger Lebensthemen?
Zweite Zehe links	Weist auf anpassungsfähige und freundliche Menschen hin, denen es wichtig ist, anderen zu gefallen. Oft nehmen sie sich aus Harmoniesucht selbst zurück und können ihre eigenen Gefühle und Wünsche nur sehr vorsichtig oder gar nicht äußern.	Warum ist mir die Meinung anderer so wichtig? Kann es sein, dass ich mich selbst in einigen Bereichen nicht lieben kann und deswegen auf Anerkennung von außen angewiesen bin? Warum fällt es mir so schwer, frei heraus zu sagen, was ich fühle und was ich will? Kann es sein, dass ich mein eigenes Selbst noch nicht gefunden habe und mich deswegen lieber der Gesellschaftsmeinung unterordne? Warum vertraue ich mehr auf andere als auf mich selbst?

Zweite Zehe rechts	Weist auf Personen hin, die den Wunsch in sich tragen, es allen recht machen zu wollen. Dabei fällt es ihnen oft schwer, für ihre eigenen Ziele und Ideale einzustehen und ihrer Herzensstimme zu vertrauen.	Warum kann ich nur schwer zu mir selbst stehen? Warum habe ich Angst davor, andere zu verärgern? Warum höre ich lieber auf andere anstatt auf meine eigene Intuition? Warum habe ich das Gefühl, mich anderen immer anpassen oder unterordnen zu müssen?
Mittelzehe links	Weist auf Menschen hin, die ihre Kreativität nur bedingt ausleben können. Meist lassen sie sich dabei von der Gesellschaftsmeinung einengen, indem sie bemüht sind, niemandem auf die Füße zu treten. Dabei fällt es ihnen oft leichter, anderen bei der Auslebung ihrer Kreativität zu helfen als sich selbst.	Warum schränke ich mich in meiner Kreativität selbst ein? Warum ist mir die Meinung anderer wichtiger als der authentische Ausdruck meiner selbst? Kann es sein, dass ich mich in einigen Bereichen für meine Fantasie schäme? Warum versuche ich stets, es allen recht zu machen? Warum fällt es mir schwer, auf mein eigenes Bauchgefühl zu vertrauen?
Mittelzehe rechts	Weist auf Menschen hin, die ihre Wut und ihre Aggressionen sehr kultiviert und diplomatisch ausdrücken können. Dabei besteht jedoch die Gefahr, dass sie einen großen Teil davon hinunterschlucken und damit Bluthochdruck, Magengeschwüre, Depressionen und/oder Herzinfarkte heraufbeschwören.	Kann es sein, dass ich oft nicht zu meiner eigenen Aggression stehen kann? Kann es sein, dass ich beim Versuch, andere nicht zu verletzen, nicht merke, dass ich mich selbst verletze? Warum habe ich Angst davor, andere wütend zu machen?

Vierte Zehe links	Weist auf Menschen mit einem ausgewogenen Verhältnis zwischen Geben und Nehmen in Bezug auf Liebe und Geld hin. Die Gefahr besteht, sich in einer übertriebenen Harmoniesucht zu verlieren.	Kann es sein, dass ich harmoniesüchtig bin? Warum habe ich Angst davor, andere zu verletzen? Kann es sein, dass ich Probleme und Konflikte lieber unter den Tisch kehre, als sie zu lösen? Kann es sein, dass ich bei Konflikten hoffe, dass sie sich von selbst auflösen, anstatt aktiv etwas dazu beizutragen? Kann es sein, dass ich lieber ein chronisch gestörtes Verhältnis zu meinen Mitmenschen in Kauf nehme, als einen Konflikt eskalieren zu lassen und ihm damit die Chance zu geben, sich aufzulösen?
Vierte Zehe rechts	Weist auf Menschen mit einem sehr hohen Kommunikationsbedarf hin, hinter dem sie ihre wahren Gefühle jedoch oft verbergen. Meist fällt es ihnen schwer, sich anderen zu öffnen und Zuneigung und Sinnlichkeit zuzulassen.	Warum versuche ich, meine Unsicherheit durch Small Talk zu überspielen? Warum fällt es mir so schwer, anderen zu zeigen, wer ich wirklich bin? Warum verhindere ich unbewusst, dass mir Liebe und Zuneigung entgegengebracht werden, indem ich meine Beziehungen auf einer Verstandesebene halte? Warum versuche ich unbewusst, eine Distanz zwischen mir und den Menschen, die mir wichtig sind, aufrechtzuerhalten?
Kleine Zehe links	Weist auf Personen hin, denen es leichtfällt, andere Weltsichten zu akzeptieren und diese entweder in die eigene zu integrieren oder parallel neben ihrer stehen zu lassen. Die Gefahr besteht, dabei den eigenen Standpunkt zu verlieren und es allen anderen recht machen zu wollen.	Kann es sein, dass es mir schwerfällt, meine eigenen Ansichten nach außen zu vertreten? Kann es sein, dass ich mich oft nicht durchsetzen kann? Kann es sein, dass ich mich häufig rausziehe, um die Harmonie zu wahren, und dabei selbst zu kurz komme?

Kleine Zehe rechts	Weist auf Menschen hin, die viele Ängste in sich tragen und bei Gefahr lieber schnell den Kopf einziehen oder fliehen. Meist versuchen sie, ihre Ängste zu verbergen, wodurch sie diese jedoch nur noch stärker machen.	Warum will ich mir meine Ängste nicht eingestehen? Wovor habe ich am meisten Angst? Kann es sein, dass ich meine Ängste hege und streichle, um einen Grund zu haben, nicht handeln zu müssen? Welche alten Verletzungen sind die Ursachen meiner Ängste? Kann es sein, dass ich mich noch nicht mit meinem inneren Kind ausgesöhnt habe?

Kantige Zehenenden

Zehen	Deutung	Fragestellung (mögliche Gefahren)
Große Zehe links	Weist auf Menschen hin, die dazu tendieren, nur das Negative im Leben zu sehen. Dabei nutzen sie ihr Selbstmitleid und ihren Kummer oft unbewusst, um sich vor der Erfüllung ihrer Lebensaufgabe zu drücken.	Warum habe ich Angst, die Verantwortung für mein Leben zu übernehmen? Warum fällt es mir so schwer, meinen Fokus auf das zu legen, was mir Kraft und Freude im Leben bringt? Warum suche ich immer nach dem Haar in der Suppe? Was begeistert mich im Leben wirklich? Wofür schlägt mein Herz?
Große Zehe rechts	Weist auf Menschen hin, die oft durch ihre harte Kommunikation anecken. Sie sind meist Einzelgänger, da sie sehr stark in ihrem Egotrip verhaftet sind. Meist versuchen sie, Spaß und Freude mit allen Mitteln in ihr Leben zu zwingen, produzieren dadurch jedoch immer wieder freudlose Situationen.	Warum fällt es mir so schwer, loszulassen und mich dem Leben zu öffnen? Warum vertreibe ich unbewusst immer wieder Menschen aus meinem Leben, die mir wichtig sind? Warum kann ich mich selbst und andere nur schwer lieben? Warum vertreibe ich unbewusst Freude und Leichtigkeit aus meinem Leben?

Zweite Zehe links	Weist auf sehr dominante Menschen hin, die oft verbissen versuchen, anderen ihre Weltsicht aufzudrängen.	Warum kann ich mich selbst nicht lieben und muss mein Selbstwertgefühl deswegen daraus beziehen, dass ich Macht über andere ausübe? Warum fällt es mir so schwer, andere ihren eigenen Weg gehen zu lassen? Kann es sein, dass ich eine tiefe Unsicherheit in mir trage und deswegen versuche, mich selbst von mir zu überzeugen, indem ich andere überzeuge?
Zweite Zehe rechts	Weist auf Menschen hin, die ihre Wünsche, Gefühle und Weltanschauungen klar und präzise ausdrücken können. Sie wissen meist genau, was sie wollen, und können ihre Ziele oft gut verwirklichen. Dabei besteht jedoch die Gefahr, dass sie die Gefühle anderer außer Acht lassen und so Leid und Verletzungen verursachen.	Warum fällt es mir so schwer, meine eigenen Bedürfnisse mit denen anderer unter einen Hut zu bekommen? Kann es sein, dass ich oft rücksichtslos bin? Kann es sein, dass ich mir manchmal zu wenig Gedanken über die Gefühle anderer mache? Kann es sein, dass ich manchmal unachtsam und geringschätzig mit meiner Umwelt umgehe?
Mittelzehe links	Weist auf Menschen hin, deren Kreativität und Fantasie oft sehr stark blockiert und abgestumpft ist.	Warum kann ich meine Kreativität nicht ausleben? Warum nehme ich mir unbewusst meine Lebensfreude weg? Welche ungelösten Blockaden halten mich davon ab, fantasievoll und kreativ zu sein? Kann es sein, dass ich zu sehr in meinen Verstand verstrickt bin und daher den Kontakt zu anderen Teilen meines Seins verloren habe?

Mittelzehe rechts	Weist auf zynische und oft sehr verletzende Menschen hin, die aufgrund ihrer Grobheit wie ein ungehobelter Klotz wirken.	Warum fällt es mir so schwer, sensibel mit den Gefühlen anderer umzugehen? Warum muss ich meine eigenen Gefühle hinter einer Maske aus Zynismus und Härte verstekken? Kann es sein, dass ich tiefe Verletzungen in mir trage, die ich mir nicht eingestehen will? Warum verhindere ich ganz bewusst, dass andere mich lieben können? Warum habe ich Angst davor, Schwäche zu zeigen?
Vierte Zehe links	Weist auf überhebliche und arrogante Menschen hin, die Kritik von anderen nur sehr schwer annehmen können. Oft sind sie beratungsresistent bei Angelegenheiten in den Bereichen Geld und Liebe und können sich mit dem Leitsatz » »Geben ist bekommen!« nur schwer anfreunden. Sie können sehr verletzend und grob sein, und neigen dazu, überall anzuecken.	Warum fällt es mir so schwer, Rücksicht auf andere zu nehmen? Warum ist es mir wichtiger, recht zu haben, als glücklich zu sein? Warum kann ich Kritik und Ratschläge so schwer annehmen? Warum habe ich das Gefühl, dass das Leben ein Kampf ist? Warum bin ich so sehr in meinem Egoverstand verhaftet?
Vierte Zehe rechts	Weist auf Menschen hin, die im Umgang mit Liebe, Nähe und Sinnlichkeit eher zurückhaltend sind und denen es oft schwerfällt, ihre Wünsche und Sehnsüchte in Bezug auf Sexualität und Partnerschaft klar zu äußern.	Warum traue ich mich nicht, meine leidenschaftliche Seite auszuleben? Warum fällt es mir so schwer, Liebe und Romantik zuzulassen? Trage ich vielleicht die Angst in mir, abgelehnt zu werden, wenn ich meine tiefsten Wünsche und Sehnsüchte offenbare? Warum schränke ich mich in meiner Sexualität selbst ein?

Kleine Zehe links	Weist auf Menschen hin, denen es schwerfällt, die Meinungen anderer gelten zu lassen oder auch nur in Betracht zu ziehen.	Warum fällt es mir so schwer, die Meinungen anderer zu akzeptieren? Kann es sein, dass mein eigenes Weltbild so schwach ist, dass es einstürzen würde, wenn ich andere Ansichten in Betracht zöge? Warum habe ich Angst, alte, starre Gedankenmuster loszulassen? Warum kann ich mich Neuem nur schwer öffnen?
Kleine Zehe rechts	Weist auf Menschen hin, die durch negative, traumatisierende Erfahrungen eine große Angst und Unsicherheit in sich tragen, die bis zur Panik reichen kann. Sie neigen dazu, sehr schnell eine defensive Haltung einzunehmen und sich bei Gefahr schnell zurückzuziehen.	Welche Ängste stecken noch immer so tief in mir, dass sie mich ständig begleiten? In welchen Bereichen habe ich noch alte ungelöste Seelenverletzungen? Kann es sein, dass ich ungelöste Trauer, Wut und Angst aus meiner Vergangenheit verdränge und nicht anschauen will? Warum kann ich mich nur schlecht gegen äußere Gefahren schützen?

Spitze Zehenenden

Zehen	**Deutung**	**Fragestellung (mögliche Gefahren)**
Große Zehe links	Weist auf Menschen hin, die Kummer, Ärger und Leid wie ein Magnet in ihr Leben ziehen.	Warum habe ich meinen Herzmagneten auf Kummer und Leid ausgerichtet? Kann es sein, dass ich den Leitsatz »das Leben ist hart und grausam« in mir trage? Kann es sein, dass ich mich selbst bemitleide und dadurch den Fokus noch mehr auf das Negative richte? Kann es sein, dass ich nicht verstanden habe, dass ich alles, was mir widerfährt, durch meine Lebenseinstellung selbst in mein Leben ziehe? Kann es sein, dass ich noch eine alte Schuld in mir trage, die ich mir selbst noch nicht verziehen habe und für die ich mich so unbewusst bestrafen will?

Große Zehe rechts	Weist auf Menschen hin, die ihren Weg strikt verfolgen und alles, was sie daran hindert, durch Aggression beiseiteräumen.	Kann es sein, dass das Ziel, auf das ich zusteuere, hauptsächlich meinem Ego und nicht der gesamten Schöpfung dient? Warum habe ich das Gefühl, nur gut sein zu können, wenn andere schlechter sind als ich? Warum schaffe ich es nicht, meine Lebensziele auf eine friedliche und harmonische Art zu erreichen? Kann es sein, dass mir nicht bewusst ist, dass jede Verletzung, die ich anderen zufüge, auch eine Verletzung meiner selbst ist?
Zweite Zehe links	Weist auf hilfsbereite Menschen hin, die jedoch dazu neigen, andere zu bevormunden. Oft wollen sie Lob und Anerkennung für ihre Hilfsbereitschaft und möchten, dass jeder mitbekommt, was für ein guter Samariter sie sind. Dabei kann es leicht passieren, dass sie als besserwisserisch und großmäulig wahrgenommen werden.	Bin ich wahrlich hilfreich, oder versuche ich nur Hilfsbereitschaft zu heucheln, um Anerkennung zu bekommen? Wann kann ich wirklich erkennen, wo Hilfe gebraucht wird und wo nicht? Warum ist mir mein gelungener Beitrag zum Wohlergehen anderer nicht Belohnung genug, sodass ich von der Anerkennung anderer abhängig bin? Habe ich Angst, übersehen oder ausgenutzt zu werden? Kann es sein, das es mir selbst oft schwerfällt, dankbar zu sein, und ich deswegen auch Angst vor der Undankbarkeit anderer habe?
Zweite Zehe rechts	Weist auf Menschen hin, die ihre Wünsche und Sehnsüchte sehr direkt, meist aber auch sehr unharmonisch ausdrücken und sich dadurch sehr leicht unbeliebt machen. Sie erzählen meist gerne von sich selbst und können andere Weltsichten nur schwer zulassen. Meist fällt die Zusammenarbeit mit ihnen schwer, weil sie sich oft egozentrisch und undiplomatisch verhalten.	Warum verhindere ich zwanghaft, dass mich andere Menschen mögen? Warum muss ich mich selbst in den Mittelpunkt stellen? Welche Ängste und Unsicherheiten trage ich in mir, die ich dadurch kompensieren will? Warum fällt es mir schwer, darauf zu vertrauen, dass andere gerne und aus Liebe zu meinem Wohl beitragen und ich sie dazu nicht zwingen muss? Warum fällt es mir so schwer, die Gefühle und Bedürfnisse anderer wahrzunehmen und zu respektieren?

Mittel-zehe links	Weist auf kreative, künstlerische Menschen hin, die meist zielsicher agieren und ihr Innerstes fantasievoll nach außen bringen können. Sie haben meist eine gute Vorstellungskraft und handeln aus ihrer Mitte heraus. Die Gefahr besteht, den Kontakt zur Außenwelt zu verlieren und sich in eine eigene fantastische Welt zurückzuziehen, mit der andere Menschen nur noch schwer etwas anfangen können.	Kann es sein, dass ich beim Ausdruck meiner eigenen persönlichen Wahrheit die kollektive Wahrheit außer Acht lasse? Kann es sein, dass ich zu sehr auf mich selbst fixiert bin und daher mein Umfeld nicht mehr wichtig wahrnehme? Gelingt es mir noch oft genug, einen Realitätscheck zu machen, um sicherzugehen, dass ich nicht von meinem Weg abgedriftet bin?
Mittel-zehe rechts	Weist auf cholerische Menschen hin, die ihre Gefühle ständig anstauen, sodass ihnen jeden Moment der Geduldsfaden reißen kann und sie vor Wut explodieren.	Warum kann ich meine Aggressionen nicht auf eine friedvolle Weise ausleben? Warum kann ich meine Gefühle nicht in dem Moment ausdrücken, in dem sie zum ersten Mal auftauchen und in dem ich sie äußern könnte, ohne jemanden zu verletzen? Was setzt mich innerlich so unter Druck, dass ich am liebsten ständig explodieren möchte?
Vierte Zehe links	Weist auf Menschen hin, die im Umgang mit Geld und mit Liebe nur in Extremen leben können. Dabei kann es sich sowohl um Personen handeln, die auf finanzieller und emotionaler Ebene extrem geizig als auch extrem verschwenderisch sind. Nicht selten neigen sie dazu, das eine Extrem mit dem anderen ausgleichen zu wollen.	Warum fällt es mir so schwer, ein gesundes Mittelmaß zu finden? Warum kann ich dem Leitsatz »Geben ist Bekommen« nicht folgen? Warum fällt es mir so schwer, auf das Leben zu vertrauen?

Vierte Zehe rechts	Weist auf Menschen hin, die ihre Liebe und ihre Sexualität frei ausleben können. Sie schämen sich weder ihrer selbst noch ihrer Sehnsüchte, Leidenschaften und sexuellen Fantasien, und können offen und liebevoll auf andere zugehen. Die Gefahr besteht, dass sie sich in komplexen Beziehungsmustern verstricken und die Sexualität als Ausgleich und Ablenkung für Defizite in anderen Bereichen nutzen.	Kann es sein, dass ich mich mit meiner Sexualität ablenke, um wichtige Lebensthemen nicht anschauen zu müssen? Kann es sein, dass ich mich in meinen Fantasien und Leidenschaften verliere und dadurch den Blick für meine Lebensvision einbüße?
Kleine Zehe links	Weist auf Menschen hin, die oft nur die eigene persönliche Wahrheit als einzige Wahrheit tolerieren können. Wenn ihr Weltbild oder ihr Standpunkt angefochten wird, können sie sehr schnell jähzornig werden und explodieren.	Warum kann ich die Meinungen anderer nicht annehmen? Warum sehe ich eine andere Weltsicht automatisch als Angriff auf meine eigene? Habe ich vielleicht insgeheim Angst, dass der andere recht haben könnte? Warum verweigere ich mein eigenes Wachstum und meine Selbstentwicklung? Welche Angst steckt in mir, durch die ich bei Kritik sofort mit Wut oder Ablehnung reagiere? Kann es sein, dass ich auf andere sauer bin, weil sie mir die Themen spiegeln, die ich an mir selbst nicht mag, aber nicht sehen will?
Kleine Zehe rechts	Weist auf mutige und geerdete Menschen hin, die furcht- und angstfrei durchs Leben gehen. Oft wirken sie auf andere jedoch sehr dominant, bedrohlich und einschüchternd.	Warum möchte ich andere mit meiner Ausstrahlung unbewusst abschrecken? Kann es sein, dass ich meine gefühlvolle und sensible Seite oft vernachlässige?

Fußreflexzonendiagnostik

Die folgenden Grafiken zeigen die Reflexzonen der Füße. Alle Organe und Körperregionen sind über Meridiane und Nervensysteme mit den jeweiligen Reflexpunkten verbunden. Dadurch bieten unsere Füße einige hilfreiche Diagnose- und Behandlungsmöglichkeiten. Durch gezieltes Drücken mit dem Akupunkturstab oder mit den Fingern auf die Reflexzonen der Füße können Sie durch Ihre eigene Schmerzreagibilität erkennen, welche Bereiche geschwächt sind. Drücken Sie dazu zunächst einen neutralen Punkt, um eine Vergleichsbasis für die Druckempfindlichkeit zu bekommen. Wenn ein Reflexpunkt an Ihrem Fuß besonders empfindlich ist, ist dies ein sicheres Zeichen für eine Beeinträchtigung des jeweiligen Organs oder der Körperregion. Gleichzeitig können Sie über eine Stimulation der Reflexpunkte durch Massieren, Beklopfen, Drücken oder Akupunktur energetische Blockaden in der entsprechenden Körperregion lösen und damit zur Selbstheilung anregen.

Eine andere Form der Diagnose anhand von Reflexionszonen können Sie mithilfe der Kinesiologie durchführen. (Die Beschreibung und Anleitung der kinesiologischen Muskelreflexionstests finden Sie im Kapitel »Kinesiologie«, ab S. 335) Um Aussagen über den aktuellen Zustand Ihrer Organe bzw. Körperregionen zu bekommen, legen Sie jeweils einen Finger auf die entsprechende Reflexzone an Ihrem Fuß und führen Sie den Muskelreflexionstest durch. Alternativ können Sie mit dem Finger auch auf die entsprechenden Punkte direkt in der unten abgebildeten Grafik tippen. Wenn der Test zeigt, dass Sie keine oder eine verminderte Kraft beim Berühren eines Reflexpunktes haben, so ist dies ein deutliches Zeichen für eine Schwächung im entsprechenden Körperbereich.

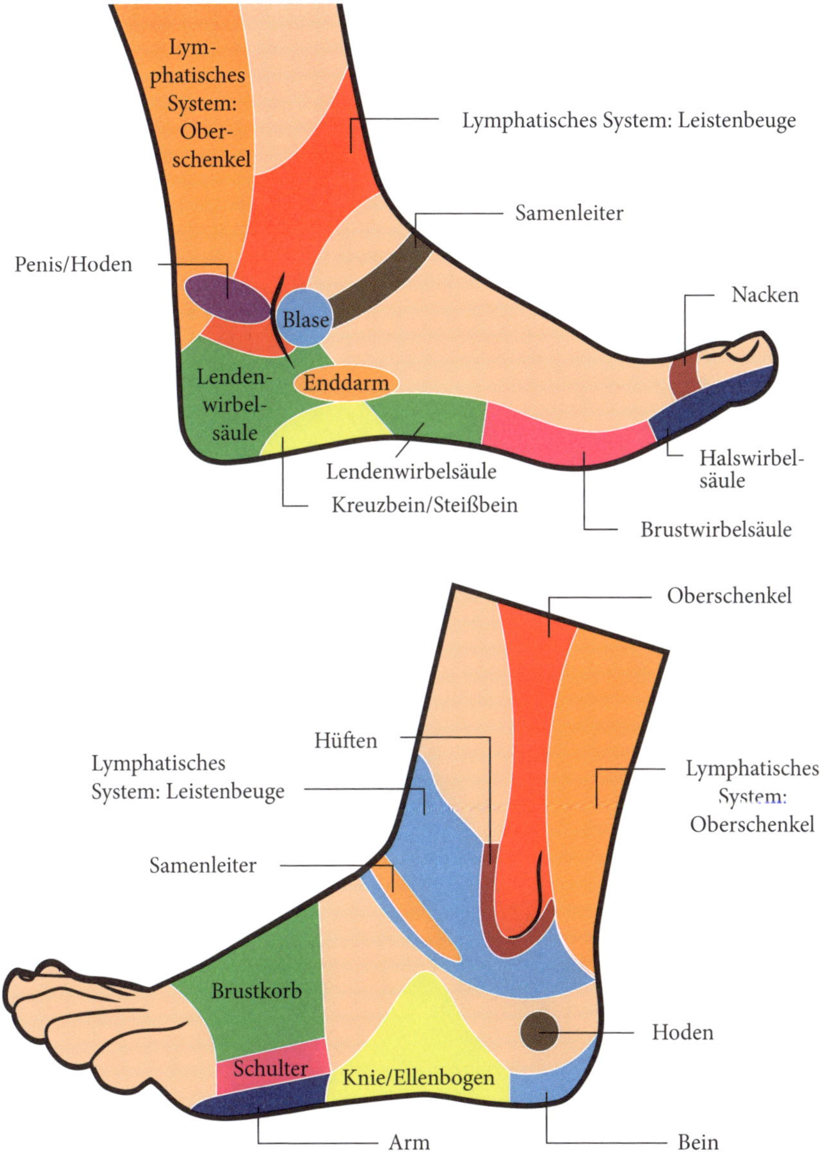
Lym-
phatisches
System:
Ober-
schenkel
Lymphatisches System: Leistenbeuge
Samenleiter
Penis/Hoden
Blase
Nacken
Lenden-
wirbel-
säule
Enddarm
Halswirbel-
säule
Lendenwirbelsäule
Kreuzbein/Steißbein
Brustwirbelsäule
Oberschenkel
Hüften
Lymphatisches
System: Leistenbeuge
Lymphatisches
System:
Oberschenkel
Samenleiter
Brustkorb
Hoden
Schulter
Knie/Ellenbogen
Arm
Bein

Abb. 86

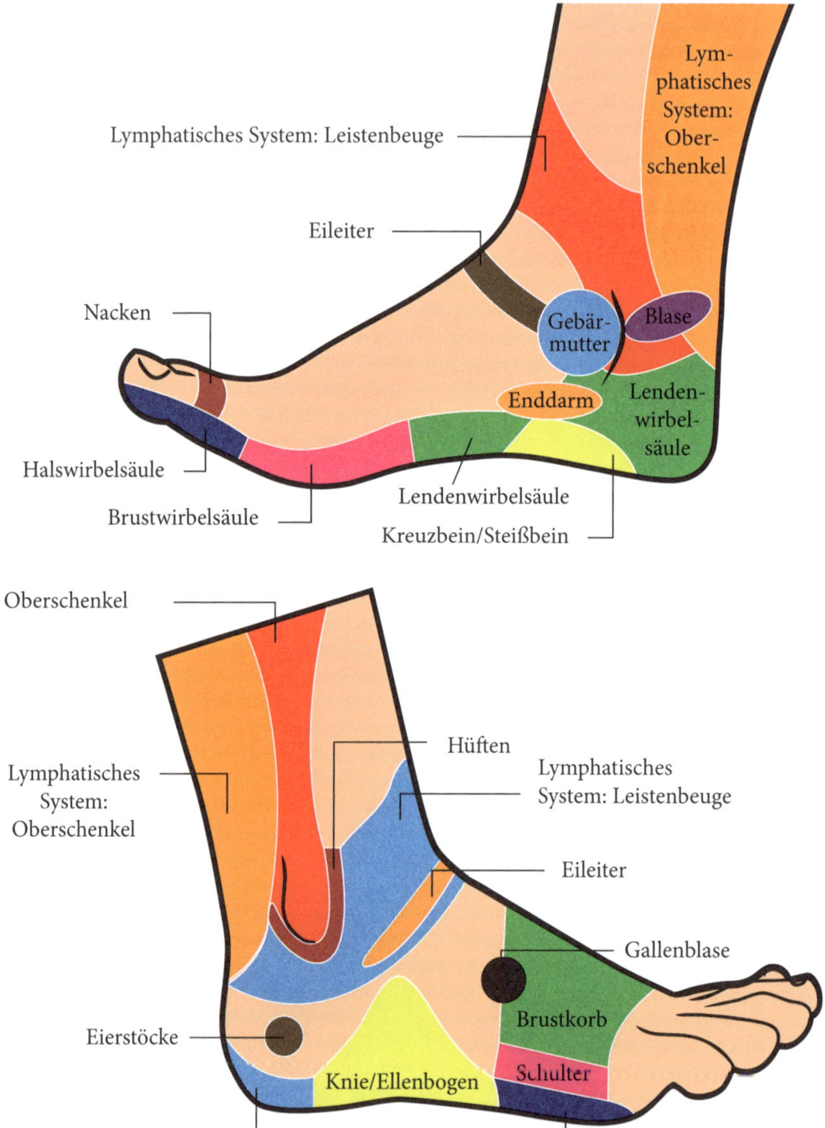
Lymphatisches System: Leistenbeuge
Lym-
phatisches
System:
Ober-
schenkel
Eileiter
Nacken
Gebär-
mutter
Blase
Enddarm
Lenden-
wirbel-
säule
Halswirbelsäule
Brustwirbelsäule
Lendenwirbelsäule
Kreuzbein/Steißbein
Oberschenkel
Hüften
Lymphatisches
System: Leistenbeuge
Lymphatisches
System:
Oberschenkel
Eileiter
Gallenblase
Brustkorb
Eierstöcke
Schulter
Knie/Ellenbogen
Bein
Arm

Abb. 87

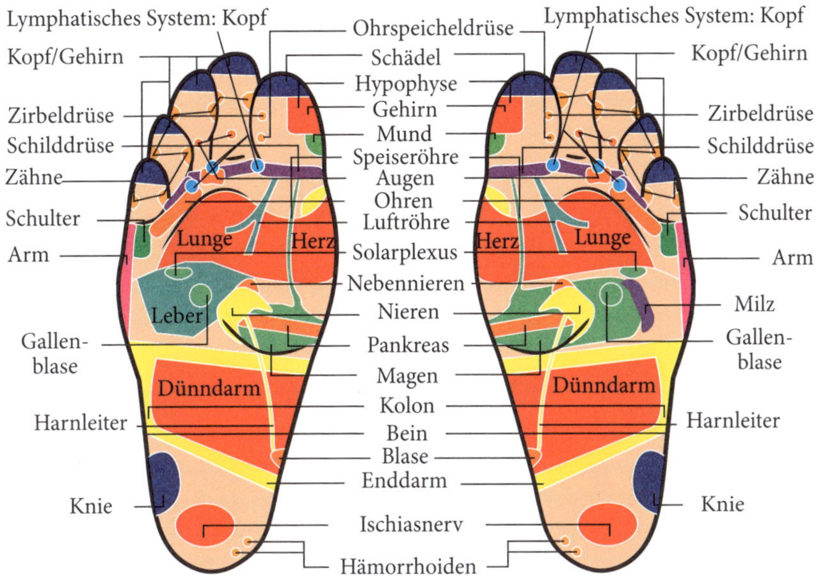
Lymphatisches System: Kopf
Kopf/Gehirn
Zirbeldrüse
Schilddrüse
Zähne
Schulter
Arm
Gallen-
blase
Harnleiter
Knie
Ohrspeicheldrüse
Schädel
Hypophyse
Gehirn
Mund
Speiseröhre
Augen
Ohren
Luftröhre
Solarplexus
Nebennieren
Nieren
Pankreas
Magen
Kolon
Bein
Blase
Enddarm
Ischiasnerv
Hämorrhoiden
Lymphatisches System: Kopf
Kopf/Gehirn
Zirbeldrüse
Schilddrüse
Zähne
Schulter
Arm
Milz
Gallen-
blase
Harnleiter
Knie
Lunge
Herz
Leber
Dünndarm
Herz
Lunge
Dünndarm

Abb. 88

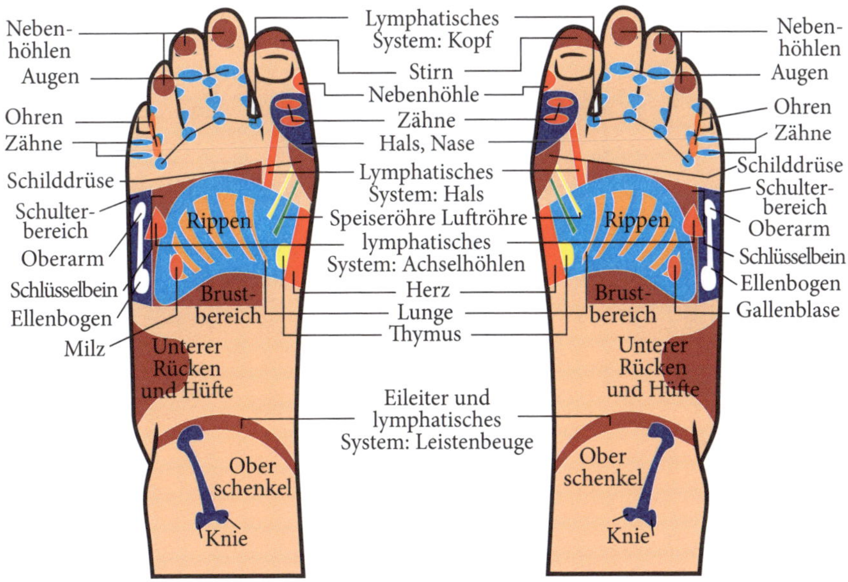
Neben-
höhlen
Augen
Ohren
Zähne
Schilddrüse
Schulter-
bereich
Oberarm
Schlüsselbein
Ellenbogen
Milz
Lymphatisches
System: Kopf
Stirn
Nebenhöhle
Zähne
Hals, Nase
Lymphatisches
System: Hals
Speiseröhre Luftröhre
lymphatisches
System: Achselhöhlen
Herz
Lunge
Thymus
Eileiter und
lymphatisches
System: Leistenbeuge
Neben-
höhlen
Augen
Ohren
Zähne
Schilddrüse
Schulter-
bereich
Oberarm
Schlüsselbein
Ellenbogen
Gallenblase
Rippen
Brust-
bereich
Unterer
Rücken
und Hüfte
Ober
schenkel
Knie
Rippen
Brust-
bereich
Unterer
Rücken
und Hüfte
Ober
schenkel
Knie

Abb. 89

Wirbelsäulendiagnostik

Die Wirbelsäule steht symbolisch für den Halt und die Dynamik im Leben. Unsere Rückensäule zeigt an, wie aufrichtig wir im Leben sind. Sie ist die Heimat der Lebensenergiesäule. Bei Problemen mit der Wirbelsäule sollten Sie sich fragen:

Wirbelsäule	– Kann es sein, dass meine innere seelische Haltung nicht meinem Herzensgefühl entspricht und ich deshalb zum krummen Hund geworden bin? – Warum habe ich kein starkes Rückgrat? – Warum ziehe ich den Buckel ein? – Kann es sein, dass mir jemand das Kreuz gebrochen hat? – Kann es sein, dass ich nicht immer aufrichtig bin? – Kann es sein, dass ich mich übernommen habe? – Kann es sein, dass ich mich auf etwas versteife? – Kann es sein, dass ich etwas unfreiwillig auf mich nehme?
Atlas (1. Halswirbel)	– In welchen Bereichen meines Lebens habe ich den Überblick verloren? – Trage ich vielleicht zu viel Last, die ich nicht einordnen kann? – Ist meine geistige Flexibilität eingeschränkt?
Axis (2. Halswirbel)	– Kann es sein, dass ich zu starr in meinem Leben geworden bin?
Halswirbel	– Warum fällt es mir schwer, die Übersicht zu behalten? – Kann es sein, dass ich oft starrköpfig bin und meine geistige Flexibilität verloren habe? – Fällt es mir schwer, meinen eigenen Standpunkt zu behaupten, und lasse ich mich daher wie ein Fähnchen im Wind von anderen beeinflussen? – Warum lasse ich meinen Kopf so schnell hängen?

Brustwirbel	– In welchem Bereich meines Lebens benötigen meine Gefühle und Emotionen mehr Rückhalt?
Bandscheiben	– Wo bin ich überlastet? – Warum habe ich mir so viel Druck auf meine Schultern aufgeladen? – Warum arbeite ich überzogen im Außen und nicht im Innen?

Wenn Sie den genauen Wirbelkörper kennen, der Ihnen Probleme bereitet, können Sie in der folgenden Grafik und Tabelle die genauen Entsprechungen, Fragestellungen und Affirmationen entnehmen.

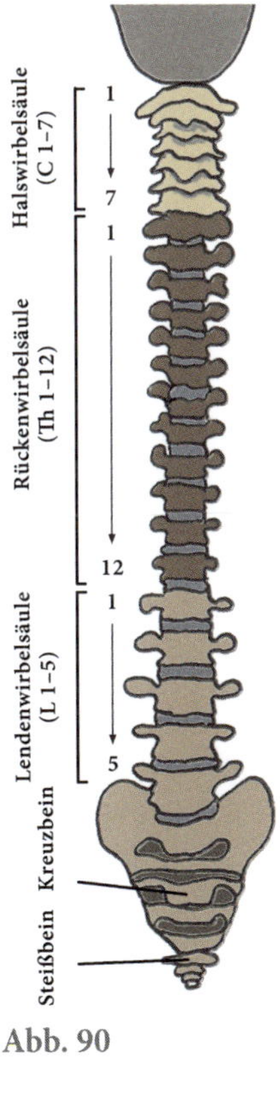

Abb. 90

Im Kapitel »Kinesiologie« (S. 335) finden Sie außerdem eine Methode, mit der Sie Ihre einzelnen Wirbel auf Blockaden und Verschiebungen hin testen können.

Name	Bereich	Organentsprechung	Mögliche Beschwerden
C1	Halswirbelsäule	Kopf, Gehirn, Ohr, Hypophyse, sympathisches Nervensystem	Kopfschmerzen, Migräne, Schwindel, Nervosität, Nervenschwäche oder -zusammenbruch, chronische Müdigkeit, Gedächtnisschwund, halbseitige Lähmung aufgrund der ungleichmäßigen Durchblutung der Gehirnhälften
C2		Augen, Sehnerv, Ohren, Hörnerv, Nase, Nebenhöhlen, Geruchssinn, Zunge, Stirn	Augenleiden, Ohrenleiden, Taubheit, Allergien, Schnupfen, Nasennebenhöhlenentzündung, Ohnmacht
C3		Zähne, mimischer Gesichtsnerv, Wangen, Ohrmuschel	Nervenleiden, chronische oder anfallartige Schmerzzustände, Akne, Ekzeme, Zahnschmerzen, Karies, Tinnitus,
C4		Mund, Lippen, Nase, eustachische Röhre (Ohrtrompete)	Erkältung, Katarrh, Heuschnupfen, Schleimhautentzündung, verkrampfte Lippenmuskeln, trockene, spröde Lippen, Polypen
C5		Stimmbänder, Rachen, Nackendrüsen	Heiserkeit, Halsschmerzen, Kehlkopfentzündung
C6		Schultern, Nacken, Trapezmuskel, Mandeln	Mandelentzündung, Keuchhusten, Diphterie, Kropf (Schilddrüsenschwellung) Angina pectoris (Durchblutungsstörung des Herzens), Muskelverspannungen, Schultergelenkentzündung, Nackensteifigkeit
C7		Schilddrüse, Ellbogen	Tennisarm, Schilddrüsenüber- oder -unterfunktion, Ängste, Depressionen

Th1	Brustwirbelsäule	Luftröhre, Speiseröhre, Finger, Handgelenke, Unterarme	Unter- oder Uberempfindlichkeit der Arme und Hände, Schulterschmerzen, Sehnenscheidenentzündung im Unterarm, Husten, Kurzatmigkeit, Asthma
Th2		Herz, Koronargefäße	Herzbeschwerden, Herzrhythmusstörungen, Schmerzen in der Brust, Ängste
Th3		Lunge, Bronchien, Rippen, Brustkorb, Rippenfell	Lungenleiden, Bronchitis, Grippe, Schmerzen im Brustkorb, Atembeschwerden, ungleiche Brüste, Husten, Lungenentzündung
Th4		Galle	Gallenleiden, Gelbsucht, Gürtelrose, seitliche Kopfschmerzen
Th5		Leber, Blut, Solarplexus	Leberleiden, Anämie, niedriger Blutdruck, Arthritis, Müdigkeit, Kreislaufschwäche
Th6		Magen	Magenprobleme aller Art, Diabetes
Th7		Bauchspeicheldrüse (Pankreas)	Zwölffingerdarmgeschwüre, Bauchspeicheldrüsenentzündung, Magenbeschwerden, Schluckauf, Schwächegefühl, Vitaminmangel
Th8		Milz	Milzbeschwerden, Allergien, Schwächung des Immunsystems, Schluckauf
Th9		Nebennieren	Allergien, Beschwerden des Immunsystems, Nesselausschläge
Th10		Nieren	Nierenleiden aller Art, chronische Müdigkeit, Arterienverkalkung, Rückvergiftung des Körpers (Gifte können nicht ausgeschieden werden)
Th11		Harnleiter	Hauterkrankungen wie Akne, Furunkel, Ekzeme, raue Haut, Schuppenflechte
Th12		Dünndarm, Lymphsystem	Dünndarmprobleme, Rheuma, Wachstumsstörungen, Roemheldsyndrom (Herzbeschwerden, verursacht durch Gärgase im Magen-Darm-Trakt), Blähungen, Unfruchtbarkeit

L1	Lendenwirbelsäule	Dickdarm, Leiste	Durchfall, Verstopfungen, Darmbeschwerden aller Art, Kopfschmerzen
L2		Bauch, Blinddarm, Oberschenkel	Übersäuerung, Krämpfe, venöse Blutstauungen, Atembeschwerden, Krampfadern, Blinddarmbeschwerden
L3		Blase, Unterleib, Knie, Geschlechtsorgane, Gebärmutter	Blasenschwäche, Impotenz, Hormonstörungen, Schwangerschaftsstörungen, Fehlgeburten, PMS, Menstruationsbeschwerden, Wechseljahresbeschwerden, Knieschmerzen,
L4		Prostata, Ischiasnerv	Ischiasbeschwerden, Hexenschuss, schmerzhaftes oder überhäufiges Harnlassen, Prostatabeschwerden
L5		Unterschenkel, Füße	Wadenkrämpfe, geschwollene Knöchel, Unterschenkelgeschwür, Durchblutungsstörungen in den Füßen, Hämorrhoiden
Kreuzbein		Hüfte, Gesäß	Skoliose (seitliche Verbiegung der Wirbelsäule), Hüftgelenksarthrose, chronische Verstopfung, Schmerzen in Beinen und Füßen
Steißbein		Enddarm, After	Hämorrhoiden, Verwölbung des Schließmuskels, Afterjucken, Schmerzen beim Sitzen

Name	Bereich	Entsprechung	Mögliche negative Auswirkungen / Ursachen für Blockaden des Wirbels	Positive Affirmation	Chakra
C1	Halswirbelsäule	Lebensmut / Mittelohr, Hirnanhangsdrüse	– Wovor habe ich Angst und was verwirrt mich momentan? – Warum bevorzuge ich es, alles mit dem Verstand zu erfassen? – Was veranlasst mich, vor meinem Leben wegzulaufen? – Mangelt es mir im Moment an Vertrauen zu meinem höheren Selbst? – Worüber muss ich zurzeit immer zwingend nachdenken?	Ich bin in meiner Mitte und höre auf mein Herz. Ich glaube an mich.	7
C2		Träume, Vorstellungskraft / Gehörnerv, Nasennebenhöhlen, Zunge	– Was hindert mich daran, weiter zu wachsen, und warum weigere ich mich, etwas zu verstehen? – Kann es sein, dass ich unentschlossen handle und das Reale nicht sehen will? – Warum verleugne ich meine eigene Spiritualität? – Warum beschränke ich meine Sicht auf ein Minimum und unterdrücke meine Weitsicht?	Ich bin offen für die Welt und das Universum. Ich möchte mich selbst entfalten und mich weiterentwickeln.	6

C3	Halswirbelsäule	Wachstum / äußeres Ohr, Trigeminusnerv	– Was bringt mich im Moment zum Schwanken? – Kann es sein, dass ich mich wie ein Märtyrer verhalte und versuche, die ganze Schuld auf mich zu nehmen und zu schlucken? – Warum habe ich meinen Standpunkt verloren?	Ich bin standfest und sorge für mich selbst. Ich bin zufrieden mit mir.	
C4		Inspiration, Intuition / Mund, Lippen, Nase	– Kann es sein, dass ich Tränen lieber unterdrücke, die durch unterdrückte und angestaute Gefühle entstehen? – Warum bin ich immer so verbittert und weigere mich zuzuhören? – Gibt es im Moment nichts, an das ich mich halten kann?	Ich versuche so viel wie möglich wahrzunehmen und zu lernen. Ich lasse meinen Gefühlen freien Lauf und genieße das Leben.	
C5		Selbstheilung / Stimmbänder	– Kann es sein, dass ich Angst habe, mich lächerlich zu machen? Oder habe ich Angst vor Demütigung? – Was überlastet mich? – Und was hindert mich momentan daran, zu kommunizieren und mich stimmlich auszudrücken?	Ich bin mutig und ausgeglichen. Ich werde geliebt.	5

C6	Halswirbelsäule	Freude / Schulter, Nacken, Mandeln	– Was bringt mich dazu, andere immer ändern zu wollen, und macht mich dadurch unflexibel? – Kann es sein, dass ich nicht zu meinen eigenen Bedürfnissen stehe? – Und was belastet mich momentan?	Ich weiß, was ich will, und bin flexibel. Ich akzeptiere andere und meine Umwelt, so wie sie sind.	
C7		Zellerneuerung / Schultergelenke, Ellbogen, Schilddrüse	– Was verwirrt mich? – Was macht mich wütend? – Kann es sein, dass ich mir nicht helfen lassen will und alleine im Stillen leide? – Warum bin ich wehrlos und lasse mich dadurch demütigen und unterdrücken?	Ich nehme Hilfe an und bin stark, ich liebe mich, so wie ich bin.	
Th1	Rückenwirbelsäule	Selbstsicherheit / Luft- und Speiseröhre, Hände, Finger, Unterarme	– Kann es sein, dass ich denke, dass ohne mich nichts läuft und ich überall dabei sein muss? – Warum habe ich kein Vertrauen in das Leben und versuche dadurch, viel auf den eigenen Schultern zu tragen? – Warum glaube ich, dass ich alles alleine bewirken muss, überlaste mich aber gleichzeitig damit?	Ich glaube und vertraue und lasse den Dingen ihren Lauf. Ich lebe mit Leichtigkeit.	4

Th2	Rückenwirbelsäule	Schwindel, Brechzentrum / Herz	– Kann es sein, dass ich Angst habe, meine Fassade fallen zu lassen, um mein wahres Gesicht zu zeigen? – Warum verschließe ich mein Herz und bin somit für andere lieblos, freudlos und hartnäckig? – Kann es damit zusammenhängen, dass ich Angst habe, durch Schmerz verletzt zu werden?	Ich bin offen und trage Liebe in mir und kann diese auch zeigen. Ich vertraue und bin friedlich.	
Th3		Temperaturempfinden / Bronchien, Brustkorb	– Warum ziehe ich mich immer mehr zurück und vermeide Kommunikationen? – Oder herrscht in mir so ein Chaos, dass ich nicht zu meinen Bedürfnissen stehen kann und dadurch mich zu keiner eigenen Meinung entschließen kann? – Kann es sein, dass ich alte, schmerzhafte Verletzungen nicht verarbeitet habe und immer noch mit mir herumtrage?	Ich bin klar und stehe zu meinen Bedürfnissen. Ich lasse die Vergangenheit bewusst hinter mir und bin dankbar für Erfahrungen.	

Th4	Rückenwirbelsäule	Ernsthaftigkeit / Gallenblase	– Warum bin ich so hart zu mir selbst und unterdrücke meine innerliche Wut? – Was bringt mich dazu, alles in mir zu verbittern? – Warum fällt es mir schwer zu verlieren und verurteile andere für alles? – Warum kann ich mir nicht die Zeit und Freiheit geben, um meine Bedürfnisse umzusetzen und muss verbissen ein Ziel	Ich bin stolz auf mich und gebe mir Zeit. Ich beschere andere mit Frieden und Freiheit.	3
Th5		Denken / Leber, Blut	– Warum sorge ich mich zuerst um andere, bevor ich meine Emotionen fühle und verarbeite? – Was hält mich davon ab, angestauten Gefühle freien Lauf zu lassen? – Was macht mich traurig? – Habe ich vielleicht das Gefühl, immer auf jeden und alles aufpassen zu müssen, und verliere dadurch mein inneres Kind total aus den Augen?	Ich lebe gefühlvoll und frei. Ich bin nur für mich selbst verantwortlich.	

Th6	Rückenwirbelsäule	Tun / Magen	– In welchen Bereichen bin ich wütend auf das Leben? Warum kann ich nicht vertrauen und einfach die Zukunft auf mich zukommen lassen? – Was bringt mich dazu, meine Emotionen zu hemmen? – Kann es sein, dass ich mich versuche durch Süchte abzulenken?	Ich lebe im Hier und Jetzt und vertraue. Ich bin unabhängig und zuversichtlich für alle Entwicklungen und die Zukunft.	
Th7		Kreativität / Bauchspeichel, Zwölffingerdarm	– Was bringt mich dazu, den Schmerz in mir zu sammeln und mich innerlich aufzubäumen? – Kann es sein, dass ich jeglichen Genuss verweigere und somit die Süße des Lebens nicht an mich heranlasse?	Ich genieße die Süße des Lebens und lasse los.	
Th8		Musik / Milz, Zwerchfell	– Warum sehe ich immer das Negative im Leben? – Kann es sein, dass ich aus irgendeinem Grund aufgehört habe, an mich selbst zu glauben, und nur ans Scheitern denken kann? Warum mache ich mir so viele Sorgen und erstarre dadurch? Was bringt mich dazu, mich gegen den Fluss des Lebens zu stellen.	Ich bin positiv gestimmt und zuversichtlich. Ich gebe mich dem Fluss des Lebens hin.	

Th9	Rückenwirbelsäule	Nebennieren, Immunsystem	– Warum denke ich, dass sich jeder gegen mich verschworen hat, und schlüpfe in die Rolle des Opfers? – Kann es sein, dass ich mich schnell im Stich gelassen fühle und dadurch oft vorwurfsvoll klinge? – Was bringt mich dazu, aggressive Gefühle zu unterdrücken? Habe ich schon mal darüber nachgedacht, dass das der Grund für Allergien sein könnte?	Ich erschaffe mir meine Realität selbst und bin Teil des Ganzen.	2
Th10			– Warum verkrieche ich mich immer in der Opferrolle und weigere mich, Verantwortung zu übernehmen? – Kann es sein, dass ich anderen immer die Schuld für alles gebe? – Welche seelische Partnerschaft ist wirklich gestört (Ehe, Eltern, Kinder, Kollegen etc.)?	Ich gebe und empfange Freude und Liebe. Ich bin für mich verantwortlich. Ich gebe und nehme Liebe und Freude dankbar an.	
Th11		Tapferkeit / Harnwege	– Warum kann ich nicht an mich selbst glauben und bin dadurch oft ängstlich und unsicher? – Kann es sein, dass ich durch mein mangelndes Selbstbewusstsein Beziehungen und Kontakte vermeide?	Ich werde geliebt und bin sicher. Ich bin offen für Beziehungen.	

Th12	Rückenwirbelsäule	Nächstenliebe / Dünndarm, Eileiter, Lymphe	– Warum habe ich Angst vor der Liebe? – Glaube ich, dass ich kein Recht zum Leben habe? – Kann es sein, dass es daran liegt, Vergangenes nicht loslassen zu können?	Ich habe das Recht zu leben. Ich kann Vergangenes hinter mir lassen.	
L1	Lendenwirbelsäule	Träume, Vorstellungswelt, Dickdarm	– Warum bin ich immer so unsicher? – Habe ich vielleicht Schwierigkeiten mit Neuanfängen? Wie kann es sein, dass ich zugleich alleine sein möchte und mich trotzdem nach Liebe sehne?	Ich empfange Neues offen und zuversichtlich. Mir wird Liebe gegeben.	
L2		Gutmütigkeit / Blinddarm, Oberschenkel	– Warum verkrampfe ich schnell und gerate so schnell in Panik? Und wieso finde ich oftmals keinen Ausweg? – Kann es sein, dass ich meine schmerzhafte Kindheit noch nicht verarbeitet habe und dieser noch immer hinterherhänge?	Ich habe klare Gedanken und kann über mich hinauswachsen.	

L3	Lendenwirbelsäule	Lebensmut / Blase, Knie, Gebärmutter	– Wieso hasse ich mich selbst und fühle mich immer schuldig? In welchen Bereichen mangelt es mir an Geborgenheitsgefühl? Warum kann ich mich meiner Sexualität nicht hingeben? – Kann es sein, dass ich die Vergangenheit und den sexuellen Missbrauch nicht loslassen kann?	Ich liebe mich und werde geliebt. Ich stehe zu meiner Sexualität und lasse die Vergangenheit ziehen.	
L4		Wachstum / Prostata, Ischiasnerv	– Warum lehne ich Sexualität bewusst ab? – Kann es sein, dass ich kein Vertrauen in meine eigene Macht habe und dadurch manchmal ohnmächtig werde? – Kann ich vielleicht nicht an mich selbst glauben und habe deswegen Angst um meine finanzielle Sicherheit?	Ich glaube an mich und kann vertrauen. Ich habe Kraft und bin sicher.	1
L5		Freude / Füße, Unterschenkel, Knöchel, Zehen, Mastdarm	– Was macht mich unsicher und wütend? – Woher kommt meine Ausdrucksschwierigkeit? – Zweifle ich daran, Freude verdient zu haben, und kann deshalb Lust nicht annehmen und abgeben?	Ich nehme Freude dankbar an und gebe mich der Lust hin.	

Kreuzbein	Selbstheilung, Sicherheit / Hüftknochen, Gesäß	- Warum unterdrücke ich meine alte und verborgene Aggressivität? - Was nimmt mir momentan die Kraft und die Macht?	Ich bin die Autorität in meinem Leben. Ich vertraue auf meine Kraft und die Macht der Umwelt.	
Steißbein	Denken, Kunst, Kreativität / Enddarm, After	- Warum mache ich mir selbst Vorwürfe und halte Kummer und Leid fest? - In welchen Bereichen mangelt es mir an Erdung? - Kann es sein, dass mir mein inneres Ungleichgewicht zu schaffen macht und ich lange an Dogmatismus festhalte?	Ich bewege mich im Gleichgewicht und liebe mich.	

Organdiagnostik

Anders als unsere Haut und unsere Muskeln können unsere inneren Organe, wenn sie geschwächt sind, nicht selbst schmerzen. Sie sind jedoch über Nervenstränge mit den sogenannten Headschen Zonen verbunden. Dies sind Körperstellen, an denen wir auf Druck oder bei Berührung empfindlich reagieren, wenn das jeweilig verbundene Organ geschwächt ist. Je stärker dabei unter Druck ein Schmerz empfunden wird, desto stärker ist auch die Beeinträchtigung des Organs. Gleichzeitig lässt sich an den entsprechenden Körperpunkten auch eine Verhärtung der Muskulatur erfühlen. Wenn Sie über die Headschen Zonen eine Schwächung an einem Organ festgestellt haben, können Sie unter dem entsprechenden Organ nachschlagen, um weitere Hinweise und Informationen zu erhalten. Gleichzeitig ist das Massieren der Headschen Zonen eine Methode, mit der Sie die Tätigkeit des entsprechenden Organs anregen sowie Stress, Anspannung und energetische Blockaden in diesem Bereich abbauen können.

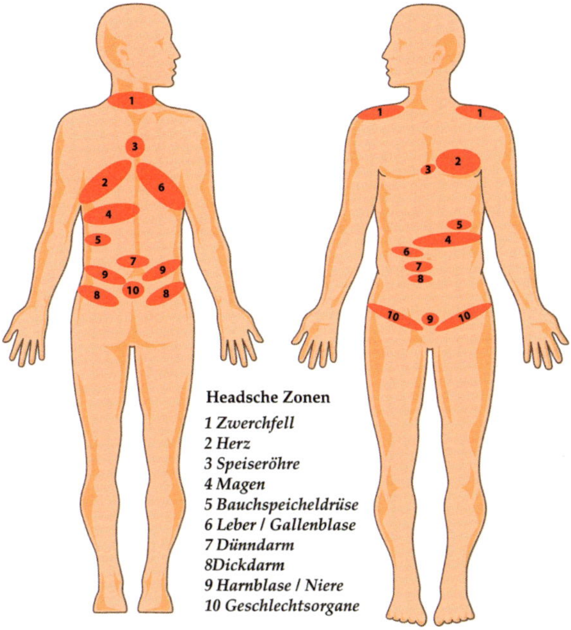

Abb. 91

Gangdiagnostik

Seit Anbeginn der Zeit hat sich der Gang des Menschen rapide verändert. So sind wir durch die Evolution vom Vierfüßlergang zum aufrechten Gang herangewachsen. Doch heute kann man durch das Gangbild sehr leicht erkennen, welche Krankheiten und Körperfunktionsschwächen ein Mensch in sich trägt.

Watschelnder Entengang
- Hinweis auf Hüftgelenkserkrankungen
- Hinweis auf Muskelschwund
- Hinweis auf Kalkarmut
- Hinweis auf Kinderlähmung

Verkrampfter Schritt
- Hinweis auf Nachwirkungen einer ausgeheilten Gehirnhautentzündung
- Hinweis auf multiple Sklerose
- Hinweis auf Parkinson

Gebückter Gang
- Hinweis auf Rheumatismus
- Hinweis auf Gicht
- Hinweis auf Magenbeschwerden
- Hinweis auf Unterbauchbeschwerden
- Hinweis auf einen Menschen, der Angst hat, seine wahre Größe zu zeigen und zu leben

Wenn man die Treppe nicht mehr hinuntergehen kann
- Hinweis auf Kniegelenkserkrankung
- Hinweis auf Lähmung

Wenn man die Treppe nicht mehr hinaufsteigen kann
- Hinweis auf Herzleiden
- Hinweis auf Nervenleiden
- Hinweis auf Kreislaufstörungen

Wenn man nicht mehr rückwärts gehen kann
- Hinweis auf Störung des Gleichgewichtsorgans
- Hinweis auf Störungen im Kleinhirn
- Hinweis auf Störung des zentralen Nervensystems

Steifer, breitspuriger, schleudernder Gang
- Hinweis auf Störungen im Wirbelnervenkanal
- Hinweis auf Koordinationsstörungen

Taumelnder Gang
- Hinweis auf Schwindel
- Hinweis auf Kreislaufstörungen
- Hinweis auf Rückenmarksstörungen
- Hinweis auf Gehirnleiden

Wenn man mit dem rechten Fuß keinen gleich großen Schritt laufen kann wie mit dem linken
- Hinweis auf Lebererkrankung

Körperdiagnostik

Wenn Ihnen auf der Straße jemand entgegenkommt, erkennen Sie schon von Weitem auf den ersten Blick wesentliche Grundzüge seiner Persönlichkeit. Durch seine Körperhaltung und seine Figur nehmen Sie unbewusst auch seine innere Haltung wahr und bilden sich daraus bereits eine erste Meinung über den Menschen, noch ehe er bei Ihnen angekommen ist. Wie sehr unsere Körperhaltung unser Seelenleben und unseren Gesundheitszustand preisgibt, lässt sich auch an vielen geflügelten Worten und Sprichwörtern erkennen, die wir fest in unseren Sprachgebrauch verankert haben: »eine stolze Brust«, »den dicken Hintern nicht hochbekommen«, »gebeugt vom Leben sein«.

Aber unsere Körperform verrät noch wesentlich mehr. Warum verteilt sich unser Körperfett nicht gleichmäßig, sondern lagert sich beim einen am Bauch und bei der anderen an der Hüfte an? Warum sind manche Menschen nahezu symmetrisch aufgebaut und andere haben eine wesentlich prägnantere linke oder rechte Körperhälfte? So wie jedes Detail unseres Körpers seine Sprache spricht, so erzählt auch der Körper als Ganzes genau, was er braucht und wie es ihm geht.

Wenn Sie Probleme mit Ihrer Körperhaltung bzw. -form haben, so fragen Sie sich:

- Welche innere Haltung habe ich zum Leben, die sich in meiner äußeren Haltung ausdrückt?
- Wo habe ich mich seelisch verformt?

BAUCHFORMEN UND DEREN BEDEUTUNGEN FÜR DIE VERDAUUNG

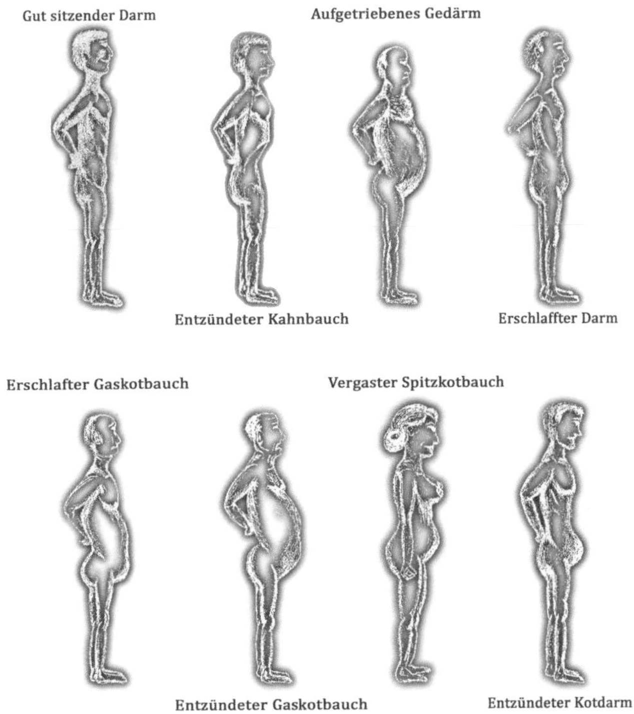

Abb. 92

DIE BEDEUTUNG VON KÖRPERFETT

Überschüssige Energien aus der Nahrung, die der Organismus nicht sofort verbraucht, lagert er im Körper als Fettdepot für eventuelle Dürrezeiten an. Dies passiert jedoch nicht bei allen Menschen in der gleichen Art und Weise, sondern hängt sehr stark von der psychischen Verfassung, den Glaubensmustern und den Lebensthemen der jeweiligen Person ab. So können manche Menschen Unmengen an Essen vertilgen, ohne dabei zuzunehmen, während andere sofort jedes Gramm einlagern. Bei einigen werden diese Fettreserven dann überwiegend am Bauch angesetzt, während sie bei anderen vor allem im Bereich des Pos und der Oberschenkel, bei wieder anderen im Nacken-Schulter-Bereich auftauchen. Um herauszufinden, wie der Umgang Ihres Körpers mit Fettgewebe in Verbindung zu Ihren aktuellen Lebensthemen steht, können Sie sich die folgenden Fragen stellen:

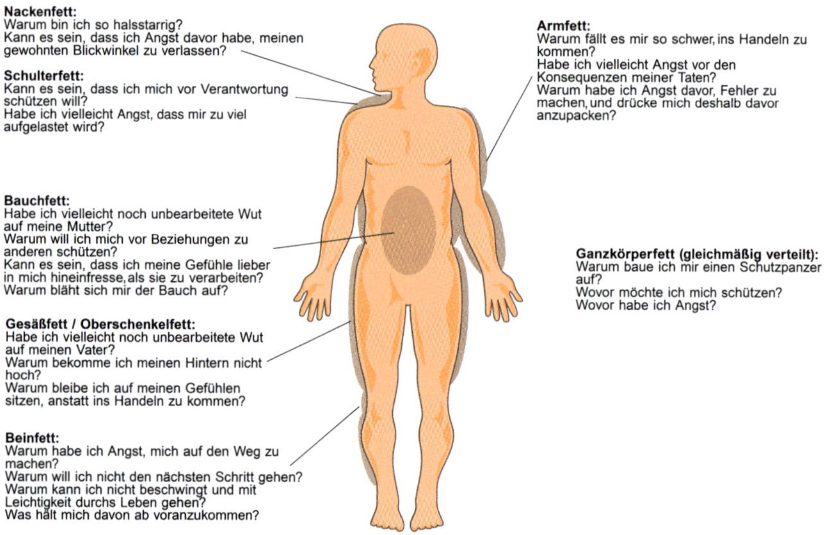

Abb. 93

Wenn Sie Probleme mit Ihrem Körpergewicht haben, sollten Sie sich außerdem folgende Fragen stellen:

Übergewicht / Fettleibigkeit	– Warum konzentriere ich mich so sehr auf jede Kalorie, die ich esse? – Konzentriere ich mich wirklich auf meine Traumfigur anstatt auf das, was mir an meinem Körper nicht gefällt? – Liebe und achte ich mich selbst wirklich so sehr, wie ich es verdient habe? Fühle ich, dass die Liebe den Körper, die Seele und den Geist einschließt? – Nehme ich an seelischem Gewicht zu und finde innere Erfüllung? – Wie oft lege ich meinen Fokus auf meine eigene Schönheit? Öfter oder seltener, als ich mich auf das konzentriere, was mich an mir selbst stört? – Kann es sein, dass Essen für mich ein künstliches Highlight ist, mit dem ich meine Unzufriedenheit in einem wichtigen Lebensbereich vor mir selbst verberge? Der Kummerspeck entsteht ja oft aus einer Ersatzbefriedigung. – Wonach hungert es mich im Leben wirklich? – Kann es sein, dass ich mir eine äußere Fülle anfuttere, um die innere Leere zu überdecken? – Kann es sein, dass ich einen Schutzpanzer aus Fett angelegt habe, um die lieblose Welt zu ertragen? – Sehne ich mich nicht im Herzen nach Zuwendung und Liebe?
Adipositas	– Warum brauche ich einen äußerlichen Schutzpanzer aus Fett? Kann es sein, dass ich den Wunsch in mir hege, in der eigenen Fettburg unangreifbar zu sein? – Wonach habe ich wirklich Hunger? Wonach sehne ich mich im Herzen? Sollte ich mir nicht eher innere Erfüllung statt äußere Fülle geben? Sollte ich nicht den wahren Liebeshunger und das Verlangen nach Zärtlichkeit stillen? – Kann es sein, dass ich die eigene sexuelle Geschlechtsrolle nicht leben will?

Untergewicht	– Warum will ich nicht gesund werden? – Kann es sein, dass die Gier, nicht dick zu werden, meine Gier nach Leben symbolisiert? Untergewicht ist die unbewusste Gier, nicht rund und gesund zu werden. – Will ich mir nicht eine gesunde Form schenken, die meinem So-Sein entspricht? – Warum will ich mich asketieren? – Warum verwehre ich mir unbewusst eine wohlgeformte Figur? – Kann es sein, dass ich mir nichts gönnen will? – Warum verbrenne ich die Nahrung schneller als andere Menschen? Kann es sein, dass ich mir keine Gewichtigkeit im Leben zutraue? – Gebe ich mir wirklich den Selbstwert, den ich verdiene?
Magersucht	– Warum verweigere ich mir selbst den Schritt des Übergangs vom Mädchen zur Frau? – Wonach hungere ich im Inneren wirklich? – Habe ich das innere Bedürfnis, von allem Negativen frei zu sein? Bin ich mir bewusst, dass ich ohne das Kontra kein Pro spüren kann? – Kann es sein, dass ich zu hohe Ideale habe und Beziehungen und Bindungen nicht nach außen, aber nach innen ablehne? – Kann es sein, dass ich Angst vor der eigenen Lebendigkeit habe?

DIE KÖRPERFORM UND IHRE ENTSPRECHUNG

Ist-Zustand	Entsprechung
Schlanke hochgewachsene Menschen	Weisen auf Ehrgeiz und Zielstrebigkeit hin. Sie wollen meist einen verantwortungsvollen Posten.
Große Menschen im Allgemeinen	Oft können große Menschen nur schwer ihre wahre geistige Größe akzeptieren und nehmen deshalb einen gebückten Gang ein, um sich kleiner zu machen. Fragen Sie sich: Warum kann ich nicht zu meiner Körper- und Geistesgröße stehen?
Fettleibige Menschen	Die Schutzhülle ist ein direkter Hinweis auf einen gemütlichen Menschen. Fragen Sie sich: Warum benötige ich den Schutzpanzer?
Kleine Menschen	Oft wollen kleine Menschen durch große Leistungen ihren Körpergrößenmangel ausgleichen. Vor allem Männer neigen zu diesem Verhalten. Fragen Sie sich: Warum nehme ich mich wichtiger, als es für mich gut ist?

DIE KÖRPERSEITE UND DIE BETREFFENDE BEDEUTUNG

Ist-Zustand	Entsprechung	Fragen bei Problemen
Rechte Körperseite	Die rechte Körperseite steht für die männlichen Aspekte in unserem Leben. Sie ist der Ausdruck für das logische Denken, die Verstandesorientiertheit und der Speicher der Aggression und Wut. Die rechte Körperseite steht auch in Verbindung mit unserer Vergangenheit.	– Warum erkrankt oder verletzt sich nur meine rechte Körperseite? – Warum habe ich überwiegend auf der rechten Körperseite Schmerzen? – Kann es sein, dass ich mich mit meinem männlichen Pol der Verstandesorientiertheit und meiner inneren Aggression nicht ausgesöhnt habe? – Warum will ich meine männliche Seite nicht anerkennen und bewusst leben? – Was aus meiner Vergangenheit kann ich nicht loslassen? – Kann es noch sein, dass ich unverdaute Gefühle aus meiner Vergangenheit mit ins Jetzt genommen habe? – Welche offenen Lebensthemen habe ich mit männlichen Mitmenschen (Vater, Bruder, Sohn, Ehemann, Freunden, etc.)?

Linke Körperseite	Die linke Körperseite steht für die weiblichen Aspekte in unserem Leben. Sie ist der Ausdruck der Kraft, der Intuition, der Empfänglichkeit, der Kreativität, Selbstentfaltung und symbolisiert das Passive im Leben. So steht die linke Körperseite für das Speichern von Kummer und Trauer. Die linke Körperseite steht auch in Verbindung mit unserer Gegenwart.	– Warum erkrankt oder verletzt sich nur meine linke Körperseite? – Warum habe ich überwiegend auf der linken Körperseite Schmerzen? – Kann es sein, dass ich mich mit meinem weiblichen Pol der Empfänglichkeit, der Intuition, der Kreativität, der Selbstentfaltung und dem Passiven im Leben nicht ausgesöhnt habe? – Warum will ich meine weibliche Seite nicht anerkennen und bewusst leben? – Kann es sein, dass ich meinen Lebensweg aus den Augen verloren habe? – Was kann mir im Jetzt helfen, wieder zufrieden zu sein? – Welche offenen Lebensthemen habe ich mit weiblichen Mitmenschen (Mutter, Tochter, Schwester, Ehefrau, Freundinnen etc.)? – Welchen Kummer konnte ich nicht verarbeiten? – Was bereitet mir wirklich Kummer in meinem Leben?

Vorderseite unseres Körpers	Die Vorderseite unseres Körpers zeigt die Gegenwart an. Sie ist die Seite, die wir der Welt zeigen. Sie speichert unsere Gefühle und unsere Aggressionen ab. Liebeskummer wird zwischen den Rippen und den Schultern gespeichert. Im Bauchraum halten wir unverdaute Gefühle fest.	– Warum erkrankt oder verletzt sich nur die Vorderseite meines Körpers? – Warum habe ich überwiegend auf der vorderen Körperseite Schmerzen? – Kann es sein, dass ich den nächsten Augenblick immer als wichtiger empfinde als den jetzigen Augenblick der Gegenwart? Muss ich nur noch das erledigen, um dann glücklich sein zu dürfen? – Welche Gefühle kann ich in der Gegenwart nicht verdauen oder anerkennen?
Rückseite unseres Körpers	Die Rückseite unseres Körpers zeigt die Vergangenheit an. Der Rücken ist die Müllkippe ungelöster Lebensthemen und Gefühle. Der Schulterbereich und die Muskeln speichern die unverdaute Angst und Wut.	– Warum erkrankt oder verletzt sich nur die Rückseite meines Körpers? – Warum habe ich überwiegend auf der hinteren Körperseite Schmerzen? – Vor welchen Fragen und Lebensthemen will ich mich verstecken? – Was aus meiner Vergangenheit möchte ich nicht beleuchten?

DIE UNPROPORTIONALITÄT DES KÖRPERBAUS UND DIE BETREFFENDE BEDEUTUNG

Ist-Zustand	Entsprechung	Fragen bei Problemen
Kleiner Oberkörper und großer Unterkörper 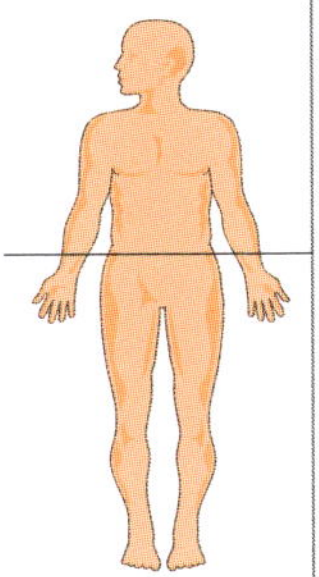 **Abb. 94**	Weist auf eine Person hin, der es schwerfällt, Gefühle auszusprechen. Hat meist Kontaktschwierigkeiten und hat im gesamten Bild Schwierigkeiten, sich frei mit unbekannten Menschen zu unterhalten. Meist ist diese Person eher passiv und neigt zur Zurückhaltung. Sie wirkt ruhig und ausgeglichen, jedoch fällt es ihr sehr schwer, ihre Lebensaufgabe anzupacken und zu erfüllen. (häufig bei Frauen)	– Warum fällt es mir so schwer, meinen Arsch hochzubekommen, um die Initiative zu ergreifen? – Was hindert mich daran, meine Gefühle auszusprechen? – Kann es sein, dass ich ein zu großes Bedürfnis nach Harmonie und Frieden habe? – Kann es sein, dass mein ruhiges Erscheinungsbild eine Maske ist und ich mich viel lieber durchsetzen würde, um meiner Lebensaufgabe gerecht zu werden? – Welche Befürchtung hindert mich daran, frei auf Menschen zuzugehen?

Großer Oberkörper und kleiner Unterkörper 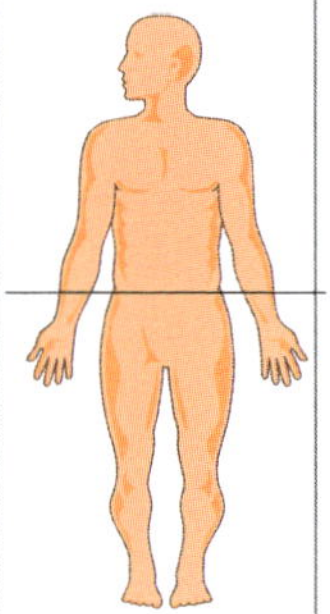 **Abb. 95**	Weist auf eine Person hin mit einem erhöhten Potenzial zur Aggressivität. Sie besitzt zumeist eine übersteigerte Willenskraft, die leicht ins Zwanghafte abgleiten kann. Ihr Handeln soll meistens ihre Stärke unterstreichen, um sich selbst vor anderen zu behaupten. Meistens ist sie sehr kontaktfreudig, hat jedoch eine tiefe Angst vor starken Gefühlsbindungen. Die Kernangst des oberkörperbetonten Menschen ist es, verletzt zu werden. Man kann ihn sehr gut an der aktiven Lebenseinstellung und an der Kontaktfreudigkeit erkennen (häufiger bei Männern).	– Warum fällt es mir so schwer, zu meinen wahren Gefühlen zu stehen? – Warum habe ich Angst vor einer seelischen tiefen Verbindung zu einem Menschen? – Habe ich es überhaupt nötig, andere Menschen zu verletzen, sodass ich größer wirke? – Warum beziehe ich mein Selbstwertgefühl aus dem Außen und nicht aus dem Innen? – Warum ist mir die Anerkennung von anderen Menschen so wichtig? – Kenne ich den Unterschied zwischen Zuneigung aus Liebe und Anerkennung aus Lob?

Hautdiagnostik

Die Haut ist das größte Organ unseres Körpers und gleichzeitig unsere Grenze zur Außenwelt. Mit ihr kommen wir in Kontakt mit unseren Mitmenschen und können unsere direkte Umgebung spüren. Sie schützt unser Innerstes gegen alle äußeren Einflüsse und ist gleichzeitig der Teil von uns, der uns nach außen hin repräsentiert. Als dieser Repräsentant trägt sie deutliche Spuren unseres bisherigen Lebens. Durch Narben zeigt sie uns unsere schmerzhaften Erlebnisse der Vergangenheit an und durch Falten, Flecken, Maserungen und Linien spiegelt sie den Zustand unserer Seele wider. Wenn Sie Probleme mit Ihrer Haut haben, sollten Sie folgende Hinweise beachten:

Zerknitterte Gesichtshaut
- Hinweis auf Bauchspeicheldrüsenstörung

Rote Haut
- Hinweis auf Bluthochdruck

- Hinweis auf Schlaganfallrisiko
- Hinweis auf Alkoholmissbrauch

Seidenartige Haut
- Hinweis auf Anfälligkeit für Nieren- und Blasenleiden
- Hinweis auf Anfälligkeit für Rheuma und Gicht

Trockene, schuppige, spröde Haut
- Hinweis auf innerliche Verschleimung durch Übersäuerung
- Hinweis auf Nahrungsmangel

Blasses Gesicht
- Hinweis auf Blutarmut
- Hinweis auf niedrigen Blutdruck
- Hinweis auf Schock
- Hinweis auf Durchblutungsstörungen in den Händen und Füßen

Extrem blasses Gesicht
- Hinweis auf Lungenstörung
- Hinweis auf Verdauungsstörung

Allgemeine weiße Blässe mit erkennbarem Stirnweiß
- Hinweis auf Kollaps
- Hinweis auf Neigung zum Darmdurchbruch
- Hinweis auf Blinddarmerkrankungen

Gelblich wirkende Haut
- Hinweis auf Leber- oder Gallenstörung

Raue, trockene Haut
- Hinweis auf Neigung zu Hautkrankheiten
- Hinweis auf Fieberneigung

Bronzefarbene Gesichtshaut
- Hinweis auf Nebennierenstörung

Klamme und kühle Haut
- Hinweis auf leichte sexuelle Übererregbarkeit
- Hinweis auf Neigung zu Leberstörungen

Plötzliche gelbe Gesichtsfärbung
- Hinweis auf Milzstörung

Rosiges, rundliches Vollmondgesicht
- Hinweis auf Nebennierenüberfunktion
- Hinweis auf Cushing-Syndrom
- Hinweis auf Cortisonfehlproduktion

Grünliche Gesichtsfarbe
- Kann bei einem Krebsleiden entstehen

Allgemeine bläuliche zyanotische Gesichtsfärbung
- Hinweis auf Herzinsuffizienz
- Hinweis auf Arteriosklerose der Lungenarterie

Kleine geplatzte Äderchen bis hin zu Krampfadern
- Hinweis auf ungesunde Ernährung
- Hinweis auf zu viel tierisches Eiweiß

Unangenehm riechende Haut
- Hinweis auf ungesunde Ernährung

Stirnblässe
- Hinweis auf niedrigen Blutdruck

Periodische (von Zeit zu Zeit) auftretende Gesichtsröte
- Hinweis auf Schweißausbrüche
- Hinweis auf Nachtschweiß
- Hinweis auf Dünndarmkrebs
- Hinweis auf Nebennierenkrebs

Bläuliche Wangenzyanose
- Hinweis auf Herzinsuffizienz
- Hinweis auf Bluthochdruck
- Hinweis auf Mitralfehler (Störung der Mitralklappe des Herzens)

Bläuliche Lippen-, Stirn- und Wangenzyanose kombiniert
- Hinweis auf Herzinsuffizienz
- Hinweis auf Bronchitis
- Hinweis auf Asthma
- Hinweis auf chronische Atemnot

Mittesser
- Hinweis auf zu fette, ungesunde Ernährung

Pigmentflecken

– Hinweis auf Hormon- und Drüsenveränderung im Alter

Weiße Flecken

– Hinweis auf Stoffwechselstörungen

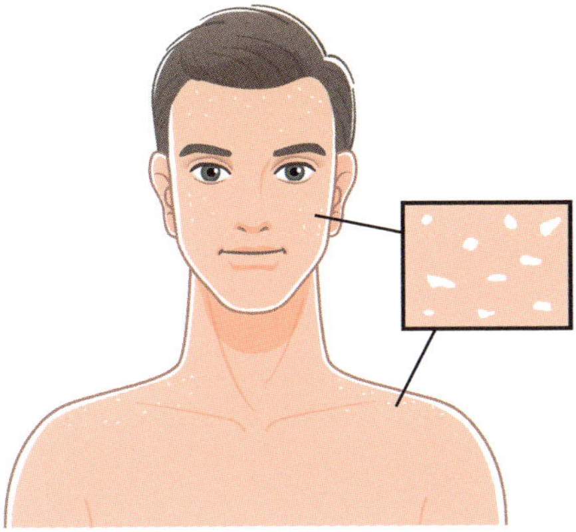

Abb. 96

Braune Flecken am Haaransatz

– Hinweis auf Leberbelastung
– Hinweis auf Schwangerschaft

Pickel

– Hinweis auf Verdauungsstörungen
– Hinweis auf pubertäre Hormonverschiebung
– Hinweis auf einen unausgeglichenen Hormonspiegel
– Hinweis auf Diabetes
– Hinweis auf Jod- oder Chlorüberbelastung

Leberflecken

– Hinweis auf ungesunde Ernährung
– Hinweis auf übermäßige Proteinzufuhr

Hautgrieß oder Grießkörner auf der Haut

– Hinweis auf Schleimhautstörungen

Hämorrhoiden
- Hinweis auf Dickdarmentzündung

Knotige braune Erhebung über dem Schienbein
- Hinweis auf Schilddrüsenunterfunktion

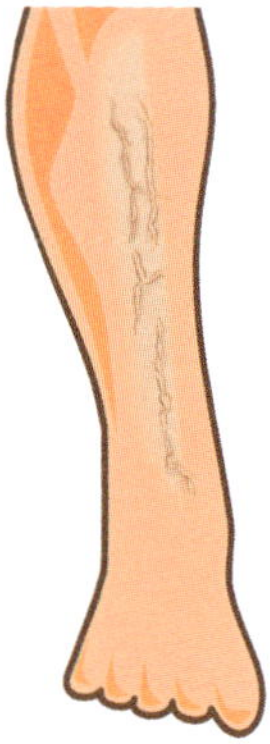

Abb. 97

Rote Gefäßspinnen (rote, spinnengewebsähnliche Flecken)
- Hinweis auf Leberbeschwerden

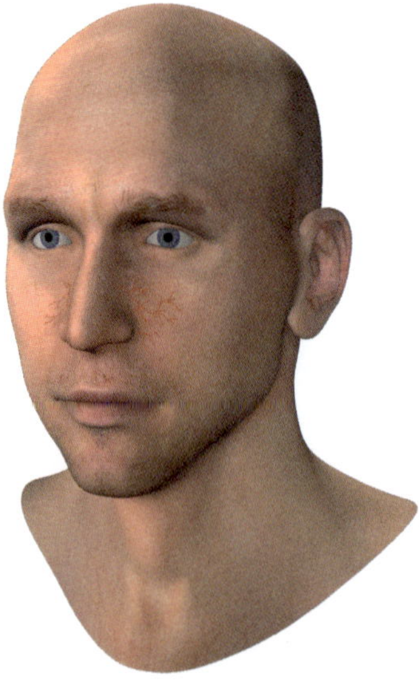

Abb. 98

Blutdiagnostik

Unser Blut ist der Energiestrom unseres Organismus, der uns am Leben hält und alle Regionen unseres Körpers mit dem versorgt, was sie benötigen. Wenn Sie Probleme mit dem Blut haben, sollten Sie sich fragen:

Blut	– Warum gehe ich anstehenden Konflikten aus dem Weg? – Warum kann ich nicht das Nötige tun, um glücklich zu werden? Warum bin ich so antriebslos? Warum fehlt es mir an innerer Festigkeit? (Anämie)
Bluthochdruck	Durch mangelnde Flexibilität gerät man unter Druck. Auch übersteigerter Ehrgeiz führt zu einer permanenten Dauerüberlastung. Fragen Sie sich: – Warum lebe ich in ständiger Konfliktnähe, ohne eine Lösung herbeizuführen? – Welche Leistung erbringe ich nicht, weil ich Angst davor habe, obwohl ich es mir innerlich vorstelle? – Warum steigt mein Blutdruck, wenn ich über mein Seelenthema spreche? 1. Kann es sein, dass ich ab und an ohne Macht bin und deswegen ohnmächtig werde? Oder bin ich so sehr unter Druck, dass mein ganzes Wesen unter Hochdruck steht? 2. Bei **rotem Blutdruck** (Bluthochdruck mit rotem Kopf): Warum fühle ich mich unersetzlich? Kann es sein, dass ich vor meinen eigenen Aggressionen flüchte? 3. Bei **blassem Hochdruck** (Bluthochdruck mit blassem Gesicht): Warum will ich immer alles kontrollieren? Kann es sein, dass ich dadurch meine eigenen Herzenswünsche unterdrücke? 4. Bei **Altershochdruck**: Warum ist meine Kommunikationsfähigkeit eingerostet? Kann es sein, dass ich dadurch versuche, nicht das auszusprechen, was ich im Herzen fühle?

<table>
<tr><td>Niedriger Blutdruck</td><td>
Weist auf mangelnde Konfrontationsbereitschaft mit schwierigen Lebensthemen. Man entzieht sich gerne der Situation.

Fragen Sie sich: Kann es sein, dass ich Herausforderungen gezielt meide?

– Die Ohnmacht symbolisiert die fehlende Standhaftigkeit im Leben. Erkennen Sie, dass Sie für alles selbst verantwortlich sind. Fragen Sie sich: Kann es sein, dass ich mich oft einigele und in mein Schneckenhaus zurückziehe?
– Suchen Sie echte Entspannung statt Schlaffheit im Blutstrom.
– Finden Sie Ihren Platz im Leben und schlagen Sie Wurzeln.
– Seien Sie mutig und entscheiden Sie, was Sie vom Leben wollen.

Fragen Sie sich:
– In welchem Bereich meines Lebens habe ich Energie eingebüßt?
– Kann es sein, dass meine Präsenz im Leben eingeschränkt ist?
– Warum weiche ich vor Widerständen zurück? Warum versuche ich es erst gar nicht, meine Seelenwünsche durchzusetzen? Warum stelle ich mich den Problemen nicht?
</td></tr>
</table>

Die Blutgruppen geben zudem wichtige Hinweise über die Grundqualitäten und Haupttendenzen eines Menschen. Wenn Sie sich in einigen Punkten nicht wiederfinden, handelt es sich wahrscheinlich um zentrale Lebensthemen oder Bereiche, in denen Sie eine Blockade aufgebaut haben, oder Vorzüge, die Sie noch erreichen wollen.

Blutgruppe	**Hinweis / Deutung**
Blutgruppe O	Weist auf einen Menschen hin, der den folgenden Aussagen über sich tendenziell zustimmen würde: Ich lebe risikobetont und liebe meine innerliche Freiheit. Ich bin innerlich klar strukturiert und betrachte Probleme meistens sachlich und nüchtern. Ich erkenne leicht die Vorteile, die mir eine Situation bietet. Ich bin eher der sportliche Typ mit vielen Energiereserven.
Blutgruppe A	Weist auf einen Menschen hin, der den folgenden Aussagen über sich tendenziell zustimmen würde: Ich bin ein wahrer Optimist, dem selten das Selbstvertrauen ausgeht. Ich lebe eher spontan und genieße auch die kleinen Freuden des Lebens. Unangenehme Lebenssituationen nehme ich eher gelassen hin.

Blutgruppe B	Weist auf einen Menschen hin, der den folgenden Aussagen über sich tendenziell zustimmen würde: Ich bin ein Praktiker und kann klar und strukturiert denken. Deshalb verlasse ich mich eher auf mein eigenes Urteilsvermögen. Leider lasse ich mich nicht allzu oft von meinen Gefühlen leiten, sondern vertraue meistens auf meinen praktischen Verstand. Jedoch sollte ich in Lebensfragen öfter auf meine innere Stimme des Herzens vertrauen. Ich bin zudem sehr auf Sicherheit bedacht und vertrete im Verstand die Auffassung, dass mir nur harte Arbeit Erfolg schenken kann. Im Herzen bin ich jedoch ein sehr sensibler Mensch, der bei zu viel äußerem Druck leicht explodieren kann.
Blutgruppe AB	Weist auf einen Menschen hin, der den folgenden Aussagen über sich tendenziell zustimmen würde: Ich bin ein ausgeglichener Mensch und stehe meist zentriert und fest auf dem Boden. Ich kenne meinen eigenen Standpunkt und kann ihn gut nach außen vertreten. Dabei fällt es mir leicht, auch die Meinungen anderer nachzuvollziehen und sie in mein Weltbild zu integrieren oder als persönliche Wahrheit des anderen parallel neben meiner stehen zu lassen. Ich bin ein guter Friedensstifter und Harmoniebringer. Dabei ist es mir jedoch wichtig, eine wahre und ehrliche Harmonie entstehen zu lassen. Daher ist der Leitsatz »Sage das, was du denkst und fühlst, in dem Moment, wo du es denkst und fühlst, aber benutze deine gefühlvollsten Worte dafür« der Grundsatz, nach dem ich handle. Denn nur durch den ehrlichen Ausdruck aller Gefühle kann wirklicher Frieden entstehen. Da ich meine Gefühle nicht anstaue, habe ich keinen Grund für unvermittelte und starke Gefühlsausbrüche, sodass ich im inneren Frieden leben kann.

Das Verstehen der Botschaften der Krankheit

Wir sind in den letzten Jahrzehnten immer mehr dazu übergegangen, unseren Körper als eine Maschine zu sehen, die zwar von unserem Geist gesteuert wird, ansonsten aber völlig unabhängig von unseren Gefühlen und unserer Seele funktioniert. Wie bei einem Auto glauben wir, dass sich alle Bestandteile davon einfach austauschen lassen und der Rest unabhängig davon weiterfunktioniert. Wenn Sie sich selbst jedoch eine Weile beobachten, werden Sie merken, dass wir Menschen eher einem Spinnennetz gleichen, in dem alles miteinander verbunden ist. Versuchen Sie beispielsweise einmal, gleichzeitig Angst zu haben und vollkommen entspannt zu sein. Sie werden sehr schnell merken, dass dies unmöglich ist. Genau wie Anspannung und Angst sind auch alle anderen körperlichen und seelischen Probleme direkt miteinander verknüpft. Wenn wir uns von unserem Lebensweg entfernen, also gegen unsere Herzensstimme leben, teilt uns das unser Körper zunächst auf sanfte Weise mit. Wir bekommen ein ungutes Bauchgefühl und spüren innerlich, dass wir etwas in unserem Leben ändern sollten. Oft haben wir dann auch Träume, die uns deutlich auf unseren persönlichen Lebensweg hinweisen. Wenn wir diese Zeichen unseres Körpers jedoch ignorieren, muss er noch deutlicher und direkter werden. Dies tut er in Form von Krankheiten, die uns auf unsere ungelösten Themen hinweisen. Wir können an unseren Erkrankungsmustern sehen, welche offenen Lebensthemen bearbeitet werden sollten, um vollkommene Heilung zu ermöglichen.

Doch müssen wir immer erst durch Schmerz die Lektionen des Lebens lernen? Sind wir wirklich zu unsensibel geworden, um auf die Botschaften zu hören?

Das Universum sendet uns ständig Botschaften in Form von Träumen oder unserer Intuition. Allein unsere innere Stimme versucht die ganze Zeit, zu uns hindurchzudringen und uns Botschaften des Herzens zu senden.

Zum großen Teil lernen wir erst unsere Lektionen, wenn es schmerzt, eine Leidensgrenze erreicht und es dann leichter ist, die Lebensaufgabe anzuerkennen als zu verdrängen.

Man kann unsere Sichtweise sehr gut mit einer Filmleinwand vergleichen. Wir sehen auf eine weiße Leinwand und sehen einzelne schwarze Flecken. Doch bevor wir hinterfragen, wie diese schwarzen Flecken auf die Leinwand gekommen sind, schneiden wir sie lieber mit einer spitzen Schere aus der Leinwand heraus. Beim nächsten Film des Lebens wundern wir uns dann, warum die Leinwand kein sauberes Bild projiziert.

Die Schere steht für unsere moderne Medizin, die sehr schnell mit dem Schneiden ist und nach dem Motto lebt: Was entfernt wurde, kann nicht mehr krank werden.

Doch haben wir wirklich so viele Körperteile, die überflüssig sind, oder stören die fehlenden Teile das ganze Bild des Lebens? – Die Löcher in der Wand bleiben, und es ist nur eine Frage der Zeit, bis die Krankheit erneut zuschlägt. – Es hilft nicht, von einer Krake einen Arm abzuschneiden und die Krake als Ursache der

Krankheit weiterleben zu lassen. Doch die heutige Medizin ist zu einer Form der Symptombehandlung mutiert.

Deswegen ist es wichtig zu lernen, die Botschaften des Lebens zu hinterfragen. Wenn ich in meinem Auto eine rote Warnleuchte aufblinken sehe, komme ich doch auch nicht auf die Idee, die Lampe auszubauen.

Doch befinden wir uns in der Schulmedizin genau auf diesem Level, dass wir in Form von Chemikalien den Hammer nehmen, um die Glühbirne zu zertrümmern. Wäre es nicht wichtiger, den Fehlercode auszulesen und die Ursache zu ergründen?

Genau diese Fähigkeit wollen wir Ihnen schenken – durch das Angeben der tiefenpsychologischen Entsprechungen der Krankheit.

Was der Schmerz mitteilen will

Jeder Ausdruck des Körpers in Form eines Schmerzes weist Sie darauf hin, auf welchen Bereich Sie achten sollten.

Entzündung	Es ist eine akute Belastung für das Seelenkonstrukt vorhanden.
Eiterung	Etwas Fremdes ist in den Geist bzw. die Seele eingedrungen und sollte entfernt werden.
Dehnung, Zerrung	Eine zu große Beanspruchung liegt vor und sollte beseitigt werden.
Verrenkung	Etwas befindet sich außerhalb der seelischen Harmonie und sollte eingerenkt werden. Kann auch situationsbedingt sein.
Schwächung	Etwas muss gestärkt, geübt oder verbessert werden, denn man wird gefördert, indem man gefordert wird.
Gestörtheit	Hier sollte man sich fragen, was einen wirklich an seinem Leben stört. Wie kann man wieder Harmonie erreichen?
Brennen oder Jucken	Hier stellt sich die Frage, was einen wirklich juckt und was einem wirklich auf der Haut brennt. Die Schmerzen zwingen einen, sich damit zu befassen.

Verengung	Wie kann man die Enge in seinem beschränkten Bewusstsein beseitigen? Oder was engt einen wirklich ein?
Erweiterung	Wo ist man zu weit gegangen? Wo hat man den Bogen überspannt? Was hat man zu stark in Anspruch genommen?

Die Botschaften der erkrankten Körperorgane und Körperregionen

In der folgenden Tabelle sind auch all jene Körperregionen und Körperorgane aufgeführt, die bislang in diesem Buch noch nicht behandelt wurden. Auch diese Bestandteile des Organismus geben Hinweise auf aktuelle Lebensthemen, Lebensfragen und Lebensproblematiken. Dies gilt auch dann, wenn es sich bei der Beeinträchtigung um einen scheinbar irreparablen Schaden handelt. Auch hier liegen wichtige Lebensthemen für Sie verborgen, deren Auflösung die Beeinträchtigung zwar nicht unbedingt aufheben wird, Sie aber in Ihrem persönlichen Entwicklungsprozess deutlich voranbringen kann.

Wenn Sie Probleme, Schmerzen, Entzündungen oder Schwächungen in einem der betreffenden Organe oder Körperbereiche haben, stellen Sie sich zunächst die folgenden praktischen Fragen:

- Habe ich Lebensgewohnheiten, die sich negativ auf diesen Bereich meines Körpers auswirken können?
- Nehme ich Medikamente oder andere Mittel zu mir, deren Nebenwirkungen diesen Körperbereich schwächen?
- Rauche ich, trinke ich häufig Alkohol oder nehme ich andere Drogen zu mir?
- Ernähre ich mich gesund, oder gibt es Nahrungsfaktoren, die mich krank machen können?
- Gibt es in meiner Umgebung eine ungewöhnlich hohe Belastung an Schadstoffen, Schwermetallen, Pestiziden, Strahlungen oder anderen gesundheitsschädigenden Faktoren?
- Treibe ich ausreichend Sport und bewege ich mich regelmäßig?
- Habe ich eine chronische oder akute Krankheit, die sich auf diesen Bereich auswirkt? (Wenn ja, schauen Sie auch unter der Bedeutung dieser Krankheit nach.)

Fragen Sie darüber hinaus, welche seelische Ursache die Beeinträchtigung des jeweiligen Körperbereichs haben kann:

Erkranktes Körperorgan/-system	Lebensthema/Lebensfragen
Abwehrsystem	– Warum muss ich mich gerade gegen äußere Feinden wehren? – In welchem Bereich meines Lebens habe ich unbearbeitete Konfliktthemen? – Wie kann ich einen gesunden Egoismus vertreten, um meinen angestauten Gefühlen Raum zu geben?
Achillessehne	– Siehe Kapitel »Fußdiagnostik«, S. 159
Achseldrüsen	– Warum ist es mir so wichtig, mein Revier so deutlich zu markieren?
Adamantin	– Siehe Zahnschmelz
Anus	– Warum ist es mir wichtig, meinen Ausgang des Lebens so sehr zu bewachen? – Was kann ich in meinem Leben nicht loslassen? – Kann es sein, dass ich ein Lebensthema sauber abschließen möchte?
Aorta	– In welchem Bereich meines Lebens ist die Hauptstraße des Blutlebensstroms durcheinandergeraten? – Warum kann ich die Außenwelt nur begrenzt durch meine Sinne wahrnehmen?
Appendix	– Siehe Blinddarm
Arme	– Siehe Kapitel »Wirbelsäulendiagnostik«, S. 184
Arterien	– Warum fällt es mir so schwer, die Energieverteilung in meinem Körper aufrechtzuerhalten? – Kann es sein, dass Energiefresser mich meiner Lebensenergie berauben?

Atlas (1. Halswirbel)	– In welchen Bereichen meines Lebens habe ich den Überblick verloren? – Trage ich vielleicht zu viel Last, die ich nicht einordnen kann? – Ist meine geistige Flexibilität eingeschränkt?
Augen	– Siehe Kapitel »Augendiagnostik«, S. 66
Augenbrauen	– Siehe Kapitel »Augenbrauendiagnostik«, S. 69
Augenlider	– Siehe Kapitel »Augendiagnostik«, S. 66
AV-Knoten	– Siehe Kapitel »Herz«, S. 48
Axis (2. Halswirbel)	– Siehe Kapitel »Wirbelsäulendiagnostik«, S. 184
Bänder und Sehnen	– Was will ich in meinem Leben nicht mehr aushalten? – Warum kann ich meine Kräfte nicht gezielt einsetzen? – Warum reißen die Stricke in meinem Leben?
Bandscheiben	– Siehe Kapitel »Wirbelsäulendiagnostik«, S. 184
Bart	– Siehe Kapitel »Haardiagnostik«, S. 58
Bartholinsche Drüse	– Warum will ich mich meiner weiblichen Säfte und somit meiner Lust berauben? – Kann es sein, dass ich mir selbst die Lust aus Scham entziehe?
Bauch	– Kann es sein, dass ich meinem Instinkt in Form meines Bauchgefühls nicht vertraue? – In welchen Bereichen meines Lebens fühle ich mich nicht geschützt? – Kann es sein, dass ich unter Existenzängsten leide und dass meine Vorratskammer leer ist? – Will ich der Menschheit durch meinen Wohlstandsbauch zeigen, dass es mir gut geht?

Bauchdecke	– Kann es sein, dass mein Schutzmantel des Lebens für Gefühle einen Riss hat? – In welchen Bereichen meines Lebens habe ich unverdaute Gefühle?
Bauchfell	– Kann es sein, dass ich mein Bauchgefühl nur schwer wahrnehme? – Was bereitet mir in meinem Leben Bauchschmerzen? – Welche Gefühle wollte ich durch mein Bauchfell verdecken?
Bauchhöhle	– In welchem Bereich meines Lebens fühle ich mich nicht geborgen? – Wo fehlen mir die Nestwärme und die Liebe?
Bauchnabel	– Warum kann ich die Verbindung zum Ursprung allen Lebens nicht in mir fühlen? – Kann es sein, dass ich mein Urvertrauen verloren habe?
Bauchspeicheldrüse (Pankreas)	– Siehe Kapitel »Bauchspeicheldrüse«, S. 56
Becken	– Kann es sein, dass ich mich in meiner Existenz bedroht fühle? – Kann ich noch das Urvertrauen zu Mutter Erde verspüren? – Kann ich voll und ganz zu mir stehen? – In welchem Bereich fällt es mir schwer, mich selbst zu lieben?
Beine	– Kann es sein, dass es mir schwerfällt, den nächsten Schritt in meinem Leben zu tun? – Habe ich vielleicht mein Standvermögen in meiner Umwelt verloren? – Kann es sein, dass ich meine komplette Bodenhaftung verloren habe?
Bindegewebe	– Wo fehlt es mir an innerem Halt? – Wo bin ich zu empfindlich?

Blase (Harnblase)	– Siehe Kapitel »Blase«, S. 54
Blinddarm	– Kann es sein, dass ich mich in einer Sackgasse des Lebens befinde? – Welches Schattenthema belastet mich so sehr, dass der Blinddarm als meine Polizei des Lebens eingreifen muss? – In welchem Bereich fühle ich mich so, als wären Fremde in mich eingedrungen?
Blut	– Siehe Kapitel »Blutdiagnostik«, S. 215
Blutdruck	– Siehe Kapitel »Blutdiagnostik«, S. 215
Blutgefäße	– In welchen Bereichen ist meine Kraft der Vermittlung und der Kommunikationsbereitschaft eingeschränkt? – Kann es sein, dass meine Lebensenergie durch die verstopften Energiekanäle gestört ist?
Bronchien	– Siehe Kapitel »Lunge«, S. 45
Brust	– Wo kann ich meine Weiblichkeit nicht akzeptieren? – Welche seelische Partnerschaft ist wirklich gestört? (Freund, Eltern, Ehepartner, Lehrer etc.)
Brustbein	– Wovor möchte ich mich in meinem Leben schützen? – In welchen Bereichen fühle ich mich in meinem So-Sein angegriffen?
Brustdrüsen (weiblich)	– Kann es sein, dass ich mich in meiner weiblichen Kraft eingeschränkt fühle? – Fühle ich wirklich meine Weiblichkeit und meinen Sex-Appeal? – Warum will ich mir nicht eingestehen, sexuelle Anziehung als positiv zu empfinden? – Kann es sein, dass ich mein Urvertrauen in meiner weiblichen Rolle verloren habe?

Brustwarze	– Fällt es mir zurzeit schwer, mein Kind mit Liebe zu nähren? – Kann es sein, dass ich meinen Partner nicht mehr befriedigen will? – In welchem Bereich verbiete ich es mir, sexuell anziehend zu sein?
Brustwirbel	– Siehe Kapitel »Wirbelsäulendiagnostik«, S. 184
Cervix uter	– Siehe Gebärmutterhals
Darm	– Siehe Kapitel »Darm«, S. 52
Daumen	– Siehe Kapitel »Handdiagnostik«, S. 120
Dickdarm	– Siehe Kapitel »Darm«, S. 52
Drüsen	– Kann es sein, dass mir die Selbststeuerung in meinem Leben noch schwerfällt? – Warum will ich Informationen unbewusst zurückhalten?
Duftdrüsen	– Siehe Achseldrüsen
Dünndarm	– Siehe Kapitel »Darm«, S. 52
Eckzähne	– Siehe Kapitel »Zahndiagnostik«, S. 103
Eichel	– Welches Lebensthema möchte ich am liebsten durchbohren oder durchstoßen? – Kann es sein, dass ich mir höchste Lustempfindungen unbewusst verwehre?
Eierstöcke	– Welchen Partner kann ich nicht vollständig akzeptieren? (Freund, Eltern, Ehepartner, Lehrer etc.) – Was will ich mit diesem Partner nicht erschaffen? – Warum kann ich den Partner nicht ganz in mir aufnehmen?
Eileiter	– Warum kann ich nicht zu meiner Fruchtbarkeit stehen? – In welchem Bereich meines Lebens flutscht es nicht so richtig?
Ellenbeuge	– Kann ich mich dem Leben wirklich hingeben? – Bin ich offen für Gefühle und große Empfindungen?

Ellenbogen	– In welchen Bereichen fällt es mir schwer, mir Raum und Platz zu verschaffen? – In welchen Bereichen sollte ich mehr Engagement zeigen? – Kann es sein, dass es mir oft schwerfällt, mich durchzusetzen?
Enddarm	– Siehe Kapitel »Darm«, S. 52
Epiglottis	– Siehe Kehldeckel
Epithelkörbchen	– Siehe Nebenschilddrüsen
Erogene Zone	– Kann ich meine sexuelle Triebhaftigkeit in vollem Umfang ausleben? – Bin ich mit meiner Fortpflanzungsfähigkeit im Reinen?
Faszien (Weichteilkomponenten des Bindegewebes)	– Warum fällt es mir schwer, geschmeidig im Leben zu sein, und anzuerkennen, dass die Schöpfung mir ein leichtes Leben schenken möchte? – Kann es sein, dass ich das Leben als Kampf ansehe?
Ferse	– Siehe Kapitel »Fußdiagnostik«, S. 159
Fettgewebe	– Warum brauche ich einen Schutzpanzer? – Warum muss ich mein Sein mit Gewichtigkeit unterstreichen? – Warum habe ich Angst, dass ich in Zukunft nicht genug habe?
Finger	– Siehe Kapitel »Handdiagnostik«, S. 120
Fingernägel	– Siehe Kapitel »Fingernageldiagnostik«, S. 152
Fingerspitzen	– Siehe Kapitel »Handdiagnostik«, S. 120
Füße	– Siehe Kapitel »Fußdiagnostik«, S. 159
Fußgewölbe	– Siehe Kapitel »Fußdiagnostik«, S. 159
Galle (Gallenblase)	– Siehe Kapitel »Galle«, S. 50
Ganglien	– Was im Leben geht mir wirklich auf die Nerven? – Kann es sein, dass ich die Kommunikation bewusst zurückhalte, um meine Gefühle schlucken zu können?

Gaumen	– Siehe Kapitel »Munddiagnostik«, S. 81
Gebärmutter (Uterus)	– Kann es sein, dass ich Probleme damit habe, frei von Herzen zu schenken und zu geben? – In welchen Bereichen meines Lebens fühle ich keine Nestwärme mehr und wo vermisse ich Geborgenheit? – Habe ich mich mit der Rolle als Frau und Lebensbringer ausgesöhnt? – Kann es sein, dass ich meine Mutterrolle nicht anerkennen will?
Gebärmutterhals	– Kann es sein, dass ich die ureigenen Triebe meines Frauseins unterdrücke? – Habe ich mich mit der Frage, ob ich eine Mutter sein möchte, ausgesöhnt?
Gebärmuttermund	– Habe ich die richtige Balance zwischen der äußeren und der inneren Lustwelt gefunden? – Kann es sein, dass ich mich dem Tor der Lust und der Begierde sowie des Lebens zum Teil verschlossen habe?
Gehirn	– Kann es sein, dass ich zu sehr im Verstand verhaftet bin und nicht mehr meine Herzstimme höre? – Kann es sein, dass ich durch meine Sicherheitsparadigmen in der Existenzangst gefangen bin? – Warum kann ich den Leitsatz »Tue das, was dein Herz begehrt« nicht leben?

Gehirnflüssigkeit	– Kann es sein, dass ich meinen Egoverstand vor meinen Herzanstößen, also den Impulsen meiner Herzensstimme, schützen möchte? – Warum fällt es mir so schwer, meiner Intuition zu vertrauen? – Kann es sein, dass ich versuche, wichtige Lebensentscheidungen aufgrund von logischen Überlegungen zu treffen, und mich dadurch nur noch mehr verwirre? – Kann es sein, dass ich nicht akzeptieren will, dass der Verstand in erster Linie zum Lösen von Aufgaben und Problemen zuständig ist, ich die wichtigen Entscheidungen in meinem Leben aber mit dem Herzen treffen sollte?
Gehirnhälfte, linke	– Kann es sein, dass ich die männliche Seite in mir nicht richtig annehmen kann? – Kann es sein, dass ich mich zu sehr in Gedankenmustern und Verstandeskonzepten verstricke? – Kann es sein, dass es mir schwerfällt, logische Zusammenhänge zu erfassen und zu verstehen? – Kann es sein, dass mir oft der Überblick über die großen Zusammenhänge fehlt?
Gehirnhälfte, rechte	– Kann es sein, dass ich die weibliche Seite in mir nicht richtig annehmen kann? – Kann es sein, dass es mir schwerfällt, ganzheitlich zu denken, und ich mich oft in Details verstricke? – Kann es sein, dass ich zu sehr auf meinen Verstand und zu wenig auf meine Intuition höre? – Warum fällt es mir schwer, meine Kreativität auszuleben?
Gehirnhäute	– Warum fällt es mir schwer, mich selbst zu schützen? – Warum kann ich oft nicht gut für mich sorgen? – Kann es sein, dass es mir an innerer Seelengeborgenheit fehlt?
Gehörgang	– Siehe Kapitel »Ohrdiagnostik«, S. 75

Gehör- und Gleichgewichtsnerv (Nervus statoacusticus)	– Siehe Kapitel »Ohrdiagnostik«, S. 75
Gelenke	– Wo habe ich mich im Leben angestoßen? – Wen habe ich im übertragenen Sinn geprellt? – Wo habe ich mich im Leben verspannt oder überspannt? – Wen oder was will ich zusammenstauchen? – Wo bin ich in der Bewegung des Lebens innerlich zerrissen? – Habe ich mich vielleicht innerlich auf ein Thema versteift? – Habe ich mich etwas verrenkt, um zu symbolisieren, dass es so nicht mehr weitergehen kann?
Gelenkaußenseiten	– Kann es sein, dass ich mich von der Außenwelt abkehren und mich in mein Inneres zurückziehen will? – Warum fällt es mir schwer, mich selbst zu schützen? – Warum versuche ich, mich von der Gemeinschaft des Universums abzukapseln?
Genick	– Siehe Nacken
Genitalien	– Siehe Geschlechtsorgane
Geschlechtsorgane	– Wo oder warum kann ich meine männliche oder weibliche Seite nicht vollkommen annehmen? – Warum stelle ich im Herzen überzogene Forderungen an das andere Geschlecht?
Geschmacksknospen	– Siehe Kapitel »Zungendiagnostik«, S. 89
Gesicht	– Siehe Kapitel »Gesichtsorgantafeln«, S. 34
Gleichgewichtsnerv	– Siehe Gleichgewichtsorgan und Kapitel Ohrdiagnostik, S. 75

Gleichgewichtsorgan	– Warum kann ich meine innere Balance nicht finden? – Kann es sein, dass ich meine Bodenhaftung und damit meine innere Standhaftigkeit verloren habe? – Kann es sein, dass ich Schieflagen in meinem Leben nur schwer oder zu spät wahrnehme und dadurch oft ins Taumeln gerate?
Glied	– Siehe Penis
Gliedmaßen	– Kann es sein, dass ich nicht richtig mit der äußeren Welt verbunden bin? – Was schränkt mich in meiner Aktivität und in meinem Vorankommen ein? – Was hindert mich daran, geistig, seelisch und körperlich flexibel zu sein? – Warum komme ich nur so schwer ins Handeln und ins Vorangehen?
Großhirn	– Kann es sein, dass es mir oft schwerfällt, einen kühlen Kopf zu behalten? – Warum kann ich die unterschiedlichen Polaritäten in mir nur schwer unter einen Hut bringen? – Kann es sein, dass es mir schwerfällt, mein Leben richtig zu koordinieren? – Kann es sein, dass ich mich zu sehr in Gedankenkonstrukten verstricke und zu wenig auf meine Herzensstimme höre?
Haare	– Siehe Kapitel »Haardiagnostik«, S. 58
Hals	– Siehe Kapitel »Halsdiagnostik«, S. 116
Halswirbel	– Siehe »Wirbelsäulendiagnostik«, S. 184
Hände	– Siehe Kapitel »Handdiagnostik«, S. 120
Handflächen	– Siehe Kapitel »Handdiagnostik«, S. 120
Harnblase	– Siehe Kapitel »Blase«, S. 54
Harnleiter	– Siehe Kapitel »Blase«, S. 54

Harnröhre	– Siehe Kapitel »Blase«, S. 54
Haupthaar	– Siehe Kapitel »Haardiagnostik«, S. 58
Haut	– Siehe Kapitel »Hautdiagnostik«, S. 210
Herz	– Siehe Kapitel »Herz«, S. 48
Herzbeutel (Perikard)	– Siehe Kapitel »Herz«, S. 48
Herzklappen	– Siehe Kapitel »Herz«, S. 48
Herzscheidewand (Septum)	– Siehe Kapitel »Herz«, S. 48
Hirnanhangsdrüse (Hypophyse)	– Kann es sein, dass meine innerste Harmonie zurzeit gestört ist? – In welchem Bereich meines Lebens gleicht meine innere Welt nicht meinem Aussehen? – Kann es sein, das ich in Teilbereichen meine Männlichkeit oder Weiblichkeit nicht leben kann?
Hoden	– Kann es sein, dass ich vielleicht meine Männlichkeit und somit im wahrsten Sinne des Wortes meine Eier verloren habe? – Oder gehe ich verschwenderisch mit meinen eigenen inneren Energieressourcen um? – Oder will ich vielleicht jemanden bei den Eiern packen, um meine Gefühle zum Ausdruck zu bringen?
Hüfte und Hüftgelenk	– Wo will ich mich nicht beugen? – Warum kann ich in meinem Leben nicht den nächsten Schritt gehen? Warum stagniert mein Leben? – Will ich zu sehr über andere herrschen? – Wo fühle ich meine innere Unabhängigkeit bedroht? – Kann es sein, dass ich in meinem Herzen zu unbeweglich bin?
Hypophyse	– Siehe Hirnanhangsdrüse

Hypothalamus	– Kann es sein, dass meine Handlungsweisen im Alltag so durch Gesellschaftsmuster geprägt sind, dass ich mich selbst nicht mehr spüren kann? – Kann es sein, dass meine Herzebene gerade mit meiner Verstandesebene kämpft?
Immunsystem	– Siehe Abwehrsystem
Iris	– Siehe Kapitel »Augendiagnostik«, S. 66
Jochbein	– Siehe Kapitel »Jochbeindiagnostik«, S. 80
Kehldeckel	– Kann es sein, dass ich etwas in den falschen Hals bekommen habe? – Was finde ich wirklich zum Kotzen?
Kehlkopf	– In welchen Bereichen meines Lebens kann ich mich nicht ausdrücken? – Kann es sein, dass ich meine Gefühle verschweige? – Finde ich immer den richtigen Ton?
Kiefernhöhle	– Siehe Kapitel »Munddiagnostik«, S. 81
Kinn	– Siehe Kapitel »Kinndiagnostik«, S. 115
Kleiner Finger	– Siehe Kapitel »Handdiagnostik«, S. 120
Kleinhirn	– Kann es sein, dass nicht mehr alles in meinem Leben rund läuft und dass meine geistigen Bewegungen eingeschränkt sind? – Wodurch bremst mich mein Kleinhirn in Form meines motorischen Systems aus?
Klitoris (Kitzler)	– Kann ich noch in vollem Umfang den Kitzel der Erotik spüren? – In welchem Bereich bin ich unsensibel geworden und kann nicht mehr meiner triebhaften Seite folgen, um die vollkommene Lust zu empfinden?

Knie	– In welchem Bereich habe ich die Demut verloren? – Wollte ich vielleicht etwas zu übereilt übers Knie brechen? – Kann es sein, dass ich so wütend bin, dass ich jemanden übers Knie legen möchte? – Bei welchen Beziehungsthemen bekomme ich im wahrsten Sinne des Wortes weiche Knie?
Knochen	– In welchen Bereichen meines Lebens habe ich die Festigkeit und Stabilität verloren? – Habe ich noch den Halt und die Struktur, die ich mir wünsche? – Kann es sein, dass mein aufrechter Gang durch äußere Einflüsse gebrochen wurde? – Kann es sein, dass ich in meinem Geist zu verknöchert und unflexibel geworden bin?
Knorpelgewebe	– In welchen Bereichen meines Lebens habe ich die Elastizität und die Verbindlichkeit verloren? – In welchen Bereichen meines Lebens möchte ich nicht mehr flexibel sein?
Kopf	– Warum weiß ich nicht mehr, wo mir der Kopf steht? – Warum zerbreche ich mir zu häufig den Kopf? – Warum habe ich die innere Lebensorientierung verloren? – Kann es sein, dass es mir ab und an schwerfällt, einen kühlen Kopf zu bewahren? – Welche geistigen und seelischen Konflikte rufen in meinem Kopf Verspannungen hervor? Warum suche ich nur nach Losungen und nicht nach Lösungen? – Warum zerbreche ich mir lieber den Kopf, bevor ich handle?
Körperhaare	– Siehe Kapitel »Haardiagnostik«, S. 58

Krampfadern	– Welche Hindernisse in meinem Leben sind die Ursache, dass meine Lebensenergie nicht mehr frei fließen kann? – Warum kann man mich so leicht verletzen? – Kann es sein, dass ich mich nur schwer an etwas binden kann? – Fehlt es mir vielleicht an innerlicher Verbindlichkeit? – Warum kann ich nicht gelöst durchs Leben gehen?
Leber	– Siehe Kapitel »Leber«, S. 57
Leiste	– Kann es sein, dass ich mich zurzeit sehr verletzlich fühle und Angst davor habe, meine Triebhaftigkeit auszuleben? – In welchem Bereich fühle ich mich körperlich nicht mehr vollkommen belastbar?
Limbisches System	– In welchem Bereich sind meine grundlegenden Lebensfunktionen wie Atmung, Verdauung, Ausscheidung etc. eingeschränkt? – Kann es sein, dass mich Gefühle so sehr blockieren, dass selbst die Grundmechanismen nicht mehr funktionieren können?
Lippen	– Siehe Kapitel »Munddiagnostik«, S. 81
Luftröhre	– Kann es sein, dass die Zuleitung zur wahren Freiheit des Lebens gestört ist?
Lunge	– Siehe Kapitel »Lunge«, S. 45
Lymphknoten	– In welchem Bereich habe ich die Polizeistation meines Körpers, also mein eigenes Immunsystem, verärgert? – Was ist in mich eingedrungen, das ich nicht abwehren konnte? – Kann es sein, dass ich mich etwas zu schnell geöffnet habe?
Lymphsystem	– Kann es sein, dass der Rücktransport zu meinem Herzen blockiert ist und ich so meine Gefühle und meine Intuition nicht mehr voll wahrnehmen kann?
Magen	– Siehe Kapitel »Magen«, S. 44

Mandeln (Tonsillen)	– In welchen Bereichen ist meine Verteidigungsbarriere zu meinen innersten Gefühlen gefallen, sodass die Erreger von außen um sich greifen konnten? – Warum lasse ich mich nicht von außen erregen und gehe gezielt einem Streit aus dem Weg? – Was will ich wirklich nicht mehr schlucken?
Mastdarm	– Siehe Kapitel »Darm«, S. 52
Milz	– In welchen Bereichen in meinem Leben ist der Energiezyklus gestört? – In welchem Bereich meines Lebens verliere ich zu viel Energie? – Kann es sein, dass ich mich mit dem Tod noch nicht ausgesöhnt habe? – Warum fällt es mir so schwer, meine Psyche täglich zu reinigen?
Mittelfinger	– Siehe »Handdiagnostik«, S. 120
Mund	– Siehe Kapitel »Munddiagnostik«, S. 81
Mundwinkel	– Siehe Kapitel »Mundwinkeldiagnostik«, S. 87
Muskulatur	– In welchen Bereichen meines Lebens habe ich die Flexibilität verloren? – Warum musste ich mir einen Muskelpanzer zulegen, sodass ich meine Gefühle und meine Charakterzüge wahren kann? – Wann kann ich mich wirklich entspannen oder die Spannung im Leben entdecken? – Aus welchem Grund kann mein Lebensmotor in Form meiner Muskeln nur begrenzt arbeiten?
Mutterkuchen (Plazenta)	– Kann es sein, dass ich einen inneren Konflikt austrage, um ein neues Lebewesen oder eine neue Idee (Vision) zu nähren?
Nacken	– Siehe Kapitel »Halsdiagnostik«, S. 116
Nase	– Siehe Kapitel »Nasendiagnostik«, S. 81

Nebenhoden	– Aus welchem Grund möchte ich meine Energie nicht verschenken? – Fällt es mir schwer, mich mit dem Gedanken der Vaterrolle anzufreunden?
Nebenhöhlen	– Kann es sein, dass ich nicht mehr die Leichtigkeit in meinen Gedanken verspüre? – Habe ich vielleicht die Leichtigkeit im Sein verloren? – Kann ich noch richtig mit der Außenwelt kommunizieren? – Kann es sein, dass es mir in einigen Teilbereichen schwerfällt, mich auszudrücken? – Habe ich noch den Zugang zu höheren Ebenen und somit zum Göttlichen, den ich mir wünsche?
Nebennieren	– Siehe Kapitel »Niere«, S. 42
Nebenschilddrüsen (Epithelkörperchen)	– Siehe Schilddrüse
Nerven	– Kann es sein, dass ich mich innerlich nach Ruhe, Vertrauen und Geborgenheit sehne? – Warum bin ich innerlich unsicher? – Warum bin ich angespannt und unter Stress? – Vor welchem Lebensthema habe ich wirklich Angst?
Nervus opticus	– Siehe Sehnerv
Nervus statoacusticus	– Siehe Gehör- und Gleichgewichtsnerv
Netzhaut	– Siehe Kapitel »Augendiagnostik«, S. 66
Nieren	– Siehe Kapitel »Niere«, S. 42
Nierenbecken	– Siehe Kapitel »Niere«, S. 42
Oberarme	– Kann es sein, dass mir ab und zu das Durchhaltevermögen fehlt? – Wann fällt es mir schwer, mich durchzusetzen? – Fehlt es mir vielleicht sogar an Durchschlagskraft?

Oberkiefer	– Siehe Kapitel »Munddiagnostik«, S. 81
Oberlippe	– Siehe Kapitel »Oberlippendiagnostik«, S. 86
Oberschenkel	– In welchem Bereich fällt es mir schwer, aufzusteigen oder einen Fortschritt zu erlangen? – In welchem Bereich fällt es mir schwer, vorwärtszukommen und auf meinem Lebensweg voranzuschreiten?
Ohr (Gehör, Ohrmuschel)	– Siehe Kapitel »Ohrdiagnostik«, S. 75
Ohrläppchen	– Siehe Kapitel »Ohrläppchendiagnostik«, S. 77
Ohrspeicheldrüse (Parotis)	– Wo fehlt mir die Kreativität, um bewusst geistige Nahrung aufzunehmen? – Warum fällt es mir schwer, die Leichtigkeit in meinem Leben zu erkennen, um so Energie zurückzugewinnen?
Parasympathicus vagus	– In welchen Bereichen meines Lebens fehlt mir die Zeit für Regeneration und Ruhe? – Kann es sein, dass ich zu oft im Stress lebe?
Penis	– In welchen Bereichen meines Lebens fällt es mir schwer zu überzeugen? – In welchen Bereichen kann ich meine Triebhaftigkeit nicht vollkommen ausleben? – Kann es sein, dass ich mich mit der Rolle des Zeugers noch nicht ausgesöhnt habe?
Perikard	– Siehe Herzbeutel
Plazenta	– Siehe Mutterkuchen
Prostata	– Wo kann ich mich körperlich nicht so ausdrücken, wie ich will? – Warum kann ich nicht mehr so, wie ich möchte? – Warum kann ich meine Lebenslust nicht mehr ausdrücken? – Was ist wirklich an meinem sexuellen Kontakt unbefriedigend? Wo bin ich im Leben unbefriedigt?
Rachen (Schlund)	– Siehe Kapitel »Munddiagnostik«, S. 81

Riechhirn (Rhinencephalon)	– Kann es sein, dass ich meine Verbindung zu meiner inneren Gefühlswelt und zu meiner Intuition verloren habe?
Ringfinger	– Siehe Kapitel »Handdiagnostik«, S. 120
Rippen	– Kann es sein, dass ich mich unsicher und ungeschützt fühle und mein Brustkorb nicht den Schutz bietet, den ich erwarte? – Durch welche Ängste fällt es mir schwer, meine Berufung anzunehmen und zu wirken?
Rippenfell	– Kann es sein, dass ich die Anpassungsfähigkeit im Ausdruck meiner Kommunikation verloren habe? – Kann ich wirklich in allen Bereichen meine Herzensfreiheit leben?
Samenleiter	– Kann es sein, dass ich vom Lebensweg abgekommen bin? – Kann es sein, dass ich einen inneren Konflikt mit meiner Zeugungsfähigkeit austrage? – Kann es sein, dass ich Angst davor habe, etwas Neues in die Welt zu setzen?
Schamlippen (Vulva)	– Kann es sein, dass ich mich vor meiner eigenen Triebhaftigkeit oder vor meiner Geschlechtsrolle verschließen will?
Scheide (Vagina)	– Was will ich wirklich in meinem Leben loslassen? – Warum hänge ich immer noch der Vergangenheit hinterher? – Warum bin ich innerlich noch verkrampft? Was kann ich innerlich nicht annehmen? – Warum kann ich mich nicht vollständig öffnen?
Schilddrüse	– Siehe Schilddrüsendiagnostik, S. 39
Schläfe	– Siehe Kapitel »Schläfendiagnostik«, S. 74

Schleimhaut	– Kann es sein, dass ich mich in manchen Bereichen nicht abgrenzen kann? – Kann es sein, dass ich den Austausch zwischen innen und außen vermeiden will? – In welchem Bereich hat meine Schutzhülle ein Leck? – Warum kann ich nicht mehr mit Leichtigkeit durchs Leben flutschen?
Schultergelenk	– Siehe Kapitel »Schulterbereichsdiagnostik«, S. 117
Schultern	– Siehe Kapitel »Schulterbereichsdiagnostik«, S. 117
Schweißdrüsen	– Warum will ich mein Revier so deutlich markieren? – Kann es sein, dass ich mir meiner Rolle als Individuum nicht bewusst bin? – Habe ich vielleicht Angst, nicht wahrgenommen zu werden?
Sehnen	– Siehe Bänder
Sehnerv	– Siehe Kapitel »Augendiagnostik«, S. 66
Sinnesorgane	– In welchen Bereichen fällt es mir schwer, die Welt als das anzuerkennen, was sie ist? – Kann es sein, dass ich bewusst alles ausblende, was nicht zu meinem Weltbild passt?
Sinusknoten (Herz)	– Siehe Kapitel »Herz«, S. 48
Solarplexus	– Kann es sein, dass ich Seelenmüll aufgestaut habe? – Welches Lebensthema sollte ich schnellstens bereinigen? – Welche Lebensprobleme habe ich nicht bearbeitet und so im Unterbewusstsein manifestiert?
Speicheldrüsen	– Siehe Kapitel »Munddiagnostik«, S. 81
Speiseröhre	– Warum fällt es mir schwer, Energie von außen zu beziehen? – Was will ich nicht mehr schlucken? – Was ist mir im wahrsten Sinne des Wortes im Hals stecken geblieben?

Sprunggelenk	– Siehe Kapitel »Hand- und Fußdiagnostik«, S. 119
Stammhirn	– In welchen Bereichen habe ich Angst, dass ich nicht überleben könnte? – Welche primären Lebensvorgänge vernachlässige ich, sodass ich unbewusst meinen Körper schädige?
Stimmbänder	– In welchem Bereich fällt es mir schwer, meinen inneren Kern verbal gefühlvoll auszudrücken?
Stimme	– Wie ist meine Stimmungslage wirklich? – Kann ich meine Lebensstimmungen verbal ausdrücken? – Zu welchem Zeitpunkt verschlucke ich meine Gefühle?
Stirn	– Siehe Kapitel »Stirndiagnostik«, S. 62
Stirnhöhle	– Siehe Nebenhöhlen
Sympathicus (Teil des Nervensystems)	– Warum kann ich nicht vertrauen und befinde mich deshalb ständig in Alarmbereitschaft und warte auf eine Konfrontation?
Tonsillen	– Siehe Mandeln
Thymusdrüse	– Kann es sein, dass ich nur schwer zwischen Freund und Feind unterscheiden kann? – Kann es sein, dass ich meinen Glauben an die Liebe verloren habe?
Tränendrüsen	– Siehe Kapitel »Augendiagnostik«, S. 66
Unterarme	– Kann es sein, dass ich in manchen Bereichen handlungsunfähig bin und nicht mehr für mein Leben einstehe? – Was will ich krampfhaft festhalten und kann es nur schwer loslassen?
Unterkiefer	– Siehe Kapitel »Munddiagnostik«, S. 81
Unterlippe	– Siehe Kapitel »Unterlippendiagnostik«, S. 88

Unterschenkel (Waden)	– Habe ich vielleicht das Gefühl, dass ich immer auf dem Sprung bin und Spontanität mein Lebensmotto geworden ist? – Habe ich es vielleicht verpasst, den richtigen Absprung zu schaffen? – Kann es sein, dass ich mir die Überlastung selbst nicht eingestehen will? – Warum muss ich immer plötzliche Lebensveränderungen herbeiführen, wenn ich mich wohlfühle?
Venen	– Warum kann die Lebensenergie nicht mehr zu mir nach Hause kommen? – Warum versperre ich mich meiner eigenen Lebensenergie? – Warum fällt es mir schwer, mich selbst zu regenerieren?
Venushügel	– Warum ist es mir so wichtig, dass mein Venushügel erobert und bestiegen wird und sich der Partner als würdig erweist?
Verdauungsorgane	– Warum fällt es mir schwer, Gefühle zu verdauen? – Kann es sein, dass ich das Außen nicht mehr sehen will, weil es mir zu viel Schmerz bereitet?
Vorhaut	– Warum ist es mir wichtig, meine Triebhaftigkeit zu verstecken? – Warum habe ich mir einen Schutzpanzer angelegt, um meine Sensibilität im Kern zu bewahren?
Vorsteherdrüse	– Siehe Prostata
Vulva	– Siehe Schamlippen
Waden	– Siehe Unterschenkel
Wange	– Siehe Kapitel »Wangendiagnostik«, S. 64
Wirbelsäule	– Siehe Kapitel »Wirbelsäulendiagnostik«, S. 184
Zähne	– Siehe Kapitel »Zahndiagnostik«, S. 103
Zahnfleisch	– Siehe Kapitel »Zahndiagnostik«, S. 103
Zahnschmelz	– Siehe Kapitel »Zahndiagnostik«, S. 103

Zahnwurzel	– Siehe Kapitel »Zahndiagnostik«, S. 103
Zehen	– Siehe Kapitel »Fußdiagnostik«, S. 159
Zeigefinger	– Siehe Kapitel »Handdiagnostik«, S. 120
Zirbeldrüse (Epiphyse)	– Welche Lebensthemen will ich mir unter keinen Umständen eingestehen? – Kann es sein, dass ich schon länger die Lebensuhr übersehen habe?
Zunge	– Siehe Kapitel »Zungendiagnostik«, S. 89
Zwerchfell	– Kann es sein, dass ich aus dem inneren Lebensrhythmus geraten bin? – Warum bin ich aus dem Tritt des Lebens gekommen?
Zwölffingerdarm	– Siehe Kapitel »Darm«, S. 52

Was die Krankheiten mitteilen wollen

In der folgenden Tabelle sind die häufigsten Krankheiten, Symptome und Beschwerden aufgeführt, mit Hinweisen und Fragen zu den Lebensthemen, die jeweils damit in Verbindung stehen. Stellen Sie sich die Fragen auch dann, wenn es sich um vermeintlich irreversible oder angeborene Krankheiten handelt. Auch in diesem Fall sind in der Krankheit wichtige Hinweise auf Ihren Lebensweg enthalten. Wenn Sie die Fragen für sich selbst klären, wird dies dann zwar nicht unbedingt zu einer Heilung führen, es kann aber den Umgang mit der Einschränkung bedeutend erleichtern. Das Auflösen des damit verbundenen Lebensthemas kann außerdem weitere Krankheiten verhindern.

Wichtig für die Genesung ist in jedem Fall, den Sinn der Krankheit oder der Einschränkung zu verstehen. So schreit die Seele mithilfe der Krankheit nach Aufmerksamkeit. Der Körper gibt dabei mit den Symptomen und Krankheitsbildern die notwendigen Hinweise, um die Wachstumschance und Lernaufgabe zu erkennen. Diese ist wichtig, um die eigene Seelenmissachtung aufzulösen. Sehen Sie die Krankheit daher nie als einen Feind an, der bekämpft werden muss, sondern als einen persönlichen Seelen- und Gefühlstrainer. Nutzen Sie Lebenskrisen als ein Entwicklungspotenzial und fragen Sie sich stets:

- Was schulde ich meiner Seele im gegenwärtigen Augenblick?

- Wonach hungert es mich wirklich in meinem Leben, mit dem ich wieder ein Gleichgewicht in meinem Körper, meinem Geist und meiner Seele herstellen kann? – Nur wenn sich der gesamte Organismus im natürlichen Gleichgewicht befindet, kann der Körper seine Selbstheilungskräfte vollständig entfalten.
- Konzentriere ich mich vielleicht zu sehr auf meine Krankheit und zu wenig auf meine Genesung oder das Gesundsein? Bin ich mehr in Gedanken im Bekämpfen der Krankheit verstrickt als in der Liebe zu meinem Körper? Kann es nicht vielleicht sogar sein, dass ich die Krankheit nicht als persönlichen Gefühlstrainer akzeptieren kann und deswegen die Krankheit durch Jammern, Meckern und Fluchen nähre? – Auf diese verschiedenen Arten und Weisen stärken Sie die Krankheit und schwächen Ihre Selbstheilungskräfte.
- Bin ich wirklich jeden Tag dankbar für meine Gesundheit? – Durch die Dankbarkeit legen Sie automatisch den Fokus auf das Positive. Dadurch richtet sich Ihr ganzer Organismus auf Gesundheit und Heilung aus.
- Kann es sein, dass ich meine Krankheit unbewusst streichle? Genieße ich es vielleicht sogar, krank zu sein, weil ich auf diese Weise Vorteile im Leben habe, die ich sonst nicht hätte (mehr Aufmerksamkeit, weniger Verantwortung, weniger Stress)?

Eine Krankheit stellt fast immer einen Konflikt zwischen Ego, Herzensintention und höherem Selbst dar. Nur wenn sich alle drei Ebenen in Harmonie befinden, kann sich der Mensch vollkommener Gesundheit erfreuen.

Neben den geistigen und seelischen Faktoren, durch die eine Krankheit oder ein Symptom entstanden ist, gilt es natürlich auch die Lebensumstände und die äußeren Bedingungen ausfindig zu machen, die Sie krank gemacht haben. Fragen Sie sich daher auch bei jeder Krankheit bzw. Problematik:

- Habe ich Lebensgewohnheiten, die sich negativ auf meine Gesundheit oder meine Zufriedenheit auswirken?
- Nehme ich Medikamente oder andere Mittel zu mir, deren Nebenwirkungen mich schwächen?
- Rauche ich, trinke ich häufig Alkohol oder nehme ich andere Drogen zu mir?
- Ernähre ich mich gesund, oder gibt es Nahrungsfaktoren, die mich krank machen können?
- Gibt es in meiner Umgebung eine ungewöhnlich hohe Belastung an Schadstoffen, Schwermetallen, Pestiziden, Strahlungen oder anderen gesundheitsschädigenden Faktoren?
- Treibe ich ausreichend Sport und bewege ich mich regelmäßig?
- Finde ich ausreichend Erholung in meinen Tiefschlafphasen?
- Habe ich eine chronische oder akute Krankheit, die sich auf diesen Bereich auswirkt? (Wenn ja, schauen Sie auch unter der Bedeutung dieser Krankheit nach.)

Stellen Sie sich zusätzlich zu den spezifischen Fragen für die einzelnen Krankheiten, Symptome und Verletzungen, die in der folgenden Tabelle aufgeführt sind, immer die drei folgenden Kernfragen:

1. Was will mir meine Krankheit mitteilen?
2. Welchen Hunger bzw. welches Bedürfnis hat meine Seele?
3. Wie ist meine gedankliche Ausrichtung in Bezug auf meine Heilung?

Krankheit / Symptom	Bedeutung/Lebensthema/Fragen/Lösungsvorschläge
Abszess	– Die verwundete Haut zeigt an, dass ich mich von der Außenwelt abgrenzen will. Fragen Sie sich: – Warum bin ich nicht bereit, einen Seelenkonflikt auszutragen? – Seien Sie mutig und bewältigen Sie Ihren inneren Konflikt. Lieber explodieren Sie ab und an, bevor Sie später implodieren. Lösen Sie die Grenzkonflikte zur Zärtlichkeit!
Abwehrschwäche	– Das Abwehrsystem symbolisiert die innere Verteidigung gegenüber »Feinden«. – Wehren Sie sich gegen äußere »Feinde«.
Achillessehnenriss	Fragen Sie sich: – Kann es sein, dass ich mir etwas zu viel vorgenommen habe und zu schnell zu große Sprünge machen will? – In welchem Bereich meines Lebens habe ich den Bogen überspannt? – Kann es sein, dass ich Angst habe oder mich innerlich noch nicht bereit fühle, meinen nächsten Schritt des Lebensweges zu gehen?
Adipositas	Siehe Kapitel »Die Bedeutung von Körperfett«, S. 202
Afterblutung	Fragen Sie sich: – Kann es sein, dass ich nur schwer unterscheiden kann zwischen Dingen, die für mich wichtig sind, und denen, die ich nicht mehr brauche?
Afterfistel	Siehe Analfistel
Aids	– Das Abwehrsystem symbolisiert die innere Verteidigung gegenüber »Feinden«. – Lassen Sie sich auf einen Menschen mit ganzem Herzen ein und sehen Sie nicht nur den Lustfaktor im Partner. Liebe bedeutet im übertragenen Sinn, bedingungslos zu lieben. – Finden Sie Ihr seelisches Gleichgewicht wieder und vereinigen Sie sich mit der geistigen Ebene Ihrer Seele. – Lassen Sie sich erregen, statt den Erregern freien Lauf zu lassen.
Akne	– Kehren Sie Ihr Inneres nach außen. Bekennen Sie Farbe, bevor farbige Pusteln Sie befallen. – Lösen Sie Ihre Kontaktschwierigkeiten auf. Befreien Sie sich von den geistigen Verunreinigungen. – Schlagen Sie im übertragenen Sinn aus und stellen Sie sich den Konflikten, bevor Sie Ausschlag bekommen. – Erwehren Sie sich Ihrer Haut und schaffen Sie Ihre eigenen Grenzbereiche.

Albinismus	Fragen Sie sich: – In welchen Bereichen fehlt mir die Farbe bzw. die Fröhlichkeit in meinem Leben? – Kann es sein, dass ich innerlich keine friedliche Einheit mit mir selbst bin und daher das Einheitliche in Form der Farbe Weiß auf meinen Körper verlagert habe? – Habe ich bereits erkannt, dass Weiß alle Farben in sich vereint und diese Fülle der unterschiedlichen Lebensnuancen in mein Leben integriert?
Alkoholismus	– Bleiben Sie nicht in der Sucht verhaftet, sondern gehen Sie auf die »Suche« nach der eigenen Lebenskraft des wahren Seins. – Stellen Sie sich Ihren Problemen, bevor Sie sie im Alkohol ertränken. – Trinken Sie nicht auf die Brüderlichkeit, sondern erkennen Sie, dass wahre Einheit nur im Herzen entstehen kann.
Allergie	– **Tierhaare:** Angst vor Beziehungen mit animalischem Sex. – **Nahrung:** Angst vor der eigenen reinen Natur. Aussöhnung mit der Natur. Erkennen Sie an, dass nur die Natur Ihnen Heilung bringen kann. – **Medikament**e: Erkennen Sie die wahre Medizin der Natur und stoppen Sie die Abhängigkeit von der Giftpille. – **Chemische Farben:** Erkennen Sie, dass Giftstoffe nichts mit Ihrer Natur zu tun haben. – **Pollen:** Angst vor der eigenen Fruchtbarkeit und vor der Fähigkeit zu lieben. – **Hausstaub:** Angst vor dem Unreinen im Seelischen wie im Körperlichen. – Lösen Sie die Angst vor Ihrem eigenen Leben in der wahren Natur. – »Liebe deinen Feind und du wirst erkennen, dass du selbst dein größter Feind bist.« Erkennen Sie, dass nichts und niemand Sie angreifen kann, wenn Sie sich in Harmonie befinden.
Altersbeschwerden	– Altersbeschwerden sind meist Folgen von Jugendsünden. Die Lebenssünden zeichnen sich dabei im Körper ab. – Lassen Sie die alten Sünden los und lösen Sie Ihre wahren Lebensaufgaben.
Altersherz	Fragen Sie sich: – Kann es sein, dass ich im Laufe meines Lebens meine Liebesfähigkeit verloren habe? – Bin ich vielleicht vom Leben verbittert? – Kann es sein, dass ich meine Herzensstimme über so viele Jahre hinweg ignoriert habe, dass ich damit mein Herz bis zum Versagen geschwächt habe?
Altersschwerhörigkeit	– Es ist an der Zeit, nicht mehr der Außenwelt zu gehorchen, sondern auf die Welt in Ihnen zu hören. – Hören Sie auf Ihre innere Stimme und gehorchen Sie ihr.
Altersweitsichtigkeit	– Aussöhnung mit dem Tod. – Der näher rückende Tod erscheint einem immer verschwommener, und somit scheint das Leben an Weite zu gewinnen. – Lösen Sie sich von den Kleinigkeiten des zivilisierten Stressalltags und überblicken Sie die wahre Weite des Lebens. – Schauen Sie zurück und fragen Sie sich: Habe ich wahrlich richtig gelebt? Habe ich meine Lebensaufgabe schon erfüllt?

Alzheimer	– Die Nervenzentrale der Kommunikation im Gehirn ist blockiert. – Lösen Sie sich von der Vergangenheit mit Ihren Verbindlichkeiten und leben Sie im Jetzt. – Kehren Sie wieder in die Einheit des wahren Seins zurück. Das bedeutet: Leben Sie für den Augenblick, wie ein Kind es tut. – Lernen Sie, dass Wissensgier Sie niemals glücklich machen kann, sondern nur das Gefühl, etwas erlebt zu haben.
Amnesie	– Befreien Sie sich im wahren Leben von der Vergangenheit und leben Sie nur noch im Jetzt. – Lassen Sie Altes bewusst los. – Spüren Sie Ihre wahre Herzensidentität und Ihre Lebensaufgabe.
Analfissur	– Der After ist der Ein- und Ausgang der Unterwelt. – Sie befinden sich gerade auf einem inneren Irrweg, um sich von den Schattenthemen zu befreien. – Suchen Sie nicht nach dem besten Weg, sondern nach einem, der die Schattenthemen ans Licht der Welt bringen.
Analfistel	Fragen Sie sich: – Kann es sein, dass ich alte Lebensthemen so lange in mir festgehalten habe, dass mein Körper nach einem neuen Weg sucht, um sie nach außen zu bringen? – Kann es sein, dass ich meine eigenen Schattenseiten nicht annehmen und somit auch nicht nach außen bringen kann?
Anämie	– Die Blutarmut zeigt Ihnen, dass Ihnen ein großer Anteil an Lebenskraft fehlt. – Gehen Sie das Leben bewusst ruhig an und leben Sie für Ihre eigene Lebensaufgabe. – Lernen Sie Bescheidenheit. Kehren Sie der hektischen Welt den Rücken zu. – Öffnen Sie sich für das wahre Ich, um wieder Lust am Leben zu spüren und wild entschlossen zu sein, Ihre Lebensaufgabe in die Welt zu tragen.
Angina pectoris	– Sie geben Ihrem Herzen zu wenig Liebesnahrung. – Entdecken Sie Ihre wahren Herzensangelegenheiten. Fragen Sie sich: – Will ich vielleicht meine Hartherzigkeit, die Engherzigkeit oder sogar das versteinerte Herz ablegen? – Richten Sie Ihr Leben auf die bedingungslose Liebe des Seins aus. Gönnen Sie sich Ruhe, um den Herzrhythmus der Liebe wieder zu erlernen. – Folgen Sie dem Spruch: »Tue das, was dein Herz begehrt.«
Angst	– Ungelöste Lebensaufgaben gepaart mit fehlendem Selbstbewusstsein. – Lassen Sie sich ganz bewusst auf die Angst ein, bis sie ihren Schreck verliert. – Da Angst aus der Vergangenheit lebt, leben Sie im Hier und Jetzt. – Lernen Sie, dass Respekt die gesunde Form der Angst ist.

Antikörpermangel-syndrom	Fragen Sie sich: - Warum kann ich mich selbst so schwer verteidigen? - Kann es sein, dass ich nur schwer zu mir selbst stehen kann und mich dadurch von außen zu sehr beeinflussen lasse? - Kann es sein, dass ich einen inneren Kampf auf der geistigen und seelischen Ebene führe und deswegen nicht die Kraft für die Verteidigung nach außen hin habe?
Aorteninsuffizienz	Fragen Sie sich: - Kann es sein, dass ich im Moment hektisch versuche voranzukommen, dabei aber nur auf der Stelle trete? - Kann es sein, dass ich Angst vor meiner eigenen pulsierenden Lebenskraft habe und deshalb versuche, sie einzuschränken? - Kann es sein, dass ich zu wenig auf mein Herz höre?
Apathie	Fragen Sie sich: - Kann es sein, dass ich meinen eigenen Lebenskampf bereits aufgegeben habe? - Warum fehlt es mir an Lebensmut und Lebenskraft? - Was begeistert mich wirklich? Was gibt mir Kraft? Was macht mir Spaß? Was lässt mein Herz höherschlagen? - Was ist meine Lebensvision? - Kann es sein, dass ich noch nicht erkannt habe, dass ich eine Mission im Leben zu erfüllen habe, die nur ich erfüllen kann und sonst niemand?
Aphten	- Suchen Sie nicht die schmerzliche Konfrontation im Mund, sondern führen Sie die ausstehenden Konfliktgespräche. - Stellen Sie sich die Frage, was wirklich gut für Sie ist. - Essen Sie im übertragenen Sinn der Seele nur das, was Ihnen wirklich mundet und Körperenergie schenkt.
Appetitlosigkeit	- Innerliche Weigerung, aktiv am Leben teilzunehmen. - Erkennen Sie, was Ihnen wirklich im Leben nicht mehr schmeckt. - Lernen Sie, dass in der Genügsamkeit die Erfüllung verborgen ist.
Arm, ausgekugelter	- Durch Selbstüberschätzung missachten Sie die Grenzen Ihres Körpers. - Sie überziehen bewusst das Thema Beweglichkeit. - Werden Sie im übertragenen Sinne beweglich im Geist. - Entwickeln Sie sich über Ihre eigens gesetzten geistigen Grenzen hinaus.
Armbruch	- Das Leben nicht mehr in den Griff bekommen. Man spürt die Handlungsunfähigkeit. - Betrachten Sie das Leben als Herausforderung und unterbrechen Sie eingefahrene Denk- und Lebensmuster.
Arterienentzündung	- Andauernde Fehlverteilung der Lebensenergie. - Setzen Sie gezielt Ihre Lebensenergie ein, um Ihre Lebensvision zu erreichen.
Arteriosklerose (Arterienverkalkung)	Fragen Sie sich: - Kann es sein, dass ich mich zu sehr in Details verliere, die mir den Weg zum Wesentlichen verbauen? - Kann es sein, dass ich meine Gefühle und Wünsche nicht frei äußern kann und sie deswegen ständig als Ablagerungen in meinem Körper zurückbleiben? - Kann es sein, dass ich mich zu sehr auf kurzfristige Erfolge stürze, die mir aber langfristig schaden?

Arthritis	– Durch enge Normen rosten die Gelenke ein und werden unbeweglich. – Wer sich geistig nicht bewegt, der rostet. Wer sein Bewusstsein nicht erweitern kann, wird die Gelenke durch Rost blockieren. – Lösen Sie die eigensinnigen und starren, lebensverachtenden Denk- und Lebensmuster auf.
Arthrose	– Nicht nur die Gelenke, sondern auch der Geist verformt sich bei dieser Krankheit. – Das eigene Sein wird durch verkannte Lebensmuster deformiert. – Wenn sich das Hüftgelenk verformt, ist ein Fortschritt nur schwer möglich. Deshalb ist es wichtig, sich die eigene geistige Unbeweglichkeit einzugestehen. – Wenn sich das Kniegelenk verformt, ist es schwierig, sich zu beugen, es ist wichtig, dass Sie innere Demut lernen. – Wenn sich das Sprunggelenk verformt, ist es schwierig, den richtigen Absprung zu finden. Lernen Sie, wann es an der Zeit ist, ins neue Leben zu springen. – Wenn sich Hand- und Fingergelenke deformieren, ist es schwierig, etwas zu greifen oder zu begreifen. Es ist an der Zeit zu lernen, wie man Probleme leicht löst.
Asthma	– Sie verdrängen Ihren Dominanzanspruch und verdrängen dabei Ihre Aggressionen. – Sie tragen ein ungestilltes Bedürfnis nach Freiheit in Ihrem Herzen. – Die Lunge umschließt das Herz. Umschließen Sie auch mit Ihrem Geist das Herz und leben Sie das, was Ihr Herz begehrt.
Atemlähmung	Fragen Sie sich: – In welchen Bereichen ist meine Kommunikation mit der Außenwelt gelähmt? – Kann es sein, dass meine innere Kommunikation gestört ist und ich deswegen keinen Kontakt nach außen herstellen kann? – Kann es sein, dass mir etwas oder jemand meine Freiheit so sehr einschränkt, dass es mich faktisch lähmt?
Atemnot	Fragen Sie sich: – Was nimmt mir wirklich die Luft zum Atmen? – Welchen Konflikt möchte ich nicht ausfechten?
Atemwegserkrankungen	– Treten Sie für Ihre eigenen Bedürfnisse ein und schotten Sie sich gegen Negativität ab. Fragen Sie sich: – Was will ich nicht mehr schlucken? – Wovon habe ich die Nase voll? – Was raubt mir die Freiheit am Leben? – Warum gehorche ich stillschweigend?
Aufstoßen, saures	Fragen Sie sich: – Kann es sein, dass ich mich innerlich weigere, eine Lebenssituation zu schlucken? – Kann es sein, dass ich etwas geschluckt habe, was ich nicht schlucken wollte, und deshalb sauer auf mich selbst bin? – Kann es sein, dass ich unterdrückte Aggressionen in mir trage, die sich Luft verschaffen wollen?

Augenprobleme	- Nehmen Sie wieder die Wirklichkeit Ihrer Seele wahr. Fragen Sie sich: - Was will ich nicht ansehen? - Was möchte ich nicht einsehen? - Warum kann ich nicht positiv nach vorne schauen?
Augentrockenheit	Fragen Sie sich: - Welche Tränen habe ich noch nicht geweint? - Kann es sein, dass ich die Dinge oft zu nüchtern betrachte und ihnen emotionslos gegenüberstehe? - Kann es sein, dass ich zu wenig Kontakt zu meinen Gefühlen habe?
Ausfluss	- Achten Sie darauf, dass Sie Ihre Sexualität so ausleben, wie Sie es sich vom Herzen her wünschen. Fragen Sie sich: - Warum will ich mich meiner Lust nicht hingeben? - Warum brauche ich die übermäßige Hygiene, um mich seelisch sauber zu fühlen? - Warum habe ich die Nase voll von meiner eigenen Geschlechtlichkeit und meiner Sexualität? - Warum will ich mich bewusst unattraktiv machen?
Autismus	Fragen Sie sich: - Warum habe ich einen Hass auf die äußere Welt und will mich deswegen in meine innere zurückziehen? - Warum kann und will ich nicht in Kontakt zu meinem Umfeld gehen? - Was brauche ich, um im inneren und äußeren Gleichgewicht zu leben?
Autoimmunkrankheiten	Fragen Sie sich: - Warum kann ich meine Aggressionen nicht nach außen ableiten und zerstöre mich dadurch selbst? - Warum bin ich in einen Kampf mit mir selbst verwickelt? - Kann es sein, dass ich mir so feste Gedanken- und Lebensstrukturen erschaffen habe, dass ich mich dadurch selbst zerstöre?
AV-Block (Herzrhythmusstörung)	Fragen Sie sich: - Warum blockiere ich meinen Zugang zu meiner Herzensstimme? - Kann es sein, dass ich mich in Herzensangelegenheiten zu leicht aus dem Rhythmus bringen lasse? - Habe ich vielleicht meinen Herzensrhythmus und damit meinen Lebensrhythmus verloren?
Bänderriss	- Überreißen Sie die geistige Situation und klären Sie sie. - Überstrapazieren Sie lieber Ihre geistige Flexibilität, bevor Ihnen die Sehne reißt. Fragen Sie sich: - Warum bin ich überspannt? - Warum sehe ich manches überzogen?

Bandscheiben-vorfall	Fragen Sie sich: - Warum erpresse ich meinen weiblichen Pol in Form meiner Bandscheibe? - Die Lebensachse ist ins Wanken gekommen. - Demütigung bei fehlender Aufrichtigkeit. - Stellen Sie das Weibliche der eigenen Existenz in den Mittelpunkt und fragen Sie sich: Warum kann ich nicht weich sein? - Nehmen Sie den Druck Ihres momentanen Lebens bewusst wahr und gestalten Sie Ihr Leben locker und leicht.
Bandwurmbefall	Fragen Sie sich: - Kann es sein, dass ich nur schwer Nein sagen kann und mich daher oft ausnutzen lasse? - Habe ich vielleicht Angst, innerlich aufgefressen zu werden? - Kann es sein, dass ich Parasiten und Energieräuber in meinem Leben nur schwer erkennen und abwehren kann? - Wo in meinem Leben ist der Wurm drin?
Bauchfellentzündung	Fragen Sie sich: - Kann es sein, dass ich in einen Kampf mit mir selbst um meine innere Mitte verstrickt bin? - Kann es sein, dass ich zu wenig auf mein Bauchgefühl höre? - Kann es sein, dass ich den Nabel meiner eigenen Welt noch nicht gefunden habe und daher orientierungslos bin?
Bauchhöhlen-schwangerschaft	Fragen Sie sich: - Warum will ich meinem Kind nicht genügend Lebensraum geben? - Kann es sein, dass ich zu ungeduldig bin und den Dingen nicht die Zeit lasse, die sie brauchen? - Kann es sein, dass ich mich für meinen Kinderwunsch innerlich selbst verfluche und am liebsten zerreißen möchte? - Kann es sein, dass mein Kinderwunsch eigentlich eine Kompensation für meinen Selbstausdruck auf einer ganz anderen Ebene war?
Bauchkrämpfe	Fragen Sie sich: - Warum kann ich durch meine verbissene Art meine Eindrücke von der Welt nicht verdauen? - Leben Sie aus dem Bauch heraus und seien Sie bereit, das zu ernten, was Sie mit Ihren ausgesendeten Gefühlen gesät haben.
Bauchspeichel-drüsenbeschwerden	- Lernen Sie, Lebensthemen zu analysieren. Vermeiden Sie keine Streitgespräche. - Stören Sie sich nicht an Kleinigkeiten. Fragen Sie sich: - Warum vermeide ich Konflikte? - Warum bin ich nicht kritikfähig?

Behinderungen	Fragen Sie sich: – Welche Lebensaufgaben bringe ich aus früheren Leben in dieses mit? – Was will mir genau diese Behinderung mitteilen? – In welchen Bereichen behindere ich mich selbst auf der seelischen Ebene? – **Fußbehinderungen:** Warum komme ich nur schwer ins Gehen? – **Handbehinderungen:** Was kann ich nicht be-greifen, bzw. er-greifen? – **Sehbehinderungen:** Was will ich im Leben nicht sehen? – **Geistige Behinderungen:** Warum musste mein Verstand ausgeschaltet werden, sodass ich mein Herz und meine Intuition fühlen kann?
Berufskrankheiten	Fragen Sie sich: – Was gibt mir der Beruf? – Ist es wirklich meine Berufung, so zu arbeiten? – Was fehlt mir in meiner derzeitigen Arbeit?
Bettnässen	– Der überforderte Kontrollmechanismus des Körpers versagt nachts und zeigt, dass man das Leben nicht kontrollieren kann. – Spüren Sie hinter dem Druck des Bettnässens die Angst und das seelische Weinen der Blase. – Schaffen Sie Ventile für natürliches Weinen. Für Eltern: – Lassen Sie Ihrem Kind die Möglichkeit, eine eigene Wahrheit zu erkennen. Fragen Sie sich: – Kann es sein, dass mich mein Kind mit dem Bettnässen auf eine Angst aufmerksam machen will, die es sich nicht auszusprechen traut?
Bindegewebs-schwäche	– Lernen Sie, bewusst mit dem Leben zu fließen. Bleiben Sie in Bewegung und entwickeln Sie sich ständig weiter. – Seien Sie weich im Gemüt statt im Gewebe. Finden Sie Ihre eigene Struktur des Lebens. Entwickeln Sie eine innerliche Verbindlichkeit. – Sie verletzen sich selbst durch zu große innere Nachgiebigkeit. Fragen Sie sich: – Warum bin ich so empfindlich und so nachtragend? – Warum fühle ich mich ohne seelischen Halt? – Warum lebe ich auf Sparflamme?
Bindehautentzündung	– Mangelnde Bereitschaft, einen Konflikt anzusehen. – Konfrontieren Sie sich mutig und schauen Sie genau hin. Fragen Sie sich: – Warum verspüre ich eine innerliche Überforderung? – Warum kann ich mein Nicht-einverstanden-Sein nicht aussprechen? – Warum will ich gerade vor diesem Konflikt die Augen verschließen?
Blähungen	– Durch die Blähungen werden Sie mit dem inneren nicht abbaubaren Druck konfrontiert, der sich aufgebaut hat, weil Lebensthemen verschwiegen wurden. – Der innere Widerstand führt dazu, dass Sie inneren Druck aufbauen. – Lernen Sie, den Druck rechtzeitig abzulassen. – Zeigen Sie den Betroffenen, wie sehr es Ihnen stinkt. – Entwickeln Sie Mut, um Konfrontationen bewusst wahrzunehmen.
Blasenentzündung	Siehe Harnblasenentzündung
Blasenfistel	Siehe Harnblasenfistel

Blasenschwäche	Siehe Harnblasenschwäche
Blasensteine	Siehe Harnblasensteine
Blaue Flecken	Siehe Bluterguss
Blinddarmentzündung	– Erkennen Sie Ihre Schattenseiten an und streben Sie innerlich nach Wandlung. Fragen Sie sich: – Welchen Konflikt im Unterbewusstsein will ich nicht betrachten? – In welcher Lebenssackgasse befinde ich mich gerade? – Warum will ich meine Schattenseiten nicht beleuchten? – Warum fällt es mir so schwer, vom Kinder-Ich zum scheinbar gefährlichen Erwachsenen-Ich zu wechseln?
Blindheit	– Die Blindheit zwingt Sie, nach innen zu schauen. – Sehen Sie die Wirklichkeit mit dem inneren Auge. – Große Seher waren zumeist blind. Fragen Sie sich: – Was will ich nicht mehr sehen? – Bin ich vielleicht blind im Bewusstsein?
Blut im Stuhl	Fragen Sie sich: – Warum werfe ich meine Lebensenergie zusammen mit meinen Abfallprodukten weg? – Kann es sein, dass ich nur schwer zwischen dem, was gut, und dem, was schlecht für mich ist, unterscheiden kann? – Kann es sein, dass ich mich nicht mit dem Thema Tod ausgesöhnt habe?
Blut im Urin	Fragen Sie sich: – Kann es sein, dass ich meine Vitalität nicht wirklich nutze und sie deswegen über meinen Urin wegwerfe? – Kann es sein, dass ich meine Lebenskraft nur schwer lenken kann, sodass mir viel davon verloren geht?
Blutarmut	– Siehe Anämie
Bluterbrechen	Fragen Sie sich: – Kann es sein, dass ich meine Wut und meine Gefühle so lange in mich hineingefressen habe, dass ich mich selbst damit verletzte und nun meine eigene Lebensenergie ausspucke? – Warum opfere ich mich lieber selbst, als dass ich meine Aggressionen nach außen bringe?
Bluterguss	– Lassen Sie sich lieber im Geist beeindrucken als im Körper. – Man stößt leicht an; das bedeutet: Man ist schnell beleidigt und ist im Herzen nachtragend. – Gehen Sie lieber freiwillig im Geist weiter, bevor jemand Sie anstoßen muss. – Erkennen Sie Ihre eigene Sensitivität an.

Bluterkrankheit	- Die Lebensenergie in Form von Blut macht sich beim geringsten Anlass davon. - Da diese Krankheit meist von den Frauen vererbt wird, sollten Sie beleuchten, warum gerade Sie das Erbe Lebenskraftverlust angenommen haben. - Lernen Sie, loszulassen und Hilfe anzunehmen. Lassen Sie die Lebensenergie frei fließen. - Erkennen Sie, dass das Geschenk des Lebens etwas ganz Besonderes ist. Lassen Sie Ihre Egoansprüche fallen. Wer zwanghaft mehr will, bekommt zumeist das Gegenteil. Öffnen Sie Ihre Herzenswünsche und Sie werden erhalten. Wenn Sie aus dem Egoverstand wünschen, werden Ihre Wünsche verwehrt bleiben. - Söhnen Sie sich mit dem Tod aus und seien Sie sich bewusst, dass jedes Leben den gleichen Wert hat (Stein, Wasser, Tier, Mensch etc.).
Blutgerinnsel	- Der Lebensfluss in Form von Blut ist ins Stocken gekommen. Fragen Sie sich: - Was verhindert in meinem Leben, dass ich wieder ins Fließen komme? - Verringern Sie Ihr Lebenstempo und geben Sie jeder Aufgabe so viel Zeit und Raum, wie sie verdient. - Erkennen Sie, welche Projekte jetzt gerade wichtig sind und welche unwichtig sind. Teilen Sie Ihre Energie gezielter ein.
Bluthochdruck	Siehe Kapitel »Blutdiagnostik«, S. 215
Blutdruck, niedriger	Siehe Kapitel »Blutdiagnostik«, S. 215
Blutschwamm	Fragen Sie sich: - Warum kann ich meiner Lebenskraft keinen Raum geben, sodass sie sich in meinem Körper verfestigt? - Wo schränke ich mich in meiner Vitalität und meiner Lebensfreude ein?
Blutsturz	Fragen Sie sich: - Kann es sein, dass ich meine Lebenskraft so lange nicht genutzt habe, dass sie jetzt in einem Schwall aus Blut aus mir herausfließt? - Was will ich in meinem Leben erreichen? - Wofür will ich meine Lebensenergie wirklich einsetzen?
Blutung nach dem Geschlechtsverkehr	Wenn die Blutung nicht auf eine offensichtliche Verletzung oder Gewalteinwirkung zurückzuführen ist, fragen Sie sich: - Warum kann ich meine Weiblichkeit nicht richtig annehmen und mich dadurch dem männlichen Aspekt, der in mich eindringt, nicht richtig öffnen? - Kann es sein, dass ich mich für mein Lustempfinden selbst bestrafen will? - Kann es sein, dass ich Sexualität unbewusst ablehne und daher den Zustand der immerwährenden Jungfräulichkeit idealisiere? - Warum kann ich Sex nur schwer als einen heiligen und heilenden Akt annehmen?
Blutungen nach der Menopause	Fragen Sie sich: - Kann es sein, dass ich meine alte Mutterrolle noch nicht loslassen kann? - Kann es sein, dass ich mich noch nicht für meine geistige und spirituelle Fruchtbarkeit öffnen kann und daher meiner körperlichen hinterhertrauere?

Blutungsstau	Fragen Sie sich: – Kann es sein, dass ich mich meiner Weiblichkeit schäme und deshalb versuche, sie in mir zu verstecken? – Warum will ich den Schritt vom Kind zur Frau nicht machen? – Kann es sein, dass ich Angst vor meiner weiblichen Rolle und meiner eigenen Sexualität habe?
Blutvergiftung	– Erregende Themen in Form von Erregern überschwemmen den ganzen Körper in seiner Existenz. – Wagen Sie die geistige Schlacht und tragen Sie sie bis zum Ende aus. – Lassen Sie sich von Themen erregen und provozieren und schlucken Sie nicht alle Erreger in Form von Negativereignissen herunter. – Bewältigen Sie die Lebenskonflikte mit ganzem Herzen.
Borreliose	Fragen Sie sich: – Warum wurde ich von einem kleinen giftigen Vampir gebissen? Wer will mir im wahren Leben den Lebenssaft der Energie rauben? – Setzen Sie sich mit der eigenen Hinterhältigkeit auseinander. – Verfolgen Sie oberflächliche Konflikte bis in die Tiefe. – Gehen Sie auch Themen an, die Ihnen an die Nerven gehen. – Seien Sie kein Opfer aus Habgier. Geben Sie lieber von Herzen, bevor Sie zwanghaft ein Opfer werden.
Brandblasen	Siehe Verbrennungen
Brechdurchfall	– Die akute Lebenssituation kann nicht verdaut werden. – Sie sollten das loslassen, was Sie geistig nicht verarbeiten können.
Bronchitis	– Konflikte setzen sich in der Lunge fest. Fragen Sie sich: – Wem will ich wirklich etwas husten? – Durch den Schleim verstopfen die Kommunikationsbahnen, um Konflikte frei zu bewältigen. – Fechten Sie auf verbaler Ebene Ihre Konflikte aus.
Bruch / Brüche	– Siehe Knochenbrüche, Leistenbruch, Zwerchfellbruch oder Nabelbruch
Brustdrüsenentzündung / Brustentzündung	Fragen Sie sich: – Kann es sein, dass ich mit meiner Rolle als Mutter nicht im Einklang bin? – Warum will ich mein Kind nicht mit der Kraft und der Lebensenergie versorgen, die es braucht? – Warum kann ich mir meinen inneren Konflikt um meine Mutterrolle nicht eingestehen? – Warum habe ich Angst, selbst an Lebensenergie zu verlieren, wenn ich einen Teil davon meinem Kind schenke? – Habe ich vielleicht zu hohe Ansprüche an mich selbst als Mutter, denen ich nicht gerecht werden kann?
Brustfellentzündung	Fragen Sie sich: – Wem will ich wirklich etwas husten? – Was schränkt mich in meiner Freiheit ein? – Warum kann ich meine seelischen Themen nicht richtig nach außen bringen? – Warum nehme ich mich selbst nicht ernst?

Brustkrebs	Fragen Sie sich: – Warum kann ich meine Rolle als Frau nicht annehmen? – Warum bin ich innerlich zerrissen zwischen den verschiedenen Erwartungen, die an mich als Frau gestellt werden? – Warum vertraue ich meiner weiblichen Intuition nicht? – **Linke Brust:** Kann es sein, dass ich mich mit meiner Rolle als Lebensbringerin nicht ausgesöhnt habe? – **Rechte Brust:** Kann es sein, dass ich meine eigene Sexualität und meine erotische Anziehungskraft nicht annehmen und daher nicht ausleben kann?
Brustzyste	Fragen Sie sich: – Warum kann ich nicht voll und ganz zu meiner Weiblichkeit stehen? – Kann es sein, dass ich nicht wirklich erwachsen werden will? – Warum kann ich nicht gut für mich und meine eigenen Bedürfnisse sorgen? – Kann es sein, dass mir die innere Geborgenheit fehlt? – Welche Konflikte muss ich lösen, um ganz mein Frausein annehmen zu können?
Buckel	Fragen Sie sich: – Welche ungelöste Schuld und Trauer trage ich in mir, die mich zu Boden zieht? – Wo fühle ich mich gedemütigt? – Warum kann ich nicht in wahrer Demut vor der Schöpfung nach oben schauen? – Warum glaube ich, dass das Leben aus Leid und Kummer besteht? – Warum beuge ich mich den äußeren Umständen, anstatt ihnen mit meiner wahren Größe entgegenzutreten?
Bulimie	– Verweigerung des Übergangs vom Mädchen zur Frau. – Es ist Zeit, den eigenen Körper bedingungslos zu lieben. Denn Sie sind der Schöpfer Ihres Körpers. – Es hilft Ihnen nichts, wenn Sie sich zum **Kotzen** finden und Ihren Körper bekämpfen. Nur durch Zuwendung in Form von Selbstliebe gestalten Sie Ihren wahren Frauenkörper. – Die Aufgabe besteht darin, eine erwachsene Frau zu werden. Bewältigen Sie den Übergang von der Pubertät.
Burn-out-Syndrom	– Sie verzehren sich an falscher Stelle. Fragen Sie sich: – Was sind wahrlich meine Lebensvision und meine Berufung?
Cellulitis	Siehe Zellulitis
Chlamydienbefall	– Erkennen Sie, dass eine Partnerschaft nicht nur auf dem Verlangen nach Sex basiert. – Gehen Sie in der Sexualität in die Tiefe und spüren Sie den wahren Orgasmus der Liebe. – Erkennen Sie, dass die Liebe der Grundstock einer Partnerschaft mit Sex ist.
Cholera	Fragen Sie sich: – Vor was habe ich wirklich Angst? – In welchen Lebensbereichen bin ich innerlich verarmt? – Warum kann ich die dunklen Seiten des Lebens so schwer verdauen? – Warum fällt es mir so schwer, im Lebensfluss zu sein?

Cholesterinspiegel, erhöht	– Verschließen Sie nicht Ihre Blutgefäße, sondern fragen Sie sich, wo Ihre undichten Stellen in Ihrer eigenen Seelenstruktur sind.
Chronische Krankheiten	Fragen Sie sich: – Warum kann ich Konflikte nicht offen austragen und lasse sie dadurch permanent unter der Oberfläche brodeln? – Warum fällt es mir so schwer, meine Gefühle auszudrücken, sodass ich sie runterschlucke und in Form von Säuren dauerhaft in meinem Körper ablagere? – Warum fällt es mir so schwer, klare Entscheidungen zu treffen? – Warum habe ich das Vertrauen in meine eigenen Selbstheilungskräfte verloren? – Warum gebe ich die Verantwortung für mein Leben an äußere Umstände ab?
Colitis ulcerosa (Darmerkrankung)	– Aussöhnung mit der Lebenswurzel. – Führen Sie harte innere Kämpfe auf dem Weg zu sich selbst. – Geben Sie bewusst die Macht über andere Seelen auf, um wieder innerlich frei zu sein. – Statt Schuldgefühle in sich zu hegen, sollten Sie lernen, echte Reue zu empfinden. Fragen Sie sich: – Warum will ich mir selbst den Arsch aufreißen? – Warum will ich ein Schleimscheißer sein? – Warum opfere ich unbewusst meine Nahrungsenergie?
Creutzfeldt-Jakob-Krankheit	Fragen Sie sich: – Warum lasse ich mich zu sehr von meinem Verstand leiten und höre zu wenig auf mein Herz? – Worüber zerbreche ich mir ständig den Kopf? – Warum übernehme ich nicht die Verantwortung für mein Leben sowie für meinen Beitrag für ein harmonisches Zusammenleben aller auf der Welt? – Welche Schuld trage ich selbst am Leid auf diesem Planeten? Wie kann ich sie annehmen, auflösen und in etwas Positives umwandeln? – Habe ich mich mit dem Kreislauf aus Leben und Tod ausgesöhnt?
Damenbart	Fragen Sie sich: – Warum lehne ich das männliche Prinzip in mir so sehr ab, dass es sich in Form eines Bartes in mein Gesicht drängt? – Kann es sein, dass es mir an Durchsetzungsvermögen und Willenskraft fehlt? – Wie kann ich meine Weiblichkeit mit meinen männlichen Aspekten in Einklang bringen?
Dämmerzustand	Fragen Sie sich: – Warum übernehme ich nicht die Verantwortung für mein Leben, sondern gebe mich ihm willenlos hin? – Kann es sein, dass in mir noch so viele ungelöste Konflikte am Brodeln sind, dass ich mich nicht mehr auf die Außenwelt einlassen kann? – Kann es sein, dass ich mich gegen äußere Eindrücke nicht gut schützen kann und sie deshalb mit so einer Macht auf mich einprasseln, dass ich schließlich gegen alles abstumpfe?

Darmbrand	Fragen Sie sich: – Kann es sein, dass ich mir zu viel zumute und meinem Darm so viel zum Verdauen gebe, dass er überfordert ist und abstirbt? – In welchen Bereichen beraube ich mich selbst meiner Lebensenergie? – Kann es sein, dass ich zu viel in mich hineinfresse und dadurch die Wurzel meines Lebens in Form meines Darmes schädige?
Darmeinklemmung	Fragen Sie sich: – Welchen Teil meines Seins kann ich nicht annehmen und klemme ihn deshalb ab? – In welchen Bereichen kann ich das Leben nicht mehr verdauen? – Warum habe ich mich selbst von meinem Lebensfluss abgeklemmt?
Darmentzündung	– Konflikte beim Verdauen der eigenen Lebensgeschichte. – Verdauen heißt auch zu lernen, was einem gut- und was einem nicht guttut. Durch Ihr Bauchgefühl wählen Sie automatisch die richtige Nahrung und den richtigen Lebensweg. – Entscheiden Sie nach Ihrem Bauchgefühl, was Sie hergeben wollen und was Sie behalten wollen.
Darmfistel	Fragen Sie sich: – Warum kann ich meine Lebensthemen und meine Schattenseiten nicht auf natürliche Weise nach außen tragen, sodass sie sich eigene Wege suchen müssen? – Welche Seiten von mir kann ich nicht annehmen und versuche sie deswegen zu verleumden?
Darmkrebs	Fragen Sie sich: – In welchen Bereichen bin ich geizig? – Welche großen Konflikte will ich nicht wahrhaben und schlucke sie deswegen herunter, wo sie in mir weiterbrodeln? – Warum bin ich innerlich zerfressen? – Was kann ich in meinem Leben an Ballast nicht loslassen? – Warum kann ich nicht auf meinen inneren Wohlstand vertrauen und versuche deswegen, alles in mir zu horten?
Darmlähmung	Fragen Sie sich: – Kann es sein, dass ich mein Bauchgefühl so lange überhört habe, bis mir mein Darm durch einen Streik mitteilen will, dass es so nicht weitergehen kann? – Was will ich in meinem Leben nicht mehr verdauen? – Was liegt mir schwer im Magen bzw. im Darm? – Welche Lebensumstände lähmen mich?
Darmparasiten	Fragen Sie sich: – In welchen Bereichen meines Lebens ist im wahrsten Sinne des Wortes der Wurm drin? – Wovon bin ich besessen? – Kann es sein, dass ich nicht zu mir stehen kann und mich deswegen von Parasiten und Energieräubern ausnutzen lasse?

Darmpolypen	Fragen Sie sich: – In welchen Bereichen habe ich eine Tendenz, auswüchsig zu werden? – Welche Konflikte und Problemthemen versuche ich zu ignorieren, sodass sie ständig unbemerkt weiterwachsen können? – Welche Lebensthemen verdränge ich? – Welche Teile meiner Persönlichkeit kann ich nicht annehmen und verneine sie deshalb?
Darmprobleme	– Akute Probleme mit der Verdauung des Lebens. Fragen Sie sich: – Was will ich nicht verdauen? – Was muss ich ändern, um im Frieden zu sein?
Darmverschluss	– Innerliches Dichtmachen. So kann das Leben auf gar keinen Fall weitergehen. – Der Durchfluss des Lebens ist durch zu viele innerliche Konflikte blockiert.
Dauererektion	Fragen Sie sich: – Warum kann ich kein Ventil für meine Lust und meine Erregung finden? – Warum kann ich meine Männlichkeit nicht annehmen, sodass sie sich mir entgegenstellt? – Kann es sein, dass ich meine Kreativität und meine männliche Energie auf anderen Bereichen nicht ausleben kann, sodass sich mein Körper eine Kompensationslösung suchen musste? – Kann es sein, dass ich meine eigene Sexualität so arg verleugne, dass sie sich mir mit aller Macht ins Gedächtnis ruft? – Kann ich wirklich zu mir und meinen Sehnsüchten stehen?
Demenz	Fragen Sie sich: – Warum will ich der Verantwortung für mein Leben entfliehen? – Warum zwingt mich mein Gehirn dazu, alle kleinen Details außer Acht zu lassen, um mich auf die großen Zusammenhänge zu konzentrieren? – Was in meinem Leben hat mich so sehr belastet, dass mich mein Gehirn zwingt, meinen bisherigen Weg zu verlassen? – Warum will ich wieder wie ein kleines Kind werden? – Was bin ich mir selbst bisher in meinem Leben schuldig geblieben?
Demineralisation	– In einer gewissen Art fehlt wirklich das Salz des Lebens. Fragen Sie sich: – Was fehlt mir wirklich im Leben?
Depression	– Versöhnen Sie sich wieder mit den Leben und erkennen Sie, dass Leben immer Verfall und Wiedergeburt bedeutet. Fragen Sie sich: – Warum unterdrücke ich meine Aggressionen? – Warum unterdrücke ich meine Lebensenergie? – Warum flüchte ich vor dem Druck des Lebens? – Warum habe ich Angst vor der Verantwortung? – Kann es sein, dass ich Trauer unterdrücke?

Diabetes	- Diabetes ist eine Aufforderung, sich mehr zu lieben und das Leben zu genießen. - Die Zellen öffnen sich der Glukose nicht, so wie Sie sich nicht der Liebe öffnen. - Versuchen Sie, den Herzsender wieder auf Liebe zu eichen. - Lassen Sie lieber emotionale Abhängigkeit zu, als dass Sie von der Dialyse abhängig sind. - Halten Sie sich Ungeliebtes vom Hals, um die wahre Liebe einzuladen. - Lernen Sie, dass Sie auch Nein sagen dürfen. Fragen Sie sich: - Warum kann ich mich nicht bedingungslos lieben? - Warum habe ich das Gefühl, nicht wertvoll zu sein?
Diarrhö	Siehe Durchfall
Dickdarmentzündung (Kolitis)	Fragen Sie sich: - Kann es sein, dass ich Angst habe, zu meiner Meinung zu stehen? - Kann es sein, dass es mir an Durchsetzungsvermögen fehlt?
Dickdarmkrebs	Siehe Darmkrebs
Doppelbildersehen	- Ihre Sicht ist vernebelt, Sie können nicht mehr die Polarität der Welt erkennen. So gibt es immer ein Aktiv und Passiv. - Machen Sie sich klar, dass es immer zwei Seiten im Leben gibt. Der Gegenpol gehört dabei genauso zum Leben.
Doppelkinn	Fragen Sie sich: - Warum will ich meine Durchsetzungsfähigkeit symbolisch verdoppeln? - Warum kann ich meinen Hals nicht voll bekommen? - Kann es sein, dass ich meinen Willen immer um jeden Preis durchsetzen will?
Dornwarze	- Die Wurzel der Warze symbolisiert, dass die schmerzhaften Situationen einem die Chance bieten, Lebensthemen zu bewältigen. Fragen Sie sich: - Wo habe ich meine Lebenswurzel verloren? - Bin ich fest mit Mutter Erde verwurzelt?
Drehschwindel	Fragen Sie sich: - In welchen Bereichen habe ich die Kontrolle über mein Leben verloren? - Kann es sein, dass ich nur schwer die Kontrolle abgeben kann? - Warum habe ich noch nicht den richtigen Dreh im Leben gefunden?
Drogensucht	- Sucht bedeutet im übertragenen Sinn, auf der Suche nach wahrem Leben zu sein. - Sucht ist im übertragenen Sinn die Flucht vor dem wahren Glück. - Der Volksmund sagt schon: »Ohne Fleiß kein Preis.« Wer Erfolg haben will, der muss sehen, dass etwas er-folgt. - Es ist wichtig, dass Sie lernen, dass das Leben eine Reise mit unsicherem Ausgang ist. Werden Sie wieder zum Entdecker Ihres eigenen Lebens. Fragen Sie sich: - Kann es sein, dass ich den Weg mit dem geringsten Widerstand gewählt habe? - Kann es sein, dass ich es nicht gelernt habe, dass auch Niederlagen mit zum Leben gehören? - Kann es sein, dass ich innerlich zu bequem oder, besser gesagt, zu faul fürs eigene Leben bin?

Drüsenprobleme	Drüsen sind für die Produktion von Botenstoffen und damit für die interne Kommunikation zuständig. Fragen Sie sich: – Warum fällt es mir schwer, so zu handeln und zu leben, dass es meinem gesamten Organismus gut geht? – Wo bin ich unehrlich oder unklar zu mir selbst? – Kann es sein, dass ich Schwierigkeiten mit meiner Selbstkontrolle habe? – Kann es sein, dass ich mich mir selbst und anderen gegenüber nur schwer ausdrücken kann?
Dünndarmentzündung	Fragen Sie sich: – Kann es sein, dass ich nur ein geringes Selbstbewusstsein habe? Wenn ja, warum? – Kann es sein, dass ich mich manchmal vernachlässigt und links liegen gelassen fühle? – Warum will ich mich ab und zu bewusst von der Außenwelt abschotten? – Kann es sein, dass ich stets versuche, den einfachsten Weg zu gehen, und dabei Umwege, Herausforderungen und Wachstumschancen vermeide? – Warum kann ich meinem eigenen Weg nur schwer treu bleiben?
Durchblutungsstörungen	Fragen Sie sich: – Kann es sein, dass ich mir zu viel zumute? Es ist wichtig, dass Sie Ihre Energie streng einteilen. – Stellen Sie sofort jegliche Energieverschwendung ein. – Lernen Sie, dass es wesentliche Sachen im Leben gibt und eben auch unwesentliche. – Lernen Sie, Hilfe anzufordern und anzunehmen, wenn Sie überbelastet sind. – Leben Sie energetisch sparsam und teilen Sie sich Ihre Lebensenergie genau ein, um Ihre Lebensträume zu verwirklichen.
Durchfall	– Dünndarmdurchfälle symbolisieren, dass Sie nicht bereit sind, etwas in sich aufzunehmen. Sie wollen die Lebenseindrücke einfach unverdaut aus dem Körper ausspülen. – Lernen Sie, dass Kritiksucht einzig und alleine Sie selbst schädigt. – Lernen Sie, dass Sie ab und an auf das Ergebnis einfach »scheißen« müssen. Haben Sie Mut, auch mal einen Fehler zu machen. Fragen Sie sich: – Kann es sein, dass es mir an innerer Flexibilität mangelt? Bin ich vielleicht auch unfähig, mich mit den Lebensthemen auseinanderzusetzen, die mir Angst machen? – Kann es sein, dass mich ein Übermaß an Kritiksucht plagt? Habe ich wirklich immer an allem etwas auszusetzen? – Habe ich einfach nur vor dem Leben Angst? – Oder will ich nur einfach seelischen Ballast abwerfen?

Eichelentzündung	Fragen Sie sich: – Kann es sein, dass ich mich selbst für mein sexuelles Verlangen bestrafen will? – Warum kann ich meine Sexualität nur schwer annehmen? – Kann es sein, dass ich meine Männlichkeit nur auf einer sehr oberflächlichen Ebene auslebe und dabei die tiefere Bedeutung, meine Gefühle und die damit verbundene Verantwortung, übersehe? – Kann es sein, dass ich meine männlichen Waffen nicht zielgerichtet einsetze und sie dadurch überfordere, überhitze und schließlich zerstöre? – Kann es sein, dass ich im Umgang mit Lust und Liebe unverantwortlich mir und anderen gegenüber bin?
Eierstockentzündung	– Siehe Eierstockprobleme
Eierstockkrebs	Fragen Sie sich: – Warum kann ich mich gegen Angriffe auf meine eigene Kreativität und Selbstentfaltung nur schwer verteidigen? – Kann es sein, dass ich meine (leiblichen oder geistigen) Kinder noch immer nicht loslassen kann und ihnen den Weg in die Welt nicht freigebe? – Kann es sein, dass ich noch immer nicht meine Lebensaufgabe gefunden habe und ich mich deswegen selbst innerlich zerfresse?
Eierstockprobleme	– Hilfeschrei der Weiblichkeit nach Anerkennung. – Innerer Konflikt um das Kinderkriegen. – Innere Auseinandersetzung um die eigene Fruchtbarkeit. – Setzen Sie eigene Kinder oder sinnbildlich eigene Werke in die Welt.
Eierstockvereiterung	Fragen Sie sich: – Warum kann ich meine eigene Fruchtbarkeit nicht annehmen? – Welchen Konflikt um meine Sexualität und meine Fruchtbarkeit trage ich innerlich aus?
Eierstockzyste	Fragen Sie sich: – Warum kann ich mich mit meiner Fruchtbarkeit und mit meiner Rolle als Lebensbringerin nur schwer aussöhnen? – Welche Trauer in Verbindung mit meiner Weiblichkeit habe ich heruntergeschluckt und sammle sie als innere Tränen in meinen Eierstöcken?
Eileiterentzündung	Fragen Sie sich: – Kann es sein, dass ich noch keine Klarheit darüber habe, ob ich Kinder möchte oder nicht, und mir diesen inneren Konflikt nicht eingestehe? – Kann es sein, dass ich meinen Sinn im Leben noch nicht gefunden habe und versuche, diese Leere durch das Gebären von Kindern zu kompensieren? – Kann es sein, dass ich eine unverdaute und unausgesprochene Wut auf meinen Partner habe?
Eileiterprobleme	– Hilfeschrei der Weiblichkeit nach Anerkennung. – Innerer Konflikt um das Kinderkriegen. – Innere Auseinandersetzung um die eigene Fruchtbarkeit. – Setzen Sie eigene Kinder oder sinnbildlich eigene Werke in die Welt.
Eileiterschwangerschaft	– Siehe Bauchhöhlenschwangerschaft

Eileitervereiterung	Fragen Sie sich: – Kann es sein, dass ich einen inneren Kampf um meinen Selbstausdruck kämpfe? – Was will ich wirklich in die Welt bringen? – Kann es sein, dass ich meine Weiblichkeit und meine Kreativität nicht richtig annehmen und ausleben kann?
Eisenmangelanämie	Fragen Sie sich: – Warum fehlt es mir an der aggressiven, männlichen Kraft? – Kann es sein, dass ich meine eigene Aggression nur schwer annehmen und ausdrücken kann? – Oder kann es sein, dass ich zu wenig auf meine feinen, sanften und leisen Gefühle gehört habe, sodass mein Körper nun die kraftvollen beiseitenimmt, um mir das Zuhören zu erleichtern? – Was in meinem Leben raubt mir Energie und Kraft? Was gibt mir welche?
Eiterpusteln	Fragen Sie sich: – Was kratzt mich im Leben wirklich auf? – Welchen Kampf trage ich zwischen meinem Innen und meinem Außen aus? – Warum will ich mir andere unbewusst vom Hals halten?
Ekel, übermäßiger	Fragen Sie sich: – Warum kann ich meine Zuneigungen und Ablehnungen nur schwer ausdrücken und staue sie deswegen im Unterbewusstsein als Ekel an? – Welche Teile von mir selbst kann ich nicht annehmen und lehne ihre Entsprechung daher auch im Außen ab? – Warum kann ich meine eigene Natürlichkeit und Körperlichkeit nicht annehmen und ekele mich deshalb davor zu erkennen, dass ich auch ein Teil der Natur bin?
Ekzem	– Ein inneres seelisches Problem durchbricht die Grenze nach außen. Fragen Sie sich: – Was habe ich zurückgehalten, was jetzt ans Tageslicht kommt? – Lassen Sie sich vom Verdrängten zur Offenheit treiben.
Embolie	– Die Embolie symbolisiert eine Verstopfung eines Lebensenergiekanals. – Verringern Sie Ihr Lebenstempo und fragen Sie sich, was Sie wirklich in Ihrem Leben erreichen wollen. – Warum hat genau dieses Organ durch die Embolie Schaden genommen?
Entzündung	– Öffnen Sie sich für einen Konflikt, der Sie schon lange erregt, statt sich für die Erreger zu öffnen. Fragen Sie sich: – Warum koche ich vor innerer Wut? – Was belastet mich und was entzündet mich? – Welchem Konflikt will ich mich nicht stellen?
Epilepsie	– Bei einem Epilepsieanfall brennen durch elektromagnetische Schwankungen alle Sicherungen durch. – Lassen Sie die inneren Seelenspannungen früh genug los. Fragen Sie sich: – Warum explodiere ich ab und an innerlich? – Kann es sein, dass ich alles in mich hineinfresse und irgendwann im wahrsten Sinne des Wortes innerlich platze?

Erbkrankheiten	Fragen Sie sich: – Welche Lebensthemen habe ich aus meinen früheren Leben mitgebracht, weil ich sie dort nicht lösen konnte? – Welche Lebensthemen habe ich aus meiner Familiensystematik, von meinen Eltern, Großeltern oder anderen Verwandten übernommen?
Erbrechen / Übelkeit	Fragen Sie sich: – Was kotzt mich im Leben wirklich an? – Was genau habe ich in mich hineingefressen, was ich seelisch nicht verdauen kann und auskotzen müsste? – Was kommt mir wirklich wieder hoch, welches Gefühl habe ich geschluckt, das ich nicht verdauen konnte? – Warum dreht sich mir der Magen wirklich um? Was stößt mir so sauer auf?
Erfrierungen	Fragen Sie sich: – Warum bin ich so unterkühlt? Kann es sein, dass ich zu wenig Zuwendung bekomme? – Kann es sein, dass ich mich zu wenig bewege und starr eingefroren bin?
Ergraute Haare (zu früh)	Fragen Sie sich: – Wovor erschrecke ich in meinem Leben so arg, dass mir die Haare ergrauen? – Was raubt mir meine Lebenskraft? – In welchen Bereichen ist mein Leben grau und farblos? – Kann es sein, dass ich den Kreislauf von Leben und Tod nicht wirklich akzeptieren kann? – Trete ich vielleicht auch einfach von der Schaffensphase meines Lebens in den Lebensherbst ein? Sind die kommenden weißen Haare ein erstes Zeichen dafür, dass ich meine Lebenserfahrung und Weisheit annehmen und als Mentor an Jüngere weitergeben soll?
Erkältung	– Nicht die Kälte macht Sie krank, sondern der Mensch erkaltet in seiner Seele innerlich und wird dadurch krank. – Lassen Sie lieber das Leben fließen als die Nase. Finden Sie wieder zu Ihrem Lebensfluss zurück. Fragen Sie sich: – Wovon habe ich die Nase voll? – Was will ich nicht mehr schlucken? – Wem will ich etwas husten? – Warum bin ich in der Gefühlsebene erkaltet?
Ernährungsbedingte Schädigungen	Fragen Sie sich: – Kann es sein, dass ich mir das Sprichwort »Du bist, was du isst!« bisher nicht wirklich zu Herzen genommen habe? – Kann es sein, dass ich meiner Nahrung und damit meinem Lebensspender nicht genügend Wertschätzung und Dankbarkeit entgegenbringe und stattdessen alles hektisch in mich hineinfresse? – Kann es sein, dass Nahrung für mich ein Kompensationsmittel ist, mit dem ich versuche, andere Probleme herunterzuschlucken?

Erröten, übermäßiges	Fragen Sie sich: – Warum tritt mir die Schamesröte ins Gesicht? – Kann es sein, dass ich eine innere Scham verdränge? – Welche Angst will ich mir nicht eingestehen? – Kann es sein, dass ich nicht ehrlich zu mir stehen kann?
Erstickungsanfälle	Fragen Sie sich: – Wodurch schwillt mir der Hals zu? – Was nimmt mir wirklich die Luft zum Atmen? – Was in meinem Leben schnürt mir die Kehle zu (Ängste, Beziehungsstrukturen, Glaubensmuster etc.)? – Kann es sein, dass ich meine Gefühle häufig in mir ersticke, anstatt sie herauszulassen? – Was schränkt mich in meiner Freiheit ein?
Farbenblindheit	Fragen Sie sich: – Warum will ich die farbenfrohe Welt nicht sehen? Kann es sein, dass ich mein Leben als trist und als schwarz und weiß empfinde? – Erkenne ich die Eintönigkeit der eigenen Wahrnehmung im Leben?
Fehlender Eisprung	Fragen Sie sich: – Warum will mein Körper im Moment um jeden Preis verhindern, dass ich schwanger werde? – Was setzt mich zurzeit am meisten unter Stress? – Kann es sein, dass ich eine Ablehnung gegen meinen jetzigen Partner habe, die ich mir nicht eingestehen will? – Warum fühle ich mich innerlich unter Druck gesetzt und fühle mich nicht sicher und geborgen?
Fehlgeburt	Fragen Sie sich: – Kann es sein, dass ich nicht wirklich zu meiner Entscheidung, Mutter werden zu wollen, stehen konnte? – Warum habe ich mein Kind unbewusst abgelehnt? – Habe ich vielleicht Angst, die Verantwortung für die Konsequenzen meiner Entscheidungen und Handlungen zu tragen, und ziehe sie deshalb im letzten Moment zurück? – Habe ich mich mit meiner Rolle als Lebensspenderin wirklich ausgesöhnt?
Fettembolie	Fragen Sie sich: – Kann es sein, dass ich zu maßlos in einem Bereich bin und mit diesem unausgewogenen Überfluss den Weg zum Wesentlichen verstopfe? – Warum blockiere ich meinen eigenen Lebensstrom? – Kann es sein, dass ich mich durch meinen Drang, alles zu horten, selbst blockiere?
Fettgeschwulst	Fragen Sie sich: – In welchen Bereichen meines Lebens schwelge ich so sehr im Überfluss, dass es mich selbst krank macht? – Warum versuche ich, meine Energiereserven in Form von Fett so zu horten, dass sie mich erdrücken?
Fettherz	– Siehe Herzverfettung

Fettleber	Fragen Sie sich: – In welchen Lebensbereichen bin ich maßlos? – Warum kann ich meine Wut und meine Gefühle nicht nach außen bringen und speichere sie deswegen in Form von Fett in meiner Leber, bis diese erstickt? – Kann es sein, dass ich mir selbst zu wenig geistige Nahrung gönne und sie deswegen durch physische kompensiere?
Fettleibigkeit	Siehe Kapitel »Körperdiagnostik«, S. 200
Fettnacken	Fragen Sie sich: – Kann es sein, dass ich nicht so viel Rückgrat habe, wie ich gerne hätte, aber es mit einem Fettpolster vortäusche? – Kann es sein, dass ich mir meine eigene Hilfsbedürftigkeit nicht eingestehen will?
Fettstuhl	Fragen Sie sich: – Warum kann ich das, was mir im Leben am meisten Energie gibt, nicht mehr verdauen? – Werde ich vielleicht mit dem Überfluss, in dem ich lebe, selbst nicht mehr fertig? – Sollte ich mich vielleicht lieber auf das Wesentliche im Leben konzentrieren?
Feuchte Aussprache	Fragen Sie sich: – Warum will ich meinen Mitmenschen ins Gesicht spucken? – Kann es sein, dass ich eine unbewusste Verachtung oder Aggression gegenüber meinen Mitmenschen habe? – Kann es sein, dass ich Angst vor der Kommunikation habe?
Fieber	– Trainieren Sie die Kampfbereitschaft auf der Bewusstseinsebene. – Arbeiten, leben und lieben Sie, als hätte das Fieber der Begeisterung Sie angesteckt. Fragen Sie sich: – Welchen innerlichen Konflikt will ich nicht ansehen, obwohl er das ganze Körpersystem betrifft? – Durch das Fieber ist der Körper heiß und erhitzt. Warum kann ich im Bewusstsein nicht Feuer und Flamme sein? – Welche ärgerlichen Seelenprobleme will ich durch Fieber verbrennen? Wäre es nicht besser, die Konflikte verbal auszudrücken?
Fieberkrämpfe	Fragen Sie sich: – Warum kämpfe ich so verbittert gegen die Außenwelt an? – Warum kann ich nicht auf die Kraft meines Immunsystems, also meiner inneren Polizei, vertrauen und sie entspannt für mich kämpfen lassen?
Filzlausbefall	Fragen Sie sich: – Kann es sein, dass ich mich unbewusst für meine Sexualität schäme? – Welchen Konflikt trage ich in mir selbst um meine Sexualität aus? – Was juckt mich wirklich im Bereich meiner Sexualität?

Fistel	Fragen Sie sich: – Kann es sein, dass ich versuche, meine Lebensprobleme zu umgehen, anstatt sie wirklich zu lösen? – In welchen Bereichen bin ich faule Kompromisslösungen eingegangen, die nicht meiner Herzensstimme entsprechen? – Versuche ich vielleicht, voreilige Lösungen zu finden, die meine Probleme jedoch nur weiter verschlimmern, weil ich ihren Kern noch nicht erkannt habe? – Ist es vielleicht an der Zeit, neue, unkonventionelle Wege zu gehen und Lösungen zu suchen, die ich bislang ausgeschlossen habe?
Flatulenz	Siehe Blähungen
Flechte	Fragen Sie sich: – Warum will ich aus meiner Haut raus? – In welchen Bereichen meines Lebens bin ich so aus dem Gleichgewicht geraten, dass ich von Pilzen zersetzt werde? – Was trage ich alles an toten Bestandteilen meiner selbst mit mir herum, was ich nicht loslassen kann?
Flohbefall	Fragen Sie sich: – Kann es sein, dass ich mich vom Leben nicht mehr reizen lasse? – Kann es sein, dass ich mit meiner Lebenskraft so geizig bin, dass sich die Natur mithilfe der Flöhe selbst etwas davon zurücknimmt? – Kann es sein, dass ich ein Problem mit der Nähe anderer Menschen habe, das ich mir nicht eingestehen will?
Flüssigkeits-ansammlung	Fragen Sie sich: – Warum kann ich nicht loslassen und mich dem Lebensstrom hingeben, sondern versuche, an Altem festzuhalten, auch wenn es mir schadet? – Was blockiert mein natürliches Entgiftungssystem (Lymphsystem), sodass alte Giftstoffe nicht ausgeschieden, sondern eingelagert werden?
Fraktur	Siehe Knochenbruch

Frauenleiden	Fragen Sie sich: – In welchen Bereichen kann ich mein Frausein, meine Weiblichkeit und meine Sexualität nicht annehmen? Bei **ausbleibender Menstruation:** – Kann es sein, dass ich nicht erwachsen werden will und daher meine Weiblichkeit verneine? – Söhnen Sie sich mit Ihrem inneren Kind aus, sodass es als Teil von Ihnen weiter existieren kann, Sie aber trotzdem mit ganzem Herzen erwachsen sein können. Bei **schmerzhafter Menstruation :** – Warum erlebe ich das Frausein als etwas Schmerzhaftes? Kann es sein, dass ich in diesem Bereich ein Thema von meiner Mutter übernommen habe? Kann es sein, dass ich zwischen meiner eigenen Vorstellung von meiner Rolle als Frau und der der Gesellschaft hin- und hergerissen bin? Kann es sein, dass ich einen unerfüllten Kinderwunsch hege, den ich mir vielleicht nicht eingestehen will? Bei **unregelmäßiger Menstruation:** – Kann es sein, dass ich meinen natürlichen Lebensrhythmus noch nicht gefunden habe? Habe ich vielleicht Angst vor meiner Sexualität und meiner Fruchtbarkeit? Kann es sein, dass ich mich unbewusst weigere, einige Lebensregeln und Naturgesetze zu akzeptieren? Bei **zu starker Menstruation:** – Warum bin ich so hart zu mir selbst? Warum verschwende ich meine Lebensenergie? – Was kostet mich Kraft, setzt mich unter Druck oder verursacht Stress in meinem Leben? – Siehe auch Migräne, Wechseljahresbeschwerden, Bauchschmerzen oder Kopfschmerzen
Fress-Kotz-Sucht	Siehe Bulimie
Frigidität	– Verzichten Sie bewusst auf das Ich beim Orgasmus. Es gibt nur ein Wir. – Lernen Sie, dass es keinen perfekten Menschen gibt, aber sehr wohl einen Menschen, mit dem Sie zufrieden bis ans Lebensende leben können. Fragen Sie sich: – Kann es sein, dass ich alles kontrollieren will und mich somit zwanghaft in Selbstdisziplin üben muss? – Kann es sein, dass ich schon lange unbewusste lästige Verhaltensmuster mit mir herumschleppe? – Habe ich Angst, unterlegen zu sein? – Kann es sein, dass ich Angst habe, mich dem falschen Mann zu öffnen? Warte ich wie Dornröschen auf den einen besonderen Prinzen, der absolut perfekt ist? Leider gibt es solch einen Prinzen nicht. – Kann es sein, dass ich schlimme Erfahrungen mit Sexualität gemacht habe? Wann denke ich, ist der richtige Augenblick, Sexualität wieder ohne Angst zu genießen? – Kann es sein, dass ich Angst habe vor dem bedrohlichen, aggressiven Männlichen? – Kann es sein, dass ich Angst habe, nicht die perfekte Geliebte zu sein? – Kann es sein, dass ich Sex als schmutzig und dreckig abwerte? – Kann es sein, dass ich meinem Vater treu bleiben will? – Kann es sein, dass ich meinen Partner und mich selbst dafür bestrafen will, dass mein Partner taktlos und unsensibel ist?

Frostbeulen	Fragen Sie sich: – Kann es sein, dass es mir schwerfällt, meine eigenen Grenzen zu erkennen und zu achten? – Kann es sein, dass ich mich nur schwer vor Kälte, physischer wie emotionaler, schützen kann?
Frühgeburt	Siehe Geburtsprobleme
Frühjahrsmüdigkeit	Fragen Sie sich: – Warum habe ich Angst vor dem Wandel der Zeit? – Warum fällt es mir schwer, meine eigenen Lebensenergien nach einer Ruhephase wieder zu aktivieren? – Kann es sein, dass ich generell Angst vor Neuem, Unbekanntem habe? – Warum fällt es mir so schwer, im Einklang mit dem natürlichen Rhythmus der Zeit zu leben?
Frühreife	– Nehmen Sie Ihre früh erwachte Sexualität mutig an. Fragen Sie sich: – Warum kann ich es nicht erwarten, erwachsen zu werden? – Kann es sein, dass ich übertrieben ehrgeizig bin, und deswegen nur schwer im Jetzt leben kann?
Frühsommer-Meningoenzephalitis (FSME)	Siehe Gehirnhautentzündung
Furunkel	– Ein sehr emotionales Konfliktthema ist Ihnen sehr tief unter die Haut gegangen, ohne bearbeitet zu werden. – Stellen Sie sich dem Konfliktthema und überwinden Sie mutig eigene Grenzen der Psyche.
Fußödem	Fragen Sie sich: – Welcher angestaute Seelenballast beschwert mich so sehr, dass ich nicht mehr ins Gehen komme?
Fußpilz	Fragen Sie sich: – In welchen Bereichen bin ich so aus dem natürlichen Gleichgewicht geraten, dass ich von einem Pilz zersetzt werde? – Kann es sein, dass ich meine Standhaftigkeit im Leben verloren habe? – In welchen Bereichen habe ich keinen guten Bezug zu Mutter Erde? – Warum fällt es mir schwer, mich meiner Haut zu erwehren? – In welchen Bereichen habe ich einen erstarrten Standpunkt? – Warum fällt es mir schwer, auf meinem Entwicklungsweg weiterzugehen?
Fußschweiß	Fragen Sie sich: – Welchen inneren Gestank versuche ich über meine Wurzeln an den Boden abzugeben? – Welche Angst habe ich in mir so weit nach unten gedrängt, dass mir der Angstschweiß zu den Füßen herauskommt?
Gallenblasenentzündung	Fragen Sie sich: – Warum kann ich meine Aggressionen nicht ausdrücken, sodass sie in mir aufbrodeln und mich selbst bekämpfen? – Welches alte ungelöste Thema macht mich noch immer innerlich wütend?

Gallenblasenkrebs	Fragen Sie sich: – Warum bin ich innerlich so wütend, dass ich mich selbst zerfresse? – Warum bringe ich mich lieber selbst um, als dass ich meine Wut und Aggression nach außen leite? – Warum verleugne ich meine Wut und kann nicht zu ihr stehen?
Gallenkolik / Gallensteine	Fragen Sie sich: – Kann es sein, dass ich meine Aggressionen so lange aufgestaut habe, dass sie sich zu Steinen verfestigt haben, die nun nach außen dringen wollen? – Warum lege ich mir selbst immer wieder Steine in den Weg? – Zu welchem Schritt auf meinem Lebensweg wollen mich die Gallensteine anstoßen?
Gallenstörung / -probleme	Fragen Sie sich: – Kann es sein, dass ich zu viel Ärger und Aggression schlucke? – Man muss lernen, zu sich zu stehen, um auszudrücken zu können, was einen stört.
Ganglion (Überbein)	Fragen Sie sich: – Kann es sein, dass es mir schwerfällt, einmal richtig mit der Faust auf den Tisch zu schlagen, um das Heranwachsen von Problemen im Keim zu ersticken?
Gangrän	Siehe Wundbrand
Gärungsdyspepsie (Verdauungsstörung)	Fragen Sie sich: – Kann es sein, dass ich Angst habe, jemanden zu verletzen, und deswegen meine Aggression in mir behalte, wo sie sich aufbläht, bis ich platze? – Kann es sein, dass ich Angst davor habe, wirklich einmal wütend zu werden und alles, was sich in mir angestaut hat, herauszulassen? – Kann es sein, dass ich das Süße im Leben nicht richtig annehmen und daher auch nicht richtig verdauen kann?
Gastritis	Siehe Magenschleimhautentzündung
Gebärmutterhalsentzündung	Fragen Sie sich: – Kann es sein, dass ich eine uneingestandene Wut auf meinen Partner habe und ihn deswegen nicht mehr in mich hineinlassen will? – Kann es sein, dass ich einen inneren, unterschwelligen Konflikt um meine Fruchtbarkeit austrage? – Kann es sein, dass ich bei der Frage, ob ich Kinder haben will, noch keine echte Klarheit habe, aber bereits halbherzige Kompromisslösungen eingegangen bin?
Gebärmutterhalskrebs	Fragen Sie sich: – Welche ungelösten Konflikte um meine Sexualität verdränge ich bereits so, dass sie mir nun ein Ultimatum stellen? – Kann es sein, dass ich mich in meiner Sexualität zu sehr von anderen beeinflussen und einschränken lasse, sodass ich meinen eigenen Weg nicht gehen kann?

Gebärmutterhals-polypen	Fragen Sie sich: – Kann es sein, dass ich Sex als einen Kampf ansehe, bei dem ich mich gegen das Eindringen des Mannes verteidigen muss? – Kann es sein, dass ich mir meine eigenen sexuellen Fantasien nicht eingestehen und sie dadurch auch nicht ausleben kann?
Gebärmutterkrebs	Fragen Sie sich: – Warum kann ich mir meine inneren Konflikte um meine Sexualität und meine Mutterrolle nicht eingestehen und verdränge sie deswegen in meinen tiefsten Kern? – Kann es sein, dass ich meine Fähigkeit, Neues in die Welt zu setzen, nicht annehmen kann, sodass es unkontrolliert in mir herumwuchert und mich von innen heraus auffrisst?
Gebärmutter-mundkrebs	Fragen Sie sich: – Warum kann ich mich selbst und meine Weiblichkeit nur so schwer gegen äußere Übergriffe verteidigen? – Welche alten Verletzungen im Zusammenhang mit meiner Sexualität und meiner Mutterrolle sind noch immer nicht verheilt? – Warum kann ich die göttliche Liebe des Universums nicht annehmen?
Gebärmutter-polypen	Fragen Sie sich: – Warum habe ich Angst vor meiner eigenen Fruchtbarkeit? – Welche alten Tränen habe ich noch nicht geweint, sodass sie sich in das innerste Zentrum meiner Weiblichkeit zurückgezogen haben?
Gebärmutter-probleme	– Konflikt um Kreativität, Geborgenheit und Fruchtbarkeit. Fragen Sie sich: – Kann es sein, dass ich auf meinen Partner sauer bin? – Kann es sein, dass wirklich nur die Personen in mich eindringen dürfen, die ich auch im Herzen erwählt habe? – Kann es sein, dass ich in einem immerwährenden Sexualkonflikt lebe?
Gebärmutterriss	Fragen Sie sich: – Kann es sein, dass ich mich mit meinem Kind überfordert fühle?
Gebärmuttervorfall	Fragen Sie sich: – Warum will ich meine Weiblichkeit nach unten aus mir herausdrücken? – Warum will ich meine eigene Sexualität unterdrücken?

Geburtsprobleme	**Frühgeburt:** – Geben Sie dem Kind den Lebensraum, den es verdient. Fragen Sie sich als Mutter: – Warum will ich mein Kind unbewusst so schnell wie möglich loswerden? – Kann es sein, dass es mir schwerfällt, den Dingen ihren natürlichen Rhythmus zuzugestehen? – Kann es sein, dass ich die Verantwortung für mein Kind nicht für lange Zeit tragen will? – Kann es sein, dass ich im innersten Gefühl noch nicht bereit war für ein Kind? – Kann es sein, dass ich die Verantwortung nicht annehmen konnte oder Angst vor der großen Veränderung hatte? Fragen Sie sich als Kind: – Kann es sein, dass ich es nicht erwarten kann, Neues zu entdecken und daher oft vorschnell bin? – Warum will ich Situationen, die mich festhalten, so schnell entfliehen? – **Kaiserschnittkinder** warten immer darauf, dass ihnen ein Fremder im Leben hilft. Wo die Hilfe da ist, nehmen sie sie an, wo sie jedoch fehlt, sollten sie mutig sein und das Lebensthema alleine angehen. Der Leitsatz von Kaiserschnittkindern: »Sollen die anderen doch schauen, was aus mir wird.« **Übertragenes Kind:** – Als Mutter: Fragen Sie sich: Kann es sein, dass ich als Mutter das Kind am liebsten nicht hergegeben hätte? Vermeiden Sie als Mutter eine Überbemutterung. Gebären bedeutet auch hergeben. Geben Sie dem Kind die Chance, selbst zu entscheiden, welchen Lebensweg es gehen möchte (Überfütterung etc.). – Als Kind: Das Kind hat zumeist im Erwachsenenalter das Problem, dass es innerlich unentschlossen ist und zu lange für echte Entscheidungen braucht. Es sollte sich dann als Erwachsener fragen: Kann es sein, dass ich als Kind noch nicht bereit war für diese Welt und nicht loslassen konnte? Wagen Sie den mutigen Kopfsprung ins Leben. Erkennen Sie als Kind, dass alles für Sie vorbereitet ist. Fassen Sie wieder Urvertrauen. – Lag die **Nabelschnur um den Hals**, sollte man sich als Mutter die Frage stellen: Will ich mein Kind mit zu viel Liebe ersticken? Und als Kind: Will ich als Kind nicht loslassen und ins Leben kommen? Was hält mich auf, in diesem Leben glücklich zu sein? Welche alte Last bringe ich mit in das jetzige Leben? Erkennen Sie als so geborenes Kind, dass Selbstmord nur eine Flucht vor den eigenen Lebensthemen ist, die Ihnen dann im nächsten Leben wieder gestellt werden. Wie lange wollen Sie noch mit dem gleichen Lebensthema geboren werden, bevor Sie es lösen? – Wenn Sie in **Querlage** geboren sind, sollten Sie sich fragen: Warum wollte ich mich damals quer legen? Warum wollte ich alles blockieren? Warum hatte ich so viel Wut in mir? – Beim späteren Erwachsenen ist es wichtig, dass er lernt, seine überzogene Erwartungshaltung abzubauen. **Steißlage:** – Wenn Sie als Kind so geboren wurden, ist es häufig so, dass Sie nicht das von den Eltern gewünschte Geschlecht hatten und Sie deswegen den Po als Erstes hinausstreckten. Fragen Sie sich: Warum wollte ich der Welt als Erstes meinen Hintern zeigen?

Geburtsprobleme	– Beim späteren Erwachsenen ist darauf zu achten, dass er Hingabe in die Gesetze der Natur lernt. – Kam es zu **vorzeitigen Wehen**, sollten Sie sich fragen: Warum wollte ich als Mutter das Kind frühzeitig loswerden? Warum wollte ich als Kind aus dem Mutterleib flüchten? – Es ist wichtig, als Elternteil zu erkennen, dass so geborene Kinder mehr Zeit brauchen, um ins Fließen zu kommen. Als späterer Erwachsener ist es wichtig, die Gefahren der Ungeduld zu erkennen. – Bei einem **vorzeitigen Fruchtblasensprung** sollten Sie sich als Mutter fragen: Warum wollte ich das Kind so früh vor die Tür setzen? Es ist wichtig, dass beide lernen, den richtigen Augenblick für Entscheidungen zu erkennen.
Gedächtnisverlust	Siehe Amnesie
Gefäßkrampf	Fragen Sie sich: – Warum behindere ich krampfhaft meinen eigenen Energiefluss? – Warum kann ich mich nicht entspannen und mit dem Lebensfluss fließen?
Gefäßverschluss	Fragen Sie sich: – Warum kämpfe ich um die eigene Vitalität? – **Arterieller Verschluss:** Die Lebensenergie wird blockiert. Fragen Sie sich: – Warum blockiere ich im Leben meine eigene Energie? – **Venöser Verschluss:** Fragen Sie sich: Warum gebe ich mehr als das, was ich bekomme? Sie spülen durch das Herz und die Lunge Energie ins Körpersystem, bekommen jedoch kein Blut mehr zurück. Warum? – Geben Sie sich mehr Zeit und Ruhe und fokussieren Sie sich auf die wahren Lebensthemen des Herzens.
Gehirnblutung	Siehe Schlaganfall
Gehirn-drucksteigerung	Siehe Hirndrucksyndrom
Gehirndurch-blutungsstörung	Fragen Sie sich: – Warum versorge ich mein Gehirn nicht mehr mit genügend Lebensenergie? – Was will ich aus meinem Leben verdrängen oder vergessen? – Warum habe ich die geistige Flexibilität und Vitalität verloren?
Gehirnentzündung	Fragen Sie sich: – Warum führe ich einen erbitterten Kampf mit mir selbst um das Leben meiner Herzenswünsche? – Kann es sein, dass mein Verstand einen aggressiven Kampf mit meinem Herzen ausficht? – Warum schaffe ich es nicht, mit mir selbst im Frieden zu sein und als eine Einheit mein Sein nach außen zu tragen und zu verteidigen?
Gehirn-erschütterung	– Jemand, der durch nichts seelisch erschüttert werden kann, wird ebenso erschüttert, dass er nicht mehr rational denken kann, sondern mit dem Herz nachfühlen muss. – Durch die Kopflastigkeit haben Sie ein Brett vor den Kopf bekommen. Fragen Sie sich: – Warum war es nötig, meinen Verstand in Form meines Gehirns zu erschüttern und somit auszuschalten? Kann es sein, dass ich zu dieser Zeit zu sehr im Verstand verhaftet war und nicht mehr die Stimme des Herzens gehört habe?

Gehirnhautentzündung	- Es ist an der Zeit, für sein eigenes Leben zu kämpfen. - Entwickeln Sie echtes Selbstbewusstsein und inneren Herzensstolz. - Entdecken Sie die drei Entscheidungsebenen: Seele, Herz, Verstand. - Lernen Sie, dass es einen Verstandesintellekt gibt, aber auch einen Herzensintellekt. Fragen Sie sich: - Kann es sein, dass ich vielleicht ein Dickkopf bin und mit meinem im Verstand erzeugten Ego etwas überziehe? Kann es sein, dass ich mich gerne zu sehr selbst behaupte? - Warum wurde mir der Verstand mit Schmerzen genommen?
Gehirnödem	Fragen Sie sich: - Was bringt meinen Kopf im wahrsten Sinne des Wortes zum Zerplatzen? - In welchen Bereichen macht meine Seele meinem Verstand Druck? - Mit welchen Gedanken will ich mich nicht anfreunden oder auseinandersetzen?
Gehirnprellung	Fragen Sie sich: - Kann es sein, dass ich in der Vergangenheit zu sehr auf meinen Verstand und zu wenig auf mein Herz gehört habe, sodass sich mein Verstand jetzt abschalten will? - Wo enge ich mich durch meine Verstandesannahmen selbst ein?
Gelbsucht	Fragen Sie sich: - Warum staue ich meine Wut und meine Aggression so sehr in mir auf, dass ich davon ganz gelb werde? - Kann es sein, dass ich in einigen Bereichen maßlos bin und nicht merke, wenn etwas »zu viel des Guten« wird und sich in Gift verwandelt? - Worauf bin ich so neidisch, dass ich davon gelb werde?
Gelenkentzündung	- Warum bin ich geistig und körperlich unflexibel geworden? - Kann es sein, dass ich mich in einigen Bereichen zu sehr auf meine Meinung versteife und keine anderen Perspektiven mehr zulasse? - Oder kann es sein, dass ich zu meinen Aussagen und Entscheidungen nicht stehen kann und deswegen von meinem Körper zur Einhaltung einer einmal eingeschlagenen Richtung gezwungen werde?
Gelenks-/ Gelenksversteifung	- Es ist an der Zeit, zu einer für Sie wichtigen Sache zu stehen. - Sie wollen ja nicht das ganze Leben Menschen verprellen, nur weil Sie seelische Prellungen erlebt haben. Fragen Sie sich: - Warum sind meine Gelenke steif? - Kann es sein, dass ich im Geist auch steif und stur geworden bin? - Kann es sein, dass ich mich innerlich verrenke, verdrehe und verspanne, nur um meine Engstirnigkeit aufrechterhalten zu können?
Geräuschüberempfindlichkeit	Fragen Sie sich: - Was wollte ich in meinem Leben bislang nicht hören, sodass mein Körper mir dafür die Ohren lang gezogen hat? - Kann es sein, dass ich etwas in mir trage, was ich schon längst einmal rausschreien muss? - Warum höre und vertraue ich nur so wenig auf meine innere Stimme?

Gerstenkorn	- Konflikt um das Hin- oder Wegschauen. Fragen Sie sich: - Warum schmerzen mich meine Augen so, wenn ich sie schließe? - Was will ich nicht anschauen, obwohl ich es von Herzen anschauen will?
Geruchsüberempfindlichkeit	Fragen Sie sich: - Kann es sein, dass ich meinem guten Riecher nur schwer vertrauen kann? - Kann es sein, dass ich meiner Intuition oft nicht folge? - Bin ich wachsam genug, um Gefahren frühzeitig zu erkennen und zu riechen?
Geschlechtskrankheiten	- Innerer Konflikt um Geschlechtlichkeit und Sexualität. - Wenn Sie nur Lebensfreude im wechselnden Partnerspiel verspüren, öffnen Sie durch die Suche nach wahrer Zufriedenheit die Pforten für die Erreger. Fragen Sie sich: - Kann es sein, dass ich Schuldgefühle in mir trage, weil ich verschiedene sexuelle Regungen oder eine unbewusste Tendenz zum Fremdgehen habe? - Kann es sein, dass ich Sexualität benötige, um vom Leben erregt zu werden?
Geschwürbildung	Fragen Sie sich: - Kann es sein, dass ich versuche, eine friedliche Fassade aufrechtzuerhalten, während es unter der Oberfläche in meinem Inneren vor Wut brodelt? - Welche unangenehmen Seelenthemen versuche ich zu verdrängen und in mir einzusperren? - Warum kann ich mich auf Konflikte nur schwer einlassen und versuche sie möglichst schnell und oberflächlich wieder zu beenden?
Gesichtsnervenlähmung	Fragen Sie sich: - Was in mir will so dringend ans Tageslicht, dass es meine äußere Maske zerreißt? - Welches zweite Gesicht von mir habe ich bislang unterdrückt? - Kann es sein, dass ich nur einen Teil meiner Persönlichkeit auslebe und dadurch einseitig bin?
Gesichtsrose	Fragen Sie sich: - Welchen Lebenskonflikt habe ich so lange verdrängt dass er sich mir aufs Gesicht legt und damit unübersehbar wird?
Gesichtsspalten (Hasenscharte o. Ä.)	Fragen Sie sich: - Kann es sein, dass ich die einzelnen Aspekte meiner Persönlichkeit noch nicht zu einer Einheit zusammengefügt habe? - Kann es sein, dass es mir schwerfällt, ganz mündig zu werden? - Kann es sein, dass ich noch lernen muss, selbst Verantwortung für mein Leben zu übernehmen? - Kann ich meine besondere Auszeichnung im Gesicht annehmen und mit Würde und Dankbarkeit tragen?

Gicht	– Der Gicht befallene Mensch kann sehr schwer Harnsäure abbauen. Fragen Sie sich: – Warum kann ich die Abfallprodukte meiner Aggressivität nicht abbauen? – Warum bin ich im Geist so unbeweglich, dass meine Gelenke steif werden? Warum will ich mich den echten Lebensfragen nicht stellen? – Es ist wichtig, dass Sie konfliktfähiger werden und alten Seelenballast loslassen können. Schauen Sie ganz genau hin, wer Ihnen Gutes oder Schlechtes will, um keinen weiteren Seelenmüll zu produzieren.
Gigantismus (Riesenwüchsigkeit)	Fragen Sie sich: – Kann ich meine innere Größe genauso nach außen tragen wie meine äußere? – Kann ich mich mit all meiner Größe und Kraft annehmen?
Glatzenbildung	Siehe Haarausfall
Glaukom	Siehe Grüner Star
Gleichgewichtsstö-rungen	Fragen Sie sich: – Kann es sein, dass ich mich auf schwankendem Boden befinde und nicht mehr weiß, wohin mein Lebensweg gehen soll? – Kann es sein, dass mir schwindlig ist, weil ich mich oder andere beschwindele? – Oder kann es sein, dass ich mich nicht entscheiden kann und hin und her wanke?
Grauer Star	– Der trübe Schleier des grauen Stars deutet darauf hin, dass Sie etwas im Leben verschleiert sehen. Fragen Sie sich: – Warum will ich die Wirklichkeit in ihrer Schärfe nicht sehen? – Warum will ich die äußere Welt verschwimmen lassen? – Welche innere Fehlhaltung trübt wirklich meinen Blick?
Grippe	– Nicht die Kälte macht Sie krank, sondern der Mensch erkaltet in seiner Seele innerlich und wird dadurch krank. – Lassen Sie lieber das Leben fließen als die Nase. Finden Sie wieder zu Ihrem Lebensfluss zurück. Fragen Sie sich: – Wovon habe ich die Nase voll? – Was will ich nicht mehr schlucken? – Wem will ich etwas husten? – Warum bin ich in der Gefühlsebene erkaltet?
Größenwahn	Fragen Sie sich: – Kann es sein, dass ich mich innerlich minderwertig fühle und dieses Gefühl durch äußere, materielle Größe und Macht kompensieren will? – Warum kann ich keinen inneren Wohlstand aufbauen? – Kann es sein, dass ich meinen Selbstwert nicht richtig einschätzen kann und mich daher überschätze?

Grüner Star (Glaukom)	– Durch zu wenig Trauer in Form von Tränen hat sich ein Augendruck aufgebaut, der kaum erträglich ist. – Schauen Sie mit Nachdruck hin und vor allem nach innen! Fragen Sie sich: – Warum kann ich nur noch unter großem schmerzhaften Druck sehen? – Kann es sein, dass ich vor langer oder kurzer Zeit sehr arg mental verletzt wurde? – Warum kann ich die Welt nur noch mit Scheuklappen sehen? – Was hält mich davon ab, wieder in die Weitwinkelsicht zu gehen?
Gürtelrose	– Die rosigen brennenden Hautauschläge zeigen den Liebeskonflikt im Herzen auf. Fragen Sie sich, was für Gefühle bei Ihnen wirklich brennen (Liebe, Eifersucht, Rache, Selbstliebe)? Fragen Sie sich: – Habe ich vielleicht das untergrabene Verlangen nach schmutziger Begierde und brennender Liebe? – Kann es sein, dass ich innere Konflikte so lange zurückgestellt habe, dass mich eine Krankheit befallen musste, sodass ich so richtig vor Wut und Schmerz schreien kann? Wäre es nicht besser gewesen, schon mal vorher zu schreien? – Kann es sein, dass ich die Rose in Form der Lebensblüte nicht zum Erblühen gebracht habe? – Habe ich mich in irgendeiner Form vergrämt? – Warum will ich mich nicht mehr anfassen lassen, da die Schmerzen so groß sind?
Gynäkomastie (Entwicklung weiblicher Brüste beim Mann)	Fragen Sie sich: – Warum kann ich meine weiblichen Aspekte auf der geistigen und seelischen Ebene nicht annehmen und verlagere sie deshalb auf die körperliche?
Haarausfall	– **Kreisrunder Haarausfall:** Gram oder Kummer – **Mönchstonsur:** Öffnen Sie sich für das Göttliche. – **Geheimratsecken:** Öffnen Sie sich den geistigen Aspekten. – **Hohe Stirn:** Öffnen Sie sich für die geistige Welt. Fragen Sie sich: – Warum will ich mich gerade jetzt mausern? – Warum will ich Haare lassen, um Schmerzzoll zu zahlen? – Warum will ich meine animalische Mähne und somit meine Macht und meinen Einfluss verlieren? – Oder kann es sein, dass jemand mir das Fell über die Ohren ziehen will?
Haarverlust	Fragen Sie sich: – Warum will ich unbewusst den Kontakt zu meiner Umwelt abbrechen? – Kann es sein, dass ich meine alte Fassade abwerfen und völlig offen (nackt) und ehrlich nach außen treten will?
Halbseitenblindheit	Fragen Sie sich: – Warum will ich einen Aspekt des Lebens, die männliche bzw. die weibliche Seite, nicht mehr sehen? – In welchen Bereichen laufe ich mit Scheuklappen durchs Leben? – Warum kann ich nicht mehr das Zentrum der Dinge erkennen, sondern nur noch das Außen sehen?

Halbseitenlähmung	Siehe Schlaganfall
Hallux valgus	Fragen Sie sich: – Kann es sein, dass ich die innere Standhaftigkeit zum Teil verloren habe? – Durch die schiefe Stellung der Zehe fällt es schwer, sich mit der Kraft der Erde zu verwurzeln. – Geben Sie lieber im übertragenen Sinn die Bodenhaftung auf. – Vielleicht ist es an der Zeit, auf kleinerem Fuß zu leben und zu erkennen, dass die wahren Geschenke nicht im Reichtum versteckt sind. – Gehen Sie bewusst ungewöhnliche Wege. Sie haben das Zeug dazu!
Halluzinationen	– Nehmen Sie alle Wahrnehmungen wichtig und als wahr an. Beachten Sie die innere Stimme, die Ihnen diese Traumbilder schickt, um wieder auf den richtigen Weg zurückzufinden. – Erkennen Sie, dass alle Wahrnehmungen in Ihnen selbst entstehen. Die Bilder, die Stimmen oder die Geräusche, die Sie hören, sind entstanden, weil Sie sie erzeugt haben, um die nächste Lebensaufgabe zu bewältigen.
Halsschmerzen	– Die Polizeistation des Körpers in Form der Mandeln rebelliert. Fragen Sie sich: – Was will ich nicht mehr schlucken? – Kann es sein, dass ich zu viel am Hals habe?
Hals-wirbelverschiebung	Fragen Sie sich: – Kann es sein, dass ich meine Orientierung verloren habe und deswegen aus dem Lot geraten bin? – Wer oder was hat mir den Kopf verdreht? – Versuche ich, mein Leben vielleicht zu sehr mit dem Verstand zu lenken, und höre dabei zu wenig auf mein Herz? – In welchen Lebensbereichen habe ich meine Umsichtigkeit verloren?
Halszyste	Fragen Sie sich: – In welchem Bereich bin ich in meinem Kindheitsstadium stecken geblieben? – In welchen Bereichen verweigere ich mich meiner Entwicklung? – Mit welchen Erfahrungen in meiner Vergangenheit habe ich mich noch nicht ausgesöhnt?
Haltungsschäden	Fragen Sie sich: – Kann es sein, dass meine innere Haltung mit der Fehlhaltung meines Skelettsystems übereinstimmt? – Welche innere Haltung habe ich noch nicht ausgelebt?
Hämatom	Siehe Bluterguss
Hämorrhoiden	– Es ist an der Zeit, den Hintern zusammenzukneifen und die Lebensthemen zu bewältigen. Fragen Sie sich: – Welchem inneren Druck kann ich nicht mehr standhalten? – Kann es sein, dass ich auf meinen Lebensknoten sitze, ohne sie zu lösen?
Handprobleme	Siehe »Handdiagnostik«, S. 120
Handschweiß	Fragen Sie sich: – Welche Ängste will ich mir nicht eingestehen? – Warum habe ich Angst vor dem Kontakt zu anderen?

Hängebauch	Fragen Sie sich: – Was fresse ich alles in mich hinein, ohne dass ich es verdauen kann, sodass es mich zu Boden zieht? – In welchen Bereichen habe ich im wahrsten Sinne des Wortes schwer an mir zu tragen?
Harnblasenentzündung	Fragen Sie sich: – Warum habe ich das brennende Bedürfnis, alten Seelenballast loszulassen? – Was setzt mich innerlich unter Druck? – Welchen seelischen Druck verdränge ich? – Warum staue ich meine Gefühle und Probleme so lange an, bis sie einen schmerzhaften Druck in mir aufbauen? – Welche alte Trauer habe ich noch nicht verarbeitet, sodass die ungeweinten Tränen nun in meiner Blase brennen? – Warum habe ich Angst davor loszulassen?
Harnblasenfistel	Fragen Sie sich: – Welche meiner seelischen Themen kann ich nicht mehr voneinander trennen und bringe sie daher durcheinander? – Warum kann ich meinen alten Seelenballast nicht loslassen und zwinge ihn daher, sich neue Wege ins Freie zu suchen?
Harnblasenkrebs	Fragen Sie sich: – Kann es sein, dass ich meinen Seelenballast so lange angestaut habe, dass er mich nun innerlich zerfrisst? – Welche traumatischen Erlebnisse aus meiner Vergangenheit habe ich noch nicht bearbeitet und somit auch nicht loslassen können?
Harnblasenschwäche	Siehe Inkontinenz
Harnblasensteine	Fragen Sie sich: – Welche meiner Gefühle und seelischen Probleme habe ich so lange unterdrückt, bis sie in mir versteinert sind? – Welche seelischen Themen versuche ich vorschnell loszuwerden, sodass sie versuchen, sich als Steine in mir zu verfestigen?
Harndrang, häufiger	Fragen Sie sich: – Kann es sein, dass ich zu schnell alles loslassen bzw. hinwerfen will? – Kann es sein, dass ich nicht im Gleichgewicht von Nehmen und Geben bin? – Kann es sein, dass ich mir zu schnell ins Hemd mache, wenn ich vor einer wichtigen Herausforderung oder Wachstumschance stehe?
Harnleiterverengung	Fragen Sie sich: – Was blockiert mich dabei, meinen alten Seelenmüll loszulassen? – Kann es sein, dass ich versuche, etwas aus meinem Leben loszulassen oder hinauszuschieben, was noch immer wichtig für mich ist? – Kann es sein, dass ich unterschwellige Konflikte mit meinem Partner habe, die ich mir nicht eingestehen will?

Harnröhrenentzündung	Fragen Sie sich: – Warum habe ich das brennende Bedürfnis, alten Seelenballast loszulassen? – Was setzt mich innerlich unter Druck? – Welchen seelischen Druck verdränge ich? – Warum staue ich meine Gefühle und Probleme so lange an, bis sie einen schmerzhaften Druck in mir aufbauen? – Welche alte Trauer habe ich noch nicht verarbeitet, sodass die ungeweinten Tränen nun in meiner Blase brennen? – Warum habe ich Angst davor loszulassen?
Harnstauungsniere	Siehe Stauungsniere
Harnvergiftung	Siehe Niereninsuffizienz
Harnverhaltung	Fragen Sie sich: – Warum will ich alles in mir krampfhaft festhalten? – Warum habe ich so eine Angst vor dem Loslassen?
Hasenscharte	Siehe Gesichtsspalten
Hautausschlag	– Der Hautausschlag symbolisiert einen inneren Konflikt, der verschwiegen wurde und nun nach außen durchbricht. – Kehren Sie Ihre inneren Bedürfnisse nach außen. Fragen Sie sich: – Was juckt mich wirklich im Leben?
Hautentzündung	Fragen Sie sich: – Welchen Konflikt zwischen meinem Innen und meinem Außen will ich mir nicht eingestehen? – Warum kann ich meine Grenze zur Außenwelt nicht richtig verteidigen?
Hautflecken	Siehe Pigmentflecken
Hautkrebs	Fragen Sie sich: – Warum zerstöre ich unbewusst mein eigenes Schutzschild nach außen? – Warum werde ich von meinem eigenen Kampf zwischen meinem Inneren und meinem Äußeren zerfressen? – Warum kann ich nicht offen für mich selbst einstehen?
Hautrisse	Fragen Sie sich: – In welchen Bereichen überlaste ich mich so sehr, dass meine äußere Schutzhülle zu reißen beginnt? – Für wen oder was reiße ich mir buchstäblich den Arsch auf?
Hautverhärtung	Fragen Sie sich: – Warum will ich mich von der Außenwelt abschotten? – Warum habe ich Angst vor äußeren Einflüssen? – In welchen Bereichen wird es mir in meiner eigenen Haut zu eng? – In welchen Bereichen möchte ich aus meiner Haut raus?
Heiserkeit	– Die innerlich unausgesprochene Stimmung führt dazu, dass Sie keine Stimme mehr haben. Fragen Sie sich: – Kann es sein, dass ich mich nicht traue, meine Meinung offen auszusprechen? – Kann es sein, dass ich etwas nicht laut aussprechen will?
Hepatitis	Siehe Leberkrankheiten

Herpes	- Die Botschaft der Lippenbläschen liegt frei auf der Hand: Schau mich an, welche voluminösen Lippen ich habe, aber rühr mich bloß nicht an! - Lassen Sie Ihre eigene Sinnlichkeit erblühen und stehen Sie zu Ihren heißen Lebenswünschen. Fragen Sie sich: - Kann es sein, dass ich mir so manches Lustempfinden nicht eingestehen will? - Was ekelt mich wirklich im Leben, wenn ich vor Ekel Herpes bekommen kann? - Warum habe ich diese Ansteckungsangst? Mit was könnte ich mich im Leben anstecken lassen? Vielleicht Lust und Sinnlichkeit?
Herzbeutelentzündung	Fragen Sie sich: - Kann es sein, dass ich mir seelische Herzenskonflikte aufgespart habe, bis die Entzündung eingetreten ist?
Herzblock	Siehe AV-Block
Herzfehler, angeborener	Fragen Sie sich: - Welche zentrale Lebensfrage des Herzens habe ich aus einem vergangenen Leben in dieses mitgebracht?
Herzflimmern	Fragen Sie sich: - Kann es sein, dass ich in Herzensangelegenheiten völlig durcheinander bin und das Herzflattern mich darauf aufmerksam macht, mich zu entscheiden?
Herzinfarkt	- Das Herz verhungert, weil es keine Lebensenergie mehr erhält. - Tun Sie das, was Ihr Herz wirklich begehrt. Trauern Sie, wenn das Herz es will. Aber lösen Sie auch Konflikte, wenn die Herzkraft danach schreit. Fragen Sie sich: - Warum bin ich so engherzig? - Welche Herzensthemen will ich noch immer leugnen? - Was kann ich nicht aussprechen, was mein Herz zuschnürt? - Kann es sein, dass ich Angst vor Kritik und Misserfolg habe? - Was hat mir wirklich das Herz gebrochen? Die Einsamkeit, der Schmerz, einen geliebten Menschen an den Tod verloren zu haben, etc.?
Herzinsuffizienz	Siehe Altersherz
Herzklappeninsuffizienz	Fragen Sie sich: - Wo im Leben fehlt es mir an Rückhalt? - Kann es sein, dass es mir schwerfällt, Nein zu sagen und mit meiner eigenen Energie zu haushalten?
Herzkranzgefäßverengung	Fragen Sie sich: - Kann es sein, dass ich so wenig auf mein Herz höre, dass es kurz davor ist, für immer zu schweigen? - Kann es sein, dass ich mein Herz mit zu wenig Liebe und Lebensenergie versorge? - Gibt es in meinem Leben noch genug, das mir das Herz weitet? - Bei was geht mir vor Freude das Herz auf?

Herz-Kreislauf-Probleme	Fragen Sie sich: – Kann es sein, dass es mir schwerfällt, mich auf neue Lebenssituationen einzustellen? Erlernen Sie die wahre Herzensflexibilität. – Nehmen Sie sich so viel Zeit, wie Sie benötigen, um eine Veränderung zu erwirken.
Herzmuskelentzündung	Fragen Sie sich: – Welchen unbewussten Kampf trage ich in meinem Herzen bzw. um mein Herz aus? – Welchen Herzenskonflikt trage ich unbewusst in mir?
Herzneurose	– Lernen Sie mehr auf die innere Stimme des Herzens zu hören als auf den Herzschlag. – Versuchen Sie zu erkennen, was Ihr Herz wirklich will. Kontrolle oder bedingungslose Liebe? Fragen Sie sich: – Warum habe ich den Zwang, ständig mein Herz zu beobachten? Kann es sein, dass ich die Körperebene überbetone und nicht mehr erkenne, was meine Seele wirklich braucht?
Herzphobie	Siehe Herzneurose
Herzprobleme	– Der Stich im Herz symbolisiert den Stich in die Mitte der Gefühlswelt. Fragen Sie sich: – Was will mir mein Herz wirklich sagen? – **bei Herzbeklemmung:** Bin ich wirklich eng im Herzen? – **bei Herzschmerz:** Welchen Liebeskummer will ich im Herzen nicht verdauen? – **bei Herzrasen:** Warum will ich meinem Herzen Beine machen?
Herzrasen	Siehe Herzprobleme
Herzrhythmusstörungen	Stellen Sie sich die Fragen: – Warum kommt mein Herz aus dem Rhythmus der Erde? Kann es sein, dass ich mich nicht mehr von den eigenen Emotionen stören lasse, um sie zu bewältigen? – Kann es sein, dass ich zu sehr im Verstand und in den gesellschaftlichen Ordnungen verhaftet bin?
Herzscheidewanddefekte	Fragen Sie sich: – Kann es sein dass ich die Polaritäten des Lebens nicht richtig annehmen kann? – Kann es sein, dass ich noch immer nicht ganz im Leben angekommen bin und mich lieber in der Nähe des Jenseits oder der Geisteswelt aufhalte?
Herzschmerz	– Siehe Herzprobleme
Herzstolpern	– Stehen Sie zu Ihrer eigenen Art und zu Ihrer Individualität, aber bedenken Sie: Sie sind immer ein Teil vom großen Ganzen. Fragen Sie sich: – Kann es sein, dass ich schon öfter aus dem Tritt gekommen bin? Wo bin ich in meinem Leben ins Stolpern geraten? – Ist es mir wirklich so wichtig, immer etwas Besonderes zu sein, sodass ich mich keiner großen Idee unterordnen kann?
Herzverfettung	– Es ist an der Zeit, dem Herzen bewusst mehr Gewicht zukommen zu lassen. Schauen Sie tief in Ihr Herz und erkennen Sie, was für Sie elementar ist.

Herzvergrößerung	Fragen Sie sich: - Kann es sein, dass ich mein Herz durch meinen Lebensstil überfordere? - Kann es sein, dass ich meiner Herzstimme zu wenig Aufmerksamkeit schenke? - Kann es sein, dass ich zu wenig Liebe für mich und für andere empfinde?
Herzverkleinerung	- Es ist an der Zeit, sich mehr um die eigene Herzkraft zu kümmern. Spüren Sie nach, warum Sie noch nicht im vollen Umfang mutig, kraftvoll, emotional, sinnlich und liebevoll sein können. Fragen Sie sich: - Warum kann ich noch nicht vollständig am Kreislauf des Lebens teilnehmen? - Konzentrieren Sie sich auf die eigenen Herzthemen.
Herzverklemmung	Siehe Herzprobleme
Herzversagen	- Es ist die letzte Chance, die bedingungslose Liebe zu erlernen, um die vollständige Herzkraft zurückzugewinnen. - Öffnen Sie sich den Herzensangelegenheiten. Fragen Sie sich: - Kann es sein, dass mein Lebenswille zum Erliegen gekommen ist? Sage ich aus der Verzweiflung der Gefühle: »Ich kleines Herz kann nicht mehr«?
Heuschnupfen	Fragen Sie sich: - Kann es sein, dass ich Angst vor der eigenen sexuellen Ausprägung mit meiner Triebhaftigkeit, Fruchtbarkeit und Liebe habe? - Wie kann der männliche Blütensamen mich so erregen, dass ich verquollene Augen habe und meine Nase trieft? Kann es sein, dass ich Angst habe, potenzielles Leben zu zeugen? - Kann es sein, dass ich mich mit der inneren und äußeren Natur noch nicht ausgesöhnt habe?
Hexenschuss	- Gehen Sie Herausforderungen selbstbewusst an und nehmen Sie sich so viel Zeit, wie Sie dafür benötigen. - Stehen Sie zu Ihren eigenen Bedürfnissen. Fragen Sie sich: - Kann es sein, dass ich so hin- und hergerissen bin zwischen Triebhaftigkeit und Über-Ich, dass ich mich verrissen habe? - Kann es sein, dass ich unkontrolliert zu etwas hingerissen bin, zu dem ich innerlich noch nicht stehen kann? Mache ich deswegen so einen krummen Buckel?
Hinken	Fragen Sie sich: - Warum komme ich auf meinem Lebensweg nur noch langsam voran? - Was belastet meinen inneren Fortschritt so sehr, dass ich im wahrsten Sinne des Wortes ins Hinken komme? - Wer oder was hindert mich am Weitergehen?
Hirnabszess	Fragen Sie sich: - In welchen Bereichen meines Lebens mache ich mir selbst etwas vor? - In welchen Bereichen bin ich zu hartnäckig und zu stur? - Was raubt mir meine Lebensenergie?

Hirndrucksyndrom	Fragen Sie sich: - Was setzt meinen Verstand unter Druck? - Kann es sein, dass ich manchmal nicht weiß, wo mir der Kopf steht? - Kann es sein, dass ich mir zu sehr den Kopf zerbreche, anstatt mich von meinem Herzen leiten zu lassen?
Hitzewallungen	- Der Organismus greift nochmals das Thema Weiblichkeit auf. Die ungelebte Weiblichkeit drückt sich im Schwitzen der heißen Frau aus. - Kann es sein, dass ich Angst habe, etwas versäumt zu haben, und jetzt nur noch schlecht damit klarkomme?
Hitzschlag	Fragen Sie sich: - Warum habe ich mir das Hirn von der Sonne wegbrennen lassen? Wann und wo bin ich zu kopflastig? - Warum will ich mich meiner Verantwortung im Leben entziehen?
Hodenentzündung	Fragen Sie sich: - Kann es sein, dass ich mich nicht entscheiden kann, ob ich ein Kind haben will oder nicht?
Hodenhochstand	- Der Hodenhochstand verdeutlicht seelische Unreife. Fragen Sie sich: - Kann es sein, dass ich mir noch nicht bewusst bin, ob ich zeugungsfähig bleiben will?
Hodenkrebs	Fragen Sie sich: - Warum kann ich meine männliche Kraft und meine Sexualität nicht annehmen? - Warum unterdrücke ich meine Männlichkeit so sehr, dass sie sich gegen mich richtet und mich innerlich zerfrisst?
Hodgkinsche Krankheit (Lymphdrüsenkrebs)	Fragen Sie sich: - Warum bin ich so weit von meinem Lebensweg abgekommen, dass sich mein eigenes Abwehrsystem gegen mich richtet? - Kann es sein, dass ich mich weigere, ein wichtiges geistig-seelisches Thema anzuschauen? - Warum grenze ich mich selbst in meiner Entwicklung und meiner Kreativität ein? - Kann es sein, dass ich mich und meine Herzenswünsche nicht gut verteidige und mir dadurch selbst schade? - Warum fehlt es mir oft an Mut?
Höhenkrankheit	Fragen Sie sich: - Warum kann ich meine eigenen Grenzen so schwer erkennen und achten? - Kann es sein, dass ich die Demut vor der Macht der Natur verloren habe?
Hohlkreuz	- Das Hohlkreuz symbolisiert eine Scheinaufrichtigkeit. Es wäre besser, wenn Sie zu Ihren Herzenswünschen stehen könnten. Fragen Sie sich: - Kann es sein, dass ich durch meine äußere Haltung zeigen will, dass ich allen alles recht machen will?

Hohlwarze (eingefallene Brustwarze bei Frauen)	Fragen Sie sich: - Kann es sein, dass ich selbst einen Mangel an Lebensenergie habe und deswegen nichts davon in Form von Muttermilch abgeben kann? - Kann es sein, dass ich nicht im Gleichgewicht zwischen Geben und Nehmen bin? - Kann es sein, dass ich meine Weiblichkeit bzw. meine Mutterrolle nicht annehmen kann?
Hormonstörungen der Frau	Fragen Sie sich: - Warum kann ich meine Weiblichkeit nicht richtig annehmen? - In welchen Bereichen kann ich meinen natürlichen weiblichen Rhythmus nicht finden? - Kann es sein, dass ich nicht wirklich zu mir und meinem So-Sein stehen kann?
Hornhautentzündung	Fragen Sie sich: - Wie klar ist meine Sicht auf die Welt wirklich? - Kann es sein, dass ich vieles nur durch den Schleier meiner eigenen Weltsicht sehe und oft vergesse, ihren Wahrheitsgehalt zu überprüfen? - Was will ich in meinem Leben nicht sehen? - In welchen Bereichen trage ich einen Kampf mit mir um meine eigene Weltsicht aus?
Hornhautgeschwür	Fragen Sie sich: - Kann es sein, dass ich das Unheil direkt vor meinem Auge nicht sehen will und es so immer stärker heranwachsen lasse? - Kann es sein, dass ich die nächstliegenden Probleme bewusst ausblende?
Hörsturz	- Die Schwerhörigkeit als Folge des Hörsturzes verrät, dass Sie keine Lust mehr haben zu gehorchen. Fragen Sie sich: - Kann es sein, dass ich äußerlich überfordert und gestresst bin? - Kann es sein, dass ich einfach zu viel um die Ohren habe?
Hüftgelenksprobleme	Fragen Sie sich: - Durch die Hüftprobleme ist kein Fortschritt im Leben so wie im Seelenleben erreichbar. - Warum stelle ich das Weiterkommen im Leben infrage? Was hindert mich daran, den nächsten Schritt zu tun?
Hühneraugen	Fragen Sie sich: - Wo drückt mich der Schuh des Lebens? - Wo stehe ich mir selbst im Weg? - Wo enge ich mich selbst in meiner Bewegungs- und Entwicklungsfreiheit ein?
Hühnerbrust	Fragen Sie sich: - Wer oder was schränkt meine Freiheit im Leben ein? - Kann es sein, dass ich aus meinem Familiensystem das Thema Freiheit als Lebensthema mit auf den Weg bekommen habe?
Husten	- Die nach innen genommene Aggression kann nur noch durch Husten in die Außenwelt getragen werden. Fragen Sie sich: - Wem will ich wirklich etwas husten?

Hyperaktivität	– Hyperaktivität ist ein Aktivitätsstau, der sich zur falschen Zeit entlädt. Fragen Sie sich: – Wo will ich wirklich aktiv werden? Für was möchte ich eintreten?
Hyperventilation	Fragen Sie sich: – Kann es sein, dass ich in meinem Körper zu viele Giftstoffe, Säuren und unterdrückte Gefühle eingelagert habe, von denen sich mein Organismus durch die schnelle Atmung nun befreit? – Wovor habe ich eine solche Angst, dass sich mein Körper mit vermehrter Atmung dagegen stärken will?
Hypochondrie	Fragen Sie sich: – Warum habe ich Angst davor, meinen Lebensweg zu gehen, und versuche mich deshalb durch ständig neue Krankheiten davor zu drücken? – Warum steigere ich mich so sehr in meine Angst vor Krankheiten hinein, dass ich ihr damit immer wieder neues Futter gebe? – Kann es sein, dass ich mich nicht mit dem Gedanken anfreunden kann, dass der Tod ein fester Bestandteil des Lebens ist?
Hypoglykämie (Unterzuckerung)	Fragen Sie sich: – Warum gönne ich mir selbst keine Süße und kein Glück im Leben? – Kann es sein, dass ich ständig Angst davor habe, zu kurz zu kommen? – Wonach hungert es mich im Leben wirklich? Warum erlaube ich mir die Erfüllung dieser Herzensträume nicht? – Was fehlt mir im Leben, um wahrlich glücklich und erfüllt zu sein?
Impotenz	– Erkennen Sie, dass die Manneskraft nur durch innere Weichheit in Form von Ruhe und Ausgeglichenheit erreicht werden kann. Fragen Sie sich: – Kann es sein, dass ich Angst vor dem Tod habe, da jeder Orgasmus einen kleinen Tod darstellt? – Kann es sein, dass ich Angst vor der eigenen Männlichkeit habe? Aus welchem Grund bin ich unfähig, meinen Mann zu stehen? – Habe ich Angst vor Leistungsdruck oder vor zu großen Erwartungen meiner Partnerin? – Kann es sein, dass ich noch unerfahren bin und deswegen Versagensängste habe? – Habe ich Angst, im Leben ein Versager zu sein? – Warum will ich den Schwanz einziehen und mich verdrücken? – Kann es sein, dass ich mich an meiner Partnerin rächen will?
Infarkt	Siehe Herzinfarkt
Infektionen	Fragen Sie sich: – Kann es sein, dass ich Konflikte nicht offen austrage und damit auf eine unterbewusste Ebene verdränge? – Kann es sein, dass ich wichtige Probleme und Lebensthemen verdränge, sodass mein Körper sie mir wieder schmerzhaft ins Bewusstsein bringen muss?
Influenza	Siehe Grippe

Inkontinenz	– Die seelische Abwasserflut wird durch die Inkontinenz bearbeitet. Lernen Sie, auf seelischer Ebene loszulassen, und erkennen Sie, dass nichts im Leben kontrolliert werden kann. Fragen Sie sich: – Warum kann ich keinerlei Druck mehr aushalten? – Warum habe ich Angst vor Leistungsdruck? – Warum kann ich das Abwasser des Lebens in Form des Urins nicht mehr halten?
Ischias	Fragen Sie sich: – Kann es sein, dass ich mir zu viel auf die Schultern lade? – Kann es sein, dass ich mich übernehme, um Eindruck zu schinden? – Suche ich vergeblich nach Anerkennung?
Jetlag	– Unbewusster Widerstand gegen Lebensveränderungen. Fragen Sie sich: – Kann ich mich schlecht in ungewohnte Situationen einfühlen?
Juckreiz	Fragen Sie sich: – Was juckt mich wirklich im Leben? Was kratzt mich wirklich auf?
Kaiserschnitt	Siehe Geburtsprobleme
Karbunkel	Siehe Furunkel
Karies	– Lernen Sie mit Ihren Waffen dosiert, aber gezielt umzugehen. Fragen Sie sich: – Warum lasse ich mir die eigene Bisskraft wegfressen? – Warum kann ich anderen nicht die Zähne zeigen und meine Interessen durchsetzen? – Kann es sein, dass ich ab und an zu wenig Lebensbiss habe?
Katarakt	Siehe Grauer Star
Kehldeckelentzündung	Fragen Sie sich: – Kann es sein, dass ich einen inneren Kampf um die Frage austrage, was ich schlucken und gegen was ich mich verweigern soll? – Kann es sein, dass ich meine Balance zwischen der geistigen und der physischen Welt noch nicht gefunden habe?
Kehlkopfentzündung	Siehe Heiserkeit
Kehlkopfkrebs	Fragen Sie sich: – Welche Angst schnürt mir im wahrsten Sinne des Wortes die Kehle zu? – In welchen Bereichen kann ich mein Sein nicht ausdrücken? – Wo bin ich in meiner Kommunikation erstarrt?

Keuchhusten	- **Für Eltern:** Kann es sein, dass mein Kind meine eigene Unfähigkeit, Aggression auszudrücken, spiegelt? - Warum kann ich meine eigene Aggression und Wut nur schwer annehmen? - Wie kann ich mein Kind beim Umgang mit diesem Thema unterstützen und ihm ersparen, die gleichen Fehler wie ich zu machen? - **Für das Kind:** Warum habe ich Angst, meine Wut auszusprechen? - Wem will ich etwas husten? Wem will ich einmal wirklich meine Meinung sagen? - Worüber bin ich wütend?
Kieferhöhlenentzündung	Siehe Nebenhöhlenentzündung
Kieferprobleme	Fragen Sie sich: - Kann es sein, dass ich meinen Mund häufig zu weit aufreiße? - Kann es sein, dass ich meinen Mund nicht voll kriegen kann? - Bin ich vielleicht zu verbissen und zu verkrampft? - In welchen Bereichen fehlt es mir an Mündigkeit?
Kieferspalten	Siehe Gesichtsspalten
Kindbettfieber	Fragen Sie sich: - Welchen brennenden seelischen Konflikt um meine Mutterrolle trage ich in mir aus?
Kinderkrankheiten	- **Für Eltern:** Welche meiner eigenen Probleme spiegelt mein Kind mit dem Austragen eines Kampfes um seine Entwicklung? - **Für das Kind:** Zu welchem neuen Lebensschritt will mich mein Körper durch die Krankheit bewegen? - Was von dem, was in mir steckt, möchte jetzt nach außen brechen?
Kinderlähmung	- **Für Eltern:** Wogegen will sich mein Kind sträuben? - Welche meiner eigenen Ängste und Probleme spiegelt mir mein Kind? - Kann es sein, dass es mir und meinem Kind an Demut vor dem Leben und unseren Lebensaufgaben fehlt? - **Für das Kind:** Welche großen und spannenden Aufgaben hält das Leben für mich bereit?
Klauenhand	Siehe Handprobleme
Klaustrophilie	Fragen Sie sich: - Kann es sein, dass ich noch nicht bereit für die Unendlichkeit des Universums bin und am liebsten wieder zurück in den Mutterleib will? - Warum fehlt es mir in meinem Leben an Geborgenheit und Urvertrauen?
Klaustrophobie	Fragen Sie sich: - Kann es sein, dass ich meine Geburt als eine traumatische Erfahrung erlebte, die ich noch nicht überwunden habe? - Warum fehlt es mir an Urvertrauen und Geborgenheit?
Kleinwüchsigkeit	Fragen Sie sich: - Kann es sein, dass es mir an Demut gegenüber dem Leben fehlt? - Kann ich meine geringe Körpergröße annehmen und in eine geistige Größe verwandeln? - Laufe ich vielleicht gerade Gefahr, meine geringe körperliche Größe durch andere Faktoren überzukompensieren?

Kleptomanie	Fragen Sie sich: – Warum fehlt es mir in meinem Leben an Abenteuer? – Kann es sein, dass ich die natürliche Spannung im Leben noch nicht gefunden habe und daher auf andere Weise künstlich in mein Leben holen muss?
Klumpfuß	Siehe Kapitel »Fußdiagnostik«, S. 159
Klumphand	Siehe Kapitel »Handdiagnostik«, S. 120
Kniegelenkentzündung	Fragen Sie sich: – Kann es sein, dass ich die Demut vor dem Leben und der Schöpfung verloren habe? – Kann es sein, dass mich mein Körper dazu zwingen will, meinen Beziehungskonflikten auf den Grund zu gehen?
Knöchelbruch	Fragen Sie sich: – Kann es sein, dass ich etwas zu vorschnell auf meinem Lebensweg vorankommen will und dabei wichtige Entwicklungsschritte vergesse? – Kann es sein, dass ich unachtsam geworden bin und nicht mehr weiß, wo ich im Leben sicher stehen kann?
Knochenbruch	– Gehen Sie neue Wege und wagen Sie etwas im Leben. Fragen Sie sich: – Warum musste ich durch einen Knochenbruch zur Ruhe gebeten werden? – Habe ich vielleicht übersehen, dass ein alter Lebenszyklus abgebrochen ist? Habe ich Angst vor einem neuen Lebensabschnitt? – Warum wurde mein Weg unterbrochen? Habe ich mich vielleicht verirrt?
Knochenfraß	Fragen Sie sich: – In welchen Bereichen führe ich einen Kampf bis ins Innere meiner Knochen um das, was mir im Leben Halt gibt? – Welche gewohnten Strukturen geben mir plötzlich keinen Halt mehr? – Kann es sein, dass sich die Grundfeste meines Weltbildes von innen heraus auflösen?
Knochenhautentzündung	Fragen Sie sich: – In welchen Bereichen führe ich einen inneren Kampf um das, was mir im Leben Halt gibt? – Welche gewohnten Strukturen geben mir plötzlich keinen Halt mehr?
Knochenkrebs	Fragen Sie sich: – Warum zerstöre ich unbewusst selbst das Grundgerüst meiner Existenz? – An welchen alten Strukturen und Mustern halte ich mich noch krampfhaft fest, obwohl sie mir längst keinen Halt mehr geben und unter meinen Fingern zerbröseln?
Knochenmarkentzündung	Siehe Knochenfraß
Kolbenfinger	Siehe Kapitel »Handdiagnostik«, S. 120
Kolik	– Durch erhöhte Muskelkontraktionen ist es Ihnen möglich, altes Festgehaltenes loszulassen. – Lassen Sie das los, was Sie am wahren Leben hindert.
Kollaps	– Statt zusammenzufallen, lassen Sie sich freiwillig am richtigen Ort fallen.

Koma	- **Für Betreuer / Angehörige:** Wie kann ich diesen Menschen bei seiner Entscheidung zwischen Leben und Tod unterstützen? - Kann ich diesen Menschen wirklich aus ganzem Herzen frei entscheiden lassen, ob er zurückkehren oder seine Reise ins Jenseits antreten will? Was brauche ich, um loszulassen?
Konzentrationsstörungen	Fragen Sie sich: - Warum fällt es mir so schwer, meine eigene Mitte zu finden? - Was aus der Vergangenheit hält mich noch immer davon ab, ganz im Hier und Jetzt zu leben? - Kann es sein, dass ich in Gedanken immer schon beim nächsten Augenblick bin und mich deshalb nicht auf den gegenwärtigen konzentrieren kann?
Kopfschmerzen	- Lernen Sie zu erkennen, was Ihr Herz gerne möchte. Richten Sie Ihren Herzmagneten neu aus. Fragen Sie sich: - Warum zerbreche ich mir so oft den Kopf, bis er schmerzt? - Kann es sein, dass ich zu ehrgeizig bin und zu viel will? - Warum vernachlässige ich die Herzebene?
Kopfschuppen	- Sie bedeuten: aus der eigenen Haut fahren wollen. Fragen Sie sich, warum Sie aus Ihrer Haut rauswollen.
Koterbrechen	Fragen Sie sich: - Warum hole ich immer wieder alte Probleme hoch, die eigentlich längst verdaut sein sollten? - In welchem Lebensbereich stecke ich so tief in der »Scheiße«, dass sie mir zum Hals herauskommt?
Krampfadern	Fragen Sie sich: - In welchen Bereichen meines Lebens bin ich verkrampft und unflexibel? - In welchen Bereichen habe ich ungelöste Blockaden, die meinen Energiefluss aufstauen? - Warum kann ich meine Lebensaufgaben in einigen Bereichen nicht annehmen? - Wo bin ich in meinem Leben frustriert oder enttäuscht und verliere dadurch Energie?
Krämpfe	Siehe Muskelkrämpfe
Krätze	Fragen Sie sich: - Was juckt mich wirklich im Leben? - Was geht mir unter die Haut? - Warum kann ich mich mit den vermeintlich schmutzigen, unsauberen Aspekten meines Selbst nicht aussöhnen?

Krebs	- Negative Gefühle, die über Jahre im Körper aufgestaut wurden, beginnen zu wuchern. - Es ist an der Zeit, die eigene unbewältigte Lebenssituation aufzurollen. - Schauen Sie tief nach innen: Welchen Kummer, welche unverarbeiteten Verletzungen tragen Sie noch in sich? - Ein seelisches Schockerlebnis blockiert die eigenen Abwehrkräfte. - Fragen Sie sich: Kann es sein, dass ich nur noch durchs Leben krebse und nicht mehr weiterkomme? - Krebs verwirklicht körperlich, was Sie seelisch nicht auflösen konnten.
Krebsangst	Fragen Sie sich: - Warum habe ich mein Urvertrauen verloren? - Warum kann ich mich mit dem Kreislauf von Leben und Tod nicht aussöhnen? - Warum will ich die Wahrscheinlichkeit, Krebs zu bekommen, dadurch erhöhen, dass ich meinen Fokus darauf lege?
Kreislaufstörungen	Siehe Kapitel »Kreislauf«, S. 47
Kreuzschmerzen	Siehe Rückenschmerzen
Kropf	- Erkennen Sie, dass die Gier Sie vom Leben abschnürt. Fragen Sie sich: - Kann es sein, dass ich zu geizig bin und alles horten will? - Kann es sein, dass ich den Hals nicht voll genug bekomme?
Kurzsichtigkeit	- Sich ehrlich und realistisch in der Welt sehen. Betrachten Sie alles mit einem gesunden Abstand. - Werden Sie weitsichtig und erkennen Sie die Zusammenhänge der Welt. Sie sind seit Anbeginn der Zeit ein Kreuzungspunkt im Spinnennetz des Lebens. Fragen Sie sich: - Kann es sein, dass ich nur meinen eigenen engen Umkreis sehe und nicht mehr erkenne, dass die Welt mannigfaltig ist? - Kann es sein, dass ich den Wald vor lauter Bäumen nicht sehe? Bin ich wirklich so kurzsichtig, dass ich nur das sehe, was in meiner unmittelbaren Nähe passiert?
Lähmung	- Meistens sitzt die Angst so tief, dass man sich geistig und seelisch nicht mehr bewegen kann. Fragen Sie sich: - Ich lasse mein wahres So-Sein nicht zu, aber warum? Wovor habe ich Angst? - Warum kann ich den inneren Druck nicht loslassen?
Lebensmittelvergiftung	Fragen Sie sich: - Was an geistiger und physischer Nahrung stärkt mich wirklich, was vergiftet mich? - Kann es sein, dass ich Gefahren nicht frühzeitig erkenne und oft nicht weiß, was gut für mich ist und was nicht? - Was will ich im Leben ab sofort alles nicht mehr schlucken?

Leberabszess	Fragen Sie sich: – Kann es sein, dass ich einen Kampf mit mir selbst um die Frage nach dem Sinn meines Lebens austrage? – Welche äußeren Konflikte habe ich heruntergeschluckt und trage sie nun in meinem Inneren aus?
Leberentzündung	Siehe Leberkrankheiten
Leberkrankheiten	– Überprüfen Sie kritisch, was für Sie das richtige Maß ist und welche spirituelle Weltanschauung Sie vertreten wollen. – Erkennen Sie, was Ihnen Schaden bereitet. Fragen Sie sich: – Kann es sein, dass ich innerlich keine Wertung aufbauen kann, welchen Glauben ich in der Welt vertreten will? – Kann es sein, dass ich ständig darum kämpfe, das rechte Maß zu finden? Wann wird mir was zu viel? – Welche Laus ist mir wirklich über die Leber gelaufen?
Leberkrebs	Fragen Sie sich: – Welche Lebensthemen habe ich so tief in mich hineinverdrängt, dass sie mich nun von innen heraus zerfressen? – Kann es sein, dass ich so weit von meinem Lebensweg abgekommen bin, dass ich gar nicht mehr weiß, wie ich dahin zurückkehren kann? – Warum kann ich meine Gefühle so schlecht äußern, dass sie in mir stecken bleiben und mir auf die Leber schlagen?
Leberzirrhose	Fragen Sie sich: – Kann es sein, dass ich eine Weltanschauung so hart vertrete, dass ich die Wahrheit der Natur nicht mehr erkennen kann? – Kann es sein, dass ich glaube, das Leben hat keinen rechten Sinn? – Will ich mich selbst vergiften? Sehe ich in meiner Seele wirklich keinen Lebenssinn mehr?
Legasthenie	Fragen Sie sich: – Warum fällt es mir so schwer, vorgegebene Ordnungen anzunehmen? – Kann es sein, dass ich mein inneres Chaos nicht wirklich ausleben kann und mich daher auch Ordnungssystemen verweigere? – Kann es sein, dass ich wichtige Entwicklungsphasen in meiner Kindheit übersprungen habe, die mir bei meiner Entwicklung jetzt fehlen?
Leistenbruch	– Hang zur Selbstbestrafung. Fragen Sie sich: – Kann es sein, dass ich ab und an überheblich bin und mich deswegen verhebe? – Kann es sein, dass ich zu schwere Themen zu früh angepackt habe? – Kann es sein, dass ich zu viel in zu kurzer Zeit leisten will?
Leistenhoden	Siehe Hodenhochstand

Lepra	Fragen Sie sich: – Welche schleichenden Konflikte schwelen unter der Oberfläche meines Lebens vor sich hin und fressen mich langsam auf? – Warum fällt es mir so schwer, meine Konflikte offen anzugehen und aufzulösen? – Was raubt mir langsam, aber stetig meine Lebensenergie?
Leukämie	– Der Krebs zeigt Ihnen, dass Sie die seelisch unbewältigten Themen angreifen müssen, um sie zu lösen. Fragen Sie sich: – Warum verteidigt sich die körpereigene Schutzpolizei mit untauglichen Polizisten gegen den Eindringling in Form seelischer Themen? – Kann es sein, dass ich unfähig bin, mich seelisch zu wehren?
Lidrandentzündung	Fragen Sie sich: – Kann es sein, dass ich innerlich darum kämpfe, ob ich die Augen vor etwas öffnen oder lieber verschließen sollte? – Welche aktuellen Probleme will ich nicht (mehr) sehen? – Habe ich Angst davor, meinen Blick auf etwas in meinem Leben zu lenken?
Lipidspeicherkrankheiten (Stoffwechselkrankheiten)	Fragen Sie sich: – Warum kann ich das, was mir am meisten Energie bringt, nicht mehr verwerten und horte es deshalb in mir, bis es mich krank macht? – Welche Organe und damit verbundenen Lebensthemen will ich aufweichen? – Kann es sein, dass es mir schwerfällt, im inneren Wohlstand zu leben, und ich mich deswegen unbewusst dem äußeren verweigere?
Lipophilie	Fragen Sie sich: – Warum will ich mir um einige Bereiche meines Körpers einen Schutzpanzer anlegen?
Lipom	Siehe Fettgeschwulst
Liposarkom	Siehe Fettgewebekrebs
Lippen-Kiefer-Gaumen-Spalte	Siehe Gesichtsspalten
Lispeln	Fragen Sie sich: – Warum will ich nicht verstanden werden? – Habe ich vielleicht Angst, mich und meine Gefühle klar auszudrücken?
Lungenabszess	– Fragen Sie sich: Warum will ich ein anstehendes Streitgespräch nicht führen? – Führen Sie aggressiv die Auseinandersetzung, die in Ihrem Lebensweg ansteht.
Lungenblähung	Fragen Sie sich: – Warum will ich meine Macht und Mächtigkeit durch eine künstlich aufgeblähte Brust hervorheben? – Fühle ich mich vielleicht ohnmächtig? – Kann es sein, dass ich mehr nehmen als geben will? – Kann es sein, dass mein Wunsch nach Freiheit so groß ist, dass es mich fast zum Platzen bringt?

Lungenembolie	- Fragen Sie sich: Kann es sein, dass die Kommunikation in meinem Leben ins Stocken geraten ist? Welchem Streit will ich gezielt aus dem Weg gehen? - Lösen Sie umgehend Ihre seelischen Blockaden auf. Führen Sie freiwillig die klärenden Gespräche. - Opfern Sie aber auch überflüssige Kommunikation, die Sie nur in der Seele belastet.
Lungenentzündung	- Ein Konflikt entzündet sich in der Luftkammer der Freiheit. Lassen Sie sich lieber im Kommunikationsbereich erregen und führen Sie die klärenden Gespräche, wenn sie an der Reihe sind. - Entscheiden Sie nach Ihrem Seelenempfinden, wann Sie sich abgrenzen und wann Sie offen für eine Diskussion sind.
Lungenkrebs	Fragen Sie sich: - Warum kann ich meinen Wunsch nach Freiheit nicht ausdrücken und ausleben? - Kann es sein, dass mich mein Freiheitswunsch innerlich zerfrisst?
Lungenödem	- Die innere Leichtigkeit der Gefühlswelt erstickt im Gefühlsstau, der durch Resignation angestaut wurde. - Fragen Sie sich: Welche Seelenelemente habe ich bewusst verdrängt? Wovor will ich die Augen verschließen? - Verlassen Sie die Engstirnigkeit und führen Sie offene und klärende Gespräche. - Führen Sie Ihre Gedanken und Ihre Seelenwünsche zusammen.
Lungenschwindsucht	Siehe Tuberkulose
Lustlosigkeit, sexuelle	Fragen Sie sich: - Was stresst mich in meinem Alltag so sehr, dass ich nicht einmal mehr Lust auf Sex habe? - Kann es sein, dass die erotische Spannung zwischen mir und meinem Partner verloren gegangen ist? - Kann es sein, dass ich mir meine sexuellen Wünsche zu großen Teilen nicht eingestehen will und dass mir Sex ohne Auslebung dieser Wünsche einfach keinen Spaß macht? - Warum kann ich nicht offen mit meiner Sexualität umgehen?
Madenwurmbefall	- **Für Eltern:** Kann es sein, dass mir mein Kind mit der Krankheit zeigen will, dass irgendwo in unserem Familiensystem der Wurm drin ist?
Magen-Darm-Katarrh	- Fragen Sie sich: Kann es sein, dass ich Lebensthemen aus Angst nicht anschauen will? - Bevor Sie sich den Magen mit unverdauten Lebensthemen vergiften, ist es sicherlich besser, Ihre Angst zu überwinden und die Konflikte anzugehen.
Magendurchbruch	- Durchbruch in die große gefährliche Welt. Es ist besser aufzubrechen in die große weite Welt und Ihre Lebensvision zu verwirklichen, als einen Magendurchbruch zu erleiden. - Lernen Sie lieber, sich aggressiv zu wehren, als die aggressiven Gefühle in sich hineinzufressen, bis sie die Magenwände durchgenagt haben.

Magenerkrankungen	– Machen Sie sich bewusst, dass jeder Mensch Liebe und Geborgenheit sucht, auch Sie. Trotzdem müssen Sie keine negativen Gefühle schlucken. – Sagen Sie das, was Sie denken und fühlen, in dem Augenblick, in dem Sie es denken und fühlen. Benutzen Sie jedoch Ihre feinsten Wörter dafür. Fragen Sie sich: – Kann es sein, dass ich zu viel Ärger hinunterschlucke und so die Magensäure überkocht? – Kann es sein, dass ich etwas in mich hineinfresse? – Kann ich meine heruntergeschluckten Gefühle wirklich verdauen?
Magengeschwür	– Unverdaute und unausgesprochene Gefühle werden auf der Körperebene durch ein Magengeschwür verdaut. – Beachten Sie: Je länger Sie warten, um einen Konflikt aufzugreifen, umso unlösbarer wird er Ihnen erscheinen. Fragen Sie sich: – Kann es sein, dass ich etwas in mich hineinfresse? – Kann ich meine heruntergeschluckten Gefühle wirklich verdauen?
Magenkrebs	Fragen Sie sich: – Kann es sein, dass ich meine Wut so lange angestaut habe und inzwischen so sauer bin, dass ich mich selbst innerlich zerfresse? – Warum kann ich meine Gefühle nicht ausdrücken, sondern fresse sie in mich hinein? – Was konnte ich so lange nicht verdauen, bis es anfing, meinen Magen zu zerfressen?
Magenneurose (Nervöser Magen)	Fragen Sie sich: – Was finde ich im Leben wirklich zum Kotzen? – Welche geschluckten Gefühle brennen in mir so stark darauf, nach außen zu wollen, dass sie mich ganz nervös machen?
Magensaftmangel	Fragen Sie sich: – Warum kann ich meine männliche, kriegerische Seite nicht annehmen? – Warum fällt es mir schwer, wirklich sauer zu werden?
Magenschleimhautentzündung (Gastritis)	– Sprechen Sie ruhig aus, was Sie zum K**otzen** finden. Seien Sie jedoch nicht zu oberflächlich. – Äußern Sie an der richtigen Stelle Ihren Ärger und vergraulen Sie keine Menschen, die nichts für Ihre Lebenssituation können. – Lassen Sie die negativen Emotionen frei aufsteigen und bringen Sie sie zum Ausdruck. Fragen Sie sich: – Kann es sein, dass ich leicht beleidigt bin? – Kann es sein, dass ich mich sehr nach innerlicher Geborgenheit sehne?
Magersucht	Siehe Kapitel »Körperdiagnostik«, S. 200

Malaria	Fragen Sie sich: – Welche eigene dunkle Seite von mir kann ich nicht annehmen? – Warum kann ich mich nicht gegen äußere Feinde wehren? – Kann es sein, dass ich mich nicht traue, mich auf eine innere Reise durch mein Seelenleben zu begeben? – Was will mir die Krankheit durch meine Fieberfantasien aus meinem Unterbewusstsein mitteilen?
Mandelentzündung	– Man versucht, sich gegen äußere Einflüsse abzuschotten. – Haben Sie das Gefühl: Ich kann oder will etwas nicht mehr schlucken. Außerdem fühle ich mich unverstanden. – Meine innerste Aufgabe ist es, meine Einmaligkeit zum Ausdruck zu bringen.
Manische Depression	Fragen Sie sich: – Warum fällt es mir so schwer, aus der Achterbahn der Gefühle auszusteigen und meine innere Mitte zu finden? – Kann es sein, dass ich die Qualitäten der Extreme nicht annehmen und wertschätzen kann und ihnen deswegen ausgeliefert bin?
Masern	– Die inneren Seelengrenzen werden schmerzhaft überarbeitet. – Sie haben vom alten Gefühlsstress die Nase voll und sind bereit, neue Grenzen zu erkennen. – Erkennen Sie auch unter Schmerzen die Grenzverschiebungen an. – Oft spiegeln die Kinder die Probleme der Eltern.
Mastdarmentzündung	Fragen Sie sich: – Kann es sein, dass ich einen inneren Kampf um das Festhalten und Loslassen von Seelenthemen austrage? – In welchem Bereich meines Lebens fällt es mir schwer, zwischen Loslassen und Festhalten zu entscheiden?
Mastdarmkrebs	Siehe Darmkrebs
Maul- und Klauenseuche	– Fragen Sie sich: Kann es sein, dass ich in bestimmten Lebensbereichen nicht mehr alles schlucken und nicht mehr weitergehen will?
Melancholie, übermäßige	Siehe Depression
Meningitis	Siehe Gehirnhautentzündung
Meningoenzephalitis	Siehe Gehirnhautentzündung
Meniskusverletzung	– Kompensationsversuch innerer seelischer Unbeweglichkeit mit dem Zerreißen des Meniskus. – Erkennen Sie die eigenen körperlichen Grenzen und akzeptieren Sie sie.
Menstruationsbeschwerden	– Das Frau-Werden verlangt, die Enge des Bewusstseins aufzulösen. Fragen Sie sich: – Kann es sein, dass ich meine wahre Weiblichkeit und somit mein Frau-Sein ablehne? – Habe ich vielleicht Angst, Eigenverantwortung zu übernehmen?

Migräne	Fragen Sie sich: – Kann es sein, dass ich in einigen Bereichen meines Lebens einseitig bin, denke und fühle? – Kann es sein, dass ich einen inneren Konflikt zwischen meinem Verstand und meiner Triebhaftigkeit austrage, den ich mir nicht eingestehen will?
Milchschorf	– Das Baby fühlt sich zu wenig seelisch berührt. – Kann es sein, dass das Neugeborene zu wenig Herzensliebe erhält?
Milchstau	Fragen Sie sich: – Warum blockiere ich mich unbewusst dagegen, mein Kind mit Nahrung und Energie zu versorgen? – Warum kann ich nicht von Herzen geben? Nicht einmal meinem Kind?
Milchunverträglichkeit	– Da wir Milch generell nur im Säuglingsalter vertragen können, sollten Erwachsene grundsätzlich keine Milchprodukte zu sich nehmen. **Eltern von Säuglingen** mit einer Milchunverträglichkeit sollten sich fragen: – Warum lehnt mein Kind die Nahrung, die ich ihm gebe, ab? – Warum lehnt es die Mutterliebe ab? – Kann es sein, dass es mir damit meine eigene Ablehnung gegenüber meiner Mutterrolle spiegelt?
Milzbrand	Fragen Sie sich: – Kann es sein, dass ich Angst habe, mich meiner eigenen Haut zu erwehren? – Kann es sein, dass ich mich mit dem Thema Tod noch nicht ausgesöhnt habe?
Milztumor	Fragen Sie sich: – Warum zerstöre ich unbewusst selbst den Fluss meiner Lebensenergie? – Warum kann ich meine Lebensaufgabe nicht annehmen?
Missbildungen	Siehe Behinderungen
Minderwertigkeitsgefühle	– Minderwertigkeitskomplexe sind eine Aufforderung, seine wahren Stärken und sein wahres Sein zu ergründen. Fragen Sie sich: – Kann es sein, dass ich glaube, es nicht wert zu sein, geliebt zu werden? – Habe ich vielleicht sogar ein negatives Selbstbild?
Mittelohrentzündung	– Hilfeschrei des Gehörorgans. Fragen Sie sich: Was will ich nicht mehr hören oder warum will ich nicht mehr gehorchen? – Aggressive Auseinandersetzung mit dem Thema Hören, Horchen oder Gehorchen.
Morbus Crohn	Siehe Dünndarmentzündung
Mukoviszidose (Stoffwechselerkrankung)	Fragen Sie sich: – Welche besondere Lebensaufgabe habe ich in dieses Leben mitbekommen? – Wie kann ich meine innere Trägheit überwinden und meine Lebensvision zielstrebig umsetzen?

Multiple Sklerose	– Übersetzt bedeutet die Krankheit eine vielfache Verhärtung im Kommunikationsbereich. – Erkennen Sie die innere Härte gegen sich selbst und andere und lösen Sie sie auf. – Versuchen Sie, Ihr Leben nicht zu kontrollieren! Nur wenn Sie auf die Schöpfung vertrauen und Ihre Ziele klar ausrichten, können Sie locker mit dem Lebensstrom durch das Leben fließen. Fragen Sie sich: – Kann es sein, dass ich Aggressionen gegen mich selbst hege? – Kann es sein, dass ich meine eigenen Bedürfnisse immer zurückstelle? Gehe ich somit zu hart mit mir ins Gericht? – Ist meine größte Angst der Kontrollverlust im Leben? – Kann es sein, dass ich sogar einen leichten bis schweren Kontrollzwang habe? – Bin ich perfektionistisch veranlagt und will immer alles planen?
Mumps	Fragen Sie sich: – Welchen Kampf um meine weiblichen Aspekte trage ich mit mir selbst aus? – Kann es sein, dass ich mich nicht von meinem Kind-Sein und dem Bemuttert-Werden lösen will?
Mundfäule	Fragen Sie sich: – Welche faulen Kompromisse will ich nicht mehr schlucken? – Kann es sein, dass ich einen inneren Kampf darum austrage, was mir im Leben schmeckt und was nicht?
Mundgeruch	– Durch den Mundgeruch äußert man einen unbewussten Distanzwunsch zu anderen Menschen. – Außerdem wird die Erotik des Küssens durch den Mundgeruch unterbrochen. Fragen Sie sich: – Warum will ich keinen näheren Kontakt zu anderen Menschen? – Welche Angst hindert mich daran, mich frei allen Menschen zu öffnen und diejenigen, die mir unangenehm sind, abzublocken?
Mundtrockenheit	Fragen Sie sich: – Wonach dürstet es mich innerlich? – Kann es sein, dass ich oft mit zu wenig Gefühl kommuniziere?
Muskelkater	Fragen Sie sich: – Kann es sein, dass ich meine Muskeln so lange vernachlässigt habe, dass sie nun um Hilfe schreien? – Kann es sein, dass ich körperlich wie auch seelisch und geistig unbeweglich und faul geworden bin?
Muskelkrämpfe	Fragen Sie sich: – In welchen Bereichen bin ich geistig verkrampft und unflexibel? – Kann es sein, dass ich mich zum Teil sehr stark auf ein Gedankenmuster versteife und keine anderen Perspektiven mehr einnehmen kann?
Muskelriss	– Öffnen Sie sich freiwillig für mehr Bewusstsein. – Fragen Sie sich: Wo stelle ich in meiner Psyche überzogene Forderungen an meine geistige Beweglichkeit, so wie ich es von meinem Muskel verlangt habe?

Muskelschwund	– Fragen Sie sich: Kann es sein, dass ich einen bewegungsarmen Lebensstil verfolge? Kann es sein, dass ich in seelischen Fragen bewegungsarm bin? – Nehmen Sie den Anspruch an sich selbst zurück und lernen Sie innere Zufriedenheit mit dem So-Sein. – Verlust der Handlungsfähigkeit, innerliche Weigerung, Probleme und Lebensaufgaben zu lösen. – Fragen Sie sich: Kann es sein, dass ich Angst vor Misserfolgen und deren Konsequenzen habe?
Muskelverhärtung	– Fragen Sie sich: In welchen Bereichen meines Lebens bin ich innerlich und äußerlich unbeweglich geworden?
Muttermal	– Fragen Sie sich: An welche von meinen Ahnen mitgebrachte Lebensaufgabe will mich das Muttermal ständig erinnern?
Nabelbruch	– Wenn der Nabel bricht, zeigt er Ihnen, dass eine sehr alte Wunde, die Ihnen bei der Geburt zugefügt wurde, wieder aufgebrochen ist. – Spüren Sie zu den alten Zeiten zurück und fühlen Sie nach, was Sie damals seelisch belastet hat.
Nachtblindheit	– Indirekte Aufforderung, die Sicht der Dinge zu verändern. – Die Lebensumstände in einem anderen Licht sehen. – Fragen Sie sich: Was will ich nicht betrachten, was auf der Schattenseite verborgen ist?
Nachtwandeln	Siehe Schlafwandeln
Nackenbeschwerden	Fragen Sie sich: – Kann es sein, dass ich starrköpfig bin? – Kann es sein, dass es mir schwerfällt, die Welt auch aus anderen Perspektiven zu betrachten? – Kann es sein, dass ich mich zu sehr bemühe, immer den Kopf oben zu behalten, und mir keine Pausen gönne? – Oder kann es sein, dass ich zu schnell den Kopf hängen lasse?
Nägelbeißen	Fragen Sie sich: – Kann es sein, dass ich innere Aggressionen und Spannungen schlecht verarbeiten kann? – Warum will ich meine Waffen in Form der Krallen entschärfen? – Habe ich Angst, Aggressionen zu zeigen?
Nagelbettentzündung	Fragen Sie sich: – Warum konnte ich in einem Konflikt nicht die Krallen zeigen? – Kralle ich mich an das, was ich zum Leben benötige?
Nagelpilz	Fragen Sie sich: – Kann es sein, dass ich zu schwach bin, um meine Krallen zu zeigen? – Kann es sein, dass ich zu viel Angst habe, um mich der eigenen Haut zu erwehren?
Narbenbruch	Fragen Sie sich: – Kann es sein, dass meine alten Verletzungen nur oberflächlich verheilt, die tiefen, seelischen Wunden darunter aber noch immer offen sind? – Wie kann ich meine Wunden endgültig und vom Kern heraus heilen?

Narbenwucherung	– Die Narbenwucherung zeigt auf, dass die Krankheit mit ihrer seelischen Entsprechung noch nicht aufgearbeitet worden ist. – Stellen Sie sich die Fragen: Was wollte mir die ursprüngliche Krankheit mitteilen? Welchen Seelenbaustein habe ich nicht beachtet?
Nasenbeinbruch	– Der Nasenbeinbruch ist ein eindeutiger Warnschuss vor den Bug. Er sagt aus: Zieh dich zurück und orientiere dich seelisch neu, um keine schlimmeren Blessuren davonzutragen. – Beachten Sie die Warnung von außen und kümmern Sie sich mehr um Ihr eigenes Seelenleben. Fragen Sie sich: – Kann es sein, dass ich meine Nase zu weit vorgestreckt habe? – Kann es sein, dass ich einfach zu neugierig war und deswegen eins auf die Nase bekommen habe?
Nasenbluten	Fragen Sie sich: – Kann es sein, dass ich durch mein offensichtliches Blutopfer unbewusst zeigen will, wie schlecht es mir hinter meiner glücklichen Fassade geht? – In welchen Bereichen verliere ich vor meinen Augen meine Lebensenergie?
Nasenbohren, chronisches	Fragen Sie sich: – Kann es sein, dass ich meine Sexualität nicht wirklich offen ausleben kann und deshalb versuche, mich über die Reflexzonen in meiner Nase unauffällig zu befriedigen? – Warum versuche ich mir unbewusst über die Stimulation meines Naseninnenraums zusätzliche Energie zu holen?
Nasenscheidewand-verkrümmung	– Stellen Sie sich die Fragen: Warum ist eine Seite meiner Nase zugunsten der anderen geschädigt worden? Welche Seite betone ich mehr in meinem Leben: die weibliche oder die männliche Seite? – Bringen Sie sich wieder ins Lot und finden Sie zurück zu Ihrer Mitte zwischen Weiblichkeit und Männlichkeit (Ying-Yang-Prinzip).
Nebenhodenentzündung	Fragen Sie sich: – Warum kämpfe ich um die männliche Fruchtbarkeit? – Kann es sein, dass ich Angst habe, die Lebensthemen der Familiengründung in mein Leben aufzunehmen? – Kann es sein, dass ich das Thema der Fortpflanzung am liebsten in meinem Leben verschweigen würde? – Habe ich Angst, ungewollt Vater zu werden?
Nebenhöhlenentzündung	– Die volle Kieferhöhle unterdrückt die seelische Aggression. – Bekommen Sie den Kopf wieder frei und leben Sie in Ihrem Herzrhythmus. Fragen Sie sich: – Wovon habe ich chronisch die Nase voll? – Warum sind meine Stirnhöhlen so voll, dass ich über keine Intuitionskraft mehr verfüge? – Was will ich nicht mehr riechen im Leben?
Nervenentzündung	– Fragen Sie sich: Welche Botschaften, die mir mein Körper übermittelt, habe ich so lange ignoriert, dass er mich nun permanent damit nervt?

Nervenschmerzen	– Fragen Sie sich: Was geht mir wirklich im Leben auf die Nerven? – Lassen Sie sich auf den Kampf ein und vertreten Sie Ihre Lebensinteressen.
Nervenzusammenbruch	– Verkehrszusammenbruch im Gehirn. Wenn alle Autos gleichzeitig in die Kreuzung fahren, muss der Verkehr früher oder später zum Erliegen kommen. – Handeln Sie wieder nach Ihrem Bauchgefühl und tun Sie das, was Ihr Herz begehrt. Lernen Sie wieder, Urvertrauen aufzubauen. Wenn Sie Ihre Lebensaufgabe oder Vision gefunden haben, wird das Universum alle Hebel in Bewegung setzen, damit Sie Ihr Ziel erreichen. Fragen Sie sich: – Kann es sein, dass ich zurzeit mehr aufnehme, als ich ausgeben kann? – Kann es sein, dass ich dem Leben nur noch hinterherjage und zu wenig Urvertrauen besitze? – Kann es sein, dass ich mich innerlich hin- und hergerissen fühle?
Nervosität, übermäßige	– Mangel an innerer Ruhe und Gesundheit. – Leben in Angst, Stress, Hektik, man befürchtet ständig neue Konsequenzen. – Es droht der Nervenzusammenbruch, wenn Sie weiterhin Ihre Nervenzentrale mit zu vielen Lebensängsten überschütten. – Lernen Sie, wieder mit dem Herzen zu horchen. Fragen Sie sich: – Was will mein Herz wirklich? – Kann es sein, dass ich zu schnell zu viel verwirklichen will und deswegen Angst in mir trage? – Kann es sein, dass ich zurzeit mehr geistig aufnehme, als ich ausgeben kann?
Nesselsucht	Fragen Sie sich: – Was juckt mich wirklich im Leben? – Wovon fühle ich mich aufgekratzt? – Welche dringenden Bedürfnisse, Wünsche oder Begierden brennen mir unter der Haut?
Netzhautablösung	– Orientieren Sie sich wieder neu und finden Sie Ihr eigenes Herzensweltbild. Fragen Sie sich: – Welche Seelenwarnhinweise habe ich übersehen, dass mein Körper den Seelenkonflikt nach außen hin mit einer Netzhautablösung deutlich macht? – Kann es sein, dass ich nicht mehr die ganze Wirklichkeit der Welt wahrnehme? – Kann es sein, dass ich für manche Bereiche des Lebens blind geworden bin?
Neuralgie	Siehe Nervenschmerzen
Neuritis	Siehe Nervenentzündung

Neurodermitis	- **Nahrung:** Angst vor der eigenen reinen Natur. Aussöhnung mit der Natur. Erkennen Sie an, dass nur die Natur Ihnen Heilung bringen kann. - **Medikamente:** Erkennen Sie die wahre Medizin der Natur und stoppen Sie die Abhängigkeit von der Giftpille. - **Chemische Farben:** Erkennen Sie, dass Giftstoffe nichts mit Ihrer Natur zu tun haben. - **Pollen:** Angst vor der eigenen Fruchtbarkeit und vor der Fähigkeit zu lieben. - **Hausstaub:** Angst vor dem Unreinen im Seelischen wie im Körperlichen. - **Tierhaare:** Angst vor Beziehungen mit animalischem Sex. - Stellen Sie sich die Fragen: Was kratzt mich wirklich auf? Was brennt mir wirklich auf der Haut? Was juckt mich wirklich im Leben? - Lösen Sie die Angst vor Ihrem eigenen Leben in der wahren Natur. - »Liebe deinen Feind und du wirst erkennen, dass du selbst dein größter Feind bist.« Erkennen Sie, dass nichts und niemand Sie angreifen kann, wenn Sie sich in vollkommener Harmonie befinden.
Neurose	1. **Angstneurose:** Welche Urängste trage ich seit meiner Geburt unerkannt mit mir herum? 2. **Depressive Neurose:** Was begeistert mich im Leben wirklich? Was ist mein Lebenssinn bzw. meine Lebensvision? 3. **Zwangsneurose:** In welchen Bereichen fehlt es mir an Urvertrauen, sodass ich durch unbewusste, zwanghafte Rituale vermeintliche Sicherheit in mein Leben bringen muss? 4. **Hysterische Neurose:** Welcher zentrale Problemkern steckt in meiner Überreaktion verborgen? 5. **Sexualneurose / Perversion:** Welches ungelöste Lebensthema steckt hinter meiner außergewöhnlichen sexuellen Neigung?
Nierenbeckenentzündung	- Kämpfen Sie um Ihre innere Seelenharmonie. Fragen Sie sich: - Kann es sein, dass ich mir Probleme in der Partnerschaft (Nierenpaar) oder zwischenmenschliche Beziehungen nicht eingestehen will? - Vermeide ich offensiv Streitgespräche?
Nierendegeneration	Fragen Sie sich: - Welche ungelösten Lebensthemen versuche ich, verfrüht aus meinem Körper auszuspülen? - In welchen Bereichen bin ich geizig? - Wo habe ich Angst, etwas von mir weiterzugeben?
Niereninsuffizienz	- Es ist an der Zeit, alle Schleusen zu öffnen, um innerlich zu entgiften. Gestehen Sie sich ein, dass Sie den Lebensmut verloren haben, und suchen Sie nach dem wahren Sinn in Ihrem Leben. Fragen Sie sich: - Kann es sein, dass ich keine echte Lust mehr am Leben empfinde? - Kann es sein, dass ich einfach innerlich zu müde fürs Leben geworden bin? - Kann es sein, dass ich so viel seelischen Müll angesammelt habe, dass ich kaum mehr Luft bekomme?

Nierenkrebs	– Erkennen Sie, welchem Druck Sie in zwischenmenschlichen Beziehungen ausgesetzt sind. Fragen Sie sich: – Welche Partnerschaftsprobleme zerfressen mich innerlich? – Welche Vorstellungen von einer gesunden Partnerschaft kann ich nach außen hin nicht offen vertreten und verhindere somit, dass ich mit meinem Leben zufrieden bin?
Nierenschrumpfung	Fragen Sie sich: – Kann es sein, dass ich in der Partnerschaft (Nierenpaar) zu sehr unter Druck gesetzt werde? – Oder gibt mir das Zivilisationsleben zu viel Druck?
Nierenstein	– Die Salze in den Nierensteinen wirken konservierend. Fragen Sie sich: Welche Probleme will ich in meinem Leben konservieren, um sie nicht loslassen zu müssen? – Stellen Sie sich ganz bewusst den anstehenden Themen und lassen Sie alle Disharmonie los. Fragen Sie sich: – Kann es sein, dass ich unzählige Lebensthemen in mich hineingefressen habe, ohne sie zu lösen? Die Probleme werden irgendwann steinhart und müssen losgelassen werden. – Kann es sein, dass einige Steine im Weg liegen, um eine glückliche Partnerschaft (Nierenpaar) zu erleben?
Nierenversagen	Siehe Niereninsuffizienz
Nikotinsucht	Siehe Rauchen
Nymphomanie	Fragen Sie sich: – Kann es sein, dass ich zu wenig Liebe auf der seelischen und geistigen Ebene bekomme und sie daher auf der körperlichen Ebene überkompensiere? – Warum kann ich mich selbst und andere nicht wirklich lieben? – Von welcher geistigen Suche möchte ich mich mit meiner Sexsucht ablenken?
Oberschenkelhalsbruch	– Der Oberschenkelhalsbruch symbolisiert einen Abbruch alter starrer Denkmuster. – Wandeln Sie Hochmut in Demut und passen Sie das Lebenstempo Ihrem wahren Seelenalter an. Fragen Sie sich: – Kann es sein, dass ich die innere Müdigkeit ignoriert habe? – Kann es sein, dass ich für mein Alter etwas übermütig war?
Ödem	– Fragen Sie sich: Welche seelischen Themen kann ich nicht lösen und lagere sie deswegen in Form von Wasser in meinem Körper ein?
Offenes Bein	Fragen Sie sich: – In welchen Lebensbereichen bin ich zu dünnhäutig? – Welche Lebensthemen versuche ich so weit nach unten zu drängen, dass sie mir aus dem Bein wieder entgegenquellen?

Ohnmacht	– Lernen Sie, Eigenverantwortung zu übernehmen, und entscheiden Sie bewusst, wann Sie sich einer Situation entziehen. – Lernen Sie, Probleme offensiv anzugehen. Fragen Sie sich: – Fühle ich mich ab und an ausgeliefert? – Will ich mich ab und an am liebsten aus dem Staub machen? – Kann es sein, dass ich die Ohnmacht benutze, um innere Verantwortungslosigkeit zu signalisieren? – Kann es sein, dass ich ab und an vor Lebenssituationen einfach flüchten möchte?
Ohrenschmerzen	– Eine Ohrenentzündung ist eine direkte Aufforderung, nach innen zu horchen. – Wer nicht hören will, muss fühlen. Kann es sein, dass Sie einen inneren Konflikt zwischen dem Hören, Horchen und Gehorchen austragen? Fragen Sie sich: – Welches Thema beschäftigt mich so arg, dass meine Ohren innerlich nach Hilfe schreien müssen? – Kann es sein, dass ich meiner inneren Stimme des Lebens nicht gehorche? – Kann es sein, dass ich zu viel auf die Wünsche von anderen höre?
Ohrengeräusche / Ohrensausen	– Durch das Geräusch des Herzens macht der Körper darauf aufmerksam, dass es an der Zeit ist, nach innen zu horchen und den Herzenswünschen zu gehorchen. Fragen Sie sich: – Kann es sein, dass ich zu viel Stress verinnerliche? – Kann es sein, dass ich zu viel Lärm des stressigen Alltags verinnerliche? – Kann es sein, dass ich einfach zu viel um die Ohren habe? – Kann es sein, dass ich alles mit mir alleine ausmachen will und keine fremde Hilfe annehmen kann? – Warum benötige ich eine Alarmsirene, die mich auf drohende Gefahren hinweist?
Orgasmusprobleme	Fragen Sie sich: – Warum kann ich mich meiner Sexualität und meinem Partner nicht wirklich hingeben? – Warum fehlt es mir an Urvertrauen? – Kann es sein, dass ich Probleme mit dem Loslassen habe? – Warum will ich um jeden Preis die Kontrolle über mich behalten?
Osteoporose	– Erkennen Sie hinter der abnehmenden körperlichen Agilität die geistig-seelische Unbeweglichkeit. – Werfen Sie Ballast ab in Form von Körpergewicht und Seelenballast. – Stellen Sie sich Ihren Lebenswünschen und drücken Sie sich nicht daran vorbei. – Erkennen Sie, dass nur ein gefestigter Geist auch gefestigte Knochen produzieren kann.

Panikattacken	– Fragen Sie sich: Kann es sein, dass ich dem Leben nicht mehr offen gegenüberstehe? Kann es sein, dass ich nur noch auf den möglichen Tod fokussiert bin und nicht mehr das wahre Leben erkenne? – Tod bedeutet nur eine Wendung zum nächsten Leben. – Erkennen Sie den Tod als positiven Anteil des Lebens an. – Wovor habe ich wirklich Angst? – Was verursacht den Druck auf meiner Brust? – Wovon fühle ich mich innerlich unter Druck gesetzt? – Warum will ich mir meine Kernängste nicht anschauen? – Warum lebe ich in einem inneren Schutzraum? – Kann es sein, dass ich Angst vor der Wirklichkeit und meiner Lebensbestimmung habe?
Pankreasbeschwerden	Siehe Bauchspeicheldrüsenbeschwerden
Paranoia	Fragen Sie sich: – Welche dunklen Seiten meiner Persönlichkeit kann ich nicht annehmen und versuche sie zu verdrängen? – Wieso lasse ich die Grenzen zwischen meiner inneren und der äußeren Welt verschwimmen? – Was von dem, was ich in mir nicht haben will, projiziere ich in die Außenwelt?
Parkinson	– Fragen Sie sich, was Sie in Ihrem Leben abschütteln wollen. – Durch das Zittern zeigt der Körper, das er jede körperliche Bewegung behindert. Im übertragenen Sinne bedeutet das, dass der Geist sich nur noch schwer an Veränderungen anpassen kann. – Erkennen Sie die Einheit von Mensch und Welt. Sie sind der Schöpfer Ihrer Weltansicht. – Stellen Sie sich die Fragen: Was möchte ich in der Welt bewegen, obwohl ich innerlich gelähmt bin? Was ist meine wahre Aufgabe im Leben?
Parodontitis / Paradontose	– Verstehen Sie die Krankheit als Signal anzupacken und im Leben zu starten. – Führen Sie ein offensives mutiges Leben und beißen Sie sich ab und an auch mal kräftig durch. – Legen Sie die Wurzel der Lebensproblematik frei, betrachten Sie diese und fragen Sie sich: Was will mir der offene Zahnhals mitteilen? Fragen Sie sich: – Kann es sein, dass ich das Urvertrauen in die Welt verloren habe? – Kann es sein, dass ich unfähig bin, mich durchzubeißen? – Kann es sein, dass ich ab und an den inneren Halt nicht zu 100 Prozent spüre?
Peniskrebs	Fragen Sie sich: – Kann es sein, dass ich meine Männlichkeit so wenig annehmen kann, dass ich sie eher zerstöre, als mich mit ihr auseinanderzusetzen? – Welche Teile meiner Sexualität habe ich so weit verdrängt, dass sie sich selbst zerstören? – Kann es sein, dass ich ein Problem mit der Macht und der Verantwortung über mich und andere habe?
Perversionen, sexuelle	Siehe Neurosen

Pfeiferschen Drüsenfieber	Fragen Sie sich: – Kann es sein, dass ich meine Lebensvision aus den Augen verloren habe? – Kann es sein, dass sich mein ganzer Körper gegen mein Abkommen vom Lebensweg aufbäumt?
Phantomschmerz	– Fragen Sie sich: Kann es sein, dass ich den Schock meines körperlichen Verlustes noch nicht überwunden habe und ihn daher immer und immer wieder durchlebe?
Phlegmone (Infektions-krankheiten)	– Fragen Sie sich: Welche Konflikte habe ich bisher nur oberflächlich gelöst, sodass sie in der Tiefe noch immer weiterbrodeln und mich krank machen?
Phobien	Siehe Angst
Pickel	Siehe Akne
Pigmentflecken	– Die Pigmentflecken symbolisieren eine Auszeichnung der nicht gelebten Weiblichkeit. – Fragen Sie sich: Warum fühle ich mich in meiner weiblichen Rolle nicht wohl?
Pigmentmangel	– Durch die farblose Haut wird symbolisiert, dass Sie im Unterbewusstsein zuerst ein farbloses Leben gewählt haben. – In der Embryoentwicklung stehen bleiben und den Anschluss ans farbenfrohe Leben verpassen. – Empfinden Sie die verpasste Embryoentwicklung nach und leben Sie kontrastreich. Seien Sie einmal heiß und dann wieder kalt. – Weiß symbolisiert die Fähigkeit, sich geistig der vollkommenen Einheit anzunähern. Spüren Sie das weiße heilige Licht der Schöpfung, das schon immer in Ihnen wohnt.
Pilzerkrankungen	Fragen Sie sich: – Wodurch bin ich so aus dem ökologischen Gleichgewicht geraten, dass ich bei lebendigem Leibe zersetzt werde? – Was in meiner Seele, meinem Geist und meinem Körper ist bereits abgestorben und warum? – Kann es sein, dass ich alten, toten Seelenballast nicht loslassen kann? – Kann es sein, dass ich meine Lebensfreude und somit meine Lebensenergie verloren habe?
Plattfuß	– Geben Sie zu feste und erstarrte Denkmuster und Lebensstandpunkte auf. Fragen Sie sich: – Kann es sein, dass ich ab und an verkenne, wie viel ich mir zumuten kann? Belaste ich mein Fußgewölbe so arg, dass es sich platt drückt? – Kann es sein, dass ich mich mit den platten Füßen mehr mit der Kraft der Erde verbinden will? Diese Scheinerdung kann nicht funktionieren. Öffnen Sie Ihr Seelengeflecht, um wahre Erdung zu erfahren.
Plazentainsuffizienz	Siehe Gebärmutterprobleme
Plötzlicher Kindstod	– **Für Eltern:** Welche eigenen Lebensprobleme werden mir mit dem Tod meines Kindes gespiegelt? – Kann es sein, dass ich ein generelles Problem mit dem Tod habe? – Auf welche ungelöste Familiensystematik will mich mein Kind durch seinen Tod aufmerksam machen?

PMS	Siehe Prämenstruelles Syndrom
Pocken	- Viele entzündliche kleine Flecken in Form von Konflikten, die sich zu einer großen Krankheit zusammenfinden. - Kann es sein, dass Sie zu lange Lebenskonflikte verschwiegen haben? - Die Pockennarben zeigen den Kampf um Leben und Tod. Tragen Sie die Narben als Auszeichnung, dass Sie gelernt haben, Konflikte sofort zu bewältigen.
Polyarthritis (entzündung mehrerer Gelenke)	Fragen Sie sich: - Kann es sein, dass ich mich selbst oft überfordere und nicht merke, wo meine eigenen Belastungsgrenzen sind? - Kann es sein, dass ich mich zu sehr für andere aufopfere und dabei meine eigenen Bedürfnisse außer Acht lasse? - Kann es sein, dass ich die Aggression, die ich in mir trage, nicht ausdrücken kann und sie deshalb durch ein zwanghaftes Helfersyndrom kompensiere? - Kann es sein, dass ich versuche, meine fehlende Selbstliebe durch übertriebene Nächstenliebe zu kompensieren?
Prämenstruelles Syndrom	- Das Frau-Werden verlangt indirekt, dass Sie die Enge des Bewusstseins auflösen. Fragen Sie sich zudem: - Kann es sein, dass ich meine wahre Weiblichkeit und somit mein Frau-Sein ablehne? - Habe ich vielleicht Angst, Eigenverantwortung zu übernehmen?
Prellung	Fragen Sie sich: - Kann es sein, dass ich mich selbst oder einen anderen geprellt habe? - Kann es sein, dass ich eine Gefahr unzureichend eingeschätzt habe?
Prostatabeschwerden	- Innerer sexueller Konflikt: Wer will ich sein? Eher ein Softie oder eher ein Macho? Was ist wahre Männlichkeit? Fragen Sie sich: - Kann es sein, dass ich nicht mehr meinen Mann im Leben stehen kann? Fühle ich mich sogar unmännlich? - Kann es sein, dass ich oft die Erwartungen der anderen erfüllen will und so unter permanentem innerlichen Druck stehe?
Prostataentzündung	Fragen Sie sich: - Kann es sein, dass ich einen inneren Kampf um das Gleichgewicht zwischen meiner männlichen und meiner weiblichen Seite austrage? - Welchen Kampf um meine Sexualität trage ich mit mir selber aus?
Prostatakrebs	Fragen Sie sich: - Welcher innere Konflikt um meine Männlichkeit und meine Vaterrolle frisst mich innerlich auf? - Welche intimen sexuellen Wünsche und Leidenschaften kann ich mir selbst nicht eingestehen und daher auch nicht auslösen? - Wo habe ich mich in meiner sexuellen und persönlichen Entwicklung selbst eingeschränkt?

Prostata-vergrößerung	- Lernen Sie, altes Erlebtes loszulassen, und öffnen Sie sich für neue Erfahrungen. - Erlernen Sie eine Erotik zu lieben, die auch die eigene weibliche weiche Seite mit einschließt. - Machen Sie am Wendepunkt des Lebens eine Bilanz und lassen Sie alles los, was Sie nicht mehr brauchen, um ins neue Lebensalter zu wechseln (Wechseljahre). - Fragen Sie sich: Kann es sein, dass ich mich in einer Lebenskrise befinde, in der ich mich entscheiden muss, wie männlich ich im Alter noch sein will? Zum einen verliert die männliche Ausstrahlung an Kraft und trotzdem will ich meine jugendliche Manneskraft nicht ablegen. Ist es nicht an der Zeit, loszulassen und zu akzeptieren, dass im Alter neue und vielleicht noch schönere Erlebnisse auf mich warten?
Psychose	Fragen Sie sich: - Warum kann ich die Grenze zwischen der bewussten und der unbewussten Welt nicht mehr klar setzen? - Warum schaffe ich es nicht, in Balance zwischen meinem Verstand und meinem Herzen zu leben? - Welche Botschaften möchte mir mein Unterbewusstsein mitteilen, die ich nicht hören will?
Pubertätsakne	- Das unbehandelte heiße Thema Sexualität entzündet die Haut. - Durch Pickel schützen Sie sich vor sexuellem Kontakt. Pubertätsakne symbolisiert eine unbewusste Verunstaltung des Gesichts, um dem heißen Konfliktthema auszuweichen. Fragen Sie sich: - Kann es sein, dass in meiner Familie Sexualität eher verschwiegen wird? - Kann es sein, dass ich Angst vor dem neuen Unbekannten habe?
Querschnitts-lähmung	- Wenn einem Menschen der Rücken gebrochen wurde, symbolisiert dieser Vorfall immer, dass der Betroffene schon vorher den inneren Willen abgebrochen hat. - Lernen Sie den Willen anderer akzeptieren. - Lernen Sie, ohne Bedingungen zu schenken und zu geben. - Akzeptieren Sie das Nach-sitzen und lernen Sie wieder Ihre innere kindliche Seite kennen. Werden Sie wieder zum Abenteurer und leben Sie nur noch für Ihre Herzenswünsche. - Fragen Sie sich: Kann es sein, dass mein Verstand das Herz übertönt hat und deswegen der Kontakt mit dem Genickbruch abgeschaltet wurde?
Quetschung	Fragen Sie sich: - In welchen Lebensbereichen komme ich immer wieder zwischen die Räder? - Wo fühle ich mich geistig oder emotional eingeklemmt? - Warum kann ich äußerem Druck nur schwer standhalten?
Rachenentzündung	Siehe Halsschmerzen

Rachitis	Fragen Sie sich: – Wo im Leben fehlt es mir an Struktur? – In welchen Bereichen ist das Grundgerüst meiner Weltanschauung marode und brüchig geworden? – Kann es sein, dass ich oft zu wenig Rückgrat habe und Beeinflussungen von außen zu schnell nachgebe?
Rauchen	Fragen Sie sich: – Kann es sein, das ich Angst davor habe, wirklich frei zu sein, und mir deswegen durch das Rauchen ein Freiheitsgefühl vortäusche? – Kann es sein, dass es mir im Leben an Abenteuer, Spannung und Liebe fehlt und ich diese Sehnsüchte mit meiner Sucht kompensieren will? – Warum fehlt mir der Mut, mein Leben wirklich in die Hand zu nehmen und nicht nur heißen Rauch zu spucken? – Warum will ich mich bewusst langsam töten? – Warum will ich mich benebeln und meine eigene Weltsicht trüben? – Kann es sein, dass ich mir meine Abhängigkeit vom Rauchen nicht eingestehen will? – Welche Leere in meinem Leben versuche ich mit meiner Nikotinsucht überzukompensieren? – Wonach im Leben bin ich wirklich auf der Suche?
Raucherbein	Fragen Sie sich: – Kann es sein, dass ich solche Angst habe, auf meinem Lebensweg voranzuschreiten, dass ich mir lieber meine Beine zerstöre, als den nächsten Schritt zu tun? – Kann es sein, dass ich meinen Lebenswunsch innerlich längst aufgegeben habe? – Kann es sein, dass ich im Leben zu schnell kalte Füße bekomme?
Räusperzwang	Fragen Sie sich: – Warum traue ich mich nicht, mich zu äußern, auch wenn es mir doch eigentlich auf der Zunge liegt? – Warum fällt es mir so schwer, meine Gefühle und Gedanken laut auszusprechen? – Warum schaffe ich es oft nicht, mir Beachtung zu verschaffen?
Regenbogenhautentzündung	– Eine Regenbogenhautentzündung symbolisiert auf eine schmerzhafte Art und Weise die Frage: Wie viel Lichtenergie gönne ich meinem Körper? – Fragen Sie sich: Wie viel Lichtenergie lasse ich wirklich in mein Leben? Warum schotte ich mich davor ab? – Werden Sie sich der Tatsache bewusst, dass Sie jederzeit die Augen schließen können, wenn es Ihnen zu viel wird. – Lernen Sie, mit der Kraft des Lichtes zu tanzen. – Wählen Sie frei aus, welche Eindrücke Sie in Ihr Leben lassen und welche nicht.

Reisedurchfall	– Lassen Sie Ihre überzogenen Pläne los und begegnen Sie der neuen Welt mit offenen Armen. – Bewältigen Sie die Angst vor der Welt und dem Leben. Fragen Sie sich: – Kann es sein, dass ich innerlich vor der Reise Angst habe? Will ich nur aufs stille Örtchen, um Ruhe zu haben? – Kann es sein, dass die Reise mich dazu animiert, alten seelischen Müll auszuscheiden?
Reiseverstopfung	– Durch die Reiseverstopfung verhindern Sie den Austausch mit dem neuen Land. Unbewusst streiken Sie gegen die unreinen Lebensbedingungen in der Ferne. – Gestehen Sie sich die Angst vor gegebenen Strukturen ein und akzeptieren Sie Ihre eigene unreine Seite des Unterbewusstseins. – Nichts im Leben ist rein, auch Sie nicht. – Fragen Sie sich: Kann es sein, dass ich Angst habe, dass etwas von der normalen Situation abweicht? Habe ich vielleicht Angst vor dem Chaos in der unhygienischen Fremde?
Reizblase	Siehe Harnblasenentzündung
Rheumatismus	Fragen Sie sich: – Warum kann ich meine Aggressionen nicht ausdrücken und halte sie deswegen in meinen Muskeln gefangen, bis diese starr vor Wut werden? – Warum kann ich meine Wut und meine Trauer nicht nach außen ableiten, sondern behalte sie im Körper, sodass sich meine innere Gewalt gegen mich selbst richtet? – Warum fällt es mir so schwer, meine Gefühle zu äußern? – Worüber bin ich innerlich verbittert? – Was hat dazu geführt, dass ich geistig und körperlich erstarrt bin? – Welche ungelösten Lebensaufgaben trage ich noch immer mit mir herum, die mich belasten und beschweren?
Rinderwahnsinn	Siehe Creutzfeld-Jakob-Krankheit
Rippenbruch	– Der Rippenbruch symbolisiert das gewaltvolle Eindringen in den Herzraum. – Öffnen Sie den Brustkorb lieber freiwillig von innen und erkennen Sie, dass die Lunge der Bote der Freiheitsliebe und das Herz der Bote der bedingungslosen Liebe ist.
Rippenfellentzündung	– Der aufgeblähte Darm setzt das Herz unter Druck. Eine Sache, die einem innerlich stinkt, geht einem zu Herzen. Das Herz wird erpresst und muss endlich den Schmerz fühlen, den der Verstand vorher geleugnet hat. – Fragen Sie sich: Was wollte ich innerlich nicht verdauen? – Entlasten Sie das Herz, indem Sie Ihre verdrängten Probleme bewältigen und auch Ihre Schattenseiten anerkennen. – Stellen Sie sich bewusst den Lebenskonflikten.
Röteln	– Ein aus Angst verzögerter Entwicklungsschritt des Kindes (oder Erwachsenen) bricht durch die Haut. – Machen Sie sich bereit für einen weiteren Entwicklungsschritt in Ihrem Leben. – Oft spiegeln die Kinder die Probleme der Eltern.

Rückenmarksentzündung	– Innerer Krieg um die Datenautobahn des Menschen. – Fragen Sie sich: Warum habe ich keinen guten Draht zwischen meinem Herzen, meiner Seele und meinem Verstand? – Erlernen Sie eine offene Kommunikation mit allen drei Ebenen der Menschenentscheidungskraft.
Rückenschmerzen	Rückenschmerzen entstehen meist aufgrund von Haltungsschäden, wenn eine natürliche (Lebens-)Haltung nicht gelebt wird und dadurch eine unnatürliche, nicht-authentische Haltung aufrechterhalten werden muss. (Siehe auch Kapitel »Wirbelsäulendiagnostik«, S. 184) Fragen Sie sich: – In welchen Bereichen stimmen meine innere und meine äußere Haltung nicht überein? – Wo bin ich mir und anderen gegenüber nicht aufrichtig? – Warum fällt es mir schwer, aufrichtig zu sein und zu mir zu stehen? – Was hat mich in meinem Leben gebeugt? – Wo fehlt es mir an Rückgrat? – Welche unnötigen Bürden habe ich mir aufgelastet? Oder: Gibt es Verantwortungen, die ich nicht tragen will, obwohl sie zu mir gehören? – Warum verbiege ich mich so stark, dass ich eine unnatürliche Haltung annehme?
Ruhr	Fragen Sie sich: – Wovor habe ich wirklich Angst? – Weswegen schwitze ich gerade Blut und Wasser? – Welche Lebensthemen wollen um jeden Preis aus mir heraus?
Rundrücken	– Durch den Rundrücken wird die verletzte vordere Herzseite geschützt. – Fragen Sie sich: Wann bin ich innerlich nicht demütig und wann lasse ich mich demütigen? – Lernen Sie zwischen innerer Demut und Demütigung zu unterscheiden. – Fragen Sie sich: Wann wurde mir das Rückgrat seelisch gebrochen und vor allem warum? Warum kann ich nicht mehr gerade zu meinem Leben stehen? Warum bin ich seelisch so haltlos?
Schädelbasisbruch	– Stellen Sie sich die Frage: Warum wurde mir das Dach des Verstandes aufgebrochen? Kann es sein, dass ich zu sehr im Verstand verhaftet bin? – Zerbrechen Sie sich lieber den Kopf auf der Suche nach Lösungen aus der Seelenkrise.
Schädel-Hirn-Trauma	Siehe Gehirnerschütterung

Scharlach	– Die innerlichen aufgestauten Aggressionen entladen sich körperlich. Fragen Sie sich: – Kann es sein, dass ich genug in meinem Leben geschluckt habe und jetzt nichts mehr schlucken will? – Was will ich nicht mehr schlucken? – Was finde ich wirklich zum Kotzen? – Wovon habe ich die Nase voll? – Welche zentralen Regelungsprobleme sind in meinem Leben aufgetreten (Gehirnhäute)? – Oft spiegeln die Kinder die Probleme der Eltern.
Scheidenentzündung	– Aufgekeimter Konflikt zwischen aufnehmender Lust in Verbindung mit Liebe. – Die Scheidenentzündung ist indirekt eine Lösung, sich dem Sex vollkommen zu entziehen. – Stellen Sie sich die Fragen: Warum kann ich mich sexuell nicht hingeben? Kann es sein, dass ich im Dilemma zwischen Lust und Liebe feststecke? – Streben Sie eine harmonievolle Beziehung mit lebendiger Liebe an. – Verteidigen Sie auch nach außen hin Ihre eigenen weiblichen Bedürfnisse. – Sorgen Sie für saubere seelische Verhältnisse, wenn Sie Sex haben wollen.
Scheidenkrampf	– **Angst des Mannes vor Scheidenkrämpfen bei eingeführtem Glied:** Warum habe ich Angst, von meiner Partnerin kastriert zu werden? – Warum habe ich Angst, stecken zu bleiben? – Kann es sein, dass ich Angst vor dem Geschlechtsakt als solchem habe? – Habe ich vielleicht Angst davor, meine Macht und Stärke an die Frau zu verlieren? – **Bei der Frau:** Warum will ich das Eindringen des Mannes krampfhaft verhindern? – Habe ich vielleicht Angst vor einer ungewollten Schwangerschaft? – Warum kann ich mich nur schwer auf meine eigene Sexualität einlassen?
Scheidenpilz	Fragen Sie sich: – Warum versorge ich meine Vagina so wenig mit Lebensenergie, dass sie abstirbt und von Pilzen zersetzt wird? – Kann es sein, dass ich meine eigene Sexualität als unsauber empfinde? – Warum kann ich nicht zu meiner Weiblichkeit stehen und sie gegen Eindringlinge verteidigen?
Scheidentrockenheit	– Stillen Sie Ihr brennendes Verlangen nach wahrer Befriedigung, indem Sie Ihre Lebensaufgabe verwirklichen. – Erlauben Sie sich sexuelle und spirituelle Weiterentwicklung. Fragen Sie sich: – Kann es sein, dass ich brennende Lust habe, mir jedoch durch die Scheidentrockenheit die eigene Lust verderbe? – Warum will ich keine brennende Lust ohne Seelengleichgewicht ausleben?
Scheinschwangerschaft	– Fragen Sie sich: Kann es sein, dass ich innerlich einen großen Kinderwunsch verspüre und trotzdem Angst vor der Verantwortung habe? – Schwangerschaft kann auch benutzt werden, um Macht auszuüben. Wollen Sie vielleicht jemanden an sich binden? – Söhnen Sie sich mit der eigenen Weiblichkeit aus.

Schiefhals	Fragen Sie sich: – In welchen Bereichen ist meine Weltsicht in die Schieflage geraten? – Warum habe ich mich von meinen Lebensumständen verbiegen lassen?
Schielen	– Fragen Sie sich: Kann es sein, dass ich Schwierigkeiten habe, dem Leben eine gewisse Richtung zu geben? – Da beim Schielen nur die Bilder von einem Auge verwertet werden, trachten Sie nach einer einseitigen Sicht. Wäre es nicht besser, die beiden Seiten der Wirklichkeit zu erkennen? – Stellen Sie sich die Frage: Was will ich nur einseitig wahrnehmen? Wo besitze ich eine eingefahrene Meinung? – Machen Sie sich klar, dass man sich durch eine gespaltene Sicht nur einem Pol (weiblich oder männlich) widmen kann. So sind Sie in Ihrer Seele immer im Ungleichgewicht. – Finden Sie die Mitte in der Sichtweise des Lebens.
Schilddrüsenentzündung	– Der Stoffwechsel des Körpers erhellt das Feuer des Menschen. Fragen Sie sich: – Warum bin ich nicht mehr bereit, dem Körper genügend Energie zu schenken? – Welche Entwicklungsschritte möchte ich machen, die ich mir momentan nicht erlaube? Kann es sein, dass ich derzeit in der inneren Seelenentwicklung stagniere?
Schilddrüsenkrebs	Fragen Sie sich: – Warum habe ich Angst davor, meinen eigenen Weg zu gehen? – Kann es sein, dass ich mich so lange wichtigen Entwicklungsschritten verweigert habe, dass mein Körper nun gegen mich rebelliert und mir ein Ultimatum stellt?
Schilddrüsenüberfunktion	– Ihr Appetit aufs Leben kann fast nicht gestillt werden. – Treffen Sie unabhängige Lebensentscheidungen und verwalten Sie Ihre Lebensenergie sorgsam. – Werden Sie sich Ihrer Wünsche um Seelenwachstum bewusst, um sie umzusetzen. Fragen Sie sich: – Warum unterdrücke ich aggressive und ablehnende Gefühle? – Kann es sein, dass ich überzogene Leistungsansprüche in meinem Lebenskorsett an mich selbst stelle? – Kann es sein, dass ich ständig in Alarmbereitschaft bin, um aktiv zu werden? – Kann es sein, dass ich Angst habe, etwas zu versäumen?
Schilddrüsenunterfunktion	– Gehen Sie in sich und suchen Sie nach Ihrem eigenen **Lebenssinn**. – Ziehen Sie sich für eine Zeit zurück und genießen Sie die Einsamkeit, um die Lebensfreude wiederzuentdecken. Fragen Sie sich: – Kann es sein, dass ich mich von der Außenwelt abschotten will? – Kann es sein, dass ich kaum Lebensinteressen vertrete?
Schizophrenie	– Fragen Sie sich: Was habe ich in meiner Vergangenheit vergessen oder verloren, das ich jetzt in meinem Unterbewusstsein wiederfinden muss?

Schlafdrang / Schlafsucht	Fragen Sie sich: – Warum habe ich Angst, mich dem Leben zu stellen, und flüchte daher in mein Traumland zurück? – Was im Leben raubt mir Energie? Was gibt mir welche? – Was ist meine Lebensvision, die mich anzieht und die mir die Kraft für das Leben gibt?
Schlaflosigkeit	– Lassen Sie sich ein auf Unbekanntes und geben Sie sich dem Neuen hin. – Werden Sie wacher im Leben und erkennen Sie, was Ihre innere Stimme wirklich will. – Lassen Sie den Perfektionismus los und akzeptieren Sie, wenn etwas am Tag unerledigt geblieben ist. Fragen Sie sich: – Kann es sein, dass ich in meinem Leben Angst habe, die Kontrolle zu verlieren? Wenn Sie einschlafen, verlieren Sie auch die Kontrolle. – Kann es sein, dass ich zu sehr im Verstand verhaftet bin und deswegen schlecht in den Seelenschlaf eintauchen kann? Habe ich Angst vor dem, was mir mein Unterbewusstsein mitteilen könnte?
Schlafwandeln	Fragen Sie sich: – In welchen Bereichen bin ich aus dem Rhythmus von Tag und Nacht, Traum- und Wachzustand gekommen? – Was beschäftigt mich tagsüber so sehr, dass es mich auch im Traum noch umhertreibt? – Wie kann ich meine schlafwandlerische Sicherheit auch in mein waches Leben integrieren?
Schlaganfall	– Machen Sie sich bewusst, welche Gehirnseite mit welchen Gefühlen Ihnen entzogen wurde. (Die männliche konstruktive Seite oder die weibliche gefühlvolle Seite) – Nutzen Sie den Schlag in Ihre Verstandeszentrale als Neuanfang und erkennen Sie, dass ein Leben nur nach den Herzenswünschen ausgerichtet sein kann. Fragen Sie sich: – Kann es sein, dass schon zuvor ein Bereich meines Lebens abgestorben ist? – Warum wurde mein Leben schlagartig mit der Seelenmacht verändert? Kann es sein, dass ich mich in die verkehrte Richtung bewegt habe? – Kann es sein, dass ich über lange Zeit betriebsblind war und den Wald vor lauter Bäumen nicht gesehen habe?
Schleimbeutelentzündung	– Lassen Sie aus Demütigung echte Demut wachsen. – Geben Sie jeder Aufgabe so viel Zeit, wie Sie zum Lösen brauchen. Fragen Sie sich: – Kann es sein, dass ich Wut unterdrücke und deswegen einen Druck im Schleimbeutel spüre? Nur wenn Sie seelisch unterwürfig sind, kann der Schleimbeutel so unter Druck geraten, dass er sich entzündet. – Wo bin ich unterwürfig und veruntreue mein Seelenempfinden?

Schleudertrauma	- Durch die Halskrause werden Sie in einem gewissen Umfang ruhig gestellt. Nutzen Sie die Zeit der Ruhe, um wieder auf den Weg des Lebens zurückzufinden. Fragen Sie sich: - Wann bin ich wirklich in meinem Leben ins Schleudern gekommen? - Kann es sein, dass ich mit zu wenig Vorsicht im Leben unterwegs war? - Kann es sein, dass ich sehr halsstarrig bin und selten etwas einsehe und mir deswegen das Schleudertrauma geschenkt wurde?
Schluckauf	Fragen Sie sich: - Welche Seelenanspannungen versuche ich mit meinem Schluckauf krampfartig zu lösen? - Kann es sein, dass ich zu viel geschluckt habe? - Habe ich vielleicht etwas hinuntergeschluckt, das ich nach außen bringen sollte und an das mich mein Körper gerade erinnert?
Schluckbeschwerden	Fragen Sie sich: - Welche Probleme und Herausforderungen in meinem Leben empfinde ich als so groß, dass ich sie nicht schlucken, also annehmen will? - Kann es sein, dass ich meine Lebensaufgabe nicht annehmen kann und ich mich daher vor ihr verschließe? - Habe ich vielleicht in letzter Zeit zu viel geschluckt, was nicht gut für mich war, sodass sich mein Körper jetzt verweigert und mich auffordert, etwas an meiner Situation zu verändern?
Schmerz	- Der Schmerz symbolisiert eine unübersehbare Mahnung, die Botschaft der Seele zu beachten. Bis hierhin und nicht weiter. - Schmerzen zeigen immer eine Stauung oder Blockade im Lebensstrom an, d. h. auch einen Zwang zum Nachfühlen. Stellen Sie sich die Frage: Was wollte ich nicht spüren oder fühlen? - **Entzündungsschmerz** kommt von aggressiven Konflikten. - **Wundschmerzen** von physischen und seelischen Verletzungen. - **Nervenschmerzen** symbolisieren, dass Ihnen etwas auf die Nerven geht. - Achten Sie die Warnungen des Körpers!
Schmerzüberempfindlichkeit	- Fragen Sie sich: Kann es sein, dass ich leicht reizbar bin? - Wandeln Sie Empfindlichkeit in Empfindsamkeit. - Wandeln Sie Reizbarkeit in Sensitivität.
Schmerzunempfindlichkeit	- Tauschen Sie die äußere Verpanzerung mit innerer Ausgeglichenheit. - Lauschen Sie wieder Ihrer inneren Stimme. Fragen Sie sich: - Kann es sein, dass mich kaum etwas seelisch berühren kann? - Kann es sein, dass ich eher unsensibel bin? - Warum fahre ich alle Außenantennen ein, um von der Welt abgeschottet zu sein? Wovor habe ich wirklich Angst? Vor meinem eigenen So-Sein?

Schnarchen	– Schnarcher sind Menschen, die sich bewusst wenig mit dem Unbewussten beschäftigen. – Ungesagtes wird oft durch Schnarchen in der Nacht ausgedrückt. Fragen Sie sich: – Kann es sein, dass ich Angst vor dem Unbewussten habe? – Warum will ich nachts alleine sein, da das Geräusch fast jeden vertreibt? – Will ich mir nachts meinen Partner vom Leib halten? – Was will ich im Leben nicht ansprechen?
Schnupfen	– Fragen Sie sich: Wovon habe ich wirklich die Nase voll? – Die Dinge sind durch den Schnupfen in Fluss gekommen. Der Körper versucht, sich von den angestauten Säuren (Wut, Aggression) zu befreien.
Schock	Siehe Kollaps
Schreibkrampf	Fragen Sie sich: – Kann es sein, dass ich krampfhaft versuche, etwas zu Papier zu bringen, obwohl ich in Wirklichkeit gar nichts zu sagen habe? – Kann es sein, dass ich Angst davor habe, meine wahren Gefühle und Gedanken niederzuschreiben, und so um den heißen Brei herumrede?
Schreikind	– **Für Eltern:** Warum will mich mein Kind wach schreien? – Welche Verzweiflung, die ich selbst nicht wahrhaben will, wird mir von meinem Kind gespiegelt?
Schrumpfniere	Fragen Sie sich: – Warum will ich meine Probleme mit meinem Partner nicht aktiv angehen? – Kann es sein, dass ich eine überidealisierte Erwartungshaltung an meinen Partner habe und daher chronisch enttäuscht bin? – Kann es sein, dass ich ein festes Beziehungsmuster noch nicht aufgelöst habe und daher immer wieder den gleichen Typ von Partner anziehe?
Schüchternheit	Siehe Angst
Schulter-Arm-Syndrom	Fragen Sie sich: – Warum schaffe ich es nicht, mein Leben in den Griff zu bekommen? – Welches Problem lastet so schwer an meinem Arm, dass ich ihn nicht mehr hochbekomme?
Schulterverspannung	– Werfen Sie die Seelenlasten ab und erkennen Sie, welche Verpflichtungen Sie unbewusst angenommen haben. Fragen Sie sich: – Warum will mich meine Schulter darauf aufmerksam machen, dass ich irgendwann versteife (wie die Schulter), wenn ich geistig nicht beweglich bleibe? – Kann es sein, dass ich Lebensballast auf meinen Schultern schleppe? – Ziehe ich ab und an den Kopf ein wie eine Schildkröte, um vor der Außenwelt zu flüchten?
Schuppen	Siehe Kopfschuppen

Schuppenflechte	– Finden Sie Ihr So-Sein. – Aus der eigenen Haut fahren wollen. Fragen Sie sich: – Warum will ich aus meiner Haut raus? – Warum brauche ich einen Schutzpanzer in Form von Hautschuppen? – In welcher Haut fühle ich mich wirklich wohl? – Welche Haut gehört zu mir?
Schüttelfrost	Fragen Sie sich: – Warum will mich mein Körper wach rütteln? – Was habe ich verpasst zu beleuchten?
Schwangerschafts-beschwerden	Fragen Sie sich: – Warum habe ich Probleme bei einem natürlichen Prozess, bei dem es eigentlich kein Problem geben dürfte? – Kann es sein, dass ich einen unbewussten Widerstand gegen die Schwangerschaft habe? – Warum habe ich das Gefühl, dass ich etwas opfern muss, um ein neues Leben in die Welt zu bringen? – Kann es sein, dass meine Schwangerschaft meinem Lebensplan widerspricht? Fragen Sie sich je nach Beschwerden: – Was finde ich wirklich zum Kotzen? Dass meine Lebenspläne durchkreuzt wurden? – Warum kann ich keine Lebensenergie in Form von Nahrung aufnehmen? – Warum verliere ich Lebensenergie in Form meines Blutes?
Schweißdrüsen-abszess	Fragen Sie sich: – Kann es sein, dass ich einen inneren Kampf um meine persönliche Duftnote, also meine eigene Persönlichkeit, ausfechte? – Welchen inneren Kampf um meine Intimität und meine Lust trage ich unbewusst aus?
Schweißfüße	Siehe Fußschweiß
Schweißhände	Siehe Handschweiß
Schwellkörperent-zündung	Fragen Sie sich: – Welchen Kampf um meine Standhaftigkeit und meine Männlichkeit trage ich unbewusst mit mir selber aus? – Kann es sein, dass ich nicht zu meiner Männlichkeit stehen kann? – Warum lehne ich meine sexuellen Wünsche und Begierden ab?
Schwerhörigkeit	– Aufforderung, auf die feinen Nuancen des Lebens zu achten. Fragen Sie sich: – Will ich wirklich nichts mehr hören und sehen von der Welt? Der Körper schickt durch die Schwerhörigkeit das Signal, dass Sie verpasst haben, auf sich zu hören. – Kann es sein, dass ich nicht mehr gehorchen will und deswegen lieber in meiner eigenen abgeschotteten Welt leben will? – Oder will ich einfach niemandem mehr das Ohr leihen, um das Unerträgliche nicht mehr mit anhören zu müssen?

Schwielen	Fragen Sie sich: – In welchen Bereichen überlaste ich mich einseitig? – Warum brauche ich in einigen Bereichen ein verhärtetes Schutzschild?
Schwindel	Fragen Sie sich: – Kann es sein, dass ich die Orientierungspunkte, die mir im Leben festen Halt geben, verloren habe? – Kann es sein, dass ich noch nicht gelernt habe, sicher auf eigenen Füßen zu stehen? – Warum fühle ich mich von meinem Umfeld übergangen oder vernachlässigt und möchte deswegen, dass sich alles »um mich dreht«? – Kann es sein, dass ich in Bezug auf meine Gefühle und Wünsche nicht ehrlich zu mir bin und mich und andere beschwindle?
Seekrankheit	Siehe Gleichgewichtsstörungen
Sehnenriss	Siehe Bänderriss
Sehnenscheidenent-zündung	Fragen Sie sich: – Kann es sein, dass ich ständig eingefahrene Bewegungen wiederhole und sich deswegen die Sehnenscheide entzündet? Was brennt mir wirklich in der Hand? – Kann es sein, dass ich alltägliche Konflikte verschweige, weil sie schon immer da waren? Kann es sein, dass ich zu mir sage: »Sie sind ja nicht so schlimm. Mit einem Handgriff kann man ja das ungeliebte Thema beseitigen.« Seien Sie sich bewusst: Steter Tropfen höhlt den Stein. – Habe ich die Empfindung, man verlangt zu viel von mir? – Kann es sein, dass ich geistig meine Arbeit ablehne? – Kann es sein, dass ich mich ausgenutzt fühle und überarbeitet bin?
Selbstmord / Selbstmordversuch	Fragen Sie sich: – Warum habe ich Angst, mich dem Leben mit all seinen Herausforderungen zu stellen? – Warum will ich mein Leid nicht selber tragen und in etwas Positives umwandeln, sondern durch meinen Tod Leid in den Herzen anderer verursachen? – Kann es sein, dass ich nicht verstanden habe, dass ich eine Lebensaufgabe mitbekommen habe, die außer mir niemand erfüllen kann? – Wen will ich mit meinem Tod bestrafen? – Gibt es wirklich nichts mehr, was mein Herz begeistert?
Selbstvergiftung (Rückvergiftung durch Giftstoffe im Darm, die nicht ausgeschieden werden. Meist Folge einer Darmträgheit)	Fragen Sie sich: – Warum kann ich meine Lebensthemen nicht annehmen und auflösen, sodass sie sich als Gifte in meinem Körper ablagern? – Warum kann ich meine Gefühle und Wünsche nicht offen und ehrlich ausdrücken und behalte sie als Gift im Körper? – Warum kann ich alte Verletzungen, Wut und Trauer nicht loslassen, sodass sie meine Seele noch immer vergiften?
Senkmagen	Fragen Sie sich: – Warum kann ich im Leben nicht die Geborgenheit finden, die ich mir wünsche? – Warum kann ich nicht genug bekommen? – Warum lasse ich mich innerlich hängen?

Senkniere	Siehe Wanderniere
Seuchen	Fragen Sie sich: – In welchen Bereichen ist unsere Gesellschaft so weit aus dem ökologischen Gleichgewicht geraten, dass wir durch eine Massenkrankheit zum teilweisen Aussterben gebracht werden? – Kann es sein, dass wir uns wie eine Plage so arg ausgebreitet und vermehrt haben, dass wir durch eine Seuche wieder auf ein gesundes Maß reduziert werden müssen? – Wodurch schädigen wir unsere Mutter Erde so, dass sie uns als eine Virusinfektion ansieht und mit ihrem Immunsystem in Form einer Seuche bekämpft? – Welche unnatürliche Lebensweise führte dazu, dass eine derartige Seuche überhaupt entstehen konnte? – Wo sind wir als Gesellschaft aus dem natürlichen Gleichgewicht geraten?
Sexuell übertragbare Krankheiten	Siehe Geschlechtskrankheiten
Sinnestäuschung	Siehe Halluzination
Skorbut	– Fragen Sie sich: In welchen Bereichen versorge ich mich nicht mit genügend frischer Lebensenergie?
Sodbrennen	Fragen Sie sich: – Kann es sein, dass ich Aggressionen, Ärger, Ablehnungen und Wut einfach runterschlucke und mich wundere, wenn es mir später sauer aufstößt? – Kann es sein, dass ich ab und an mutlos bin? – Kann es sein, dass ich mich ungern mit ungeliebten Themen konfrontiere?
Sonnenbrand	– Lassen Sie sich nicht nur von der Sonne liebkosen, bis Sie äußerlich verbrannt sind. Suchen Sie sich stattdessen die Zärtlichkeiten und Liebkosungen im wahren Leben. – Oder kann es sein, dass Ihr inneres Licht geschwächt ist und Sie deswegen innere Seelenruhe tanken sollten statt Sonne?
Sonnenstich	Siehe Hitzschlag
Spastik	– Überspanntheit in den Bewegungen zeigt innerlichen überspannten Willen. – Fragen Sie sich: Was will ich wirklich in meinem Leben erreichen? Was bringt mir die meiste Entspannung und Freude?
Speichelfluss, vermehrter	– Fragen Sie sich: Kann es sein, dass ich einen unstillbaren Lebenshunger besitze?
Speiseröhrenentzündung	Fragen Sie sich: – Kann es sein, dass ich einen inneren Kampf darum ausfechte, was ich im Leben hinnehmen (schlucken) will und was nicht? – Was von dem, was ich hingenommen habe, hat mich so sauer gemacht, dass es mir zum Hals wieder herauskommt?
Sportlerherz	Siehe Herzvergrößerung

Sportunfall	Fragen Sie sich: – Kann es sein, dass ich meine eigenen Grenzen nur schwer achten und respektieren kann und zu schnell, zu hoch hinauswill? – Kann es sein, dass es mir beim Sport weniger um meine körperliche Gesundheit, sondern mehr um die Befriedigung meines Egos geht? – Aus welchem Grund war ich unachtsam und konnte deswegen nicht meine körperliche Grenze erkennen? – Was hat mich direkt vor dem Unfall beschäftigt?
Sprachstörung	– Die Sprachstörung als Chance erkennen, um die Sprache der Gefühle zu erlernen. Fragen Sie sich: – Was will ich nicht aussprechen, was mir schon immer auf der Seele brennt? – Was hat mir wirklich die Sprache verschlagen?
Star	Siehe Grauer Star bzw. Grüner Star
Stauungsleber	– Fragen Sie sich: Kann es sein, dass ich meine Gefühle, Wünsche und Lebensvisionen nicht ausdrücken kann und sie deshalb in meiner Leber anstaue?
Stauungslunge	Siehe Lungenödem
Stauungsniere	– Fragen Sie sich: Kann es sein, dass ich meine Beziehungskonflikte nicht aussprechen und auflösen kann und sie deshalb in meiner Niere anstaue?
Steifheit	Fragen Sie sich: – Wo im Leben fehlt es mir an Flexibilität? – Kann es sein, dass ich mit meiner Meinung und meinem Weltbild ebenfalls steif und festgefahren bin? – Warum fällt es mir so schwer, die Ansichten anderer als ihre persönliche Wahrheit anzunehmen? – Warum fällt es mir so schwer, von meinem einmal gesetzten Weg abzuweichen und offen für die Geschenke und Fügungen des Lebens zu werden?
Steinleiden	– Fragen Sie sich: Welche Lebensthemen habe ich in mir so lange verdrängt, dass sie sich mir als Steine in den Weg legen?
Sterilität	Siehe Unfruchtbarkeit
Stillprobleme	Fragen Sie sich: – Warum will ich mein Kind nicht ernähren? Wo lehne ich mein Kind ab? – Kann es sein, dass ich nichts mehr von meiner Energie hergeben will? – Im Gegenzug bedeutet überstillen, dass man sein Kind nicht auf dem Entwicklungsweg weitergehen lassen möchte.
Stimmprobleme	Fragen Sie sich: – Warum habe ich Angst, ehrlich und offen das auszusprechen, was ich denke und fühle? – Kann es sein, dass ich mit meinen Erzählungen zu verkopft bin? – Kann es sein, dass ich Angst vor der Reaktion meiner Mitmenschen auf meine Worte habe?
Stirnhöhlenentzündung	Siehe Nebenhöhlenentzündung

Stottern	– Unbewusstes Blockieren von Worten, die nicht vom Unterbewusstsein zum Bewusstsein aufsteigen dürfen. – Lernen, zu den eigenen Gedanken zu stehen. – Sich Macht- und Kontrollwünsche gegenüber anderen eingestehen. – Fragen Sie sich: Kann es sein, dass ich Angst davor habe, angestaute Gefühle auszudrücken, die meine animalische und triebhafte Seite zeigen? – Man muss lernen, zu sich selbst zu stehen. – Beziehen Sie aus der inneren Angespanntheit die Kraft, spannend zu erzählen. Viele Stotterer sind ausgezeichnete Geschichtenerzähler.
Stress	– Vergeblicher Versuch, in einer gewissen Zeit mehr zu schaffen, als geleistet werden kann. – Stress resultiert aus übertriebenem Perfektionismus und falschem Ehrgeiz. – Fragen Sie sich: Kann es sein, dass ich ab und an Angst habe, es nicht rechtzeitig zu schaffen? – Lassen Sie auf geistiger und seelischer Ebene die Angespanntheit los und bewältigen Sie Ihr Vorhaben in Ihrem körpereigenen Rhythmus.
Sucht	Sehnsucht nach sich selbst. Sucht bedeutet immer: Ich bin auf der Suche nach mir selbst. Die Art der Sucht zeigt die wahre Sehnsucht. Fragen Sie sich bei 1. **Arbeitssucht**: Kann es sein, dass ich innerlich vor Problemen flüchte und mich deswegen in die Arbeit stürze? Oder fehlen mir einfach Lob und Anerkennung? 2. **Drogensucht:** Kann es sein, dass ich die Welt durch Drogen schöner machen oder vernebeln will, weil ich meine eigenen Fehler nicht ertragen kann? Warum habe ich Angst, mich wirklich auf die Suche nach meinem Lebenssinn zu begeben? 3. **Erfolgssucht:** Warum will ich von allen Menschen geliebt werden? Kann es sein, dass ich mich selbst nicht lieben kann? 4. **Esssucht:** Kann es sein, dass ich mir alles einverleiben will, um das Gefühl loszuwerden, von allem getrennt zu sein? Warum brauche ich Essen als künstliches Highlight? Kann es sein, dass ich mich damit von meiner Unzufriedenheit in einem anderen Bereich ablenken möchte? Kann es sein, dass ich Angst davor habe, nicht genug zu bekommen? Wonach hungert es mich im Leben wirklich? Warum will ich mir einen Gefühlsschutzpanzer anfressen? 5. **Geltungssucht:** Kann es sein, dass ich die Anerkennung anderer brauche, weil ich mich selbst nicht anerkenne? 6. **Habsucht:** Kann es sein, dass ich durch die Sucht, alles haben zu müssen, die innere Leere überdecken will? 7. **Informationssucht:** Kann es sein, dass ich deswegen alles wissen will, weil ich mich selbst nicht kenne und somit keine innere Weisheit erreichen kann?

Sucht	8. **Kaffeesucht:** Was kostet mich in meinem Leben so viel Energie, dass ich Kaffee brauche, um meinem Körper Wachheit vorzugaukeln? Warum missachte ich die Signale meines Körpers, die mir zeigen, wann er Ruhe braucht und wann nicht? Kann es sein, dass ich mich selbst überfordere, dies aber nicht wahrhaben will? Was langweilt mich in meinem Leben so sehr, dass ich am liebsten die ganze Zeit schlafen würde? Warum kann ich mir nur eine Pause gönnen, wenn ich einen Kaffee trinke? Warum empfinde ich gerade nur beim Kaffeetrinken Ruhe? 9. **Mediensucht**: Warum fällt es mir so schwer, mein eigenes Leben zu leben, und warum kann ich mich nur noch mit dem von Fantasiehelden identifizieren? Warum kann ich die Wirklichkeit nicht annehmen, sodass ich mich in die künstliche Welt der Medien flüchten muss? Wo fehlen mir in meinem Leben die Spannung und das Abenteuer? Kann es sein, dass ich mir meine eigenen Träume, Visionen, Fähigkeiten und Talente nicht eingestehe und daher auch nicht lebe? Warum lebe ich eher in der virtuellen Welt als in der realen? Kann es sein, dass ich mir digitale Freunde suche, weil ich Angst vor realen sozialen Kontakten habe? 10. **Sammelsucht:** Kann es sein, dass ich nur deswegen alles vollständig haben muss, weil ich selber vollkommen werden will? 11. **Sexsucht:** Kann es sein, dass ich mit allen schlafen will, nur weil ich innerlich mit mir eins werden will? 12. **Zuckersucht:** Wo und warum fehlt es mir in meinem Leben an Süße und Genuss? Kann es sein, dass ich mich eigentlich nach Liebe sehne, dieses Gefühl aber durch den süßen Stoff betäube? Von welchem bitteren Umstand in meinem Leben will ich mich durch den Zucker ablenken? Warum will ich mir künstliche Glücksmomente verschaffen?
Suizid	Siehe Selbstmord
Syphilis	Fragen Sie sich: – Warum ignoriere ich kleine innere Konflikte um meine Sexualität so lange, bis sie sich schleichend über meinen ganzen Organismus ausbreiten? – Kann es sein, dass ich Angst habe, meine Wünsche und Sehnsüchte offen auszusprechen? – Warum habe ich Angst davor, offen zu zeigen, was ich denke und fühle?
Taubheit / Gehörlosigkeit	Fragen Sie sich: – Warum will ich die äußere Welt nicht mehr hören? – Kann es sein, dass mein Körper mich zwingen will, mehr auf meine innere Stimme zu hören? – Kann ich vielleicht auf anderen Ebenen hellhörig werden? – Wem oder was will ich nicht gehorchen?
Taubstummheit	Fragen Sie sich: – Warum will ich von der Außenwelt weder etwas hören noch will ich ihr etwas sagen? – Wie kann ich trotz meiner Taubstummheit meine innere Stimme und meinen inneren Funken nach außen tragen?

Tennisarm	Fragen Sie sich: - Kann es sein, dass ich im Leben nur selten meine Ellenbogen einsetze, um meine Bedürfnisse zu wahren? - Kann es sein, dass ich einmal liebend gerne mit der Faust auf den Tisch hauen würde, um meine Belange durchzusetzen?
Tetanus	Siehe Wundstarrkrampf
Thrombose	- Ein örtliches Problem blockiert den freien Lebensfluss und signalisiert so alte eingefahrene Lebensmuster! - Die Meinung über das Leben ist zu einer festen Blutblockade geronnen. - Finden Sie wieder zu Ihrer Lebensmitte und verlangsamen Sie Ihre Lebensgeschwindigkeit.
Tinnitus	Siehe Ohrgeräusche
Tollwut	Fragen Sie sich: - Kann es sein, dass ich meine eigene Wut so arg verdränge, dass mich die Natur mithilfe eines tollwütigen Tieres wieder daran erinnern muss, dass ich sie habe? - Warum kann ich meine eigene Wut nicht annehmen und sie als Urkraft wertschätzen (sie »toll« finden)? - Warum kann ich meine wilde, animalische Seite nicht ausleben?
Tourette-Syndrom	Fragen Sie sich: - Kann es sein, dass ich meine Gedankenmuster so stark automatisiert habe, dass sie ohne mich weitermachen? - Warum liefere ich mich wie ein Roboter den automatischen Abläufen (Programmierungen) meiner Gedankenmuster aus? - Warum lebe ich zu einem großen Teil im unbewussten Zustand und bin nicht wirklich wach und aufmerksam?
Tumor	Fragen Sie sich: - Welche zentralen Lebensthemen habe ich so sehr verdrängt, dass sie unter der Oberfläche zu wuchern begonnen haben? - In welchen Bereichen bin ich von meinem Lebensweg abgekommen? (Hier kann der Bereich Aufschluss geben, in dem sich der Tumor befindet.) - Wo will ich seelisch und geistig nicht wachsen, sodass mein Körper meine Weigerung mit einem übermäßigen Zellwachstum kompensiert? - Kann es sein, dass ich zu viel Wert auf mein Ego lege und zu wenig auf meine Herzensstimme höre? - Wo bin ich aus meinem inneren natürlichen Gleichgewicht geraten? - Kann es sein, dass ich solch eine Angst vor dem Tod habe, dass mein Körper mit einem fehlgeleiteten Versuch reagiert, unsterblich zu werden? (Nicht sterbenwollende Tumorzellen) Sollte ich mich nicht lieber durch die Erfüllung meiner Lebensaufgabe auf der seelischen Ebene unsterblich machen? - Was hält mich davon ab, wirklich ganz ich selbst zu sein und meine Herzenswünsche zu leben? - In welchem Bereich bin ich entartet, sodass ich einen Tumor benötige, um auf den Weg der Lebensaufgabe geleitet zu werden?

Tränensäcke	- Die Tränensäcke symbolisieren nichtausgelebte Trauer. Außerdem zeigen sie die nicht geweinten Tränen an. Fragen Sie sich: - Kann es sein, dass ich innerlich haltlos bin und deswegen auch die Tränensäcke hängen?
Tränenträufeln	- Fragen Sie sich: Welche unbewusste Trauer steckt in mir, die mich permanent zum Weinen bringt?
Trichterbrust	- Das Herz und die Lunge werden durch die Trichterbrust eingeklemmt. Fragen Sie sich aus diesem Grund: Warum will ich mir nicht die volle Freiheit der Herzenskraft gönnen? - Die eingefallene Brust symbolisiert: Ich beschränke meine Persönlichkeit. Aber warum? - Beschränken Sie sich nicht in der Persönlichkeit, aber lernen Sie trotzdem innere Bescheidenheit. Sie müssen nicht prahlen, um wahrgenommen zu werden.
Tripper	Fragen Sie sich: - Welchen brennenden Konflikt trage ich innerlich um meine Sexualität aus? - Warum will ich mich für meine ausgelebte Sexualität bestrafen? - Kann es sein, dass ich durch meine Sexualität einen Mangel an Liebe ausgleichen will?
Trommelbauch	Fragen Sie sich: - Kann es sein, dass ich mich selbst zu wichtig nehme und zu sehr aufblase? - Kann es sein, dass ich geistige und physische Nahrung zu schnell in mich hineinlasse und nicht genügend vorverarbeite (kaue)?
Trommelfellentzündung	Siehe Mittelohrentzündung
Trommelschlegelfinger	Siehe Handprobleme
Tuberkulose	Fragen Sie sich: - Warum ist mir die Leichtigkeit des Seins verloren gegangen? - Welcher schleichende, unterschwellige Konflikt, den ich mir selbst nicht eingestehen will, nimmt mir mehr und mehr die Luft zum Atmen? - Warum kann ich meinen Freiheitswunsch nicht leben?
Übelkeit und Erbrechen	Fragen Sie sich: - Was von dem, was ich in letzter Zeit erlebt habe, liegt mir so schwer im Magen, dass ich es nicht verdauen kann, sondern wieder ausspucken muss? - Was finde ich in meinem Leben wirklich zum Kotzen? - Welche Lebenssituation, in der ich mich befinde, lehne ich innerlich so sehr ab, dass mir davon übel wird?
Überbein	Siehe Ganglion
Übergewicht	Siehe Kapitel »Körperdiagnostik«, S. 200
Übersäuerung	Fragen Sie sich: - Warum bin ich innerlich sauer? - Warum kann ich meine Gefühle, Gedanken und Wünsche nicht offen aussprechen und lasse sie deswegen in mir versauern?

Unfall	– Unfälle sind meist sehr einschneidende Ereignisse, die das Leben des Betroffenen je nach Stärke leicht wandeln oder komplett aus der Bahn bringen können. Fragen Sie sich: – Warum habe ich solch ein einschneidendes Ereignis in mein Leben gezogen? – Was hat meine Aufmerksamkeit so getrübt, dass solch ein Unfall entstehen konnte? Kann es sein, dass mich einige Zeit zuvor ein Lebensthema in die Gedankenspirale der Negativität versetzt hat? – Kann es sein, dass ich den Halt im Leben verloren habe? – Kann es sein, dass ich seelisch ins Schleudern gekommen bin? – Was hat mich wirklich aus der Bahn des Lebens geworfen? – Kann es sein, dass ich die Harmonie zum Leben kurzfristig verloren habe? – Was nimmt mir die Aufmerksamkeit, um wachsam im Hier und Jetzt zu leben? – Wo bin ich in meinem Leben ins Schleudern oder ins Taumeln geraten? – Warum habe ich innerlich den Halt verloren? – Kann es sein, dass ich durch übertriebene Sorge oder durch eine stark negative Einstellung genau die Ereignisse und Unfälle in mein Leben ziehe, die ich eigentlich vermeiden wollte?
Unfruchtbarkeit	Fragen Sie sich: – Kann es sein, dass ich mich innerlich weigere, ein Kind in diese Welt zu setzen? – Kann es sein, dass ich nicht bereit bin, die Verantwortung für ein neues Leben zu tragen?
Unterleibsentzündung	Fragen Sie sich: – Kann es sein, dass ich einen inneren Kampf um meine Fruchtbarkeit und meine Sexualität austrage? – Kann es sein, dass ich mich selbst in meiner Sexualität einschränke und meine Leidenschaft daher nicht voll ausleben kann? – Kann es sein, dass ich Sex nur noch als eine Art Leistungssport ansehe und seine heilige und heilende Bedeutung verkenne?
Untergewicht	Siehe Kapitel »Körperdiagnostik«, S. 200
Venenentzündung	Fragen Sie sich: – Kann es sein, dass es mir schwerfällt, verbindlich zu sein? – Warum bekomme ich meine Lebensenergie in Form von Blut nicht mehr zurück? Warum fühle ich mich so, als würde ich nicht in einem Leib leben, der lebt? Wo ist mein wahrer Lebenswille der Seele? Tragen Sie die inneren Seelenkonflikte mit all ihren Aggressionen aus.
Verbrennung	– Brennen Sie die selbst erschaffenen Blockaden nieder. – Brennen Sie darauf, aktiv zu werden. – Lassen Sie nichts anbrennen und seien Sie Feuer und Flamme für die eigene Seelenflamme. Fragen Sie sich: – Kann es sein, dass ich innerlich meine männliche Feuerenergie leugne? – Welche heißen Themen will ich nicht betrachten? Wer die heißen Themen verleugnet, dem begegnen sie häufig von außen. – Kann es sein, dass ich innerlich vor Wut koche? – Kann es sein, dass ich mir in der Liebe die Finger verbrannt habe?

Verdauungsbe-schwerden	Fragen Sie sich: – Kann es sein, dass ich geistig überfüttert bin? – Kann es sein, dass ich nur schwer Kritik verdauen kann? – Kann es sein, dass ich Aggressionen schlecht zum Ausdruck bringe und so alles in mich hineinfresse?
Vergesslichkeit	– Fragen Sie sich: Kann es sein, dass ich das Naheliegende aus den Augen verliere? – Störungen vom Kurzzeitgedächtnis symbolisieren, dass Sie den Überblick über das eigentliche Lebensmuster verloren haben, da Sie sich zu sehr an den alltäglichen Lebensmustern festbeißen. – Lassen Sie gezielt den Alltag los und spüren Sie wieder Ihr eigenes Lebensmuster. – Fragen Sie sich: Kann es sein, dass ich sehr nachtragend bin? Es ist an der Zeit zu verzeihen. – Leben Sie nicht in der Vergangenheit oder in der Zukunft. Es gibt nur den einen realen Augenblick und der ist im Jetzt begründet.
Vergiftung	Fragen Sie sich: – Kann es sein, dass ich nicht mehr erkenne, was meinem Körper guttut und was nicht? – Kann es sein, dass ich den Kontakt zu meiner inneren Stimme und damit den direkten Bezug zu meinem Körper verloren habe?
Verkehrsunfall	Fragen Sie sich: – Kann es sein, dass ich etwas oder jemanden in meinem Leben zusammenfahren will? – Was hat mich aus der Bahn geworfen? – Mit wem oder was pralle ich im Leben zusammen?
Verkrümmung der Finger und Zehen	Fragen Sie sich: – In welchen Bereichen bekomme ich mein Leben nicht in den Griff? – Wo im Leben fehlt es mir an Halt? Siehe auch Kapitel »Hand- und Fußdiagnostik«, S. 119
Verrenkung	Fragen Sie sich: – Warum verrenke ich mich und kann nicht standhaft meinem Lebensweg treu bleiben? – In welchem Bereich habe ich den Bogen überspannt?
(sich) Verschlucken, häufiges	Fragen Sie sich: – Was habe ich in den falschen Hals bekommen? – Kann es sein, dass ich die geistige und die physische Welt manchmal durcheinanderbringe?
Verspannung	– Verspannung bedeutet, eine falsche innerliche Seelenspannung angenommen zu haben. – Fragen Sie sich: Kann es sein, dass ich mir zu viel zumute und den Bogen überspannt habe? – Dosieren Sie Ihre Kraft und investieren Sie Ihre Bemühungen zur rechten Zeit am rechten Ort.

Verstauchung	Fragen Sie sich: – Für was will ich mich selber zusammenstauchen? – Wo habe ich gegen mein Seelengeflecht verstoßen und werde durch eine Verstauchung zur Rechenschaft gezogen?
Verstopfung	– Finden Sie den richtigen Impuls, wann es an der Zeit ist, etwas zu behalten oder herzugeben. Fragen Sie sich: – Was will ich in meinem Leben wirklich nicht hergeben? (Kot ist ein Symbol für Reichtum oder Geld) Kann es sein, dass ich im materiellen Bereich nicht loslassen kann und geizig zu mir selbst bin? – Kann es sein, dass ich mich oft mit unbrauchbaren Sachen belaste? – Kann es sein, dass ich keinen »Scheiß« machen will und zu perfektionistisch bin?
Verstrahlung	Fragen Sie sich: – Kann es sein, dass ich dafür zahle, dass ich mich zu sehr auf ein Spiel mit dem Feuer eingelassen habe? – Kann es sein, dass ich die Demut vor den Mächten der Natur verloren und mir deswegen die Finger verbannt habe? – Habe ich noch eine direkte Verbindung zu den natürlichen Energiestrahlen der Erde, des Himmels und der Sonne?
Vorhautverengung	Fragen Sie sich: – Warum will ich meine Schutzbehausung, die ich als Kind hatte, nicht verlassen? – Warum will ich meine Männlichkeit vor der Welt verstecken? – Warum schäme ich mich meiner Sexualität? – Warum kann ich nicht zu meiner Lust und meinem Verlangen stehen?
Vorzeitiger Samenerguss	Fragen Sie sich: – Warum kann ich es nicht erwarten, zum Höhepunkt zu kommen? Warum bin ich so vorschnell? – Warum kann ich Spannung nicht aushalten? – Kann es sein, dass es mir schwerfällt zu handeln, ohne Angst vor den Konsequenzen zu haben?
Wadenkrampf	Fragen Sie sich: – Kann es sein, dass ich mir selbst nicht eingestehen will, wie erschöpft ich bin? Will ich vielleicht schon längst aufgeben und dies aber nicht wahrhaben? – Warum kann ich keine großen Sprünge mehr machen? – Gehe ich meinen Lebensweg vielleicht zu verkrampft?
Wahn	Siehe Halluzinationen
Wanderniere	Fragen Sie sich: – Kann es sein, dass ich meinen Partnerschaftskonflikten ausweichen will? – Welche Beziehungskonflikte ziehen mich nach unten? – Vor welchen Beziehungsthemen versuche ich davonzulaufen? Merke ich nicht, dass sie mich immer wieder einholen und ich daher immer wieder dem gleichen Typ an Partnern über den Weg laufe?

Warzen	- Die Wurzel der Warze symbolisiert, dass die schmerzhaften Situationen einem die Chance bieten, Lebensthemen zu bewältigen. - Fragen Sie sich: Wo habe ich meine Lebenswurzel verloren? Bin ich fest mit Mutter Erde verwurzelt?
Waschzwang	Fragen Sie sich: - Von welcher Schuld will ich mich reinwaschen? - Welchen Teil meiner Persönlichkeit empfinde ich selbst als unsauber und möchte mich deswegen davon reinigen? - Warum kann ich meine eigene schmutzige Seite nicht annehmen?
Wechseljahrs-beschwerden	- Welche Lebensthemen sind bis jetzt noch offengeblieben? Die einzelnen Symptome weisen auf die jeweiligen Lebensthemen hin. - **Angstgefühle:** Welche Ängste habe ich bisher verdrängt und daher nicht auflösen können? - **Depressionen:** Kann es sein, dass ich noch immer meine Lebensvision nicht gefunden habe? - **Flushs (plötzliches Erröten):** Für welche Teile meiner Persönlichkeit schäme ich mich noch immer? - **Gebärmuttertumor:** Kann es sein, dass ich die Mutterrolle noch nicht loslassen kann und durch meinen geschwollenen Bauch so unbewusst eine Schwangerschaft vortäusche? - **Häufige Blutungen:** Kann es sein, dass ich meine fruchtbare Lebensphase noch nicht loslassen kann und daher durch vermehrte Blutungen Fruchtbarkeit vortäusche? - **Hitzewallungen:** Welche meiner Wünsche und Begierden konnte ich bislang nicht ausleben? - **Kribbelig sein / innere Unruhe:** Wozu oder wohin möchte ich aufbrechen? Wohin zieht mich mein Herzmagnet? - **Reizbarkeit:** Was fordert mich im Leben heraus? Welche Herausforderungen will und muss ich noch annehmen? Welche kann ich getrost links liegen lassen? - **Schlaflosigkeit:** Welche inneren Erwartungen an mein Leben lassen mich nachts nicht schlafen? Kann es sein, dass ich Angst habe, etwas zu verpassen? - **Schweißausbrüche:** Was macht mich noch wirklich heiß? - **Trockene, heiße Schleimhäute / Scheidentrockenheit:** In welchen Bereichen meiner Sexualität bin ich noch immer durstig und heiß auf neue Erfahrungen?
Weißfleckenkrankheit	Fragen Sie sich: - In welchen Bereichen fehlt es meinem Leben an Farbe und Farbenfreude? - Welche weißen, also blinden Flecken habe ich auf meiner Seelenlandkarte? - Gibt es ein Reizthema, das ich in meiner Seele aufgrund von Harmoniesucht verschweige?
Weitsichtigkeit	- Stellen Sie das Naheliegende zurück und kümmern Sie sich in erster Linie um Ihren großen Plan des Lebens. - Lernen Sie Wut und Ärger auszudrücken und Konflikte offensiv anzugehen. Fragen Sie sich: - Kann es sein, dass ich Wut und Ärger nur schlecht ausdrücken kann? Kann es sein, dass ich häufig über etwas hinwegsehe? Kann es sein, dass ich öfter das Nächstliegende übersehe?

Wetterfühligkeit	Fragen Sie sich: – Warum reagiere ich so empfindlich auf das Wetter? – Kann es sein, dass ich meine Bodenhaftung verloren habe und daher vom Wind hin und her geweht werde?
Windpocken	– Lassen Sie sich von neuen Impulsen und Reizen jucken! – Fragen Sie sich: Was juckt mich wirklich im Leben? Was ist mein Ziel im Leben?
Winterdepression	Fragen Sie sich: – Warum habe ich Angst davor, mich mit mir selbst zu befassen? – Kann es sein, dass ich Angst vor der Ruhe im Winter habe, weil dadurch meine innere Stimme wieder lauter wird? – Welche Leere trage ich in mir, die im Winter zum Vorschein kommt, wenn mir die Ablenkungen von außen fehlen?
Wirbelsäulenverkrümmung	– Abweichung von der inneren Zentriertheit. Entweder überwiegt der weibliche oder der männliche Pol. – Fragen Sie sich: Warum will ich von einem Lebenspol wegwachsen?
Wundbrand (Gangrän)	Fragen Sie sich: – Wodurch habe ich so viel Lebensenergie verloren, dass meine äußeren Gliedmaßen nicht mehr versorgt werden können und absterben? – Kann es sein, dass ich mich mit dem Naturgesetz, das besagt, dass alles kommt und vergeht, noch nicht ausgesöhnt habe? – Wodurch bin ich so sehr aus dem ökologischen Gleichgewicht geraten, dass ich bei lebendigem Leibe zersetzt werde? – In welchen Bereichen meines Lebens ist etwas faul? – In welchen Bereichen meines Lebens bin ich eingetrocknet?
Wundstarrkrampf	– Fragen Sie sich: Kann es sein, dass ich zu wenig Begeisterung und Lebensfreude in mir trage und daher immer mehr erstarre?
Würgen	Fragen Sie sich: – Was finde ich wirklich zum Kotzen? – Was möchte ich so schnell wie möglich aus mir herausbekommen? – Kann es sein, dass ich ein schwieriges Lebensthema nicht verdauen kann und daher daran zu würgen habe? – Warum kann ich meine Lebensthemen weder ausspucken noch verdauen?
Wurmkrankheiten	– Fragen Sie sich: Wo ist in meinem Leben der Wurm drin?
Wutanfälle	Fragen Sie sich: – Warum kann ich meine Gefühle nicht sofort aussprechen und warte damit so lange, bis ich vor Wut platze? – Warum fällt es mir so schwer, meine Gefühle sanft auszudrücken?
Zahnausfall	Fragen Sie sich: – Warum will ich meinen Biss verlieren? – Kann es sein, dass ich in meinem Leben zu vielen Konflikten ausgewichen bin? – Oder kann es vielleicht sogar sein, dass mir Liebe fehlt, die ein Kleinkind ohne Zähne zu jeder Zeit erhält?

Zähneknirschen	– Erkennen Sie Ihre eigenen Aggressionen und leben Sie sie. Fragen Sie sich: – Warum bin ich wirklich zerknirscht? Was verspannt mich im Leben so arg, dass ich nachts meine Aggressionen durch Knirschen verarbeiten muss? – Warum will ich meine Waffen durch Abreiben entschärfen? Kann es sein, dass ich Konflikten gezielt aus dem Weg gehe? – Kann es sein, dass ich mich ab und an nur schwer im Leben durchbeißen kann?
Zahnfleischbluten / Zahnfleischentzündung	– Glaube versetzt Berge. Ihr Glaube bestimmt Ihre Zukunft. Fragen Sie sich: – Warum gehe ich vor Erschöpfung auf dem Zahnfleisch? Kann es sein, dass ich das Urvertrauen in die Welt verloren habe? – Kann es sein, dass mein Selbstvertrauen durch den fehlenden Biss angegriffen ist?
Zahnfleischschwund	Siehe Paradontose
Zahnstein	– Die stolzen Krieger panzern sich mit zusätzlichen Platten aus Kalk und setzen dabei Rost an. – Fragen Sie sich: Kann es sein, dass ich zu viel Saures im Leben geschluckt habe? Denn nur durch Kalk kann Säure neutralisiert werden. – Gestehen Sie sich den tendenziellen Konflikt im Lebensfundament ein. Es ist an der Zeit, die Flut der negativen Gefühle zu stoppen.
Zeckenbiss	Siehe Gehirnhautentzündung
Zellulitis	– Lernen Sie, bewusst mit dem Leben zu fließen. Bleiben Sie in Bewegung und entwickeln Sie sich ständig weiter. – Weichheit des Gemütes statt des Gewebes. Finden Sie Ihre eigene Struktur des Lebens. Entwickeln Sie eine innerliche Verbindlichkeit. Fragen Sie sich: – Verletze ich mich selbst durch zu große innere Nachgiebigkeit? – Warum bin ich so empfindlich und so nachtragend? – Warum fühle ich mich ohne seelischen Halt? – Warum lebe ich auf Sparflamme?
Zerrung	– Erlernen Sie seelische Dehnbarkeit. Fragen Sie sich: – Kann es sein, dass ich den Bogen in einer Lebensphase überspannt habe? – Was zerrt wirklich an meinen Nerven? – Kann es sein, dass ich etwas erzwingen wollte und über meine Körpergrenze gestoßen bin?
Zuckerkrankheit	– Fragen Sie sich: Kann es sein, dass ich Angst vor der Liebe habe? – Da sich die Zellen der Glukose nicht öffnen können, fällt es auch Ihnen schwer, sich für die süße Liebe zu öffnen. – Üben Sie sich in der bedingungslosen Liebe.
Zungenentzündung	– Fragen Sie sich: Was schmeckt mir nicht? – Setzen Sie sich kritisch mit dem eigenen Lebensgeschmack auseinander.

Zwerchfellbruch	Fragen Sie sich: – Kann es sein, dass ich nicht mehr klar zwischen meinem männlichen und meinem weiblichen Pol unterscheiden kann? – Kann es sein, dass meine Lebensthemen so groß werden, dass ich sie nicht mehr voneinander trennen kann?
Zwischenblutung	Fragen Sie sich: – Warum kann ich meine Fruchtbarkeit nicht wirklich annehmen? – Kann es sein, dass ich versuche, meine Lebensenergie an falscher Stelle zu sparen, und sie dadurch letztlich verschwindet?
Zwölffingerdarmgeschwür	– Leben Sie im Herzen und nicht im Verstand. Fragen Sie sich: – Kann es sein, dass ich enorm ehrgeizig bin und einen unerschöpflichen Vorwärtsdrang habe? Wenn Sie nur an das Ziel denken, verlieren Sie die Liebe zur Wurzel des Lebens. – Kann es sein, dass ich jeden Gedanken 1000-fach zerlege und ständig Kritikpunkte suche? – Kann es sein, dass ich mich so in Details verstricke, dass ich die Lebensübersicht verliere?
Zyanose (bläuliche Verfärbung der Haut)	Fragen Sie sich: – Warum versorge ich meinen Körper nur unzureichend mit Lebensenergie? – Was im Leben raubt mir Energie und Kraft? – Was gibt mir Energie?
Zyste	Fragen Sie sich: – Warum kann ich meine Lebensthemen nicht auflösen, sodass sie in mir zu platzen drohen? – Welche meiner unbearbeiteten Lebensthemen lagern sich in Form der Zysten in meinem Körper ab?

Das Auflösen der Krankheit

Wenn Sie mit den bisherigen beiden Teilen dieses Buches nun Ihre Krankheiten und deren Symptome diagnostiziert haben, stellt sich jetzt die Frage, wie Sie Ihre Krankheit oder Angst am besten behandeln können. Damit Heilung wirklich stattfinden kann, muss die Krankheit auf allen Ebenen aufgelöst werden.

Um dies zu veranschaulichen, können Sie sich das Krankheitssystem wie den Kopf eines Blattsalats vorstellen. Die ersten Symptome und Antlitzzeichen sind dabei die äußeren Blätter, die sich leicht ablösen lassen. Nach und nach dringen Sie dabei immer weiter in das Innere des Salatkopfes in Form der tiefer liegenden Themen vor, bis Sie schließlich den Kern des Problems erreicht haben. Je tiefer Sie dabei vordringen, desto verschachtelter wird oft die Problematik. Auch kann es sein, dass Ihre Krankheiten mehrere Kernursachen haben, die einander bedingen. Um wirkliche Heilung zu erfahren, ist es wichtig, dass Sie alle Prozesse ernst nehmen. Es geht dabei nicht um einen Trick oder eine Wunderheilung, sondern vielmehr darum, aktiv an Ihrem Leben zu arbeiten und alle Veränderungen zu erzielen, die Ihr Körper, Ihr Geist und Ihre Seele für eine Genesung brauchen.

Auf der körperlichen Ebene gilt es, alle Faktoren auszuschalten, die einer Heilung im Wege stehen:

- Ungesunde Lebensumstände, Routinen und Angewohnheiten
- Ungesunde und einseitige Ernährung
- Stress und Unzufriedenheit
- Medikamente mit Nebenwirkungen, die Ihre Krankheit verschlimmern können
- Giftstoffe in Ihrer Umgebung (in der Luft, dem Wasser, der Kleidung etc.)

Achten Sie jedoch darauf, dass Sie sich nicht asketieren. Wenn Sie beispielsweise auf Zuckerprodukte verzichten, um gesund zu werden, deswegen aber permanent unzufrieden sind, wird Ihnen der Verzicht eher schaden als helfen. Damit dieser Verzicht zu Ihrer Heilung beiträgt, müssen Sie mit ganzem Herzen hinter ihm stehen.

Auch wenn unser Körper über unvorstellbare Selbstheilungskräfte verfügt, ist es vor allem bei schwerwiegenden Krankheiten oder Verletzungen oftmals wichtig, ihn mit einer Heilmethode zu unterstützen. Lassen Sie sich von Ihrer Intuition und Ihrem Herzen leiten, welche Heilungsmethode für Sie jetzt die wirkungsvollste und schonendste ist. Wenn Sie sich dabei unsicher sind, können Sie Ihren Körper mithilfe der Kinesiologie (siehe S. 335) direkt befragen. Oft kann es sein, dass aufgrund der Schwere eines Symptoms zunächst nur das Symptom behandelt werden kann. Machen Sie sich dabei jedoch stets bewusst, dass das Lebensthema, das damit in Verbindung steht, durch die Symptombehandlung noch nicht gelöst ist. Nur wenn Sie das Thema komplett lösen, kann es zu einer Heilung auf ganzer Ebene kommen.

Auf der seelischen und geistigen Ebene sollten Sie zunächst herausfinden, ob Sie Glaubensmuster haben, die Sie von einer vollständigen Genesung abhalten. Stellen Sie sich daher folgende Fragen:

- Will ich wirklich gesund werden? – Solange Ihnen die Krankheit oder die Verletzung einen Vorteil verschafft, der Ihnen wichtiger ist als die Heilung, kann keine Heilung stattfinden. Fragen Sie sich daher, ob Sie durch die Krankheit vielleicht mehr Aufmerksamkeit, weniger Stress oder weniger Verantwortung haben als zu der Zeit, als Sie gesund waren. Wenn ja, suchen Sie nach Wegen, sich diese Bedürfnisse auf andere Weise zu erfüllen, um Ihre Krankheit loslassen zu können.
- Konzentriere ich mich in erster Linie auf die Heilung oder doch eher auf die Krankheit? – Je mehr Sie sich auf die Krankheit konzentrieren, desto mehr werden Sie sie stärken und desto weniger Kraft werden Sie für Ihre Heilung haben.
- Bin ich wirklich jeden Tag dankbar für meine Gesundheit? – Selbst wenn Sie schwer krank sind, gibt es noch immer einen großen Teil Ihres Körpers, der gesund ist. Wenn Sie sich auf diesen Teil konzentrieren, werden Sie all Ihren Körperzellen ein positives Gefühl geben, das ihnen die Selbstheilung erleichtert.

Wenn Sie also wirklich bereit für eine Heilung sind, gehen Sie der Krankheit bzw. der Verletzung auf den Grund und schauen Sie sich die Lebensthemen, die damit verbunden sind, genau an. Dies erfolgt in drei Schritten. Als Erstes gilt es, das Kernthema bzw. die Kernangst, die hinter der Krankheit oder dem Symptom steht, für Ihren persönlichen Fall ausfindig zu machen. Durch die Fragestellungen, die Sie bekommen haben (siehe Kapitel »Was die Krankheiten mitteilen wollen«), sollten Sie das Lebensthema bereits sehr weit eingegrenzt haben. Nun hilft Ihnen ein einfacher Test aus der Kinesiologie, um der Kernessenz der Krankheit oder der Angst auf den Grund zu gehen. Im zweiten Schritt können Sie dann die Kernangst mithilfe der Meridian-Energietechnik aus Ihrem muskulären Gedächtnis löschen. Das heißt, zuerst lösen Sie das Problem der Krankheit durch das Verstehen und Erkennen im Geist auf. Durch die Meridian-Energie-Technik löschen Sie dann die Angst aus Ihrem feinstofflichen Gewebe. Im abschließenden dritten Schritt ersetzen Sie daraufhin die alten Ängste und Glaubensmuster durch neue positive Affirmationen. Durch die neuen positiven Leitsätze programmieren Sie Ihren Geist und Körper neu, um Ihre eigene Selbstheilungskraft zu reaktivieren.

Kinesiologie

Die Kinesiologie ist eine effektive und sichere Methode, mit der wir unseren Körper zur Mithilfe bei unserer Diagnose und Therapie nutzen können. Das Hauptwerkzeug der Kinesiologie ist der sogenannte Muskeltest. Er funktioniert aufgrund einer ebenso einfachen wie faszinierenden Eigenschaft unseres Körpers. Alle Informationen, Erfahrungen, Gefühle und Gedankenmuster, denen wir im Laufe unseres Lebens begegnen, speichern wir nicht nur in unserem Gehirn, sondern auch in unseren Muskeln ab. Dadurch merkt sich unser sogenanntes muskuläres Gedächtnis, was unseren Körper stärkt und schwächt. Anders als das Verstandesgedächtnis ist das muskuläre dabei nicht in der Lage, uns aus Angst zu belügen oder Erlebnisse zu verdrängen. Daher ist es sehr viel genauer und zuverlässiger, als wenn wir unseren Verstand nach Erinnerungen und Lösungen durchforsten und oft eine Lüge nur aus Angst vor dem eigentlichen Leben erhalten.

WIE KANN MAN DAS MUSKULÄRE GEDÄCHTNIS BEFRAGEN?

Wenn wir uns körperlich oder geistig einer Sache aussetzen, die uns schwächt oder mit der wir schlechte Erfahrungen gemacht haben, so schwächt dies auch unsere Muskeln. Nehmen wir zum Beispiel einmal an, dass Sie Angst vor Hunden haben. Wenn Sie entweder einen Hund sehen oder sich selbst gedanklich in der Nähe eines Hundes vorstellen, werden Ihre Muskeln darauf reagieren, indem Sie weniger Kraft haben als sonst. Stellen Sie sich hingegen eine Situation vor, die Ihnen Kraft gibt, beispielsweise ein Bad im Karibischen Meer mit Ihrem Traumpartner, so wird Ihre Muskelkraft höher sein als normal.

Aufgrund dieser Tatsache können Sie Ihren Körper zusammen mit einem Testpartner alles fragen, was Sie wollen, und er wird Ihnen immer sagen, was ihn stärkt und was ihn schwächt. Dafür gibt es zwei unterschiedliche Muskeltests, die einfach, schnell und jederzeit durchführbar sind.

Der Armtest

Stellen Sie sich aufrecht hin und strecken Sie einen Ihrer Arme im rechten Winkel zur Seite. Ihr Partner stellt sich Ihnen gegenüber, legt die eine Hand auf die Hand von Ihnen, die Sie ausstrecken, und die andere locker auf die gegenüberliegende Schulter. Dann drückt er den Arm nach unten, während Sie mit aller Kraft versuchen, ihn oben zu halten. Führen Sie diesen Test zunächst einmal neutral durch, um Ihre Grundstärke herauszufinden.

Wenn wir zum Beispiel jetzt noch einmal die Angst vor Hunden nehmen, denken Sie nun während des Armdrückens an Hunde. Sie werden merken, dass Sie dem Druck Ihres Partners nicht mehr widerstehen können. Fühlen Sie dabei genau, wie viel Kraft dabei verloren gegangen ist. Haben Sie überhaupt keine Kraft mehr, sind Sie bereits an der Kernangst angekommen. Ist noch ein Teil der Kraft vorhanden, so können Sie sich durch weiteres Fragen noch genauer herantasten. Denken Sie beispielweise an kleine Hunde und dann an große usw.

Wenn Sie aufgrund einer schweren Krankheit oder eines Unfalls nicht aufstehen können, kann der Test auch im Liegen durchgeführt werden.

Der Fingertest

Der Fingertest funktioniert genauso wie der Armtest. Er hat den Vorteil, dass er sehr unauffällig ist und daher auch in der Öffentlichkeit, beispielsweise in einem Café oder Restaurant, durchgeführt werden kann, ohne dadurch gleich die Aufmerksamkeit aller Mitmenschen auf sich zu ziehen. Der einzige Nachteil gegenüber dem Armtest ist, dass es hier schwieriger ist, die feinen Unterschiede in der Kraft herauszufühlen.

Für den Fingertest bilden Sie mit dem Zeigefinger und dem Daumen einer Ihrer Hände einen Kreis und drücken Ihre Fingerspitzen so fest es geht zusammen. Ihr Partner versucht nun mit beiden Händen, Ihre Finger auseinanderzuziehen. Auch hier sollten Sie zunächst Ihre Grundstärke testen und dann erst Ihre Kraft bezogen auf ein bestimmtes Thema.

Der Rückentest
Diagnose von Wirbelverschiebungen

Um herauszufinden, wo Blockaden und Verschiebungen in der Wirbelsäule sind, lässt sich auch der kinesiologische Muskeltest anwenden. Testen Sie dazu zunächst die Normkraft in einem Muskel. Achten Sie während der ganzen Diagnose darauf, dass der Patient weder die Zähne zusammen beißt noch seine Hände auf eine Stelle seines Körpers gelegt hat. Dieser Umstand könnte dazu führen, dass Sie nicht die Wirbelsäule austesten, sondern aus Versehen die Zähne, die Kiefermuskulatur oder den Körperbereich, auf dem die Hand abgelegt wurde. Achten Sie auch darauf, dass der Patient während der Tests und der Behandlung normal weiteratmet und nicht die Luft anhält. Zum Testen drücken Sie die Dornfortsätze der Wirbel in einem Teilbereich der Wirbelsäule mit der Handkante ein paarmal in eine Richtung. Die Dornfortsätze sind die Teile der Wirbel, die man ertastet, wenn man über die Wirbelsäule streicht. Bei der Halswirbelsäule können Sie die Wirbel stattdessen auch durch Schütteln provozieren. Legen Sie den Patienten dazu auf den Rücken und schütteln Sie die Halswirbelsäule einige Male kräftig durch. Wiederholen Sie nun den Muskeltest und prüfen Sie die vorhandene Kraft. Wenn die Kraft unverändert ist, dann gibt es in diesem Wirbelsäulenbereich kein Problem. Ist jedoch deutlich mehr oder weniger Kraft vorhanden, dann liegt in diesem Bereich eine Blockade oder eine Verschiebung vor. Massieren Sie nun mit Daumen und Zeigefinder nacheinander kurz die Muskelpartien neben jedem einzelnen Wirbel und testen Sie danach erneut die Kraft. Wenn bei einem Wirbel eine zu starke oder zu schwache Kraft gemessen wird, ist an dieser Stelle ein Problem vorhanden. Nun können Sie austesten, ob sich der Wirbel zu weit nach links oder zu weit nach rechts verschoben hat. Dazu schieben Sie den entsprechenden Wirbel mit einem Finger oder der Handkante nach links und testen anschließend die Muskelkraft. Entspricht sie der Normkraft, so ist dies nicht die Richtung, in die der Wirbel verschoben werden muss. Probieren Sie in diesem Fall als Nächstes die Gegenrichtung aus. Ist die Muskelkraft nun geschwächt oder übermäßig stark, so ist dies die Richtung, in die er mit leichter Kraft zurückgeschoben werden muss.

Behandlung
Sie können nun durch eine leichte Behandlungsform den Wirbel wieder in seine richtige Position zurückschieben. Dazu müssen Sie zunächst austesten, ob die Verschiebung beim Einatmen oder beim Ausatmen aufgelöst werden kann. Drücken Sie den Dornfortsatz dafür noch einmal in die Richtung, in die der Wirbel zurückgeführt werden soll, und bitten Sie Ihren Patienten, währenddessen einzuatmen. Wenn die Muskelkraft anschließend der Normkraft entspricht, wiederholen Sie diesen Vorgang etwa fünf- bis sechsmal. War der Muskeltest jedoch negativ, bitten Sie den Patienten tief auszuatmen und während des Testes die Luft kurz anzuhalten. Entspricht die Kraft nun der Normkraft, schieben Sie den Dornfortsatz fünf- bis sechsmal in die entsprechende Richtung, während der Patient ausatmet. Anschließend drücken Sie den Wirbel noch einmal wie zu Beginn und testen Sie die Muskelkraft erneut. Sie sollte jetzt wieder der Normkraft entsprechen. Tut sie dies nicht, können Sie die Behandlung ein weiteres Mal wiederholen. War der Test positiv, ist die Verschiebung an dieser Stelle behoben und Sie können weitere Wirbel austesten. Beim Atlaswirbel und beim Axiswirbel lassen sich keine Dornfortsätze erspüren. Bei diesen beiden Wirbeln drücken Sie stattdessen auf die entsprechende Seite der Querfortsätze. Dies sind die seitlichen Fortsätze der Wirbel, die sich links und rechts neben der Wirbelsäule ertasten lassen.

Der Selbsttest
Wenn Sie keinen Behandlungspartner haben, können Sie den Muskeltest mit einem Trick auch alleine durchführen. Dazu brauchen Sie eine Hantel oder einen anderen Gegenstand, der so schwer ist, dass Sie ihn gerade so mit ausgestrecktem Arm hochhalten können. Legen Sie den Gegenstand auf ein Regal oder ein Wandbrett, das auf Ihrer Schulterhöhe angebracht ist. Denken Sie nun wieder an die Themen, die Sie beschäftigen, greifen Sie nach der Hantel und achten Sie darauf, wie leicht Sie sie hochhalten können.

Der Stellvertretertest
Es ist auch möglich, etwas über jemanden herauszufinden, der nicht selbst getestet werden kann, beispielsweise weil er im Koma liegt oder gelähmt ist. In diesem Fall braucht man einen Stellvertreter. Der Stellvertreter legt eine seiner Hände auf den Patienten und hält die andere für einen Arm- oder Fingertest bereit. Der Tester richtet sich dann mit seinen Fragen direkt an den Patienten und testet die Muskelkraft des Stellvertreters. Alternativ kann der Stellvertreter seine Hand auch auf verschiedene Körperstellen des Patienten legen, die auf ihre Stärke bzw. Schwäche hin getestet werden sollen.

WAS KANN MAN ALLES TESTEN?

Mit den Muskelreflexionstests können Sie alles austesten, was irgendwie Einfluss auf Ihren Körper, Ihren Geist, Ihre Seele oder Ihr So-Sein hat: Ängste, Blockaden, Krankheiten, Lebenssituationen, Wünsche, Personen und vorhandene oder potenzielle Partner, Tätigkeiten, Berufe, Lebensmittel, Kleidung, Lebensräume und vieles mehr. Es ist dabei völlig egal, ob Sie nach Heilung für eine leichte oder schwere Krankheit, nach Ihrem Lebensziel oder Ihrem Traumpartner suchen oder ob Sie sich nicht entscheiden können, was Sie morgens anziehen sollen. Besonders hilfreich sind dabei die folgenden Grundarten von Tests:

Allgemeiner Test
Bei dem allgemeinen Test konfrontieren Sie sich physisch oder gedanklich mit dem, was Sie austesten wollen, und fühlen dabei Ihre verbleibende Kraft.

- Gedankliche Tests: Denken Sie an das, was Sie testen wollen, ob es Sie stärkt oder schwächt. Sie können auch Ihren Partner bitten, Sie zu unterstützen, indem er Ihnen seine Vermutungen mitteilt.
- Physische Tests: Diese eignen sich besonders, um die Auswirkungen von Alltagsgegenständen, Haushaltsgeräten, Nahrungsmitteln, Genussstoffen, Medikamenten etc. auf Ihren Körper zu testen. Nehmen Sie den Gegenstand, den Sie austesten wollen, in die freie Hand und führen Sie den Test dabei aus.
- Organtest: Um herauszufinden, welches Ihrer inneren Organe gerade geschwächt ist oder die Ursache für ein äußerliches Symptom ist, legen Sie Ihre freie Hand nacheinander auf die jeweiligen Organe und führen Sie den Test durch.
- Seitentest: Wie bereits im Kapitel »Körperdiagnose« beschrieben, sind unsere linke und rechte Körperhälfte jeweils mit verschiedenen Qualitäten verbunden. Die linke Körperhälfte steht für unsere kreative, emotionale und weibliche Seite, die rechte für unsere logisch-analytische, verstandesorientierte und männliche. Um zu testen, welche Seite in Ihnen von einem Thema mehr betroffen ist, können Sie den Muskelreflexionstest an beiden Armen gleichzeitig ausführen und dann sehen, welcher Arm mehr Kraft hat: Strecken Sie dabei beide Arme nach vorne und Ihr Tester drückt beide gleichmäßig nach unten.
- Lostest: Wenn Sie sich bei einer wichtigen Sache nicht entscheiden können und Angst haben, dass Ihr Testergebnis doch vom Verstand beeinflusst wird, können Sie Ihren Körper mithilfe von Losen befragen. Schreiben Sie dazu alle möglichen Antworten auf je einen einzelnen Zettel und falten Sie ihn so, dass die Schrift nicht sichtbar ist. Fügen Sie zur Kontrolle einige leere Zettel hinzu. Nehmen Sie dann nacheinander jeden Zettel in eine Hand und führen Sie den Muskelreflexionstest mit einer der oben beschriebenen Methoden durch. Sortieren Sie die Zettel dabei auf zwei Häufchen, je nachdem, ob sie Ihnen Kraft gegeben haben oder nicht. Alle leeren Zettel sowie die Antworten, die Ihr Körper ablehnt, liegen dann auf einem Häufchen, alle Antworten, die Ihren Körper stärken, auf dem anderen.

Der Skalen-Test
Hiermit können Sie genau austesten, wie stark eine Sache Sie auf einer selbst gewählten Skala (meist von 1–10) belastet. Dazu stellen Sie sich die Frage, die mit Ihrer Sache zu tun hat. Zum Beispiel bei der Angst vor Hunden: »Wie stark ist meine Angst vor Hunden auf einer Skala von 1 bis 10?« Führen Sie nun den Muskelrefle-

xionstest durch und denken Sie dabei an »1«. Haben Sie keine Kraft, ist dies nicht der passende Wert, und Sie fahren mit 2, 3, 4 usw. fort, bis Sie zu der Zahl kommen, bei der Sie Kraft haben. Dieser Test ist vor allem in Verbindung mit der Meridian-Energie-Technik sehr hilfreich. Testen Sie das Ausmaß Ihrer Angst dabei einmal vor und einmal nach dem Test und schauen Sie, wie stark sie schon zurückgegangen ist. Ist sie noch immer nicht ganz verschwunden, können Sie die MET-Behandlung noch einmal wiederholen.

Der Präzisierungs-Test
Oft ist es hilfreich herauszufinden, wann oder wodurch sich eine bestimmte Angst, Blockade oder Krankheit entwickelt hat. Dafür gehen Sie mit dem Muskelreflexionstest Ihre verschiedenen Lebensphasen und -jahre durch. Haben Sie Ihre Angst vor Hunden beispielsweise mit vier Jahren entwickelt, wird Ihr Körper bei dem Gedanken an Hunde und Ihre ersten drei Lebensjahre noch die volle Kraft haben, ab dem vierten jedoch nicht mehr. Mithilfe dieses Tests können Sie Ihren Körper auch nach genauen Informationen über Ereignisse fragen, die Sie längst vergessen oder bewusst nie wahrgenommen haben. Beispielsweise über Ereignisse in Ihrer präkognitiven Phase.

Das Auflösen der Angst durch die Meridian-Energie-Technik (MET)

Das Wissen über Meridiane, das heißt Energiebahnen, die durch den menschlichen Körper verlaufen, ist weit über 5000 Jahre alt und kommt in nahezu allen traditionellen und naturnahen Kulturen vor. Ähnlich wie bei elektrischem Strom sind diese Energiebahnen nicht sichtbar, wohl aber messbar. Durch die Meridiane fließt unsere Lebensenergie, die alle Körperfunktionen ermöglicht. Jedem Organ und jeder Körperfunktion sind dabei bestimmte Meridiane zugeordnet. Die einzelnen Meridiane sind wiederum über verschiedene Schnittstellen miteinander verbunden. Auf diese Weise ist in unserem Körper alles miteinander vernetzt, sowohl auf der körperlichen als auch auf der seelischen und der geistigen Ebene. Eine Einzelsymptombehandlung, wie sie in der modernen westlichen Schulmedizin vorrangig praktiziert wird, gibt es daher in keiner »traditionellen« Medizinlehre.

Um körperliche Beschwerden, Traumata oder festsitzende Glaubenssätze aufzulösen, ist es also wichtig, auf allen Ebenen gleichzeitig zu arbeiten. Kümmert man sich nur um die körperlichen Symptome, beispielsweise bei starken Nackenschmerzen, kann man zwar vielleicht kurzzeitig eine Verbesserung erzielen, langfristig werden die Schmerzen jedoch immer wieder kommen. Bearbeitet man nur die geistige Ebene in Form von Glaubenssätzen, ohne sich um das muskuläre Gedächtnis zu kümmern, wird die Behandlung auch hier ohne Erfolg bleiben.

Eine Methode, um den Kern einer Krankheit oder einer Blockade auf allen Ebenen zu behandeln, ist die Meridian-Energie-Technik, kurz MET. Dabei werden bestimmte Punkte im Körper, die Hauptschnittstellen der Energiebahnen, durch Beklopfen stimuliert. Auf diese Weise bekommt man einen direkten Zugang zum muskulären Gedächtnis. Wird während des Beklopfens eine geistige Verbindung zu einer Angst, einer Blockade oder einem Glaubensmuster hergestellt, so kann diese dabei aus dem muskulären Gedächtnis herausgelöst und gelöscht werden.

Um den Vorgang zu verstehen, ist es am einfachsten, ihn mit einer Massage zu vergleichen. Bei der Massage werden Muskelblockaden und Verspannungen dadurch gelöst, dass der Punkt, an dem ihr Ursprung sitzt, stimuliert wird. Dadurch wird der ansonsten chronische, unterschwellige Spannungsschmerz akut und wird dabei aus dem Körper ausgelöst. Nichts anderes passiert bei der MET. Durch das Denken an Ihre Kernangst wird diese aus dem Unterbewusstsein in das Bewusstsein geholt und durch die Stimulation der Energieknotenpunkte, in denen sie festsitzt, aufgelöst.

Sie können die MET-Behandlung sowohl bei sich selbst als auch bei jemand anderem zur Heilung oder zum Auflösen von Ängsten, Blockaden und Traumata anwenden. Dabei ist es oft erstaunlich, wie stark sich die Behandlung eines Themas auf den gesamten Organismus auswirkt.

Es gibt folgende Klopfpunkte:

MERIDIANPUNKTE UND IHRE SEELISCHEN ENTSPRECHUNGEN.

KLOPFPUNKT: THYMUSDRÜSE

Lage:
Auf dem Brustbein, 7 cm unter der Halsgrube
Körperebene:
Thymusdrüse
Seelische Blockade:
Angst, Hass, Neid, Schwächegefühl bei Schicksalsschlägen
Umkehrung der Blockade durch klopfen:
Glaube, Vertrauen, Willenskraft, Mut

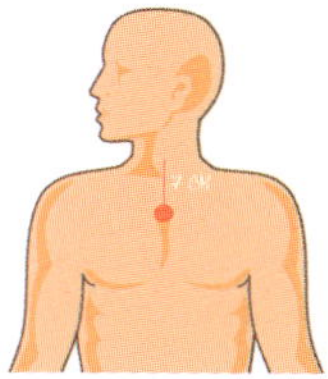

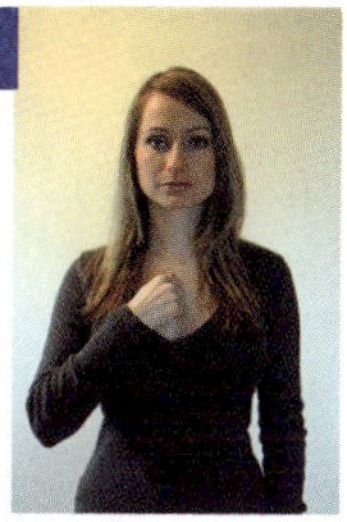

KLOPFPUNKT: HEILUNGSPUNKT

Lage:
10 cm unterhalb der Halsgrube und im rechten Winkel 10 cm seitlich
Körperebene:
Nervenreflexpunkt
Seelische Blockade:
Energieblockade
Umkehrung der Blockade durch klopfen:
Energetische Fehlschaltung wird aufgehoben

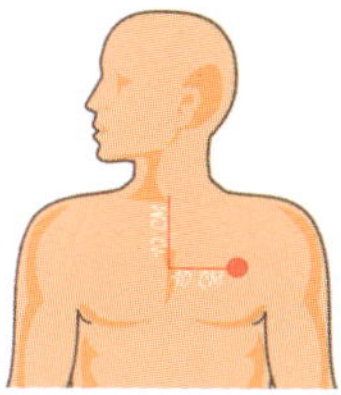

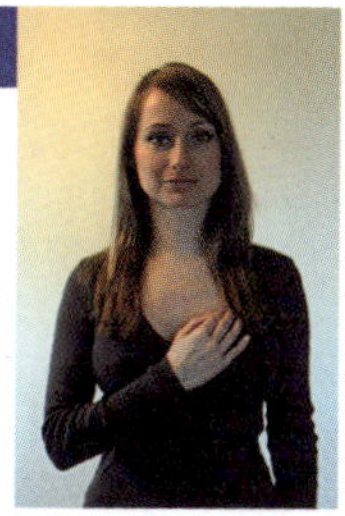

KLOPFPUNKT: AUGENBRAUEN

Lage:
Am Beginn der Augenbraueninnenseite
Körperebene:
Blase
Seelische Blockade:
Ungeduld, Ruhelosigkeit, Frustration
Umkehrung der Blockade durch klopfen:
Harmonie, Frieden

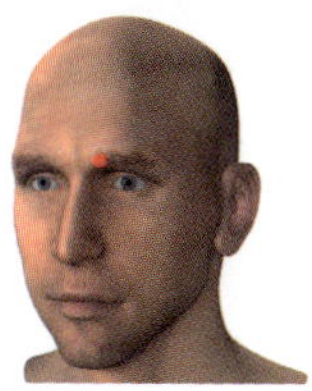

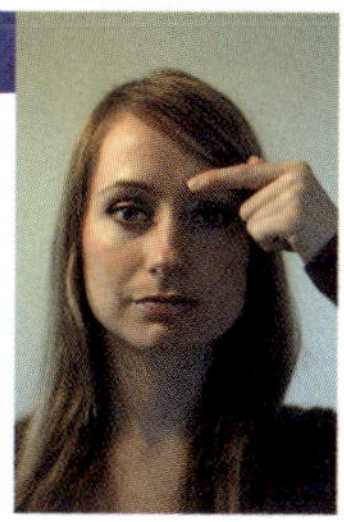

Abb. 99

KLOPFPUNKT: AUGENPUNKT

Lage:
Direkt neben der Außenseite des Auges
Körperebene:
Gallenblase
Seelische Blockade:
Jähzorn, Wut, Aggression
Umkehrung der Blockade durch Klopfen:
Wertschätzung, Liebe, Vergebung

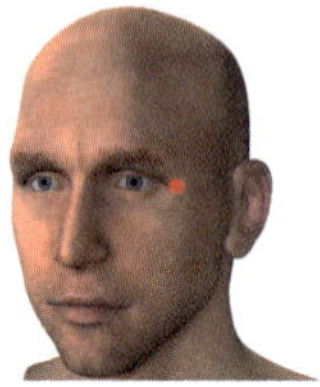

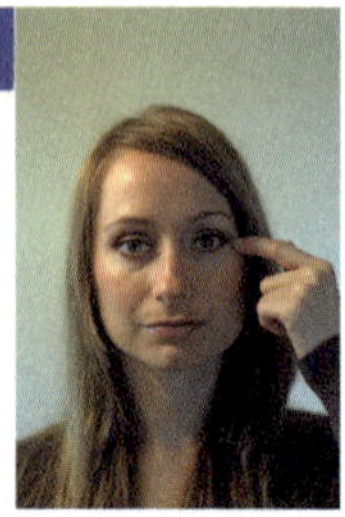

KLOPFPUNKT: JOCHBEINPUNKT

Lage:
Direkt unter dem Auge in der Mitte der Augenkuhle
Körperebene:
Magen
Seelische Blockade:
Entbehrung, Übelkeit, Bitterkeit, Enttäuschung
Umkehrung der Blockade durch Klopfen:
Ruhe, Gelassenheit, Zufriedenheit

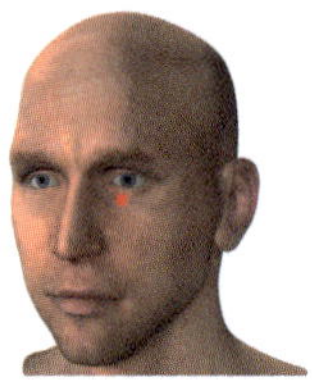

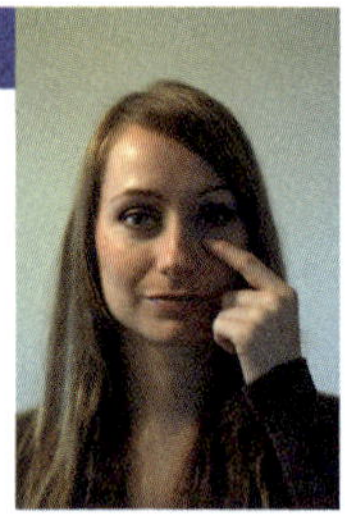

KLOPFPUNKT: NASENPUNKT

Lage:
In der Mitte zwischen Nase und Oberlippe
Körperebene:
Steuerungsleitbahn der Nerven
Seelische Blockade:
Schüchternheit, Verlegenheit
Umkehrung der Blockade durch Klopfen:
Offenheit, Sicherheit

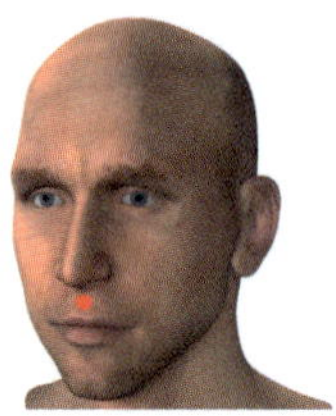

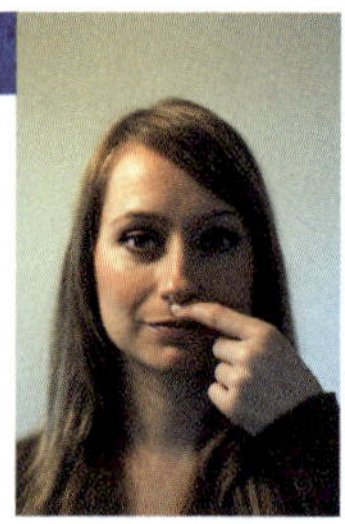

Abb. 100

KLOPFPUNKT: UNTERLIPPENPUNKT

Lage:
In der Kuhle unter der Unterlippe
Körperebene:
Aufnehmende Leitbahn
Seelische Blockade:
Schamgefühl
Umkehrung der Blockade durch Klopfen:
Gesunder Stolz

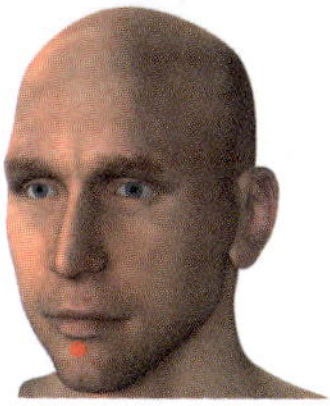

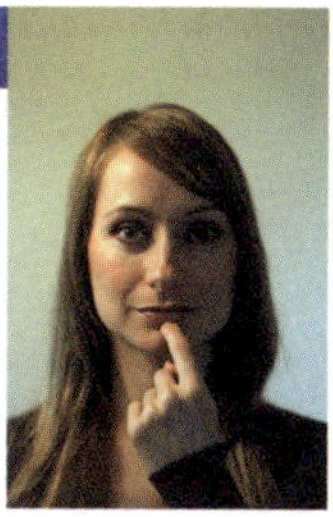

KLOPFPUNKT: SCHLÜSSELBEINPUNKT

Lage:
Am Beginn des Schlüsselbeines, einen Fingerbreit neben der Halskuhlenmitte
Körperebene:
Niere
Seelische Blockade:
Partnerschaftsprobleme
Umkehrung der Blockade durch Klopfen:
Ruhe, harmonische Beziehung

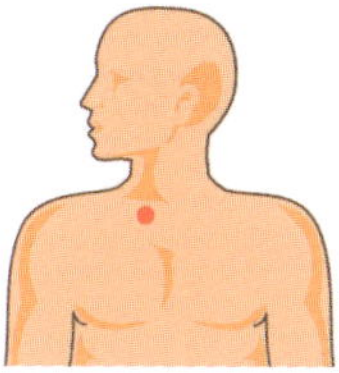

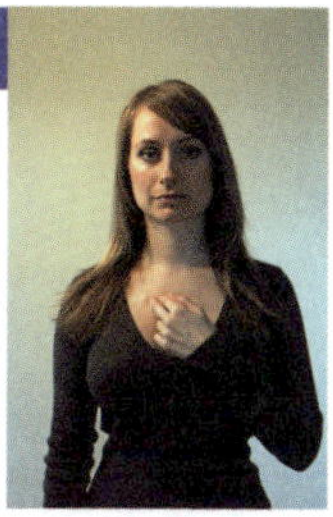

KLOPFPUNKT: ACHSELHÖHLENPUNKT

Lage:
Etwa 10 cm unter der Achselhöhle
Körperebene:
Milz, Bauchspeicheldrüse
Seelische Blockade:
Zukunftsängste
Umkehrung der Blockade durch Klopfen:
Sicherheit, Vertrauen, Glaube

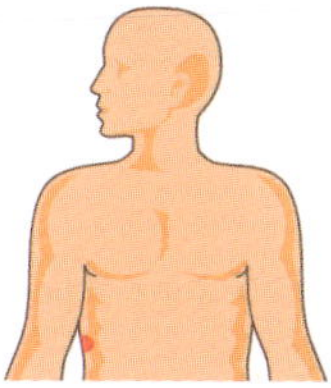

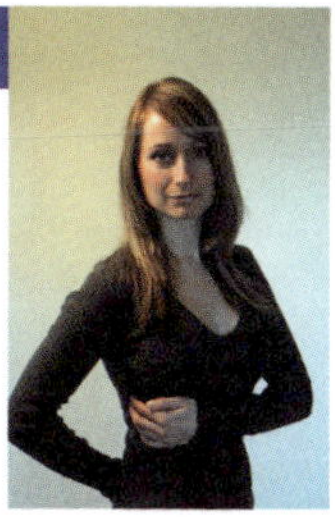

Abb. 101

KLOPFPUNKT: DAUMENPUNKT

Lage:
Auf der dem Körper zugewandten Seite des Daumennagels in der unteren rechten Ecke
Körperebene:
Lunge
Seelische Blockade:
Hochmut, Verachtung, Geringschätzung
Umkehrung der Blockade durch Klopfen:
Toleranz, Dankbarkeit, Demut

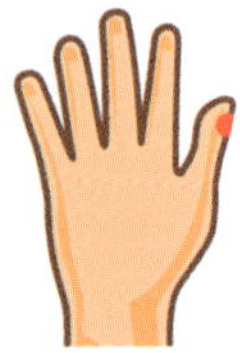

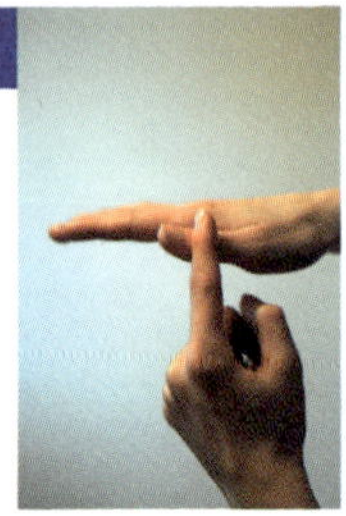

KLOPFPUNKT: ZEIGEFINGERPUNKT

Lage:
Auf der dem Körper zugewandten Seite des Zeigefingernagels in der unteren rechten Ecke
Körperebene:
Dickdarm
Seelische Blockade:
Schuldgefühl
Umkehrung der Blockade durch Klopfen:
Selbstwertgefühl, Selbstliebe

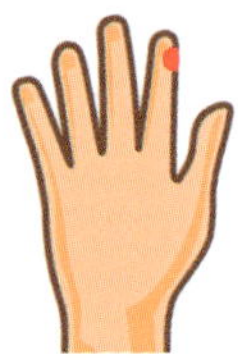

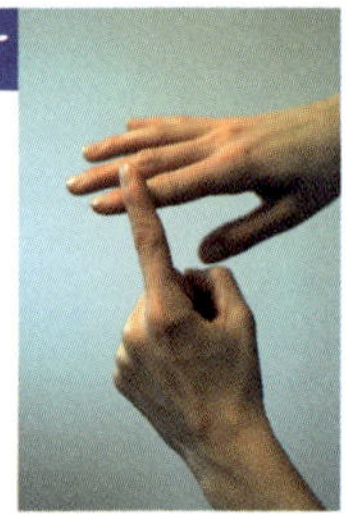

KLOPFPUNKT: MITTELFINGERPUNKT

Lage:
Auf der obersten Spitze des Mittelfingers
Körperebene:
Sexualität, Kreislauf
Seelische Blockade:
Reue, Bedauern
Umkehrung der Blockade durch Klopfen:
Was vergangen ist, loslassen

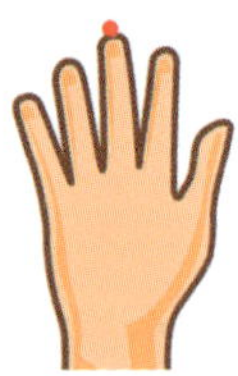

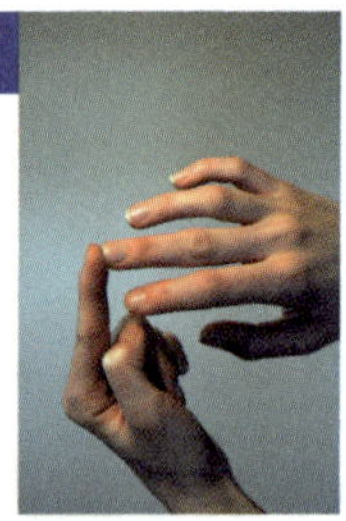

Abb. 102

KLOPFPUNKT: KLEINER FINGERPUNKT

Lage:
Auf der dem Körper zugewandten Seite des kleinen Fingernagels in der unteren rechten Ecke
Körperebene:
Herz
Seelische Blockade:
Zorn, Ärger
Umkehrung der Blockade durch Klopfen:
Vergebung, Liebe

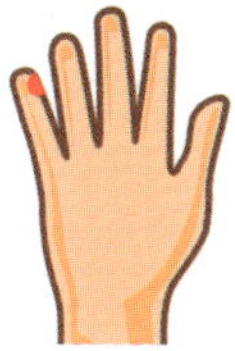

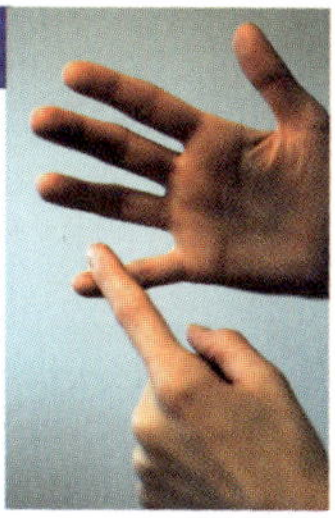

KLOPFPUNKT: HANDKANTENPUNKT

Lage:
Auf der Außenkante der Hand am Ende der oberen Handinnenlinie
Körperebene:
Dünndarm
Seelische Blockade:
Kummer, Traurigkeit
Umkehrung der Blockade durch Klopfen:
Glücksgefühl, Freude

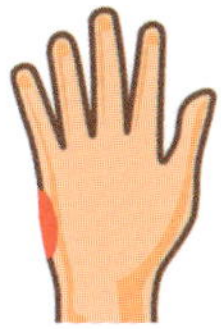

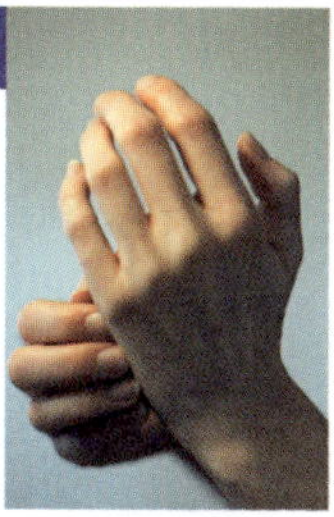

KLOPFPUNKT: SCHEITELPUNKT

Lage:
Auf dem obersten Punkt des Mittelscheitels (mit der Fingerspitzenreihe den Scheitel beklopfen)
Körperebene:
Zusammenfassender Spezialpunkt

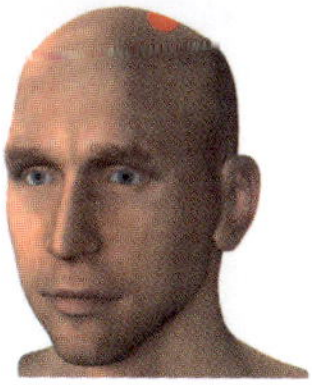

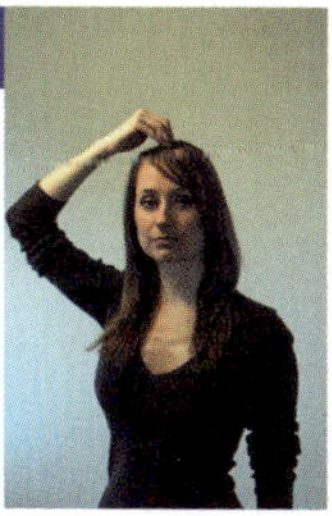

Abb. 103

KLOPFPUNKT: HANDRÜCKENPUNKT

Lage:
Zwischen dem kleinen Finger und dem Ringfinger auf dem Handrücken zwischen den Sehnen (mit der Fingerspitzenreihe den gesamten Bereich beklopfen)
Körperebene:
Verfestigungspunkt
Seelische Blockade:
Trauer, Depression, Verzweiflung, Hoffnungslosigkeit, Einsamkeit, Niedergeschlagenheit
Umkehrung der Blockade durch Klopfen:
Elan, Leichtigkeit, Hoffnung, Beschwingtheit

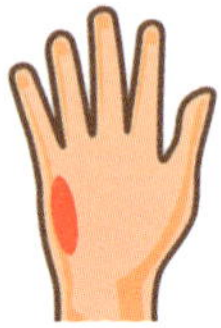

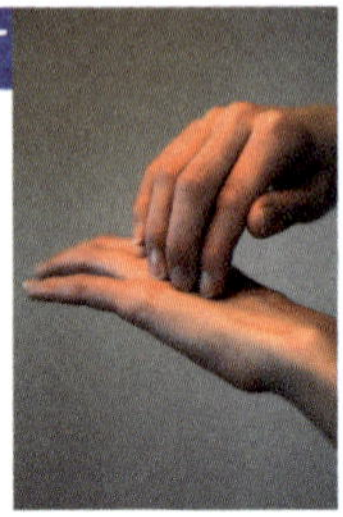

Abb. 104

DIE BEHANDLUNGSSCHRITTE

Entspannung finden

Bevor Sie mit einer MET-Behandlung beginnen, sollten Sie bzw. Ihr Patient entspannt und ausgeglichen sein. Stress, Angst, Ärger, Nervosität, Anspannung und Gereiztheit verringern den Erfolg der MET.

Um in einen entspannten und ausgeglichenen Zustand der inneren Balance zu gelangen, kann Ihnen die folgende Übung helfen:

- Setzen Sie sich bequem und aufrecht hin und atmen Sie gleichmäßig in den Bauch ein und aus.
- Strecken Sie die Beine nach vorne und kreuzen Sie den linken Fuß auf Knöchelhöhe über den rechten.
- Strecken Sie Ihre Arme nach vorne und kreuzen Sie Ihre rechte Hand auf Handgelenkshöhe über die linke. (Sie können Füße und Hände auch jeweils andersherum kreuzen, wichtig ist nur, dass sie gegengleich gekreuzt werden.)
- Drehen Sie die Handflächen zueinander und falten Sie die Hände.
- Drehen Sie Ihre Hände so zum Körper, dass sie auf der Brust liegen.
- Schließen Sie Ihre Augen und öffnen Sie leicht Ihren Mund.
- Atmen Sie langsam ein und legen Sie Ihre Zungenspitze dabei leicht gegen den Gaumen.
- Atmen Sie langsam aus und lassen Sie Ihre Zungenspitze dabei wieder locker.
- Verharren Sie zwischen jedem Atemzug einen Moment in der stillen Atmung.
- Atmen Sie so 10- bis 15-mal langsam ein und aus.

Sie können diese Übung auch mehrmals am Tag wiederholen, um mehr Ruhe, Ausgeglichenheit und innere Balance in Ihren Alltag zu bringen. Zudem verringert sie den Stresslevel und stabilisiert die Nerven.

1. Die Einstimmung

Um ein Thema mit der MET behandeln zu können, müssen Sie es zunächst beim Namen nennen. Wählen Sie dabei keine lange und komplizierte Beschreibung, sondern sagen Sie kurz und knapp, worum es Ihnen geht. Dabei ist es wichtig, den Kern des Problems zu treffen. Diesen können Sie mit dem Muskeltest aus der Kinesiologie herausfinden. Haben Sie beispielsweise Angst davor, einsam zu sein, sagen Sie: *»Ich habe Angst vor Einsamkeit.«*

Stimmen Sie sich nun auf das Thema ein, indem Sie sich eine entsprechende Situation vorstellen. Versetzen Sie sich dabei mit allen Sinnen in die entsprechende Lage und achten Sie dabei auf die Reaktion Ihres Körpers. Bestimmen Sie nun die Stärke Ihrer Angst auf einer Skala von 0 bis 10, wobei 0 Angstfreiheit und 10 stärkste, lähmende Angst bedeutet.

2. Das Thymusklopfen

Die Thymusdrüse ist ein zentraler Energieknotenpunkt, der den gesamten Energiestrom des Körpers überwacht und steuert. Sie gilt in vielen Kulturen als die Schnittstelle zwischen Körper und Geist. Die Thymusdrüse sitzt hinter dem Brustbein und ist auch für die Bildung der sogenannten T-Zellen zuständig, die unser Immunsystem ausmachen. Sie wächst bis zur Pubertät stetig an. Danach bildet sie sich abhängig vom Umgang mit unserem Körper, unserer Seele und unserem Energiehaushalt immer mehr zurück.

Unser gesamter Gesundheitszustand steht dabei in einer direkten Wechselwirkung mit der Thymusdrüse. Je stärker der Energiefluss der Drüse ist, desto stärker ist er auch in den Meridianen und desto höher sind unsere Selbstheilungskräfte, unser Lebenswille und unsere emotionale und seelische Stabilität. Andersherum führen eine ungesunde Lebensweise, Suchtmittel und Alltagsgifte sowie unterdrückte Gefühle, Krankheit und Stress zu einem Schrumpfen der Thymusdrüse. Nach dem Tod schrumpft sie übrigens bis auf einen winzig kleinen Rest zusammen, da dann keine Lebensenergie mehr vorhanden ist.

Um die Thymusdrüse bei ihrer Arbeit zu unterstützen und den Fluss der Lebensenergie zu erhöhen, kann sie angeregt und stimuliert werden.

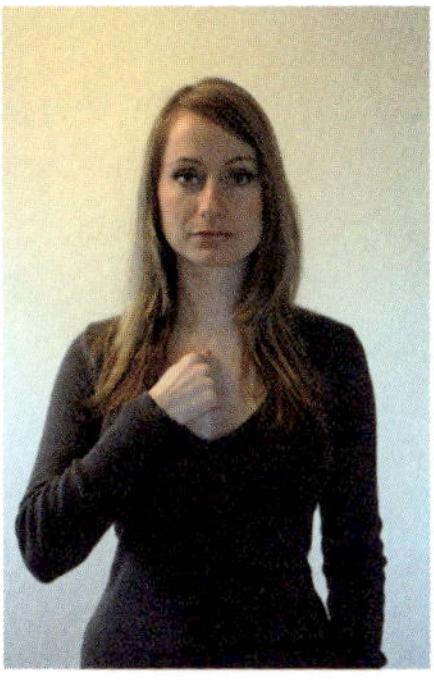

Abb. 105

Beklopfen Sie dafür das obere Drittel Ihres Brustbeins mit einer leichten Faust im 3/4-Takt. Es sollte deutlich zu spüren sein und sich angenehm anfühlen. Durch diese Stimulation können Sie die Thymusdrüse anregen und stärken, um Ihre eigene Lebensenergie zu erhöhen. Diese Übung ist auch unabhängig von einer MET-Behandlung ratsam und sollte eine feste Routine in Ihrem Alltag werden. Vor jeder MET-Behandlung wird sie aus zwei Gründen angewandt: Zum einen fällt es Ihnen durch den erhöhten Fluss an Lebensenergie leichter, sich den Ängsten, die Sie behandeln wollen, wirklich zu stellen. Dies ist vor allem dann sehr wichtig, wenn es sich um tiefe Kernängste oder starke Phobien, bzw. Traumata handelt. Zum anderen erhöht sich die Wirksamkeit der Behandlung, da der Energiefluss in den Meridianen nun stärker und damit empfänglicher für neuen Input ist. Während des Beklopfens sollten Sie Ihren Organismus zusätzlich mit positiven Affirmationen stärken. Sagen Sie dazu mit Betonung und auf voller Überzeugung die folgenden Beispielsätze oder eigene Sätze, die sich für Sie besonders kraftvoll anfühlen:

»Ich liebe, glaube, vertraue, ich bin dankbar und mutig!«
»Ich habe es verdient, dass ich glücklich / gesund / zufrieden / mutig bin!«
»Ich bin voller Selbstvertrauen und Selbstliebe!«
»Ich weiß, dass mir alle Türen offen stehen!«
»Ich vertraue darauf, dass ich die richtigen Entscheidungen treffe!«
»Ich bin voll von Liebe und Dankbarkeit für mich und für andere!«
»Alle meine Energien und Selbstheilungskräfte sind aktiviert!«
»Ich bin stark, gesund und voller Inspiration!«

Die Aktivierung der Thymusdrüse ist bereits älter als die Menschheit, wie man leicht bei verschiedenen Affenarten beobachten kann, die sich zur Stärkung auf die Brust trommeln. Das Thymusklopfen ist eine einfache Methode, um die Selbstheilungskräfte zu stärken. Es kann auch ohne MET-Behandlung immer wieder im Alltag angewendet werden. Die Sätze müssen dabei nicht unbedingt ausgesprochen, sondern können auch gedacht werden.

3. Der heilende Punkt

Bevor die eigentliche Behandlung mit der MET beginnt, werden vorsorglich eventuelle energetische Fehlschaltungen mit dem heilenden Punkt aufgehoben. Der Grund: Im Laufe unseres Lebens manifestieren wir durch unterschiedliche Erfahrungen immer wieder Glaubenssätze, die sich so tief in uns verankern, dass wir sie nicht mehr wahrnehmen. Sie werden dann zu unserer persönlichen Wahrheit. Negative Glaubenssätze, also die, die uns von einem glücklichen und erfolgreichen Leben abhalten, führen zu sogenannten energetischen Fehlschaltungen. Sie führen dazu, dass wir uns selbst schaden, obwohl wir es eigentlich besser wissen.

Energetische Fehlschaltungen können sich unter anderem durch folgende Anzeichen deutlich machen:

- Sie sind häufig schlecht gelaunt oder haben depressive Phasen und gehen davon aus, dass dies zum Menschsein dazugehört.
- Sie ziehen immer den gleichen Typ Mensch als Partner an, obwohl Sie wissen, dass es Ihnen nicht guttut.
- Sie sind in Süchten verhaftet wie Alkohol, Zigaretten oder anderen Drogen.
- Sie ziehen Unfälle und Unglück magisch an.
- Sie sind häufig energielos und müde.
- Sie sind vergesslich oder verwechseln häufig einfache Dinge wie Namen, links und rechts oder Reihenfolgen.
- Sie verzetteln sich oft in Details und verlieren den Blick für das Wesentliche.

Eine der häufigsten energetischen Fehlschaltungen, die nahezu jeder Mensch hat, der in der modernen Gesellschaft lebt, ist das Gefühl, etwas nicht verdient zu haben. Auch wenn wir uns dessen nicht bewusst sind, steckt tief in uns der Glaubenssatz, dass wir es nicht verdient haben, unsere Krankheiten, Ängste und Blockaden zu heilen bzw. aufzulösen. Sich selbst in perfektem Gesundheits- und Energiezustand vorzustellen wagen wir oft nicht.

Um zu verhindern, dass dieses Gefühl des »Nicht-Verdient-Habens« den Heilungserfolg stört, wird vor der Behandlung mit der MET immer vorsorglich auch diese Fehlschaltung mit aufgelöst.

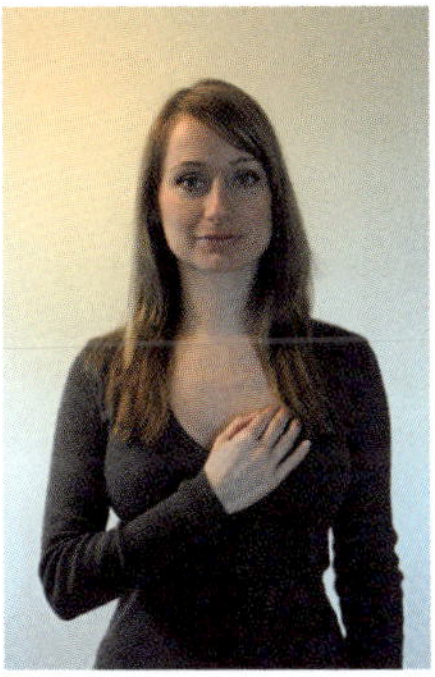

Abb. 106

Legen Sie dafür Zeige-, Mittel- und Ringfinger auf den heilenden Punkt und massieren Sie ihn mit kleinen Kreisbewegungen im Uhrzeigersinn. Dabei wiederholen Sie dreimal hintereinander den folgenden Satz und setzen Sie Ihre Angst bzw. das zu beklopfende Thema ein:

»Obwohl ich [diese Angst] habe, liebe und akzeptiere ich mich so, wie ich bin.«

Wiederholen Sie anschließend dreimal den folgenden Satz zum Aufheben des Nicht-Verdient-Haben-Gefühls:

»Obwohl ich es nicht verdient habe, diese Angst zu verlieren, liebe und akzeptiere ich mich so, wie ich bin.«

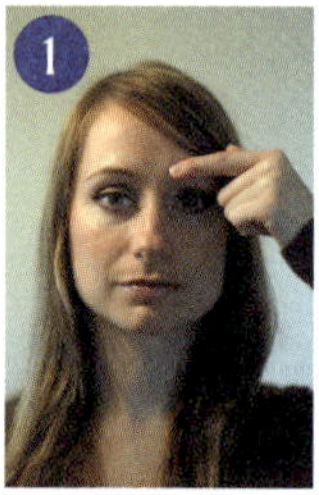

4. BEHANDLUNG

Die Behandlungspunkte werden in der Reihenfolge jeweils 10-mal beklopft. Das Klopfen soll so stark ausfallen, dass man es deutlich spürt, es aber noch nicht schmerzt. Die Meridianpunkte werden mit dem Zeige- oder Mittelfinger dreimal die Sekunde beklopft. Dabei sagen Sie mit kraftvoller Stimme fortwährend:

Meine Angst vor ..., meine Angst...

Setzen Sie dabei die Angst ein, die Sie löschen wollen, und wiederholen Sie den Satz, bis alle 13 Punkte beklopft sind.

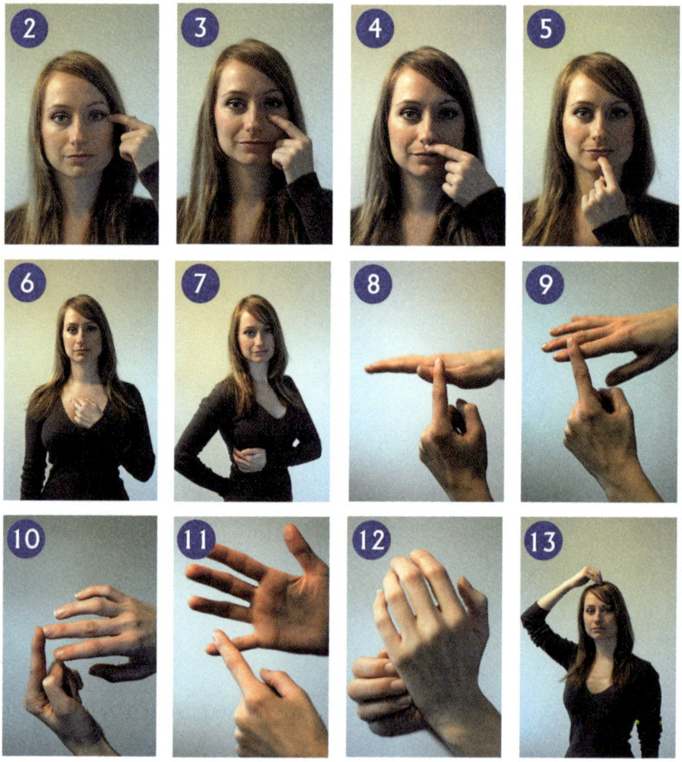

Abb. 107

Wenn Sie die Behandlung mit der Meridianenergie abgeschlossen haben, manifestieren Sie diese Heilformel anschließend durch das Beklopfen des Handrückenpunktes und die Durchführung der folgenden Handrückenserie.

5.MANIFESTIEREN DER HEILFORMEL

Während Sie die Handrücken-Serie durchführen beklopfen Sie fortwährend den Handrückenpunkt. Der Handrückenpunkt befindet sich zwischen dem 4. und 5. Finger zwischen den Sehnen.

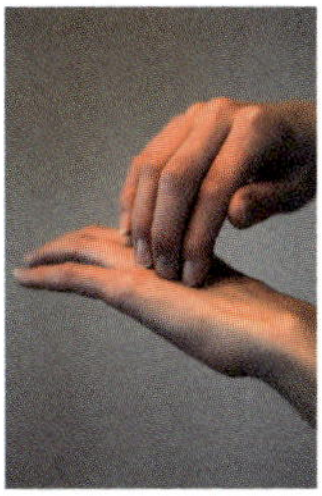

Handrückenpunkt:

Lage:
Zwischen dem kleinen Finger und dem Ringfinger auf dem Handrücken zwischen den Sehnen (Mit der Fingerspitzenreihe den gesamten Bereich beklopfen)
Körperebene:
Verfestigungspunkt
Seelische Blockade:
Trauer, Depression, Verzweiflung, Hoffnungslosigkeit, Einsamkeit, Niedergeschlagenheit
Umkehrung der Blockade durch Klopfen:
Elan, Leichtigkeit, Hoffnung, Beschwingtheit

1 Augen gerade ausrichten

2 Augen schließen

3 Augen öffnen

4 scharf nach unten links blicken, ohne den Kopf zu bewegen

5 scharf nach rechts unten blicken, ohne den Kopf zu bewegen

6 Augen rollen im Uhrzeigersinn (eine Drehung)

7 Augen rollen gegen den Uhrzeigersinn (zwei Drehungen)

8 wenige Takte einer Melodie summen

9 die Augen gerade aus richten

10 langsam von 7 bis 1 rückwärts zählen

11 noch einmal die gleiche Melodie summen

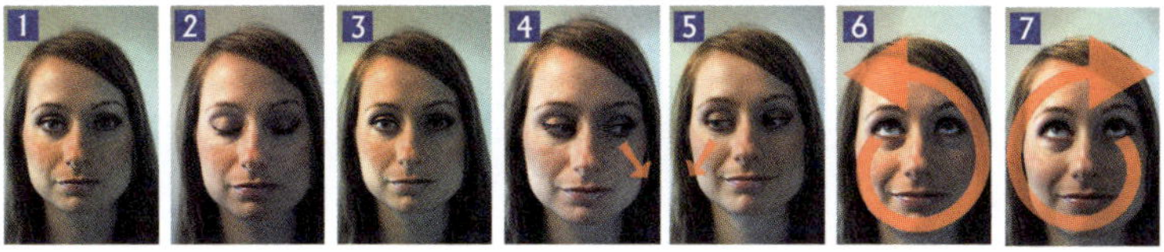

Abb. 108

Neuprogrammierung mithilfe von positiven Affirmationen

Im Zusammenhang mit Krankheiten, Ängsten und Blockaden geraten wir meist sehr leicht in eine simple, aber gefährliche Falle. Haben wir beispielsweise Schmerzen im Fuß, so beginnen wir, uns darauf zu konzentrieren und unsere ganze Aufmerksamkeit und unseren Fokus auf diesen Schmerz zu legen. Nach einem uralten Naturgesetz, dem Gesetz der Anziehung, erreichen wir damit aber genau das Gegenteil von dem, was wir eigentlich erreichen wollen. Je mehr Aufmerksamkeit wir dem Schmerz schenken, desto stärker wird er. Dies funktioniert nicht nur bei Schmerzen und Ängsten, sondern ist ein generelles Grundgesetz in unserem Universum. Die Energie folgt der Aufmerksamkeit. Statistiken belegen, dass sich der Gesundheitszustand von Krebspatienten, die von ihrem Tumor erfahren, im Schnitt wesentlich schneller verschlechtert als von solchen, die glauben, dass sie gesund sind. Die Kraft unserer Gedanken ist jedoch noch viel stärker. So kommt es beispielsweise immer wieder zu Todesfällen bei Bissen von ungiftigen Schlangen. Die Menschen sterben nicht aufgrund des Schlangengifts, sondern töten sich durch ihren Glauben an das Schlangengift praktisch selbst!

Dieses Gesetz der Anziehung durch unsere Gedankenmuster können wir auch zur Heilung nutzen. Dazu werden sogenannte Affirmationen verwendet. Das Wort »Affirmation« kommt aus dem Lateinischen und bedeutet »Bejahung« oder »Zustimmung«. Die Selbstheilung mit Affirmationen ist eine der ältesten Therapieformen überhaupt und wird auch in unserer modernen Psychologie sehr erfolgreich eingesetzt.

Eine Affirmation ist eine kurze, positiv formulierte Beschreibung des Idealzustandes, den man erreichen will. Dabei ist es besonders wichtig, dass sie keine Verneinungen oder Negativbeschreibungen enthält. Unser Unterbewusstsein arbeitet nicht mit Wörtern, sondern mit Bildern, und ein Bild von einer Verneinung gibt es nicht. Probieren Sie es ganz einfach selbst mit dem alten Spiel vom rosa Elefanten aus. Versuchen Sie genau jetzt, sich selbst mitzuteilen: »Ich denke nicht an rosa Elefanten!«

Genauso wenig Erfolg werden Sie damit haben, wenn Sie versuchen, sich mit dem Satz: »Ich bin nicht krank!« zu heilen. Das Bild, das dabei in Ihrem Unterbewusstsein erzeugt wird, ist das von Ihnen als kranker Mensch. Formulieren Sie die Affirmation hingegen positiv, wird ein positives Bild in Ihrem Unterbewusstsein hervorgerufen, das Ihre Selbstheilung verstärkt: »Ich bin gesund und voller Lebensenergie!«

Des Weiteren sollten Affirmationen möglichst einfach gehalten sein. Zudem können sie sich nur dann fest in Ihr Unterbewusstsein einbrennen, wenn sie regelmäßig wiederholt werden. Lange, komplexe Sätze, die Sie sich nur schwer merken können und auch nur einmal aussprechen, sind daher nicht gut geeignet.

DAS ANWENDEN DER AFFIRMATIONSSÄTZE

Durch die Meridian-Energie-Technik ist es Ihnen gelungen, die alten Ängste, Blockaden und Gedankenmuster aus Ihrem Körper und Ihrem Geist zu entfernen.

Wie bei einem alten maroden Gebäude, das eingerissen wurde, entsteht aber hier nun eine Lücke, in die sich schnell wieder etwas Neues einnisten kann, wenn sie nicht bewusst gefüllt wird. Um das zu verhindern, pflanzen Sie mithilfe der Affirmationen nun einen schönen Garten an dieselbe Stelle. Diesen pflegen Sie in der nächsten Zeit sorgfältig, bis er so stark geworden ist, dass er von alleine weiterwächst und gedeiht. Im Neurolinguistischen Programmieren (NLP), einer Coachingmethode, die sehr viel mit Affirmationen arbeitet, wird an dieser Stelle bewusst von einem Umprogrammieren des Unterbewusstseins gesprochen. Die alten, störenden Gedankenmuster wurden gelöscht und neue, hilfreiche werden in unser Persönlichkeitssystem eingespeichert.

Dabei ist es wichtig, dass die Affirmationen kraftvoll und mit Überzeugung ausgesprochen oder gedacht werden. Sie sind ein direkter Befehl an Ihr Unterbewusstsein und können nur wirken, wenn Sie auch wirklich meinen, was Sie sagen. Verleihen Sie Ihren Worten daher eine innere Autorität und sagen Sie sie ohne jeden Zweifel.

DAS FINDEN DES PASSENDEN AFFIRMATIONSSATZES

Für diese Neuprogrammierung brauchen Sie zunächst den passenden Affirmationssatz für Ihr Problem oder Ihre Krankheit. Wir haben in der unten folgenden Tabelle für die häufigsten Krankheiten, die bei uns auftreten, die passenden Affirmationen zusammengestellt, die sich bereits in vielen Fällen als sehr hilfreich und kraftvoll erwiesen haben. Wenn Sie sie benutzen wollen, beachten Sie bitte Folgendes: Es kommt weniger auf den genauen Wortlaut an, sondern auf das positive Bild, das Sie damit verbinden. Formulieren Sie die Sätze also gerne so um, dass sie sich für Sie absolut stimmig anfühlen.

Sie können sich aber auch eigene Affirmationssätze kreieren. Dabei sollten Sie auf Folgendes achten:

- Formulieren Sie die Sätze stets positiv und lassen Sie Verneinungen weg.
- Bilden Sie relativ kurze und klare, leicht verständliche Sätze, die Sie sich gut merken können.
- Wählen Sie Sätze, die sich für Sie gut anfühlen. Sie müssen authentisch, ernst gemeint und für Sie selbst gut vorstellbar sein und sollten in Ihnen Freude auslösen und Ihnen Kraft geben.
- Seien Sie spontan und nehmen Sie den ersten Satz, der Ihnen einfällt. Versuchen Sie dabei nicht zwanghaft kreativ zu sein. Auf diese Weise schließen Sie lediglich durch Ihren Verstand die besten Ideen aus.
- Formulieren Sie die Affirmation so, als hätten Sie das Ziel bereits erreicht. Der Satz »Ich werde gesund und voller Lebensenergie sein!« hat bei Weitem weniger Kraft als »Ich BIN gesund!«

DAS EINBETTEN DER AFFIRMATIONEN IN DEN ALLTAG MITHILFE VON TRIGGERPUNKTEN

Damit die Affirmationen ihre Wirkung erzielen können, müssen sie laut oder im Kopf ständig wiederholt werden und als fester Bestandteil in den Alltag integriert sein. Neue

Verbindungen in unserem Gehirn manifestieren sich dort zunächst als schmale, kaum sichtbare Trampelpfade. Je mehr wir uns damit beschäftigen, desto breiter und deutlicher werden sie, bis wir schließlich ganze mehrspurige Autobahnen daraus gemacht haben.
Stellen Sie sich vor, Sie haben ein Gedankenmuster, das Sie krank macht und in Ihrer Entwicklung blockiert, über Jahrzehnte hinweg zu einer solchen Autobahn ausgebaut. Dann fangen Sie plötzlich an und wollen Ihren ganzen Organismus auf eine neue, positive Fährte bringen. Selbst wenn Sie die alte Autobahn mithilfe der MET inzwischen eingerissen haben, ist die alte Richtung aufgrund der Gewohnheit noch immer deutlicher und daher leichter zu gehen als der neue schmale Trampelpfad, den Sie jetzt einschlagen wollen. Vor allem im stressigen Alltag neigen wir schnell dazu, wieder in alte Muster zu verfallen und unsere neuen Erkenntnisse schlichtweg zu vergessen. Daher brauchen Sie einen deutlichen Wegweiser, der Ihnen selbst im Nebel des Alltags noch den neuen Trampelpfad anzeigt. Diesen Wegweiser bauen Sie sich mithilfe von sogenannten Triggerpunkten.

Suchen Sie sich eine Situation, die sehr häufig in Ihrem Alltag vorkommt. Zum Beispiel:
- Jedes Mal, wenn Sie durch eine Tür treten.
- Jedes Mal, wenn Sie etwas essen.
- Jedes Mal, wenn Sie an einer Ampel stehen.
- Jedes Mal, wenn Sie innerlich fluchen.
- Jedes Mal, wenn Sie auf die Toilette gehen.
- Jedes Mal, wenn Sie sich am Kopf kratzen.
- etc.

Verbinden Sie diese Ereignisse fest mit Ihrer Affirmation. Jedes Mal, wenn Sie nun beispielsweise durch eine Tür treten, denken Sie zum Beispiel automatisch: »Ich bin gesund und voller Lebensfreude!«

Insgesamt sollten Sie sich die Affirmation mindestens 30-mal pro Tag in Ihr Bewusstsein rufen – so lange, bis sie sich fest verankert hat. Sollten Sie nach einiger Zeit feststellen, dass sich der Satz nur noch wie eine leere Floskel anfühlt und keine Kraft mehr für Sie besitzt, formulieren Sie ihn leicht um, sodass wieder das positive Bild entsteht, das Sie möchten.

Nicht hilfreich ist es, wenn Sie Ihre Affirmation auf einen Zettel schreiben und ihn irgendwo aufhängen, wo Sie häufig vorbeikommen. Bereits nach kurzer Zeit wird der Anblick des Zettels für Sie so normal, dass Sie ihn nicht mehr bewusst wahrnehmen und damit auch Ihre Affirmation wieder aus den Augen verlieren.

VERHALTENSÄNDERUNG ALS UNTERSTÜTZUNG

Um Ihr Gehirn beim Verfestigen des neuen Affirmationsweges zu unterstützen, können Sie einen einfachen, aber genialen Trick anwenden: Ändern Sie gleichzeitig mit Ihrem Gedankenmuster auch ein alltägliches Verhaltensmuster. Tun Sie beispielsweise als Rechtshänder alles Alltägliche mit der linken Hand. Oder essen Sie mit Stäbchen, wenn Sie dies normalerweise nicht tun. Oder essen Sie jetzt mit den Fingern oder nur mit dem Löffel. Oder fahren

Sie immer auf einem neuen Weg zur Arbeit. Diese und ähnliche Änderungen Ihres alltäglichen Tagesablaufs bringen Ihr Gehirn durcheinander und zwingen es dazu, neue Vernetzungen anzulegen. Dabei fällt es ihm dann wesentlich leichter, auch die neue Affirmation mit unterzubringen. Gleichzeitig halten Sie Ihren Geist auf diese Weise flexibel und beugen dem erneuten Verfestigen blockierender Gedankenmuster vor.

AFFIRMATIONSLISTE

Die folgende Tabelle enthält alle Krankheiten, Symptome und Probleme, die in diesem Buch bisher angesprochen wurden. Dazu sind jeweils Vorschläge für Affirmationen aufgeführt, die sich bereits in vielen Fällen als hilfreich und kraftvoll erwiesen haben. Wie gesagt: Wichtig bei den Affirmationen ist nicht der genaue Wortlaut, sondern die Kraft, mit der Sie die Affirmation anwenden. Formulieren Sie die Sätze daher gerne so um, dass sie sich für Sie passend anfühlen.

Krankheit / Symptom	Affirmation
Abszess	Meine Gedanken sind frei. Die Vergangenheit ist vergangen.
Abwehrschwäche	Dankbarkeit und gute Gedanken stärken mein Immunsystem. Meine Gedanken werden meine Realität.
Achillessehnenriss	Ich bin bereit für meine nächsten Schritte und kann sicher und energiegeladen durchs Leben springen.
Adipositas (Fettleibigkeit)	Ich werde von der Schöpfung beschützt und geliebt. Ich bin der Erschaffer meines Lebens.
Afterblutung	Alles, was mir passiert, passiert zu meinem Besten.
After-Fistel	Ich bin frei und lasse die Vergangenheit in Frieden los.
Aids	Ich bin ein Teil des göttlichen Plans und der universellen Liebe. Ich bin durch die Schöpfung beschützt. Ich bin auf die Welt gekommen, um die göttliche, bedingungslose Liebe zu erlernen.
Akne	Ich bringe mein Innerstes nach außen. Ich liebe und akzeptiere mich so, wie ich bin. Ich bin ein göttliches Geschöpf. Ich erkenne meine Grenzen.
Albinismus	Mein Leben ist bunt und farbenfroh! Ich kann alle Nuancen des Lebens zu einer großen Einheit zusammenfügen!
Alkoholismus	Ich erkenne meine Lebenskraft und meine Gabe, die mir durch die Schöpfung gegeben wurden. Ich stelle mich bewusst meinen Lebensproblemen. Ich bin fürsorglich für mich und andere.
Allergie: allgemein	Ich nehme meine eigene innere Natur an und lebe im Einklang mit der äußeren.
Allergie: Tierhaare	Ich akzeptiere meine triebhafte Seite.
Allergie: Nahrung	Ich akzeptiere meine innerste Natur.
Allergie: Medikamente	Ich erkenne, dass ich mich nur selbst durch die Kraft der bedingungslosen Liebe heilen kann.

Allergie: chemische Farben	Ich bin ein Teil der Schöpfung und somit Natur. Ich werde von allem geliebt.
Allergie: Pollen	Ich liebe das Leben und die Liebe. Ich nehme meine Fruchtbarkeit an.
Allergie: Hausstaub	Ich erkenne an, dass meine unreinen Gedanken ein Teil meiner Seele und gut sind.
Altersbeschwerden	Ich vergebe der Vergangenheit und lasse meine Jugendsünden hinter mir. Ich bin voller Freude und Zuversicht.
Altersherz	Ich genieße mein Leben mit offenem Herzen. Ich liebe mich und andere.
Altersschwerhörigkeit	Ich gehorche meinem Herzen.
Altersweitsichtigkeit	Ich akzeptiere den Tod als Bestandteil des Lebens. Ich tue das, was mein Herz begehrt.
Alzheimer	Ich löse mich von der Vergangenheit und lebe im Jetzt. Ich kehre zu meinem wahren Sein zurück. Ich lebe für den Augenblick. JETZT.
Amnesie	Ich lasse bewusst Altes los und tue das, was mein Herz begehrt. Ich spüre meine wahre Herzensidentität.
Analfissur	Ich lasse die Vergangenheit los und lebe im Jetzt. Ich bin im Herzen frei.
Analfistel	Ich nehme die dunklen Seiten in mir liebevoll an und verwandle sie in etwas Lichtvolles.
Anämie (Blutarmut)	Ich reaktiviere meine Lebenskraft. Ich akzeptiere meine Lebensaufgabe. Ich liebe meine Lebensaufgabe und mein Leben. Ich darf Freude am Leben haben.
Angina pectoris	Mein Herz ist offen und weit. Ich kümmere mich liebevoll darum und folge ihm.
Angst	Ich bin sicher in allen Lebenslagen. Ich akzeptiere den Schutz der Schöpfung. Ich fühle mich stets behütet. Ich lebe im Hier und JETZT.
Antikörpermangelsyndrom	Ich bin im Frieden mit mir selbst und stark genug, um mich gegen äußere Einflüsse zu verteidigen.
Aorteninsuffizienz	Ich bin voller Lebensenergie und setze diese dankbar und zielgerichtet ein.
Apathie	Ich liebe meine Gefühle und nehme sie dankbar an. Ich bin offen für die Freuden des Lebens.
Aphten	Ich stelle mich den Konflikten des Lebens. Ich erkenne in meinem Leben, was mir Energie gibt und entzieht.
Appetitlosigkeit	Ich bin im Urvertrauen und nehme bewusst am Leben teil. Die bedingungslose Liebe ist allgegenwärtig. Ich bin in Sicherheit. Ich darf voller Freude leben.
Arm, ausgekugelter	Ich schätze die Grenzen meines Körpers. Ich bin ein beweglicher Geist. Die Welt ist grenzenlos.

Armbruch	Ich vertraue meinem Sein und handle nach meinem Herzen. Ich bin offen für Neues.
Arterienentzündung	Ich erkenne und akzeptiere meine Lebensvision. Ich tauche bewusst in den Fluss des Lebens ein. Meine Energie fließt im Gleichgewicht.
Arteriosklerose (Arterienverkalkung)	Ich vertraue auf das Leben und bin offen für Liebe, Freude und Glück.
Arthritis	Ich bin voller Liebe und Anerkennung. Ich bin offen für Neues. Ich akzeptiere jede Person so, wie sie ist. Ich erkenne an, dass die Welt grenzenlos ist.
Arthrose	Ich bin geistig beweglich und kann mich leicht auf neue Begebenheiten einlassen. Ich bin voller Demut für mich und für andere. Es fällt mir leicht zu handeln, da ich der Schöpfung vertraue.
Asthma	Ich bin frei und vertraue auf meine eigene Stärke. Mein Herz ist sicher durch mein Urvertrauen.
Atemlähmung	Ich bin frei und selbstbestimmt und habe einen guten Herzenskontakt zur Außenwelt.
Atemnot	Ich nehme mein Leben jetzt selbst in die Hand. Ich stelle mich den Konflikten meines Lebens.
Atemwegserkrankungen	Ich entscheide mich bewusst für die Freiheit. Ich tue das, was mein Herz begehrt. Ich spüre in mir die pulsierende Lebensenergie.
Aufstoßen, saures	Ich trage meine Aggressionen friedvoll nach außen. Ich erkenne, was gut für mich ist, und nehme nur energievolle geistige und physische Nahrung zu mir.
Augenprobleme	Ich sehe die Menschheit mit Liebe und Vergebung. Ich werde weich und einsichtig. Ich erkenne hinter dem Nebel der Gesellschaft die Wahrheit.
Augentrockenheit	Ich stehe zu meinen Gefühlen und meiner Trauer und nehme sie dankbar an.
Ausfluss	Ich liebe und akzeptiere meine Rolle als Frau. Ich akzeptiere meine Triebhaftigkeit und meine Vorlieben.
Autismus	Ich bin im Frieden mit mir und mit der äußeren Welt.
Autoimmunkrankheiten	Ich bin im Frieden mit mir selbst und trage meine Aggressionen frei nach außen.
AV-Block (Herzrhythmusstörung)	Ich lebe in meinem Herzensrhythmus und höre auf meine innere Stimme.
Bänderriss	Ich bin geistig entspannt und flexibel.
Bandscheibenvorfall	Ich bin aufrichtig und akzeptiere meinen weiblichen Pol. Die Schöpfung unterstützt meine Lebensaufgabe.
Bandwurmbefall	Ich erkenne und ziehe meine Grenzen klar und deutlich und kann mich gegen alle Art von Gefahren verteidigen.

Bauchfellentzündung	Ich bin in meiner inneren Mitte und höre auf mein Bauchgefühl.
Bauchhöhlenschwangerschaft	Ich bin stolz auf mich und lebe in Freiheit. Ich habe klare Gedanken und kann mich und meine Umwelt lieben.
Bauchkrämpfe	Ich vertraue meiner Intuition und meinem Bauchgefühl.
Bauchspeicheldrüsenbeschwerden	Ich stelle mich den Konflikten des Lebens. Ich erkenne in meinem Leben, was mir Energie gibt und entzieht.
Berufskrankheiten	Ich nehme meine Berufung an und lebe im Urvertrauen.
Bettnässen	Ich vertraue meinen Entscheidungen und kann seelischen Ballast loslassen.
Bindegewebsschwäche	Ich verzeihe mir und anderen. Ich handle verbindlich in Liebe.
Bindehautentzündung	Ich stelle mich den Konflikten des Lebens. Ich löse mich von dem Zwang, immer recht haben zu wollen.
Blähungen	Ich akzeptiere meine Lebensthemen und stelle mich ihnen. Ich bin mutig und stelle mich der Konfrontation.
Blasenentzündung	Ich heiße das Neue in meinem Leben willkommen und lasse Altes mit Leichtigkeit und Dankbarkeit gehen.
Blasenfistel	Siehe Harnblasenfistel
Blasenschwäche	Siehe Harnblasenschwäche
Blasensteine	Siehe Harnblasensteine
Blaue Flecken	Siehe Bluterguss
Blinddarmentzündung	Ich stelle mich den Schattenseiten des Lebens und gehe Konflikte bewusst an. Ich vertraue meinem Erwachsensein und ehre es.
Blindheit	Ich erkenne mein Innerstes an und nutze meine Gaben, die mir von der Schöpfung geschenkt wurden.
Blut im Stuhl	Ich haushalte gut mit meiner Lebensenergie. Alles, was ich nicht mehr benötige, lasse ich los; alles, was mich stärkt, behalte ich in mir.
Blut im Urin	Ich haushalte gut mit meiner Lebensenergie. Alles, was ich nicht mehr benötige, lasse ich los; alles, was mich stärkt, behalte ich in mir.
Blutarmut	Siehe Anämie
Bluterbrechen	Ich lasse meine Aggressionen und alles Negative aus mir heraus fließen und bekomme dadurch Raum für meine Lebensenergie
Bluterguss	Ich erkenne meine Lebensaufgaben rechtzeitig an.
Bluterkrankheit	Ich kann Hilfe bewusst annehmen. Ich bin im Urvertrauen. Der Schöpfer hat auch für mich ein Leben in Leichtigkeit vorgesehen.
Blutgerinnsel	Ich lebe meine Vision und erkenne, was wirklich Bedeutung in meinem Leben hat. Ich teile mir ganz bewusst meine Lebensenergie ein.

Bluthochdruck: roter (Bluthochdruck verbunden mit einem roten Kopf)	Ich stelle mich den Konflikten des Lebens.
Bluthochdruck: blasser (Bluthochdruck verbunden mit einem blassen Gesicht)	Ich gebe die Verstandeskontrolle auf und vertraue der Schöpfung. Ich vertraue meiner Herzensstimme.
Bluthochdruck: Alters-	Ich spreche das aus, was ich im Herzen fühle.
Blutdruck, niedriger	Ich habe meinen Platz im Leben gefunden und bin geerdet. Ich stelle mich bewusst den Aufgaben des Lebens.
Blutschwamm	Ich gebe meiner Lebensenergie den Raum, den sie braucht. Ich bin vital und voller Lebensfreude.
Blutsturz	Ich bin voller Kraft und Lebensenergie und setze sie bewusst und zielgerichtet ein.
Blutung nach dem Geschlechtsverkehr	Ich nehme meine Weiblichkeit aus vollem Herzen an und gebe mich meiner Sexualität und der männlichen Kraft hin.
Blutungen nach der Menopause	Ich lasse meine körperliche Fruchtbarkeit los und nehme meine geistige und spirituelle dankbar an.
Blutungsstau	Ich nehme meine Sexualität und meine Rolle als Frau dankbar an.
Blutvergiftung	Ich stelle mich dem momentanen Lebenskonflikt und lasse mich erregen.
Borreliose	Geben ist Bekommen. Ich gehe bewusst Konflikte an. Ich stelle mich meinen Lebensthemen.
Brandblasen	Siehe Verbrennungen
Brechdurchfall	Ich lasse seelische Konflikte los. Ich bin im Frieden.
Bronchitis	Ich spreche das aus, was ich im Herzen fühle.
Bruch / Brüche	Siehe Knochenbrüche
Brustdrüsenentzündung / Brustentzündung	Ich gebe mich meiner Rolle als Mutter dankbar und vertrauensvoll hin. Ich bin verbunden mit der göttlichen Energie des Universums und habe dadurch genügend Kraft für mich und für mein Kind. Ich nehme mein Kind in Liebe an.
Brustfellentzündung	Ich bin authentisch und frei.
Brustkrebs	Ich nehme meine Weiblichkeit mit all ihren Aspekten dankbar an.
Brustzyste	Ich stehe zu meiner Weiblichkeit und sorge gut für mich selbst. Ich bin aus mir heraus geborgen und sicher.
Buckel	Ich bin dankbar für alle meine Erfahrungen und weiß, dass alles, was ich erlebt habe, meiner Entwicklung gedient hat.
Bulimie	Ich erkenne mein Frausein an. Ich liebe und akzeptiere mich so, wie ich bin.
Burn-out-Syndrom	Ich bin entspannt und kraftvoll. Ich erkenne und folge meiner Berufung.

Cellulite	Ich bin stark und voll innerer Klarheit. Ich stehe zu mir und zu meinen Gefühlen und lebe mein Leben in vollen Zügen.
Chlamydienbefall	Ich erkenne die Tragkraft der Liebe in einer Beziehung.
Cholera	Ich bin mutig und innerlich reich. Ich stelle mich allen Lebenssituationen gelassen und gestärkt.
Cholesterinspiegel, überhöht	Ich erkenne meine Seelenstruktur und nehme sie an.
Chronische Krankheiten	Ich vertraue auf die Selbstheilungskräfte meines Körpers und gehe alle Konflikte in dem Moment an, in dem sie auftauchen.
Colitis ulcerosa (chronische Darmerkrankung)	Ich bleibe meiner Seele treu und akzeptiere andere in ihrem Sein.
Creutzfeldt-Jakob-Krankheit	Ich gebe mich dem Fluss des Lebens hin und vertraue auf meine innere Kraft.
Damenbart	Ich lebe meine Weiblichkeit und nehme auch die männlichen Aspekte in mir dankbar an.
Dämmerzustand	Ich bin wach und achtsam im Hier und Jetzt und übernehme die Verantwortung für mein Leben.
Darmbrand	Meine Lebensenergie strömt in alle Teile meines Körpers und durchflutet jeden Zentimeter meines Darms.
Darmeinklemmung	Ich nehme alle Teile meines Selbst in Liebe an.
Darmentzündung	Ich stelle mich meinen Lebensthemen. Ich nehme meine Gefühle in ihrer ganzen Bandbreite wahr.
Darmfistel	Ich erkenne auch die dunklen Seiten des Lebens an und lasse sie ziehen.
Darmkrebs	Ich nehme mich selbst in allen Facetten an und bin im Gleichgewicht zwischen Geben und Nehmen.
Darmlähmung	Ich höre und vertraue auf mein Bauchgefühl.
Darmparasiten	Ich stehe zu mir selbst und bin geschützt gegen alle Eindringlinge.
Darmpolypen	Ich höre auf meine innere Stimme und kann mich so weiterentwickeln. Ich liebe mich so, wie ich bin.
Darmprobleme	Ich stelle mich meinen Lebensthemen. Ich nehme meine Gefühle in ihrer ganzen Bandbreite wahr.
Darmverschluss	Ich stelle mich meinen Lebensthemen und bin voller Zuversicht für mich und andere.
Dauererektion	Ich stehe zu mir und meiner Männlichkeit. Ich kann mich in allen Bereichen und meine Lust ausleben.
Demenz	Ich löse mich von der Vergangenheit und lebe im Jetzt. Ich kehre zu meinem wahren Sein zurück. Ich lebe für den Augenblick. JETZT.
Demineralisation	Ich erkenne, was mir im Leben fehlt, und verändere es.

Depression	Ich bin bereit, mich zu wandeln und zu mir zu stehen. Ich bin gut, wie ich bin. Ich schaue meinem Leben mit Freude und Zuversicht entgegen.
Diabetes	Ich liebe mich selbst und andere bedingungslos. Ich nehme die Süße in meinem Leben an und kümmere mich liebevoll um meinen Körper.
Diarrhö	Siehe Durchfall
Dickdarmentzündung	Ich stehe zu mir und zu meiner Meinung. Ich bin stark und stehe für mich ein.
Dickdarmkrebs	Siehe Darmkrebs
Doppelbildersehen	Ich sehe die Welt in ihrer Ganzheit und nehme sie so an, wie sie ist.
Doppelkinn	Ich bin ausgeglichen und offen für meine Umwelt. Ich vertraue, das zu bekommen, was ich benötige.
Dornwarze	Ich bin voller Urvertrauen. Ich bin fest mit Mutter Erde verwurzelt und gehe meinen Lebensweg.
Drehschwindel	Ich gehe meinen Weg und habe alles im Griff. Ich vertraue mir und meiner Umwelt.
Drogensucht	Ich begebe mich aktiv auf die Abenteuerreise meines Lebens. Ich habe mein Leben selbst in der Hand, bin frei und unabhängig.
Drüsenprobleme	Ich habe einen göttlichen Funken in mir. Ich bin von innen heraus kreativ und nehme mein Leben aktiv in die Hand.
Dünndarmentzündung	Ich stehe zu mir und kann mich weiterentwickeln. Ich werde geliebt. Ich gehe meinen Weg und erkenne Chancen dankbar an.
Durchblutungsstörungen	Ich teile mir meine Lebensenergie gut ein. Ich bin im Fluss meines Lebens und handle mit Leichtigkeit.
Durchfall	Ich bin dankbar, zufrieden und mutig. Ich nehme meinen Lebensweg an und lerne aus jeder neuen Herausforderung.
Eichelentzündung	Ich erkenne meine Sexualität an und trage Verantwortung.
Eierstockentzündung	Siehe Eierstockprobleme
Eierstockkrebs	Ich glaube an mich und meine Fähigkeiten. Ich lasse los und verwirkliche meine Lebensaufgabe.
Eierstockprobleme	Ich nehme meine Weiblichkeit in Liebe an. Ich bin stark und verwirkliche mich selbst.
Eierstockvereiterung	Ich akzeptiere meine Sexualität und Fruchtbarkeit.
Eierstockzyste	Ich bin stolz darauf, neues Leben erschaffen zu dürfen.
Eileiterentzündung	Ich kenne meinen Sinn des Lebens. Ich habe klare Gedanken und kann meine Gefühle zeigen.
Eileiterprobleme	Ich nehme meine Weiblichkeit in Liebe an. Ich bin stark und verwirkliche mich selbst.

Eileiterschwangerschaft	Siehe Bauchhöhlenschwangerschaft
Eileitervereiterung	Ich öffne mich der Welt und zeige mich mit Selbstbewusstsein. Ich nehme meine Weiblichkeit und Kreativität an und lebe diese aus.
Eisenmangelanämie	Ich höre auf meine innere Stimme und meine Gefühle. Ich habe Kraft und Energie.
Eiterpusteln	Mein Äußeres stimmt mit meinem Inneren überein. Ich bin voller Freude und Ausgeglichenheit.
Ekel, übermäßiger	Ich bin stolz darauf, ein Teil der Natur zu sein, und nehme meinen Körper an.
Ekzem	Ich bin bereit, mich meinen Lebensthemen zu stellen und meine Gefühle und Bedürfnisse offen zu zeigen.
Embolie	Ich lebe mein Leben in Ruhe und Ausgeglichenheit und konzentriere mich auf das, was mir wirklich wichtig ist.
Entzündung	Ich nehme meine eigene Wut dankbar an und stelle mich allen inneren und äußeren Konflikten.
Epilepsie	Ich lasse die Spannungen in meiner Seele los. Ich drücke meine Gefühle und Gedanken in dem Moment aus, in dem ich sie wahrnehme.
Erbkrankheiten	Ich nehme die Botschaften meiner vorherigen Generation dankbar an und nutze diese für meinen Lebensweg.
Erbrechen / Übelkeit	Ich stehe zu meinen Gefühlen und nehme sie dankbar an. Ich bin in Balance und in innerem Frieden.
Erfrierungen	Ich liebe und werde geliebt, ich bin warmherzig und flexibel.
Ergrauen der Haare	Ich sehe das Ergrauen als Zeichen meines Wissens und kann dieses weitergeben. Ich bin kraftvoll und akzeptiere, dass Tod ein Teil des Lebens ist.
Erkältung	Ich bin in meinem Lebensfluss und stehe zu mir selbst. Ich bin warmherzig und gefühlvoll.
Ermüdung	Ich bin voller Begeisterung für das Leben und erfüllt von göttlicher Energie.
Ernährungsbedingte Schädigungen	Ich bin dankbar für die Lebensenergie, die ich durch Nahrung erhalte, und kann diese genießen.
Erröten, übermäßiges	Ich stehe zu mir und liebe und akzeptiere mich. Ich gestehe mir Ängste ein und löse sie.
Erstickungsanfälle	Voller Urvertrauen weiß ich, dass ich in Sicherheit bin. Ich lebe mein Leben aktiv und verantwortungsvoll.
Farbenblindheit	Mein Leben ist voller Farbe und Freude, Spannung und Abwechslung.
Fehlender Eissprung	Ich erkenne das Zeichen meines Körpers an und bin dankbar dafür. Ich bin in Sicherheit und fühle mich ausgeglichen.

Fehlgeburt	Alles, was geschieht, geschieht als Teil eines großen Plans und dient meiner Entwicklung. Ich liebe und akzeptiere mich bedingungslos.
Fettembolie	Ich gebe mich dem Fluss des Lebens hin und habe alles im Überblick.
Fettgeschwulst	Ich vertraue darauf, dass mir das gegeben wird, was ich zum Leben brauche. Ich lebe im Gleichgewicht mit mir selbst.
Fettherz	Siehe Herzverfettung
Fettleber	Ich öffne mich und zeige meine Gefühle. Ich gebe mir selbst die geistige Nahrung, die ich brauche. Ich genieße die Süße des Lebens.
Fettleibigkeit	Siehe Übergewicht
Fettnacken	Ich nehme Hilfe dankbar an und bin stark.
Fettstuhl	Ich konzentriere mich auf die wichtigen Sachen im Leben. Ich nehme mir nur das, was ich zum Leben brauche, und bin dankbar dafür.
Feuchte Aussprache	Ich liebe mich und vertraue mir. Ich akzeptiere mich und meine Umwelt so, wie sie ist.
Fieber	Ich stelle mich meinen inneren und äußeren Konflikten. Ich bin mutig und voller Begeisterung für das Leben.
Fieberkrämpfe	Ich vertraue auf meine Selbstheilungskräfte und liebe alles, was um mich herum ist.
Filzlausbefall	Ich nehme meine Sexualität als etwas Heiliges und Heilendes an. Ich stehe zu meiner Sexualität und lebe das aus, was mir gefällt.
Fistel	Ich vertraue dem Fluss des Lebens und weiß, dass mich das Universum liebt und unterstützt.
Flatulenz	Siehe Blähungen
Flechte	Körper, Geist und Seele stehen in einem Gleichgewicht. Ich lasse die Vergangenheit ziehen und schaffe Platz für Neues.
Flohbefall	Ich bin dankbar für die Kraft des Lebens und für das, was die Natur mir gibt, und gebe etwas dafür zurück. Denn Geben ist Bekommen.
Flüssigkeitsansammlungen	Ich lasse das Vergangene bewusst los und bin dankbar für alles, was ich erlebt habe.
Fraktur	Siehe Knochenbrüche
Frauenleiden	Ich liebe meinen Körper und meine Weiblichkeit und freue mich darüber, eine Frau zu sein.
Fress-Kotz-Sucht	Siehe Bulimie
Frigidität	Ich nehme meine Sexualität und meine Lebensfreude mit Liebe und Leidenschaft an.
Frostbeule	Ich kenne meine Grenzen und weiß, wie ich die Wärme in mir tragen und behalten kann.

Frühgeburt	**Mutter:** Ich akzeptiere den natürlichen Zyklus der Schwangerschaft und bin froh, dass ich Verantwortung für ein neues Geschöpf tragen darf. **Kind:** Ich gebe mir Zeit zu lernen.
Frühjahrsmüdigkeit	Ich bin voller Vorfreude, die erzeugte Energie wieder für Neues zu nutzen. Ich gebe mich dem natürlichen Rhythmus hin.
Frühreife	Ich lebe im Hier und Jetzt und gebe mich dem hin, was ist.
Frühsommer-Meningoenzephalitis	Siehe Gehirnhautentzündung
Furunkel	Ich stelle mich mutig meinen inneren Seelenkonflikten.
Fußödem	Ich höre auf meine innere Stimme und beachte meine Seele sowie Geist und Körper.
Fußpilz	Ich bin bereit, auf meinem Lebensweg voranzuschreiten.
Fußschweiß	Ich akzeptiere meine Angst und stelle mich ihr.
Gallenblasenentzündung	Ich schreie meine Aggression heraus und stehe zu mir.
Gallenblasenkrebs	Ich liebe mich in allen Lebenslagen.
Gallenkolik	Ich schreite sicher voran und bin dankbar für jeden Entwicklungsschritt und jede Herausforderung.
Gallensteine	Ich lasse den Ärger und den Groll der Vergangenheit los und öffne mich für die Süße des Lebens.
Gallenstörung / -probleme	Ich nehme meine Aggression dankbar an und stehe zu mir mit all meinen Gefühlen.
Ganglion (Überbein)	Ich beschäftige mich mit mir und handle, damit Probleme erst gar nicht entstehen können.
Gangrän (Brand)	Freude und Glück durchströmen meinen Körper. Ich bin in perfekter Harmonie mit meinen Gedanken und Gefühlen.
Gärungsdyspepsie (Verdauungsstörung)	Ich äußere meine Gefühle und genieße die Süße des Lebens.
Gastritis	Ich vertraue auf mich und meine Talente. Ich liebe mich und weiß, dass alles zur rechten Zeit passiert.
Gebärmutterhalsentzündung	Ich habe klare Gedanken und äußere mich ehrlich. Ich erkenne meine Fruchtbarkeit an.
Gebärmutterhalskrebs	Ich beschäftige mich mit meiner Sexualität und erkenne meine eigenen Bedürfnisse an.
Gebärmutterhalspolypen	Ich nehme meinen sexuellen Partner an und akzeptiere meine eigenen Fetische, um diese ausleben zu können.

Gebärmutterkrebs	Ich bin stolz darauf, neues Leben erschaffen zu dürfen, und erkenne meine Mutterrolle an. Ich stehe zu meiner Sexualität.
Gebärmuttermundkrebs	Ich lasse alte Verletzungen los und nehme die göttliche Liebe des Universums dankbar an.
Gebärmutterpolypen	Ich bin dankbar für meine Fruchtbarkeit und äußere meine Gefühle.
Gebärmutterprobleme	Ich bin voller Kreativität und Fruchtbarkeit. Ich nehme meine Sexualität an und fühle mich in mir geborgen.
Gebärmutterriss	Ich nehme mein Kind dankbar an und kann gut und mit Leichtigkeit für uns sorgen.
Gebärmuttervorfall	Ich liebe meine Sexualität und meine Weiblichkeit.
Geburtsprobleme: Frühgeburt	Ich nehme mein Kind dankbar an und bin bereit, die Verantwortung dafür zu übernehmen. Ich sorge gut für mich und mein Kind.
Geburtsprobleme: Kaiserschnitt	Ich übernehme die Verantwortung für mein eigenes Leben. Ich stelle mich mutig allen Herausforderungen und gehe selbstbewusst meinen eigenen Weg.
Geburtsprobleme: Übertragenes Kind / Spätgeburt (Sicht der Mutter)	Ich bin voller Urvertrauen und lasse mein Kind seinen eigenen Lebensweg beschreiten.
Geburtsprobleme: Übertragenes Kind / Spätgeburt (Sicht des Kindes)	Ich bin bereit, meinen eigenen Lebensweg zu gehen. Ich weiß intuitiv, was das Beste für mich ist, und treffe die entsprechenden Entscheidungen rechtzeitig.
Geburtsprobleme: Nabelschnur um den Hals	Mutter: Ich liebe mein Kind bedingungslos und lasse es frei seinen Lebensweg beschreiten. Kind: Ich nehme meine Lebensthemen dankbar an und bin bereit, sie zu lösen. Ich bin glücklich und voller Urvertrauen.
Geburtsprobleme: Querlage	Ich bin offen für Neues und sehe dem Leben freudig entgegen.
Geburtsprobleme: Steißlage	Ich nehme die Gesetze der Natur und des Lebens an und stelle mich voller Hingabe den Lebenslektionen.
Geburtsprobleme: Vorzeitige Wehen	Ich vertraue auf das Leben und lasse mich und andere im eigenen Rhythmus fließen.
Geburtsprobleme: Vorzeitiger Fruchtblasensprung	Mutter: Ich vertraue auf das Leben und lasse mich und andere im eigenen Rhythmus fließen. Kind: Ich bin geduldig und entspannt und vertraue darauf, dass alles zur richtigen Zeit geschieht.
Gedächtnisverlust	Siehe Amnesie

Gefäßkrampf	Ich lebe entspannt und mit viel Leichtigkeit und lasse alles gelassen auf mich zukommen.
Gefäßverschluss	Siehe Arteriosklerose
Gehirnblutung	Siehe Schlaganfall
Gehirndrucksteigerung	Siehe Hirndrucksyndrom
Gehirndurchblutungsstörung	Ich bin geistig flexibel und vital. Ich stecke voller Lebensenergie.
Gehirnentzündung	Mein Herz und mein Verstand leben in mir im Gleichgewicht. Ich trage Frieden in mir und bin glücklich.
Gehirnerschütterung	Ich vertraue meiner inneren Stimme und meinem Herzen. Ich nehme meine Gefühle dankbar an und bin voller Begeisterung und Lebensfreude.
Gehirnhautentzündung	Mein Verstand, mein Herz und meine Seele sind in einem harmonischen Gleichgewicht. Ich vertraue bei meinen Entscheidungen auf meine Herzensstimme.
Gehirnödem	Ich lebe in einem inneren Gleichgewicht. Seele und Verstand beeinflussen gleichmäßig mein Handeln.
Gehirnprellung	Ich handle bewusst und aktiv. Seele und Verstand werden von mir gleichberechtigt eingesetzt.
Gelbsucht	Ich empfinde Liebe und Mitgefühl für mich und alle Wesen des Universums.
Gelenkserkrankungen	Ich bin offen und flexibel. Ich bleibe mir selbst treu und kann Neues dankbar annehmen.
Gelenksversteifung	Ich bin körperlich und geistig flexibel und bleibe dabei meinem Weg treu.
Geräuschüberempfindlichkeit	Ich höre dem Leben und meinem eigenen Herzen mit Freude zu.
Gerstenkorn	Ich gehe offenen Auges durch das Leben und bin bereit, mich auch den Schattenseiten zu stellen.
Geruchsüberempfindlichkeit	Ich gehe wachsam durchs Leben und vertraue auf meine Intuition.
Geschlechtskrankheiten	Ich stehe zu meiner Sexualität und lasse wahre Zufriedenheit in mein Leben kommen.
Geschwürbildung	Ich bin im inneren Frieden mit mir selbst. Ich fühle mich wohl in meinem Körper und nehme ihn aus tiefstem Herzen an.
Gesichtsnervenlähmung	Ich nehme alle Aspekte meiner Persönlichkeit dankbar an.
Gesichtsrose (Gürtelrose)	Ich sehe die Schönheit in allen Herausforderungen des Lebens.
Gesichtsspalten (Hasenscharte)	Ich nehme meine Besonderheit und die damit verbundene Lebensaufgabe dankbar an.

Gicht	Ich bin offenherzig und flexibel. Ich lasse alten Seelenballast los und nehme Neues dankbar an.
Gigantismus (Riesenwüchsigkeit)	Ich trage meine innere und äußere Größe dankbar nach außen.
Glatzenbildung	Siehe Haarausfall
Glaukom	Siehe Grüner Star
Gleichgewichtsstörungen	Ich bin innerlich ausgeglichen und in Balance. Ich stehe mit beiden Beinen fest am Boden und gehe selbstsicher meinen Lebensweg.
Grauer Star	Ich sehe der Wirklichkeit mit offenen Augen, offenem Geist und offenem Herzen entgegen.
Grippe	Ich bin in meinem Lebensfluss und stehe zu mir selbst. Ich bin warmherzig und gefühlvoll.
Größenwahn	Ich lebe im inneren Wohlstand und schätze meine Ziele realistisch ein.
Grüner Star	Ich nehme mich und meine Gefühle mit Liebe an und öffne mich für das Leben.
Gürtelrose	Ich lasse meine innere Blüte aufblühen. Ich stehe zu meinen Gefühlen und trage sie nach außen.
Gynäkomastie (Entwicklung weiblicher Brüste beim Mann)	Ich lebe meine Männlichkeit und nehme meine weiblichen Aspekte dankbar an.
Haarausfall, allgemein	Ich vergebe mir selbst und nehme meine innere Stärke dankbar an.
Haarausfall, kreisrunder	Ich lasse die Trauer und den Schmerz der Vergangenheit los und schaue voll Zuversicht nach vorne.
Haarausfall, Mönchstonsur	Ich nehme meine Spiritualität an und erkenne den göttlichen Funken in allem.
Haarausfall, Geheimratsecken	Mein Geist ist offen für Neues.
Haarausfall, hohe Stirn	Ich öffne mich der geistigen Welt.
Haarverlust	Ich zeige mich der Welt offen und ehrlich und richte meine feinen Antennen nach außen.
Halbseitenblindheit	Ich öffne die Augen für alle Aspekte und Perspektiven des Lebens.
Hallux valgus	Ich bin fest mit der Erde verwurzelt und gehe meinen Weg voll Urvertrauen.
Halluzinationen	Ich vertraue auf meine Intuition und meine innere Stimme.
Halsschmerzen	Ich bin ehrlich zu mir selbst und zu anderen und stelle mich Konflikten mutig entgegen.
Halswirbelverschiebung	Ich gehe umsichtig und zielgerichtet durchs Leben.
Halszyste	Ich söhne mich mit meiner Vergangenheit aus und gehe mutig in Richtung Zukunft.

Haltungsschäden	Meine innere und äußere Haltung ist in Balance. Ich lebe im Einklang mit mir und mit der Welt.
Hämatom	Siehe Bluterguss
Hämorrhoiden	Ich bin bereit, mich meinen Lebensthemen zu stellen und sie zu lösen.
Handprobleme	Ich habe mein Leben fest im Griff.
Handschweiß	Ich nehme meine Ängste als Lehrmeister an und löse sie auf.
Hängebauch	Ich lebe im inneren Wohlstand und gehe mit Leichtigkeit durchs Leben.
Harnblasenentzündung	Ich lasse meinen alten Seelenballast in Frieden los.
Harnblasenfistel	Ich stelle mich mutig meinen Seelenthemen und löse sie auf.
Harnblasenkrebs	Ich nehme meine schmerzhaften Erfahrungen dankbar an und lasse sie in Frieden gehen.
Harnblasenschwäche	Siehe Inkontinenz
Harnblasensteine	Ich stelle mich meinen Lebensthemen und löse sie mutig auf.
Harndrang, häufiger	Ich bin mutig und stelle mich meinen Problemen und Herausforderungen.
Harnleiterverengung	Ich betrachte meine Konflikte offen und nehme sie als Lern- und Wachstumschance an.
Harnröhrenentzündung	Ich öffne mich dem Leben und gebe mich ihm hin.
Harnstauungsniere	Siehe Stauungsniere
Harnwegsinfektionen	Ich akzeptiere mich und mein Sein und bin bereit für Entwicklung und inneres Wachstum. Alte Muster lasse ich los und öffne mich für Neues.
Harnvergiftung	Siehe Niereninsuffizienz
Harnverhaltung	Ich vertraue dem Leben und bin bereit loszulassen.
Hasenscharte	Siehe Gesichtsspalten
Hautausschlag	Ich stehe zu mir und zu meinem Sein und trage es authentisch nach außen.
Hautentzündung	Ich trage mein inneres Sein selbstbewusst nach außen.
Hautflecken	Siehe Pigmentflecken
Hautkrebs	Ich stehe zu mir selbst. Mein Innen und mein Außen sind in harmonischem Einklang.
Hautrisse	Ich bin stark und kraftvoll. Ich bin in allen Lebenslagen sicher und geschützt.
Hautverhärtung	Ich fühle mich wohl in meiner Haut und nehme sie als Spiegel meines Seins dankbar an.

Hefepilzinfektion	Ich lebe bewusst und erkenne, was gut für mich ist. Ich vertraue auf meine Herzensstimme und stehe für sie ein.
Heiserkeit	Ich gebe meiner Seele eine Stimme und stehe zu mir und meinen Gefühlen.
Herpes	Ich bin offen für gefühlvolle Beziehungen und nehme mich mit all meinen Wünschen und Gefühlen an.
Hepatitis	Siehe Leberkrankheiten
Herpes	Ich bin offen für gefühlvolle Beziehungen und nehme mich mit all meinen Wünschen und Gefühlen an.
Herzbeklemmung	Ich öffne mein Herz für das Leben. Der göttliche Funke in mir strahlt nach außen und gibt mir Kraft und Sicherheit.
Herzbeutelentzündung	Ich öffne mein Herz für alles, was in Liebe zu mir kommt, und stelle mich mutig allen Konflikten.
Herzblock	Siehe AV-Block
Herzfehler, angeborener	Offenen und mutigen Herzens nehme ich meine Lebensthemen an.
Herzflimmern	Ich vertraue auf mein Herz und meine Intuition und folge ihnen bei meinen Entscheidungen.
Herzinfarkt	Ich spüre, was mein Herz wirklich braucht, und gebe es ihm mit Liebe. Mein Herz ist offen und strahlt vor Lebensenergie.
Herzinsuffizienz	Siehe Altersherz
Herzklappeninsuffizienz	Ich weiß, was für mich gut ist, und haushalte mit meinen Energien.
Herzkranzgefäßverengung	Ich höre auf mein Herz und bin voller Lebensfreude und Liebe.
Herz-Kreislauf-Probleme	Ich bin offen für Neues und sehe dem Leben freudig entgegen.
Herzmuskelentzündung	Ich nehme meine Herzenskonflikte dankbar und mutig an.
Herzneurose	Ich vertraue auf mein Herz und meine innere Stimme. Ich liebe bedingungslos.
Herzphobie	Ich vertraue auf mein Herz und meine innere Stimme. Ich liebe bedingungslos.
Herzprobleme, allgemeine	Ich lausche meiner Herzensstimme und nehme ihre Botschaft dankbar an.
Herzrasen	Ich gebe den Dingen die Zeit, die sie brauchen. Ich vertraue mir und meinem Herzen.
Herzrhythmusstörungen	Ich vertraue auf den natürlichen Rhythmus meines Herzens. Ich bin im Einklang mit mir und mit der Erde.
Herzscheidewanddefekte	Ich nehme das Leben mit all seinen Polaritäten und Gegensätzen an.
Herzschmerz	Ich lasse das Vergangene los und öffne mein Herz für neue liebevolle Erfahrungen.

Herzstolpern	Ich bin mit mir selbst und mit dem Universum in Einklang. Ich erkenne, dass ich mit allem verbunden bin.
Herzverfettung	Ich erkenne, was meinem Herzen wichtig ist, und lebe danach. Ich stehe für meine Herzenswünsche ein und vertraue darauf, dass sie in Erfüllung gehen.
Herzvergrößerung	Ich höre auf mein Herz und achte meine eigenen Grenzen.
Herzverklemmung	Siehe Herzprobleme
Herzverkleinerung	Ich stehe vollkommen in meiner Herzensenergie. Ich bin kraftvoll, mutig und dankbar.
Herzversagen	Mein Lebenswille ist stark und kraftvoll. Ich bin mit der liebevollen Energie des Universums verbunden und dadurch allen Herausforderungen gewachsen.
Heuschnupfen	Ich nehme meine eigene Natur dankbar an und lebe mit ihr im Einklang. Ich stehe zu meinen Gefühlen und meinen Sehnsüchten und tue das, was mein Herz begehrt.
Hexenschuss	Ich stehe aufrecht und selbstbewusst im Leben. Ich vertraue auf meine Intuition und bin bereit, meinen eigenen Weg zu gehen.
Hinken	Ich gehe meinen Lebensweg ruhig in meinem eigenen Tempo.
Hirnabszess	Ich bin ich selbst, nehme aber dennoch Tipps gerne und dankbar an.
Hirndrucksyndrom	Ich höre auf die Stimme meines Herzens und vertraue ihr.
Hitzewallungen	Ich nehme meine Weiblichkeit an und lebe sie aus. Ich lasse vergangene Chancen ziehen und bin bereit für Leidenschaft in der Gegenwart.
Hitzschlag	Ich übernehme die Verantwortung für mein Leben und vertraue auf meine Herzensstimme.
Hodenentzündung	Ich höre bei meinen Entscheidungen auf mein Herz und gewinne innere Klarheit für alle Situationen. Ich stehe zu meiner Männlichkeit.
Hodenhochstand	Ich nehme meine Männlichkeit an und übernehme die Verantwortung für all mein Handeln.
Hodgkinsche Krankheit (Lymphdrüsenkrebs)	Ich bin glücklich, ich selbst zu sein.
Hodenkrebs	Ich nehme meine Sexualität und meine Männlichkeit dankbar an.
Höhenkrankheit	Ich lebe in Demut und Dankbarkeit im Einklang mit der Natur.
Hohlkreuz	Ich stehe zu mir selbst und vertrete meinen Standpunkt selbstsicher. Ich bin wahrhaft und aufrichtig in jeder Situation.
Hohlwarze (eingefallene Brustwarze bei Frauen)	Ich nehme meine Mutterrolle dankbar an. Ich lebe im inneren Wohlstand und weiß, dass immer genug für mich und mein Kind da ist.

Hormonstörungen der Frau	Ich nehme meine Weiblichkeit an und folge meinem natürlichen Rhythmus.
Hornhautentzündung	Ich sehe die Welt klar und in all ihren Facetten.
Hornhautgeschwür	Ich bin aufmerksam und erkenne Gefahren, bevor sie akut werden.
Hörsturz	Je mehr ich zu tun habe, desto ruhiger und entspannter werde ich. Ich höre auf meine innere Stimme und folge ihr.
Hüftgelenksproblem	Ich gehe meinen Lebensweg mit Leichtigkeit und trete allen Herausforderungen mutig entgegen.
Hühneraugen	Ich gehe frei und leicht meinen eigenen Weg.
Hühnerbrust	Ich nehme mein Lebensthema dankbar an und gehe frei meinen Lebensweg.
Husten	Ich stehe aufrichtig zu meinen Gefühlen und spreche aus, was immer mir auf dem Herzen liegt.
Hyperaktivität	Meine Energie fließt dorthin, wo sie am meisten gebraucht wird. Ich bin ausgeglichen und gehe zielstrebig meinen Weg.
Hyperventilation	Ich bin sicher und geborgen, zu jeder Zeit und an jedem Ort.
Hypoglykämie (Unterzuckerung)	Ich treffe intuitiv rechtzeitig die richtigen Entscheidungen und gehe mit Leichtigkeit durch mein Leben.
Hyperventilation	Ich bin stark und mutig und vertraue auf die Kräfte meines Körpers.
Hypochondrie	Ich nehme das Leben als ein Abenteuer voller Spannung und Herausforderungen an.
Impotenz	Ich bin stolz darauf, ein Mann zu sein, und stehe zu mir und meinen Werten. Ich vertraue mir und meiner Partnerin.
Infarkt	Siehe Herzinfarkt
Infektionen	Ich bin in Frieden und Harmonie mit mir und mit der ganzen Schöpfung.
Influenza	Siehe Grippe
Inkontinenz	Ich bin allen Situationen gewachsen und lasse meinen seelischen Ballast los.
Ischias	Ich weiß, dass ich geliebt werde, und bin allen Herausforderungen gewachsen.
Jetlag	Ich bin offen und flexibel und bereit, mich unbekannten Situationen zu stellen.
Juckreiz	Ich nehme den göttlichen Funken in mir an und vertraue darauf, dass meine Herzenswünsche in Erfüllung gehen.
Kaiserschnitt	Siehe Geburtsprobleme
Karbunkel	Siehe Furunkel

Karies	Ich trete allen Herausforderungen mit Bisskraft und innerer Stärke gegenüber. Ich kenne meine eigene Kraft und nutze sie.
Katarakt	Siehe Grauer Star
Kehldeckelentzündung	Ich lebe in perfekter Balance zwischen der physischen und der geistigen Welt.
Kehlkopfentzündung	Ich drücke meine Wünsche und Bedürfnisse offen aus und darf jederzeit um alles bitten, was ich brauche.
Kehlkopfkrebs	Ich öffne mich meinen Ängsten und nehme sie als Wachstumschancen an.
Keuchhusten	**Für Eltern:** Gemeinsam mit meinem Kind lerne ich den offenen Umgang mit Wut und Aggression. **Für das Kind:** Ich zeige offen und ehrlich, wenn ich wütend bin. Ich weiß, dass meine Mutter mich liebt, auch wenn ich wütend bin.
Kieferhöhlenentzündung	Siehe Nebenhöhlenentzündung
Kieferprobleme (z. B. TMJ-Syndrom)	Ich liebe und akzeptiere mich und trete für mich ein.
Kieferspalten	Siehe Gesichtsspalten
Kindbettfieber	Ich nehme mich und meine Weiblichkeit in vollem Maße an.
Kinderkrankheiten	**Für Eltern:** Dankbar nehme ich die Botschaften, die mir mein Kind schenkt, und die damit verbundene Lebensaufgabe an. **Für das Kind:** Mutig gehe ich meinen Weg und stelle mich allen Herausforderungen.
Kinderlähmung	**Für Eltern:** Mutig stelle ich mich den Ängsten, die mir mein Kind spiegelt. **Für das Kind:** Ich freue mich auf das große Abenteuer des Lebens.
Klauenhand	Siehe Handprobleme
Klaustrophilie	Ich finde die Geborgenheit in mir und wage mich mutig in die Freiheit des Lebens hinaus.
Klaustrophobie	Ich spüre meine innere Freiheit in jeder Lebenslage.
Kleinwüchsigkeit	Ich nehme meine Körpergröße dankbar an und erkenne die Stärke, die darin steckt.
Kleptomanie	Ich mache mich auf, um das Abenteuer des Lebens mit all seiner Spannung zu erforschen.
Klumpfuß	Ich nehme die Lebensaufgabe, die ich mitbekommen habe, dankbar an und gehe meinen Lebensweg in meinem eigenen Rhythmus.
Klumphand	Siehe Handprobleme
Kniegelenkentzündung	Demütig und dankbar gehe ich der Schöpfung auf den Grund.
Knöchelbruch	Ich stehe fest und sicher im Leben und gehe achtsam meinen Weg.

Knochenbruch	Meine Knochen sind fest und stabil. Ich bin geistig und körperlich flexibel und weiche dem Druck des Lebens gezielt aus.
Knochenfraß	Ich lebe im Urvertrauen. Ich lasse alte Gedankenmuster los und sehe die Welt aus allen Perspektiven.
Knochenhautentzündung	Ich lasse alte starre Gedankenmuster los und finde Halt in meinem Urvertrauen.
Knochenkrebs	Ich bin geistig flexibel und lebe im Urvertrauen.
Knochenmarksentzündung	Siehe Knochenfraß
Kolbenfinger	Siehe Fingerprobleme
Kolik	Ich bin dankbar für alles, was ich in meinem Leben erhalten habe, und lasse die Vergangenheit in Frieden los.
Kollaps	Ich bin getragen und lebe mein Leben in Vertrauen und Leichtigkeit.
Koma	Für Angehörige / Freunde: Du bist geliebt und geborgen. Wir erschaffen dir einen heiligen und sicheren Raum, in dem du Heilung erfahren kannst.
Konzentrationsstörungen	Ich bin in meiner Mitte und lebe im Hier und Jetzt.
Kopfschmerzen	Ich vertraue auf meine Herzensstimme und lasse meine Gedanken los.
Kopfschuppen	Mein Körper und meine Seele leben im Einklang. Ich nehme mich mit meinem ganzen Sein an.
Koterbrechen	Mutig stelle ich mich auch meinen größten Ängsten und Lebensthemen und gehe sie an.
Krampfadern	Ich lasse die Energien frei durch mich fließen und schwimme freudig mit dem Strom meines Lebens.
Krämpfe	Ich entspanne mich in dem Wissen, dass ich jederzeit sicher und geborgen und mit dem Leben verbunden bin.
Krätze	Ich lasse mich vom Leben reizen und nehme auch meine dunklen Seiten an.
Krebs	Ich bin bereit, meine seelischen Lebensthemen anzuschauen und mich ihnen wirklich zu stellen. Ich höre auf meine innere Stimme und öffne mich für die bedingungslose Liebe des Universums. Ich lasse alles los, was einer Heilung im Wege steht.
Krebsangst	Ich vertraue auf meine Gesundheit und meine innere Kraft.
Kreislaufstörungen	Ich lebe mein Leben voller Energie und Begeisterung.
Kreuzschmerzen	Siehe Rückenschmerzen
Kropf	Ich bin dankbar und zufrieden mit dem, was ich habe. Ich gebe aus Liebe und erkenne, dass jedes Geben ein Geschenk ist.

Kurzsichtigkeit	Ich sehe die großen Zusammenhänge des Lebens und schaue offen und vorurteilsfrei hinter den Nebel. Ich erkenne meinen Platz im Universum und nehme ihn an.
Lähmung	Ich bin sicher in allen Lebenslagen. Ich vertraue der göttlichen Kraft, die mich leitet und voranbringt.
Lebensmittelvergiftung	Ich erkenne frühzeitig, was mich stärkt und was mir schadet.
Leberabszess	Ich mache mich auf den Weg, um meine persönliche Lebensaufgabe zu erfüllen.
Leberentzündung	Siehe Leberkrankheiten
Leberkrankheiten	Ich finde in allem das rechte Maß und erkenne meine Gefühlswelt und meine Spiritualität an.
Leberkrebs	Ich erkenne die Zeichen, die mich auf meinen Lebensweg zurückführen, und folge ihnen.
Leberzirrhose	Ich erkenne den großen Lebensplan, der hinter allem steht. Meine Weltsicht ist weit und ich gehe offenen Herzens durch mein Leben.
Legasthenie	Ich erkenne die natürliche Ordnung hinter den Dingen.
Leistenbruch	Ich liebe mich selbst bedingungslos und gebe mir für alles die Zeit, die ich brauche.
Leistenhoden	Siehe Hodenhochstand
Lepra	Ich nehme meine Konflikte an und stelle mich ihnen frühzeitig.
Leukämie	Ich bin in Frieden mit mir selbst und nehme meine seelischen Themen dankbar an.
Lidrandentzündung	Mutig schaue ich der Welt mit all ihren Licht- und Schattenseiten entgegen.
Lipidspeicherkrankheiten	Ich lebe in innerem Wohlstand und im Urvertrauen.
Lipophilie	Ich bin sicher und geborgen im Urvertrauen.
Lipom	Siehe Fettgeschwulst
Liposarkom	Siehe Fettgewebekrebs
Lippen-Kiefer-Gaumen-Spalte	Siehe Gesichtsspalten
Lispeln	Mutig und klar spreche ich mir meine Gefühle, Gedanken und Wünsche von der Seele.
Lungenabszess	Ich bin in Liebe für mich und für andere und stelle mich meinen Konflikten aufrichtig.
Lungenblähung	Ich bin frei und habe die Macht über mein eigenes Leben.

Lungenembolie	Ich bin in fließendem, gefühlvollem Kontakt zu mir und zu anderen. Ich pflege die Beziehungen, die mich stärken, und lasse die, die mich schwächen, in Frieden ziehen.
Lungenentzündung	Ich bin frei, um zu tun und zu lassen, was ich will. Ich kann mir meine Gefühle frei von der Seele sprechen.
Lungenkrebs	Ich lebe in innerer und äußerer Freiheit.
Lungenödem	Ich nehme alle Aspekte meiner Seele mit Liebe und Dankbarkeit an. Ich bin offen, aufrichtig und frei.
Lustlosigkeit, sexuelle	Ich lasse mich auf das Abenteuer der Sexualität ein und entdecke meine Lust und meine Leidenschaft von Neuem.
Madenwurmbefall	Da meist im Zusammenhang mit Familiensystematiken als Affirmation für alle Familienmitglieder: Wir gehen die Probleme in unserer Familie gemeinsam an.
Magen-Darm-Katarrh	Ich blicke meinen Lebensthemen mutig entgegen und bin bereit, mich meinen inneren und äußeren Konflikten zu stellen.
Magendurchbruch	Ich nehme meine Aggression dankbar an und stehe zu mir, mit all meinen Gefühlen. Ich vertraue auf mein Bauchgefühl und gehe mutig meinen Weg.
Magenerkrankungen	Ich darf meine Gefühle und meinen Ärger jederzeit ausdrücken und werde geliebt, auch wenn ich anderer Meinung bin.
Magengeschwür	Ich gehe alle Konflikte in dem Moment an, in dem sie aufkommen. Ich vergebe mir für alle ungelösten Konflikte der Vergangenheit und bin im Frieden mit mir selbst.
Magenkrebs	Ich nehme meine Gefühle an und drücke sie offen und ehrlich aus.
Magenneurose (nervöser Magen)	Ich vertraue auf meine innere Stimme und trage sie ruhig und entspannt nach außen.
Magensaftmangel	Ich nehme meine männlichen, aggressiven Aspekte an und lebe sie als einen wichtigen Teil von mir aus.
Magenschleimhautentzün-dung	Ich fühle mich in mir geborgen und kann offen und aufrichtig für mich einstehen. Ich kann meine Emotionen frei und gefühlvoll ausdrücken.
Magersucht	Ich liebe mich und meinen Körper. Ich erkenne intuitiv, was meine Seele braucht, und gebe es ihr.
Malaria	Ich wage mich mutig auf die innere Reise in meine Seele und stelle mich allen meinen Schattenseiten.
Mandelentzündung	Der göttliche Funke in meiner Seele strahlt nach außen und schmilzt alles Negative durch sein lebendiges, warmes Licht.
Manische Depression	Ich nehme das Leben mit allen Höhen und Tiefen an und bleibe dabei entspannt in meiner Mitte.

Masern	Ich erkenne meine Grenzen und bin bereit, sie immer weiter nach außen zu schieben.
Mastdarmentzündung	Ich bin voller Lebensenergie und lasse meinen alten Seelenballast in Frieden los.
Mastdarmkrebs	Siehe Darmkrebs
Maul- und Klauenseuche	Ich spreche meine Gefühle und Gedanken offen aus und nehme mein Leben selbst in die Hand.
Melancholie	Siehe Depression
Meningitis	Siehe Gehirnhautentzündung
Meningoenzephalitis	Siehe Gehirnhautentzündung
Meniskusverletzung	Ich erkenne und akzeptiere meine eigenen Grenzen und bleibe in meinem Geist und in meiner Seele flexibel.
Menstruationsbeschwerden	Ich bin dankbar dafür, eine Frau zu sein, und nehme meine Weiblichkeit aus vollem Herzen an.
Migräne	Ich entspanne mich von innen heraus und weiß, dass ich vom Leben getragen bin und alles zur rechten Zeit erhalte. Ich handle nach meinem Herzen und nehme mein Leben mit allen Facetten an.
Milchschorf	Für Eltern: Ich liebe mein Kind bedingungslos und begleite es sicher auf seinem Lebensweg.
Milchstau	Ich gebe und nehme von Herzen. Ich sorge gut für mich und mein Kind.
Milchunverträglichkeit	Ich nehme die Fülle des Lebens dankbar und demütig an.
Milzbrand	Mutig und stark stehe ich für mich und meine Bedürfnisse ein.
Milztumor	Ich nehme meine Lebensaufgabe dankbar an und schwimme im Lebensfluss.
Missbildungen	Siehe Behinderungen
Minderwertigkeitsgefühle	Ich bin wertvoll und einzigartig und erkenne meine Stärken. Ich weiß, dass ich eine Lebensaufgabe habe, die nur ich erfüllen kann, und nehme sie dankbar an.
Mittelohrentzündung	Ich höre auf meine innere Stimme und vertraue auf mein Herz.
Morbus Crohn	Alles, was ich jemals getan habe, war das Beste, was ich in dem Moment tun konnte. Ich liebe und akzeptiere mich mit all meinen Fähigkeiten.
Mukoviszidose	Ich nehme die Lebensaufgabe, die ich mitbekommen habe, dankbar an und begegne ihr voller Tatendrang.
Multiple Sklerose	Ich lebe im Urvertrauen und bin sanft zu mir selbst. Ich vertraue auf den Lebensfluss und lasse mich von ihm tragen.

Mumps	Mutig nehme ich die Verantwortung und die Herausforderungen des Erwachsenseins an.
Mundfäule	Ich finde meinen eigenen Geschmack und vertrete ihn selbstsicher nach außen.
Mundgeruch	Ich liebe mich selbst und bin bereit, tiefe emotionale Beziehungen mit anderen Menschen einzugehen.
Mundtrockenheit	Ich trage mein Inneres gefühlvoll und flüssig nach außen.
Muskelkater	Ich halte meinen Geist und meinen Körper fit und beweglich.
Muskelkrämpfe	Ich bin geistig und körperlich flexibel.
Muskelriss	Ich bin offen und geistig flexibel.
Muskelschwund	Ich handle bewusst und aktiv und bin bereit, die Konsequenzen meiner Handlungen zu tragen, wie immer sie auch aussehen mögen.
Muskelverhärtung	Ich bin flexibel und lebe im Urvertrauen.
Muttermal	Dankbar erinnere ich mich an die Lebensaufgabe, die ich von meinen Ahnen mitbekommen habe.
Nabelbruch	Ich bin dankbar für mein Leben und lebe es in vollen Zügen.
Nachtblindheit	Ich bin bereit für neue Perspektiven und betrachte auch die Schattenseiten des Lebens mit Dankbarkeit.
Nachtwandeln	Siehe Schlafwandeln
Nackenbeschwerden	Ich bin umsichtig und behalte mein Ziel im Blick.
Nagelbeißen	Ich stehe zu meiner Kraft und zu meinen Gefühlen. Ich bin stark und kann mich verteidigen.
Nagelbettentzündung	Ich trete meinen inneren und äußeren Konflikten selbstbewusst entgegen. Ich habe es verdient, glücklich zu sein.
Nagelpilz	Ich bin kraftvoll und mutig. Ich nehme Herausforderungen an und kann mich meiner selbst erwehren.
Narbenbruch	Ich stelle mich meinen alten Verletzungen und vertraue meinen Selbstheilungskräften.
Narbenwucherung	Ich höre auf meinen Körper und kümmere mich liebevoll um ihn.
Nasenbeinbruch	Ich habe einen guten Riecher für das, was mir guttut, und ich höre bei meinen Entscheidungen auf mein Herz.
Nasenbluten	Ich erkenne meinen wahren Wert und zeige mich der Welt mit all meiner Großartigkeit. Ich gehe meine Lebensthemen an und zeige offen und ehrlich, wie es mir geht.
Nasenbohren, chronisches	Ich nehme meine Sexualität an und lebe sie frei aus.
Nasenscheidewandverkrümmung	Die Polaritäten in mir und in meinem Leben sind ausgeglichen und in harmonischer Balance.

Nebenhodenentzündung	Ich nehme meine Männlichkeit an und höre auf meine innere Stimme.
Nebenhöhlenentzündung	Mein Geist und meine Seele sind frei. Ich bin in meiner Kraft und lasse alles, was mich schwächt, in Frieden los.
Nervenentzündung	Ich nehme die Botschaften meines Körpers dankbar an.
Nervenschmerzen	Ich trete mutig und selbstbestimmt für mich und meine Interessen ein.
Nervenzusammenbruch	Ich bin voller Urvertrauen und in innerem Frieden. Ich weiß, dass mich das Universum auf meinem Lebensweg mit allen Mitteln unterstützt, und fließe mit Leichtigkeit auf dem Fluss des Lebens.
Nervosität	Ich lebe in Ruhe und innerer Ausgeglichenheit. Ich vertraue dem Leben und weiß, dass alles zu seiner Zeit passiert.
Nesselsucht	Ich lebe meine Wünsche und Begierden offen und im Einklang mit der Schöpfung aus.
Netzhautablösung	Ich sehe die Welt mit Liebe und Dankbarkeit. Ich erkenne den großen Plan des Lebens, der hinter allem steht.
Neuralgie	Siehe Nervenschmerzen
Neuritis	Siehe Nervenentzündung
Neurodermitis: allgemein	Ich bin in vollkommener Harmonie und liebe mich mit all meinen Eigenheiten. Ich nehme meine Lebensaufgabe an und trage mein Sein authentisch nach außen.
Neurodermitis: Nahrung	Ich nehme meine eigene Natur dankbar an und lebe im Einklang mit den Naturgesetzen.
Neurodermitis: Medikamente	Ich vertraue auf meinen Körper und seine Fähigkeit zur Selbstheilung.
Neurodermitis: Chemische Farben	Ich weiß, was meinem Körper und meiner Seele guttut, und bin dankbar für alle Zeichen, die sie mir senden.
Neurodermitis: Pollen	Ich lebe im Vertrauen und liebe mich selbst und andere. Ich nehme meine Sexualität und meine Fruchtbarkeit dankbar an.
Neurodermitis: Hausstaub	Ich vertraue auf mein Immunsystem und weiß, dass mich das helle Licht meiner Seele vor allen ungewollten Einflüssen schützt.
Neurodermitis: Tierhaare	Ich nehme das Animalische in mir dankbar an und vertraue auf meine innere Natur.
Neurose	**Angstneurose:** Ich bin sicher und lebe im Urvertrauen. **Depressive Neurose:** Ich gehe meinen Lebensweg mit Begeisterung und Freude. **Zwangsneurose:** Ich bin aus mir heraus frei und sicher. **Hysterische Neurose:** Ich stehe offen zu meinen Gefühlen und Problemen und übernehme die Verantwortung dafür. **Sexualneurose:** Ich nehme mich mit allen meinen Neigungen und Leidenschaften an.

Nierenbeckenentzündung	Ich stelle mich mutig und selbstbewusst allen Problemen in meinen Beziehungen.
Nierendegeneration	Mutig trete ich meinen Lebensthemen entgegen.
Niereninsuffizienz	Ich liebe mein Leben und mache mich mutig und freudig auf meinen Weg. Alten Seelenballast lasse ich hinter mir.
Nierenkrebs	Ich nehme meine Partnerschaftsprobleme an und löse sie auf.
Nierenschrumpfung	Ich gehe mit Leichtigkeit durch mein Leben und bin gegen alle Probleme gewappnet.
Nierenstein	Ich lasse alten Seelenballast los und stelle mich meinen Lebensthemen mutig und selbstbewusst in dem Moment, in dem sie aufkommen.
Nierenversagen	Siehe Niereninsuffizienz
Nikotinsucht	Siehe Rauchen
Nymphomanie	Ich liebe mich und die Schöpfung aus ganzem Herzen.
Oberschenkelhalsbruch	Ich höre auf meinen Körper und vertraue darauf, dass er mir das richtige Lebenstempo vorgibt. Demütig und achtsam nehme ich die Wunder des Lebens an.
Ödem	Ich lasse Vergangenes dankbar los und bin offen für Neues.
Offenes Bein	Ich gehe meine Lebensthemen mutig und offen an.
Ohnmacht	Ich habe die volle Macht über mein Leben. Im Einklang mit dem Lebensfluss gehe ich meinen Weg und übernehme die volle Verantwortung für all meine Handlungen.
Ohrenschmerzen	Ich höre auf die Stimme meines Herzens und vertraue ihr.
Ohrengeräusche	Ich komme innerlich zur Ruhe und bin in perfektem Gleichgewicht mit mir selbst.
Ohrensausen	Je mehr Unruhe um mich herum besteht, desto ruhiger und ausgeglichener werde ich innerlich.
Orgasmusprobleme	Ich bin im Urvertrauen und gebe mich ganz meinem Partner und meiner Leidenschaft hin.
Osteoporose	Mein Geist ist stark und gefestigt und kann deswegen Fremdes und Neuartiges dankbar annehmen. Ich erkenne meine Lebenswünsche und nehme sie an.
Panikattacken	Ich akzeptiere die Vergänglichkeit allen Seins und genieße dankbar und glücklich jeden einzelnen Augenblick meines Lebens.
Pankreasbeschwerden	Siehe Bauchspeicheldrüsenbeschwerden
Paranoia	Ich lebe im Gleichgewicht zwischen der geistigen und der physischen Welt.

Parkinson	Ich bin der Schöpfer meiner eigenen Welt. Ich bin entspannt, weil ich weiß, dass ich sicher bin und dem Lebensfluss vertrauen kann.
Parodontitis / Paradontose	Ich bin voller Urvertrauen und führe ein offensives und mutiges Leben. Ich habe den Biss, mich auch schwierigen Situationen zu stellen.
Peniskrebs	Ich nehme meine Männlichkeit und meine Sexualität aus vollem Herzen an.
Perversionen, sexuelle	Siehe Neurosen
Pfeiffersches Drüsenfieber	Ich nehme die Wegweiser meines Körpers, die mich auf meinen Lebensweg zurückführen, wahr und folge ihnen.
Phantomschmerz	Ich nehme meinen Schmerz über meinen körperlichen Verlust an und lasse ihn los.
Phlegmone (Infektionskrankheiten)	Ich gehe meinen Konflikten auf den Grund und löse sie vom Kern heraus.
Phobien	Siehe Angst
Pickel	Siehe Akne
Pigmentflecken	Ich nehme meine Weiblichkeit zu 100 Prozent an und trage sie nach außen.
Pigmentmangel	Mein Leben ist farbenfroh und voller spannender Kontraste. Ich spüre das weiße, liebende Licht der Schöpfung in mir.
Pilzerkrankungen	Ich bin voller Lebensenergie und lebe im Einklang mit der Natur.
Plattfuß	Ich bin aus tiefster Seele fest mit der Erde verbunden und gehe meinen Lebensweg mit Leichtigkeit.
Plazentainsuffizienz	Siehe Gebärmutterprobleme
Plötzlicher Kindstod	Für Eltern: Ich nehme den Tod als einen Teil des Lebens an.
PMS	Siehe Prämenstruelles Syndrom
Pocken	Ich bewältige meine Konflikte in dem Moment, in dem sie auftreten, und nehme die Lektionen, die darin enthalten sind, dankbar an.
Prämenstruelles Syndrom	Ich nehme meine Weiblichkeit mit all der dazugehörigen Verantwortung aus vollem Herzen an.
Prellung	Ich bin wachsam und erkenne Gefahren, bevor sie akut werden. Meine Liebe zu mir und zur gesamten Schöpfung ist mein sicherster Schutz.
Prostatabeschwerden	Ich fühle mich männlich und stehe zu mir selbst. Ich nehme meine Sexualität gänzlich an.
Prostataentzündung	Ich nehme meine Sexualität mit allen Aspekten an.
Prostatakrebs	Ich nehme meine Männlichkeit und meine Rolle als Lebensspender dankbar an.

Prostatavergrößerung	Ich lasse alte Erfahrungen los und bin offen für neue. Ich spüre meine Kraft und meine Männlichkeit und nehme beides dankbar an.
Psychose	Ich lebe in perfekter Balance zwischen meiner Herzensstimme und meinem Verstand.
Pubertätsakne	Ich erforsche das Abenteuer der Sexualität gespannt und mit Offenheit. Ich nehme mich mit all meinen Gefühlen an und stehe zu mir.
Querschnittslähmung	Ich höre auf meine Herzensstimme und lasse mein inneres Kind wieder aufleben. Ich entdecke das Abenteuer des Lebens immer wieder neu.
Quetschung	Ich habe genügend Raum für meine Entwicklung.
Rachenentzündung	Siehe Halsschmerzen
Rachitis	Ich stehe fest im Leben und habe meine Lebensvision vor Augen.
Rauchen	Ich nehme die Suche nach meiner Lebensvision an.
Raucherbein	Ich bin bereit, den nächsten Schritt meiner geistigen Entwicklung zu tun.
Räusperzwang	Ich sage frei heraus, was ich denke und fühle. Ich habe die Aufmerksamkeit, die ich brauche.
Regenbogenhautentzündung	Ich bin erfüllt vom liebenden, intelligenten, warmen Licht der Schöpfung.
Reisedurchfall	Voller Mut und Vorfreude mache ich mich auf die Reise in die Welt. Ich bin aufmerksam und offen für alle neuen Erfahrungen, die auf mich zukommen.
Reiseverstopfung	Ich vertraue in den Lebensfluss und trete den neuen Erfahrungen mit offenem Herzen entgegen.
Reizblase	Siehe Harnblasenentzündung
Rheumatismus	Ich liebe mich selbst und alle Wesen des Universums. Durch meine positiven Gedanken lade ich positive Erfahrungen in mein Leben ein.
Rinderwahnsinn	Siehe Creutzfeld-Jakob-Krankheit
Rippenbruch	Ich öffne mein Herz für Freiheit und bedingungslose Liebe.
Rippenfellentzündung	Ich stelle mich meinen Lebenskonflikten und gebe meinem Herzen die Freiheit, die es braucht.
Röteln	Ich bin bereit für Entwicklung und Wachstum und nutze jede Chance, die mir das Leben dazu bietet.
Rückenmarksentzündung	Mein Verstand, mein Herz und meine Seele bilden eine harmonische Einheit.
Rückenschmerzen	Ich lasse die Vergangenheit los und gehe entspannt und mit Leichtigkeit durchs Leben.

Ruhr	Ich stehe mutig und selbstsicher im Leben.
Rundrücken	Ich stehe aufrecht im Leben. Ich weiß, dass mein Herz sicher und frei ist. Dankbar und demütig erkenne ich, dass ich ein Teil des großen Ganzen bin.
Schädelbasisbruch	Ich vertraue meinem Herzen bei der Lösung meiner Seelenkonflikte.
Schädel-Hirn-Trauma	Siehe Gehirnerschütterung
Scharlach	Intuitiv weiß ich, was das Beste für mich ist, und setze es in meinem Leben um. Ich stehe zu mir und zu meinen Gefühlen.
Scheidenentzündung	Ich freue mich über meine Weiblichkeit und meine Sexualität. Liebe und Lust bilden bei mir eine perfekte Einheit.
Scheidenkrampf	Ich vertraue meinem Partner und gebe mich ihm hin.
Scheidenpilz	Ich bin voller Lebensenergie und lebe meine Sexualität im Einklang mit der Natur voll und ganz aus.
Scheidentrockenheit	Ich erkenne die heilige Kraft der Sexualität und nehme meine eigene Leidenschaft begeistert an.
Scheinschwangerschaft	Ich vertraue auf die göttliche Kraft des Lebens und bin bereit, die Verantwortung für alle meine Entscheidungen zu tragen.
Schiefhals	Ich trete dem Leben aufrecht entgegen.
Schielen	Ich lasse mich von dem großen Magneten meiner Lebensvision leiten und bin offen für unterschiedliche Weltsichten.
Schilddrüsenentzündung	Ich bin voller Energie und Lebenskraft und bereit, die nächsten Entwicklungsschritte anzunehmen.
Schilddrüsenkrebs	Mutig begebe ich mich auf meinen Lebensweg und trete den Herausforderungen offen entgegen.
Schilddrüsenüberfunktion	Alles kommt zur rechten Zeit in mein Leben. Ich bin offen und dankbar.
Schilddrüsenunterfunktion	Ich bin voller Lebensfreude und trete mit echtem Interesse und mit Begeisterung nach außen.
Schizophrenie	Ich bin im Frieden mit meiner Vergangenheit und meinem Unterbewusstsein.
Schlafdrang / Schlafsucht	Ich bin munter und voller Lebensfreude.
Schlaflosigkeit	Ich vertraue auf den Lebensfluss und kann die Ereignisse des Tages in Ruhe loslassen.
Schlafwandeln	Ich lasse die Ereignisse des Tages in Frieden und Dankbarkeit los.
Schlaganfall	Ich nehme das Abenteuer meines Lebens mit all seinen Wendungen, Herausforderungen und Geschenken dankbar und mutig an.

Schleimbeutelentzündung	Die Liebe zu mir selbst strahlt nach außen und wandelt alles Negative in etwas Positives um.
Schleudertrauma	Ich bin ruhig und im Gleichgewicht. Ich gebe mir für alles die Zeit, die ich brauche.
Schluckauf	Ich bringe meine Seelenthemen locker und entspannt nach außen.
Schluckbeschwerden	Ich nehme meine Lebensaufgabe an und gebe mich ihr hin.
Schmerz: allgemein	Ich liebe und achte meinen Körper und meine Seele. Ich habe es verdient, gesund und glücklich zu sein.
Schmerz: Entzündungsschmerz	Ich nehme meine Wut an und stelle mich meinen Konflikten offen und aufrichtig. Dadurch bringe ich Heilung in meine Beziehung und meinen Körper.
Schmerz: Wundschmerzen	Ich liebe mich mit all meinen Stärken und Schwächen und vergebe mir für alle Verletzungen der Vergangenheit.
Schmerz: Nervenschmerzen	Ich bin im Einklang mit meinen Gefühlen und stehe für sie ein.
Schmerzüberempfindlichkeit	Ich nehme die Gaben der Feinfühligkeit und der Sensitivität dankbar an und nutze sie zur Heilung für mich und für andere.
Schmerzunempfindlichkeit	Ich vertraue auf meine innere Stimme und öffne meine Wahrnehmung für die Botschaften der Welt.
Schnarchen	Vertrauensvoll schaue ich auf mein Unterbewusstsein und höre die Botschaften, die es mir mitgeben will.
Schnupfen	Ich erkenne, was mich stärkt und was mich schwächt, und lasse angestauten Seelenballast los.
Schock	Siehe Kollaps
Schreibkrampf	Ich gebe mich meiner Kreativität hin und lasse meine Gedanken und Gefühle aufs Papier fließen.
Schreikind	Für Eltern: Ich liebe mich und mein Kind und nehme seine Schreie als einen Hinweis auf meine eigenen Themen dankbar an.
Schrumpfniere	Ich gehe meine Beziehungsprobleme aktiv an und lasse meine überhöhten Erwartungshaltungen los.
Schüchternheit	Siehe Angst
Schulter-Arm-Syndrom	Ich habe mein Leben fest im Griff.
Schulterverspannung	Ich bin frei und flexibel und darf den überflüssigen Seelenballast von meinen Schultern werfen.
Schuppen	Siehe Kopfschuppen
Schuppenflechte	Ich bin bereit, mein eigenes So-Sein anzunehmen und nach außen zu tragen. Mein Inneres und mein Äußeres bilden eine harmonische Einheit.

Schüttelfrost	Meine innere Herzenswärme strahlt nach außen und gibt mir von innen heraus Geborgenheit. Mutig und voller Zuversicht schaue ich meinen Lebensthemen entgegen.
Schwangerschaftsbeschwerden	Mein Lebensweg und meine Familie bilden eine harmonische Einheit. Ich finde Erfüllung in dem, was ich bin und tue.
Schweißdrüsenabszess	Ich stehe zu mir und meiner besonderen Persönlichkeit.
Schweißfüße	Siehe Fußschweiß
Schweißhände	Siehe Handschweiß
Schwellkörperentzündung	Ich stehe zu meiner Männlichkeit und nehme meine sexuellen Wünsche und Begierden an.
Schwerhörigkeit	Ich höre auf meine innere Stimme und vertraue auf mein Herz.
Schwielen	Ich erkenne meine körperlichen Grenzen und achte sie.
Schwindel	Ich bin sicher und ehrlich zu mir selbst und anderen.
Seekrankheit	Siehe Gleichgewichtsstörungen
Sehnenriss	Siehe Bänderriss
Sehnenscheidenentzündung	Ich bin aktiv und packe meine Lebensthemen an. Ich bin im Fluss der göttlichen Liebe und kann meine Arbeit daher mit Leichtigkeit erledigen.
Selbstmordversuch	Ich nehme das Leben dankbar an.
Selbstvergiftung (Rückvergiftung über Giftstoffe im Darm, die nicht ausgeschieden werden)	Ich nehme meine Lebensthemen an und lasse alte Trauer und Wut los.
Senkmagen	Ich bin in mir geborgen und lebe im seelischen Wohlstand.
Senkniere	Siehe Wanderniere
Seuchen	Ich bin ein Teil des Naturkreislaufes und leiste meinen persönlichen Beitrag für das Wohl aller.
Sexuell übertragbare Krankheiten	Siehe Geschlechtskrankheiten
Sinnestäuschung	Siehe Halluzinationen
Skorbut	Ich lebe in der natürlichen Fülle und habe von allem genug.
Sodbrennen	Ich schaue mutig und offenen Herzens auf meine Lebensthemen. Ich bin sicher und voller Urvertrauen.
Sonnenbrand	Ich lasse Liebe und Zärtlichkeit in mein Leben. Meine innere Liebe und Wärme strahlen nach außen und ziehen die von anderen Leuten an.
Sonnenstich	Siehe Hitzschlag
Spastik	Ich bin entspannt und vertraue dem Lebensfluss.

Speichelfluss, vermehrter	Ich lebe voller Freude im Hier und Jetzt und genieße jeden Augenblick.
Speiseröhrenentzündung	Ich weiß, was ich will, und drücke mich klar, offen und deutlich aus.
Sportlerherz	Siehe Herzvergrößerung
Sportunfall	Ich erkenne meine Grenzen und achte auf meinen Körper.
Sprachstörung	Frei und mutig sage ich das, was ich denke und fühle, in dem Moment, in dem ich es denke und fühle, und benutze meine gefühlvollsten Worte dafür.
Star	Siehe Grauer Star bzw. Grüner Star
Stauungsleber	Ich sage frei heraus, was ich denke und fühle.
Stauungslunge	Siehe Lungenödem
Stauungsniere	Ich nehme meine Beziehungsprobleme an und löse sie auf.
Steifheit	Ich bin sicher und geborgen und kann deswegen im Geist und in der Seele flexibel und offen sein.
Steinleiden	Ich gehe meine Lebensthemen an und räume alle Steine aus meinem Weg.
Sterilität	Siehe Unfruchtbarkeit
Stillprobleme: allgemein	Ich nehme mein Kind mit Liebe und Dankbarkeit an. Ich bin verbunden mit der lebendigen Energie des Universums und gebe diese göttliche Kraft mit Hingabe an mein Kind weiter.
Stillprobleme: Überstillen	Ich vertraue darauf, dass mein Kind frei und sicher seiner Lebensvision folgen wird, und unterstütze es liebevoll dabei.
Stimmprobleme	Ich sage mutig und offen, was ich denke, fühle und brauche.
Stirnhöhlenentzündung	Siehe Nebenhöhlenentzündung
Stottern	Voller Freude und Selbstsicherheit drücke ich mein So-Sein aus. Ich stehe zu mir, meinen Gedanken und meinen Gefühlen.
Stress	Ich nehme mir für alles die Zeit, die ich brauche. Je mehr ich zu tun habe, desto entspannter und ausgeglichener werde ich innerlich.
Sucht: allgemein	Ich begebe mich vertrauensvoll auf die Suche nach meinem wahren Sein.
Sucht: Arbeitssucht	Ich liebe mich selbst und spüre die bedingungslose Liebe des Universums. Ich nehme mir die Zeit und die Ruhe, um auf meine innere Stimme zu hören.
Sucht: Habsucht	Ich habe von innen heraus alles, was ich brauche, um glücklich zu sein. Ich lebe im Urvertrauen und genieße jeden einzelnen Augenblick.

Sucht: Erfolgssucht	Ich liebe mich selbst und nehme mich mit meinem ganzen Sein an.
Sucht: Sammelsucht	Ich bin ein göttliches Wesen. Mein Sein ist vollkommen und ich nehme alle Entwicklungschancen dankbar an.
Sucht: Informationssucht	Ich bin verbunden mit dem allgegenwärtigen Wissen und lasse zu, dass immer mehr wahre Weisheit in mein Leben gelangt.
Sucht: Geltungssucht	Ich nehme mich selbst mit Liebe und Anerkennung an und weiß, dass mich die ganze Schöpfung bedingungslos liebt.
Sucht: Sexsucht	Ich bin eins mit mir selbst und finde meine Erfüllung und Befriedigung bei der Umsetzung meiner Lebensvision.
Sucht: Drogensucht / Alkoholsucht / Zigarettensucht	Mein Leben ist ein Abenteuer. Ich gehe meinen Lebensweg voller Zuversicht, Vertrauen und Vorfreude.
Sucht: Zuckersucht	Ich gebe mir selbst die Liebe und Zuneigung, die ich brauche, und lasse Menschen in mein Leben, die mich von ganzem Herzen lieben.
Sucht: Kaffeesucht	Ich gehe wach und aufmerksam durch mein Leben. Ich höre auf meinen Körper und weiß, was ihm die Energie gibt, die er braucht.
Sucht: Esssucht	Ich stelle mich meinen Lebenskonflikten und löse meine Probleme in dem Moment, in dem sie aufkommen.
Sucht: Mediensucht	Ich begebe mich auf die Abenteuerreise meines eigenen Lebens und schaue der Realität mutig entgegen.
Suizid	Siehe Selbstmordversuch
Syphilis	Ich nehme meine Sexualität und meine Konflikte an.
Taubheit (Empfindungslosigkeit)	Ich stehe zu meinen Gefühlen und trage sie nach außen. Ich liebe und werde geliebt.
Taubheit (Ohren)	Ich lausche meiner inneren Stimme und nehme ihre Botschaften dankbar an.
Taubstummheit	Ich trete in einen lebendigen, herzlichen Kontakt mit meiner Außenwelt.
Tennisarm	Ich darf für mich und meine Gefühle einstehen und kann die Erfüllung meiner Bedürfnisse durchsetzen.
Thrombose	Ich bin in meiner seelischen Mitte und lasse mich vom Lebensfluss tragen. Meine Lebensenergie fließt frei durch meinen Körper.
Tinnitus	Ich höre meiner inneren Stimme liebevoll und dankbar zu. Ich vertraue ihr und folge ihr.
Tollwut	Ich nehme meine Wut und meine animalische Seite dankbar an.

Tourette-Syndrom	Ich bin frei und nehme mich mit all meinen Fehlern an.
Tränensäcke	Ich erlaube mir, die Tränen meiner nicht gelebten Trauer zu weinen. Ich bin stark genug, um auch schwach sein zu dürfen, und kann zu all meinen Gefühlen stehen.
Tränenträufeln	Ich stelle mich meiner Trauer und löse sie endgültig auf.
Trichterbrust	Ich bin frei und lebe alle Facetten meiner Persönlichkeit aus.
Tripper	Ich nehme meine Sexualität an und liebe mich und meine Mitmenschen.
Trommelbauch	Ich bin dankbar für alles, was mich nährt, und gebe der Schöpfung dafür Liebe zurück.
Trommelfellentzündung	Siehe Mittelohrentzündung
Trommelschlegelfinger	Siehe Handprobleme
Tuberkulose	Meine eigene Liebe und Dankbarkeit strahlt nach außen und trägt dazu bei, eine freundliche und friedliche Welt zu erschaffen, in der ich gerne lebe.
Tumore	Ich lasse alte Trauer und alten Groll los und lebe friedvoll im Hier und Jetzt.
Übelkeit	Ich bin sicher und geborgen und vertraue auf das Leben und die göttliche Kraft.
Überbein	Siehe Ganglion
Übergewicht	Ich bin sicher und voller Vertrauen in mich und das Leben. Meine Liebe und meine Dankbarkeit strahlen nach außen und bilden den sichersten Schutz vor allen Gefahren.
Übersäuerung	Ich lasse meine Wut und meine Gefühle frei aus mir heraus.
Unfall	Ich bin wachsam und erkenne Gefahren, bevor sie akut werden. Meine Liebe zu mir und zur gesamten Schöpfung ist mein sicherster Schutz.
Unfruchtbarkeit	Ich vertraue der göttlichen Liebe und meinem eigenen, höheren Sein. Ich nehme mich an, wie ich bin, und entfalte mein ganzes Wesen.
Unterleibsentzündung	Ich nehme meine Sexualität in Liebe an.
Untergewicht	Ich habe es verdient, glücklich und gesund zu sein. Ich nehme mein Sein und die Fülle des Lebens dankbar an.
Venenentzündung	Für alles, was ich gebe, bekomme ich etwas zurück. Ich vertraue mir und dem Leben und stehe zu meinen Gefühlen.
Verbrennungen	Ich nehme mein inneres Feuer und meine Leidenschaft an und trage sie nach außen.

Verdauungsbeschwerden	Ich kann meine Lebensthemen leicht annehmen und verdauen. Ich stelle mich meinen Herausforderungen und stehe zu meinen Gefühlen.
Vergesslichkeit	Achtsam und aufmerksam lebe ich im gegenwärtigen Augenblick. Wie ein Adler nehme ich die kleinen bedeutsamen Details wahr und behalte gleichzeitig den Überblick über das Lebensmuster.
Vergiftung	Ich erkenne frühzeitig, was meinem Körper schadet, und kann mich davor schützen.
Verkehrsunfall	Aufmerksam und achtsam gehe ich meinen Weg.
Verkrümmung der Finger und Zehen	Ich stehe fest auf dem Boden und habe mein Leben im Griff.
Verrenkung	Ich bin standhaft und bleibe meinem Lebensweg treu.
Verschlucken, sich	Ich bin achtsam mit dem, was ich in mir aufnehme.
Verspannung	Ich bin in meiner Kraft und lebe mein Leben in Ausgeglichenheit und in meinem eigenen Rhythmus. Voller Vertrauen gebe ich mich entspannt dem Lebensfluss hin.
Verstauchung	Voller Vertrauen gehe ich meiner Lebensvision entgegen.
Verstopfung	Ich bin großzügig und gebe voller Freude. Ich lasse die Vergangenheit und alten Seelenballast los und bin offen für neue Erfahrungen.
Verstrahlung	Ich lebe im Einklang mit dem Universum und all seinen Energien.
Vorhautverengung	Ich nehme meine Männlichkeit an und zeige sie stolz der Außenwelt.
Vorzeitiger Samenerguss	Ich gebe mich der Spannung des Lebens hin und lasse alles zu seiner Zeit geschehen.
Wadenkrampf	Ich mache mich entspannt und locker auf meinen Lebensweg.
Wahn	Siehe Halluzinationen
Wanderniere	Ich erkenne die Muster in meinen Beziehungsproblemen und löse sie auf.
Warzen	Ich bin fest mit der Mutter Erde verbunden und packe meine Lebensthemen bei der Wurzel.
Wechseljahresbeschwerden	Ich erkenne den Lauf der Zeit an. Ich lasse meine körperliche Fruchtbarkeit dankbar los und nehme meine geistige und spirituelle freudig an.
Weißfleckenkrankheit	Ich schaue offen und mutig auf meine Seelenthemen und löse sie auf. Mein Leben ist bunt und farbenfroh.
Weitsichtigkeit	Ich sehe mich selbst und meine Umgebung mit Liebe und Deutlichkeit. Ich öffne meinen Blick auch für meine eigenen Schwächen und bin bereit für Wachstum und Entwicklung.

Wetterfühligkeit	Ich stehe fest auf dem Boden und bin dankbar für meine enge Verbindung mit der Natur.
Windpocken	Ich gehe den Impulsen meiner Intuition nach und gelange so sicher zu meinem Lebensziel.
Winterdepression	Ich nehme die Ruhe des Winters an und stelle mich meinen inneren Themen. Ich entdecke die Wärme und die Fröhlichkeit in mir.
Wirbelsäulenverkrümmung	Ich bin in perfekter innerer Balance. Alle Polaritäten sind in dynamischer Ausgeglichenheit in mir vertreten und machen mich zu einem vollkommenen Ganzen.
Wundbrand (Gangrän)	Meine Lebensenergie strömt in alle Teile meines Körpers, bis in die äußersten Spitzen.
Wundrose	Ich stelle mich mutig meinen Konflikten und löse sie vom Kern heraus.
Wundstarrkrampf	Ich bin voller Lebensfreude und Begeisterung und gehe mit Leichtigkeit durchs Leben.
Würgen	Ich gehe meine Lebensthemen ruhig und entspannt an.
Wurmkrankheiten	Ich betrachte mein Leben mit offenen Augen und löse meine Probleme.
Wutanfälle	Ich spreche meine Wut in dem Moment aus, in dem sie aufkommt, und benutze meine gefühlvollsten Worte dafür.
Zahnausfall	Ich liebe mich selbst und stehe für mich ein. Ich gehe mit festem Biss durchs Leben.
Zähneknirschen	Ich entspanne mich und vertraue auf meine Stärken. Ich nehme meine Aggression an und trage sie nach außen.
Zahnfleischbluten	Ich lebe im Urvertrauen und gebe mir die Zeit und den Raum für Entspannung und Erholung.
Zahnfleischentzündung	Ich vertraue mir und dem Leben und stehe für meine Ziele mit festem Biss ein.
Zahnfleischschwund	Siehe Paradontose
Zahnstein	Ich öffne die Augen für die Konflikte an meinem Lebensfundament und trete ihnen mutig und selbstbewusst entgegen.
Zeckenbiss	Siehe Gehirnhautentzündung bzw. Borreliose
Zellulitis	Ich bin kraftvoll und gesund und lebe meine Herzensträume.
Zerrung	Ich empfinde Dankbarkeit für das Leben und all seine Wunder. Ich entspanne mich im Vertrauen darauf, dass ich im Fluss meines Lebens bin.
Zuckerkrankheit	Ich liebe bedingungslos und lasse Liebe, Zärtlichkeit und Süße in mein Leben.

Zungenentzündung	Ich finde meinen eigenen Geschmack, was die großen und kleinen Dinge im Leben angeht.
Zwerchfellbruch	Ich erkenne die Ordnung hinter den Dingen und gehe meine Lebensthemen strukturiert an.
Zwischenblutung	Ich nehme meine Fruchtbarkeit dankbar an und vertraue auf den natürlichen Fluss der Lebensenergien.
Zwölffingerdarmgeschwür	Ich lebe im Hier und Jetzt und behalte dabei stets mein Ziel und die großen Zusammenhänge im Auge.
Zyanose (bläuliche Verfärbung der Haut)	Ich habe jederzeit genügend Energie und Kraft.
Zyste	Ich lasse alte Gedankenmuster los und bin offen für neue.

Hilfen und Unterstützung für den Alltag

Wir haben die Erfahrung in unseren Seminaren gemacht, dass es meistens schwerfällt, sich zu entwickeln, wenn der gewohnte Lebensalltag bewältigt werden muss und wenn die äußeren Strukturen gleich bleiben. Um Ihnen das Integrieren Ihrer eigenen Entwicklung und Heilung in den Alltag zu erleichtern, geben wir Ihnen drei Hilfestellungen an die Hand, die wir in unserem eigenen Heilungsweg selbst als sehr hilfreich empfunden haben.

Als erste Hilfestellung nennen wir Ihnen sogenannte Seelenkräuter, die Ihre Seele bei der Lösung aktueller Lebensthemen unterstützen und ihr die nötige Kraft für die Auflösung geben.

Als zweite Hilfestellung geben wir Ihnen sechs gymnastische Übungen zur Reaktivierung der Selbstheilungskräfte an die Hand. Bauen Sie diese Übungen als gesunde Routine in Ihren Arbeitsalltag mit ein. Dadurch gelingt es Ihnen zum einen, Ihre geistige und körperliche Flexibilität zu erhalten und zu steigern; zum anderen verbessern Sie dadurch die Kommunikation mit Ihrem Körper. Das heißt, Sie bemerken viel schneller, wann und wo Blockaden auftreten, sodass Sie unerkannte Lebensthemen frühzeitig lösen können.

Die dritte Hilfestellung hat sich schließlich als wahres Wunderwerk der persönlichen Entwicklung und der Reaktivierung der Selbstheilung herausgestellt. Es ist das Heilungstagebuch, mit dem Sie verhindern können, dass Sie unbewusst wieder in alte Muster zurückfallen, und das ihnen dabei hilft, die Lösung der psychosomatischen Fragestellungen, die hinter all Ihren Krankheiten und Beschwerden stehen, aktiv in Ihren Alltag mit einzubauen.

Seelenkräuter

Gerade bei schwierigen Lebensthemen und Ängsten kann es hilfreich sein, wenn Sie Ihre Seele bei deren Auflösung unterstützen. Die Wirkung von verschiedenen Pflanzen auf unseren Körper und unsere Seele ist bereits seit Jahrtausenden in allen nativen Kulturen bekannt und wird noch heute erfolgreich eingesetzt. In unserem Kulturkreis wurden die Seelenkräuter vor allem durch Dr. Edward Bach wieder bekannt. Aus den aufgelisteten Seelenkräutern können Sie für alle aktuellen Lebensthemen die richtigen heraussuchen. Dafür gibt es zwei unterschiedliche Methoden:

1. Sie wählen die Kräuter aufgrund der jeweiligen Beschreibungen aus: Welches Kraut passt am besten zu der zentralen Fragestellung, die Sie zuvor durch die Diagnosen herausgefunden haben?
2. Oder Sie finden das passende Seelenkraut mithilfe des Muskelreflexionstests aus der Kinesiologie. Schreiben Sie dafür die Namen der Pflanzen auf ver-

schiedene Zettel und testen Sie nacheinander durch, welche Pflanze Ihnen die meiste Kraft gibt. Wichtig dabei ist, dass Sie fragen: Welche der Seelenkräuter gibt mir jetzt im Moment am meisten Kraft? Andernfalls werden Sie kein eindeutiges Ergebnis bekommen, da alle Kräuter prinzipiell gut für Ihren Organismus sind.

Sie können auch beide Methoden kombinieren, um eine sichere Entscheidung zu treffen.

Wenn mehrere Seelenkräuter für Ihre Problematik gleichermaßen geeignet sind oder wenn Sie mehrere vernetzte Themen gleichzeitig bearbeiten wollen, können Sie die Kräuter auch mischen. Achten Sie jedoch darauf, dass Sie nie mehr als drei Pflanzen miteinander verwenden. Sie werden in der Regel als Auszug in Wasser oder Alkohol in Tropfenform eingenommen. Die genaue Dosierung erfragen Sie am besten jeweils in der Apotheke, da die Konzentration nicht immer einheitlich ist. Da Alkohol dem Körper prinzipiell wieder schadet, ist es sinnvoll, wenn Sie einen wässrigen Auszug verwenden.

Wichtig bei der Anwendung von Seelenkräutern ist zu wissen, dass es sich dabei um eine Unterstützung für die eigene Seele bei der Entwicklung handelt. Ähnlich wie Krücken, die einem nach einem Beinbruch dabei helfen, sich wieder fortzubewegen, sind sie nur für die ersten Schritte gedacht. Sobald Sie wieder einigermaßen laufen können, sollten Sie sie weglassen und wieder auf eigenen Beinen stehen!

Agrimony (Odermenning)
- **Blüte der Aufrichtigkeit**
- Fördert die Fähigkeit, wahre Emotionen auszudrücken und auszusprechen.
- Von der Scheinharmonie zum wahren inneren Frieden

Aspen (Espe)
- **Blüte der Vorahnung**
- Fördert die Entspannungsfähigkeit, gibt ein Sicherheitsgefühl und stärkt das Vertrauen in die eigene Seelenwelt.
- Von dunkler Vorahnung zu aufrichtiger Sensibilität

Beech (Rotbuche)
- **Blüte der Großzügigkeit**
- Fördert die Freundschaftsfähigkeit, die Nächstenliebe, das Mitgefühl für andere und die innere Großzügigkeit.
- Vom Besserwisser zum besseren Verstehen der Außenwelt

Centaury (Tausendgüldenkraut)
- **Blüte des Dienens**
- Fördert die innere Ausdauer, Ablösungsprozesse, steigert die innere Individualität und die Willensstärke.
- Vom passiven Diener zum aktiven Lebensmeister

Cerato (Bleiwurz)

Blüte der inneren Stimme

- Fördert das Selbstbewusstsein, das Vertrauen in die eigene Entscheidungskraft und die Unabhängigkeit von der Meinung anderer.
- Vom von Urteilschwäche geprägten Menschen zum wahren Entscheider

Cherry Plum (Kirschpflaume)

- **Blüte der inneren Gelassenheit**
- Fördert die Fähigkeit zur inneren Ruhe und Entspannung; bringt Gelassenheit und Selbstkontrolle ins Leben.
- Vom inneren Seelendruck zum wahren Entspannungsmeister

Chestnut Bud (Rosskastanienknospe)

- **Blüte des Lernens**
- Fördert die Aufmerksamkeit, Gründlichkeit, Beobachtungsgabe, Konzentration.
- Vom leichtsinnigen Tropf zum Gelehrten

Chicory (Wegwarte)

- **Blüte der harmonischen Beziehung**
- Fördert die Liebesfähigkeit, das Loslassen alten Ballastes. Steigert die Uneigennützigkeit und das Selbstwertgefühl.
- Von der fordernden Liebe zur wahren gelassenen Liebe

Clematis (Weiße Waldrebe)

- **Blüte der wahren Seelenrealität**
- Fördert Wahrheit zutage. Steigert die Vitalität und die Kraft der Gegenwärtigkeit im Alltag.
- Von der Realitätsflucht zum Gestalten der eigenen Realität

Crab Apple (Holzapfel)

- **Blüte der Reinigungskraft**
- Fördert das Loslassen von negativen Gedanken. Steigert die Selbstzufriedenheit und Selbstheilungskräfte. Fördert die Gesundheit des Körpers und der Seele.
- Vom Ordnungsdrang zur inneren Seelenordnung

Elm (Ulme)

- **Blüte der Verantwortung**
- Fördert den inneren Mut, die Ausdauerfähigkeit und das Verantwortungsgefühl. Steigert das Vertrauen in die eigene Leistungsfähigkeit und die Selbstsicherheit.
- Vom Selbstwerteinbruch zum wahren Selbstvertrauen

Gentian (Herbst-Enzian)
- **Die Blüte des Glaubens**
- Fördert Optimismus, Heiterkeit, Zuversicht, Glauben, Ausdauer, die Fähigkeit, Schicksalsschläge und Trauer positiv zu bewältigen.
- Von der Skepsis zum wahren Vertrauen

Gorse (Stechginster)
- **Blüte der Hoffnung**
- Fördert den Glauben und den Mut zum Leben. Steigert das Vertrauen, die Hoffnung und die Freude am Sein. Beschert einem Sorglosigkeit und seelische Gesundheit.
- Vom Aufgeber zum Durchhalter

Heather (Heidekraut)
- **Blüte der Identität**
- Fördert die Selbstverantwortlichkeit, die zwischenmenschlichen Beziehungen und den Ausgleich von Geben und Nehmen.
- Vom bedürftigen Kleinkind zum Erwachsenen heranreifen

Holly (Stechpalme)
- **Blüte der Herzöffnung**
- Fördert die Geschwisterliebe und die Freundschaft. Stärkt soziale Beziehungen, die Herzensgüte, das Mitgefühl und das Verständnis für andere.
- Von der Hartherzigkeit zur Großherzigkeit

Honeysuckle (Geißblatt)
- **Blüte der Vergangenheit**
- Fördert das Vertrauen in die Zukunft. Hilft loszulassen von alten Beziehungsmustern.
- Von der Vergangenheitsorientiertheit zum JETZT

Hornbeam (Hainbuche)
- **Blüte der Spannkraft**
- Fördert die Freude und den Schwung im Alltag. Steigert die Kraft, Kreativität, Zufriedenheit und Munterkeit.
- Von seelischer Müdigkeit zur geistigen Frische

Impatiens (Springkraut)
- **Blüte der Zeit**
- Fördert die Geduld mit allen Lebewesen und steigert die Fähigkeit zur Nachsicht. Hilft, behutsamer und besser mit der Zeit umzugehen.
- Von der Hektik in die Geduld

Larch (Lärche)
- **Blüte des Selbstvertrauens**
- Fördert die Ausdrucksfähigkeit, den Wagemut und die Freude an sich selbst und den eigenen Talenten. Steigert die Kreativität und den Mut zum Erfolg.
- Von der fehlenden Selbstliebe zur Selbstentfaltung

Mimulus (Gefleckte Gauklerblume)
- **Blüte der Tapferkeit**
- Fördert die Selbstsicherheit und die innere Stärke. Steigert die Tapferkeit, die Risikobereitschaft und den Mut, um sich den Lebensanforderungen zu stellen.
- Von der Weltangst zum Vertrauen in Mutter Erde

Mustard (Ackersenf)
- **Blüte der Erleuchtung**
- Fördert das Durchhaltevermögen, die Lebenskraft, den Mut und das Erkennen, dass in Lebenskrisen eine Lernchance liegt.
- Vom Seelenschmerz zum wahren Seelenbewusstsein

Oak (Eiche)
- **Die Blüte der Ausdauer**
- Fördert die Fähigkeit, das richtige Geben und Nehmen zu erlernen. Reduziert das Verantwortungsbewusstsein auf ein vernünftiges Maß.
- Vom Kampf unter innerem Zwang zum entspannten Freiheitssieger

Olive (Ölbaum)
- **Die Blüte der Regeneration**
- Fördert die Kraft, die Regenerationsfähigkeit und die Vitalität. Steigert den inneren Frieden.
- Von der inneren Erschöpfung zur Kraftquelle des Seins

Pine (Schottische Kiefer)
- **Selbstakzeptanzblüte**
- Fördert Ablösungsprozesse von Eltern, Partnern oder Lebensphasen; Liebe zu sich selbst.
- Von der Verdammung seiner Seele zur Seelenakzeptanz und somit zum Selbstrespekt.

Red Chestnut (Rot blühende Kastanie)
- **Die Blüte der Abnabelung**
- Fördert positive Gedanken und das Vertrauen auf die Schöpferkraft. Steigert die Furchtlosigkeit.
- Von der Unselbstständigkeit zur Eigenständigkeit

Rock Rose (Gelbes Sonnenröschen)
- **Die Blüte der Eskalation**
- Fördert die Tapferkeit und das Vertrauen auf die Schöpferkraft. Steigert die Sensibilität, die Offenheit und die innere Gelassenheit.
- Vom geistigen Stillstand in der Panikzone in die »Do-it-Phase« des Heldentums

Rock Water (Wasser aus Heilquellen)
- **Blüte der Flexibilität**
- Fördert die geistige Beweglichkeit und die Fähigkeit loszulassen. Steigert die innere Freiheit und den Energiefluss.
- Von der Disziplinlast zur inneren Achtsamkeit

Scleranthus (Einjähriger Knäuel)
- **Blüte der Ausgewogenheit**
- Fördert das innere Gleichgewicht des Seins. Steigert die Entschlossenheit und die ausgeglichene Gemütslage. Schafft Ausgleich zwischen Extremen.
- Von innerer Zerfressenheit zu innerer Balance

Star of Bethlehem (Goldiger Milchstern)
- **Blüte des Trostes**
- Fördert die Überwindung allgemeiner Gefahrensituationen. Beflügelt die Harmonisierung von Geist und Körper und schafft Gelassenheit.
- Vom inneren Schock zur Neuorientierung

Sweet Chestnut (Edelkastanie)
- **Die Blüte der Erlösung**
- Fördert das Durchhaltevermögen und das Vertrauen. Steigert den Lebensmut und die Hingabe.
- Durch die dunkle Nacht zum inneren Licht

Vervain (Eisenkraut)
- **Blüte der Begeisterung**
- Fördert die innere Ruhe und somit das Erkennen eines Zieles. Steigert die Akzeptanz fremder Ziele, die den eigenen nicht gleichen.
- Vom zwanghaften Weltverbesserer zum Erheller der inneren Geistwelt, um im Außen zu wirken.

Vine (Weinrebe)
- **Blüte der Autorität**
- Fördert die Autorität, die Einsatzkraft der eigenen Macht. Steigert die Lebenskraft.
- Vom Führen-Lassen zum Bestimmer der eigenen Welt.

Walnut (Walnuss)
- **Die Blüte der Verwirklichung**
- Fördert Umwandlungsprozesse und die Unbefangenheit vor Konsequenzen. Steigert die Geradlinigkeit und den Schutz vor Naivität.
- Von der äußeren Beeinflussbarkeit zu innerer Seelenfestigkeit.

Water Violet (Sumpfwasserfeder)
- **Blüte der Kommunikationsfähigkeit**
- Fördert die Nähe und die Offenheit für Freundschaft. Steigert das Vertrauen in zwischenmenschliche Beziehungen.
- Von der Zwangsisolation zum Leben in harmonischer Gemeinschaft

White Chestnut (Weiß blühende Rosskastanie)
- **Blüte der Gedanken**
- Fördert die Ruhe im Schlaf und in der Meditation. Steigert das Vertrauen in der Konzentration auf Lernaufgaben.
- Vom mentalen Chaos zur inneren Ruhe und Ausgeglichenheit

Wild Oat (Waldtrespe)
- **Blüte der wahren Berufung**
- Fördert das Finden der Lebensaufgabe und somit der wahren Berufung.
- Von der Visionssuche zur Lebensaufgabe

Wild Rose (Heckenrose)
- **Blüte der Lebenslust**
- Fördert die Freude am Leben. Steigert die Wachheit, den Lebenswillen, die Kreativität und die Spontanität. Gewinnt die Abenteuerlust zurück.
- Von der Lebenspassivität zur Lebensfreude

Willow (Gelbe Weide)
- **Blüte des Schicksals**
- Fördert die Aussöhnung. Steigert die Nachgiebigkeit, um wahren inneren Frieden zu erhalten.
- Vom Schicksalsdogma zur wahren Selbstverantwortung

Die sechs Übungen zur Reaktivierung der Selbstheilungskräfte

Die folgenden sechs Übungen haben das Ziel, den Lebensenergiefluss in Ihrem Körper wieder zu reaktivieren. Die Dehnübungen sind keine »Sportübungen« und können daher in jedem Alter korrekt ausgeführt werden. Es kommt dabei nicht darauf an, dass Sie sich beweisen, wie gelenkig Sie sind, sondern dass Sie jede Übung so gut machen, wie es für Sie im gegenwärtigen Augenblick möglich ist. Dehnen Sie sich nur so weit, dass Sie immer noch das Gefühl haben, ruhig und entspannt atmen zu können. Schöpfen Sie jedoch Ihre Leistungsgrenze bewusst aus. Entspannen Sie sich bei den Übungen und konzentrieren Sie sich auf Ihren persönlichen maximalen Spannungspunkt, der Ihnen bei der Ausübung der Dehnstellung noch keine Beschwerden bereitet und nicht zum Verkrampfen führt. Sie werden feststellen, wie schnell Ihr Körper flexibel und dehnbar wird.

Auch hier greift das Naturgesetz der Dualität. Wie im Innen, so im Außen. So können Sie durch die Dehnungsübungen die inneren Schutzverkrampfungen der Muskeln auflösen, die durch geistige und seelische Blockaden erzeugt wurden. Nachdem Sie die Übungen einige Male praktiziert haben, werden Sie mit Sicherheit erkennen, welche Dehnübung Ihnen besonders schwerfällt. Dann ist es wichtig, sich die Frage zu stellen: Warum bin ich gerade in diesem Bereich unflexibel und erstarrt? Achten Sie ganz bewusst darauf, welche Übung Ihnen schwer- und welche Ihnen leichtfällt. Spüren Sie auch nach, welche Dehnung für Sie besonders angenehm oder unangenehm ist. Je unangenehmer und je schwerer Ihnen eine Dehnübung erscheint, desto stärker ist die innerliche Blockade, die sich hinter der Körperschutzfunktion verbirgt. Der Körper wird erst dann unflexibel, wenn der Lebensenergiestrom durch eine Blockade unterbrochen wurde. Durch die folgenden Übungen sind Sie jedoch in der Lage, den Energiestrom in Ihrem Körper wieder selbstständig zu reaktivieren.

ÜBUNGSTIPPS UND HINWEISE

- Die komplette Übungsreihe sollten Sie einmal täglich durchführen. Wenn Sie öfter trainieren wollen, summiert sich der Erfolg. (Bestsituation: eine Übungsreihe einmal morgens, mittags und abends)
- Richten Sie sich die Übungszeiten ganz nach Ihrem individuellen Zeitplan ein.
- Zwingen Sie sich nicht, diese Übungen zu trainieren. Nur der freie Wille kann Ihre Blockaden lösen.
- Sie sollten die Übungen eine Viertelstunde vor einer größeren Mahlzeit abgeschlossen haben.
- Nach einer Hauptmahlzeit sollten Sie eine Stunde warten, bevor Sie mit den Übungen beginnen.
- Wählen Sie lockere und bequeme Kleidung zum Trainieren. Trainieren Sie ohne Schuhe. Halten Sie trotzdem Ihre Füße stets warm (Socken).
- Wählen Sie einen kraftvollen Ort aus, wo Sie trainieren möchten. Er soll Ihnen Ruhe und Energie vermitteln. (In der warmen Zeit des Jahres ist es empfehlenswert, in der Natur zu üben, um die Lichtenergie mit aufzunehmen.)
- Üben Sie immer in der beschriebenen Reihenfolge, um den Energiefluss bestmöglich zu aktivieren.

Wichtige Grundregeln zur richtigen Ausführung der Energieübungen

1. Bewegen Sie sich langsam und kraftvoll.
2. Bleiben Sie während der Übungsphase in der energiereichen Bauchatmung, kombiniert mit der kurzen Atempause. Beobachten Sie Ihren Atem und stimmen Sie Ihre Bewegungen auf ihn ab. Vermeiden Sie es, Ihren Atem kontrollieren zu wollen. Lassen Sie alles fließen.
3. Die Übungen werden ohne direkte Kraftanstrengung ausgeübt. Gleiten Sie einfach vorsichtig in die Dehnpositionen.
4. Die Aufmerksamkeit verweilt während der ganzen Übungsphase auf dem Loslassen der innerlichen Seelenblockaden.

ÜBUNGEN ZUR EINSTIMMUNG

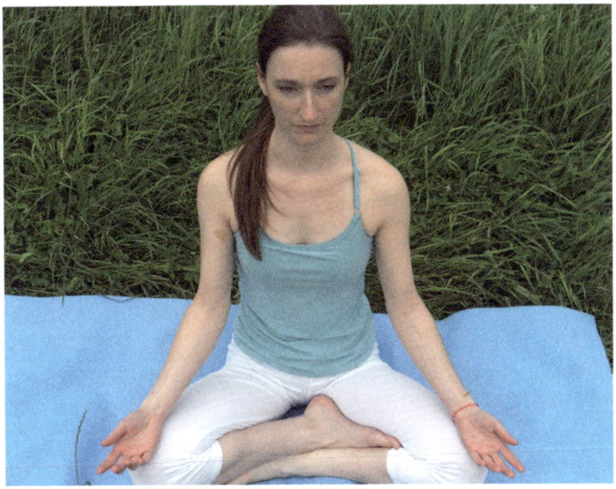

- Setzen Sie sich in eine bequeme Position und spüren Sie Ihrer Atmung nach.
- Entspannen Sie sich bewusst und fühlen Sie zunächst die Welle der Atmung.
- Atmen Sie langsam und bewusst ein. Fühlen Sie dabei, wie Sie den Atem in Ihrem Körper aufnehmen und vollständig in ihm verteilen.
- Halten Sie dann den Atem für eine Sekunde an und spüren Sie das Verharren des Atems.
- Atmen Sie nun langsam und bewusst aus. Fühlen Sie dabei, wie Sie all Ihre verbrauchte Lebensenergie mit negativem Gedankengut ausatmen.
- Halten Sie dann den Atem wieder für nur eine Sekunde an und spüren Sie das Verharren des Atems.
- Nun beginnt der Atemzyklus erneut.

ÜBUNG ZUR REAKTIVIERUNG DER LUNGEN- UND DICKDARM-ENERGIE

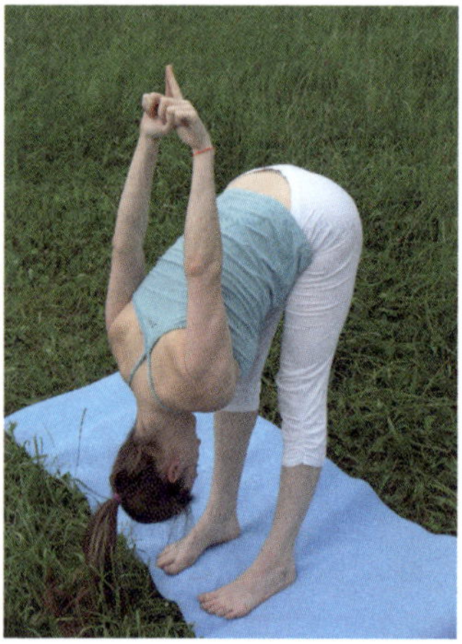 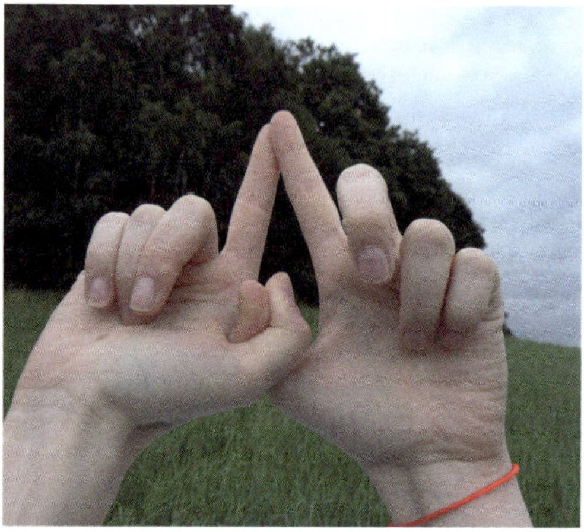

Die erste Dehnübung wird im Stehen durchgeführt. Stellen Sie sich dazu mit Ihren Füßen schulterbereit fest verwurzelt auf den Boden. Spüren Sie die feste Verbindung Ihrer Füße mit der Erdkraft. Verwurzeln Sie Ihre Füße fest mit dem Boden, wie ein Baum es mit den Wurzeln macht. Dabei stehen die Füße parallel zum Körper ausgerichtet. Hinter Ihrem Rücken haken Sie nun Ihre beiden Daumen (die für die Lungenkraft stehen) ineinander. Strecken Sie gleichzeitig die Zeigefinger (die für die Dickdarmkraft stehen) gradlinig aus. Bilden Sie mit den restlichen Fingern jeder Hand eine lockere Faust. Gehen Sie nun in die oben beschriebene Atmung über. Bei jeder Ausatemsequenz beugen Sie sich mit dem Oberkörper ein Stück tiefer, sodass der Kopf nach wenigen Atemzügen ganz nach unten zeigt und die Hände hinter dem Rücken in Richtung Himmel weisen. Die Arme sollen bei dieser Übung so weit wie möglich nach vorne zeigen und der Oberkörper soll so tief wie möglich gebeugt werden. Die Beine und Arme sind zu jeder Zeit der Übung gut durchgestreckt. Die Füße bleiben mit der vollständigen Sohle fest am Boden haften. Oft nähern sich die Innenflächen der Hände an. Versuchen Sie trotzdem, die Handflächen in einer Ebene zu behalten. Je präziser Sie die Dehnübung ausführen, umso stärker spüren Sie die Dehnung in den Oberarmen und im Schulterbereich. Genau diese Dehnung wollen wir erreichen.

Atmen Sie nun 12-mal ruhig ein und aus und fühlen Sie Ihrer Atmung nach. Ihr Beckenboden bleibt über den ganzen Zeitraum der Übung entspannt.

Richten Sie während des Atmens die innere Aufmerksamkeit auf die Punkte in Ihrem Körper, wo Sie die stärkste Anspannung durch eine bestehende Seelenblockade spüren. Beobachten Sie, wenn Sie den Fokus auf die Schmerzpunkte legen und die Anspannung bewusst ausatmen, wie sich die Spannungslinie zum Positiven verändert. Sie werden bemerken, dass Sie nach wenigen Atemzügen noch tiefer in die Übung eintauchen können. An diesem Mysterium können Sie erkennen, dass der richtige Atem der Schlüssel zur Auflösung von Seelenblockaden ist. Vergessen Sie nicht das Verharren des Atems.

Mit dem letzten Atemzug richten Sie sich langsam auf und lösen zeitgleich die Daumen.

Haken Sie anschließend die Daumen noch einmal ein, jedoch dieses Mal andersherum, und atmen Sie noch einmal 12-mal in diese Dehnübung.

Verborgene Lebensthemen:

Jede Übung, die Ihnen besonders schwerfällt, birgt ein Signal für eine Lebensblockade in sich. Deswegen ist es wichtig, sich folgende Lebensfragen bewusst zu beantworten:

- Kann es sein, dass ich Trauer nicht verarbeitet habe?
- Kann es sein, dass ich ausdruckslos bin?
- Wem will ich wirklich etwas husten?
- Wo enge ich mich geistig ein?
- Kann es sein, dass mir Trauer die Luft abschnürt?
- Was will ich im Leben nicht mehr riechen?
- Kann es sein, dass ich mich ab und an selbst bemitleide?
- Was nimmt mir wirklich die Luft zum Leben?
- Kann es sein, dass mich jemand einengt?
- Warum staue ich seelische Eindrücke an?
- Warum fällt es mir so schwer, Abstand zu gewinnen?

In Verbindung mit Verstopfung:
- Warum kann ich so schlecht seelischen Ballast loslassen?
- Warum kann ich nichts hergeben? Warum bin ich geizig? Warum kann ich Gefühle nicht äußern?

In Verbindung mit Durchfall:
- Wovor habe ich wirklich »Schiss«?
- Warum gebe ich innerlich vor Angst auf und lasse alles los?

ÜBUNG ZUR REAKTIVIERUNG DER MAGEN- UND MILZENERGIE

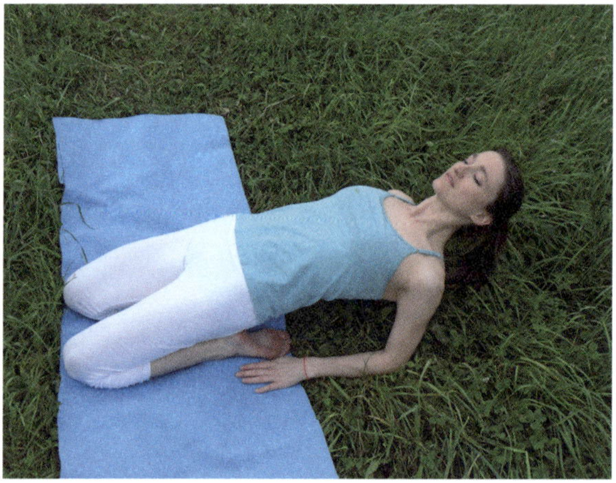

Um diese Übung gut ausführen zu können, setzen Sie sich zuerst in den Fersensitz. Achten Sie darauf, dass Ihre Knie etwa eine Faust breit voneinander entfernt sind. Richten Sie Ihren Körper auf, als würde Sie jemand mit einem unsichtbaren Faden, der am Kopf befestigt ist, nach oben ziehen. Atmen Sie ruhig und ausgeglichen. Spüren Sie stets die kurze Atempause und den reinen Energiefluss. Nun lehnen Sie sich langsam mit dem Rücken zurück und stützen Sie sich anschließend auf Ihre Ellenbogen. Wenn der Dehnungsschmerz zu groß ist und Sie noch nicht auf die Ellenbogen gehen können, beginnen Sie die Übung, indem Sie sich auf den Händen abstützen und so tief wie möglich gehen. Wenn Sie die Übung einige Male ausgeführt haben, werden Sie sicherlich immer beweglicher und können bald den Ellenbogenstand erreichen. Spüren Sie die Spannung in den Oberschenkeln und geben Sie ihr bewusst nach. Lassen Sie die Beine in Ihren Gedanken los, sodass sich die Kniegelenke gut öffnen können. Am Anfang kann es passieren, dass Ihre Knie automatisch nach außen driften. Je öfter Sie die Übung machen, desto leichter wird es Ihnen jedoch fallen, Ihre Beine dabei parallel zu halten.

Wenn Sie auf den Ellenbogen liegen und immer noch entspannt atmen können, gehen Sie in die nächste, noch anspruchsvollere Haltung der Übung. Lehnen Sie sich so weit mit Ihrem Oberkörper zurück, bis Sie sich mit dem Hinterkopf auf dem Boden aufstützen können. Ihr Rücken bildet bei der Dehnübung jetzt einen Halbkreis. Durch die Spannungen im Kniebereich verlassen diese oft den Boden, was ganz natürlich ist. Wenn Sie diese Stellung ebenfalls ohne Probleme einnehmen und frei atmen können, dann legen Sie sich langsam ganz auf den Rücken.

Vergessen Sie jedoch nie, dass Ihnen jede Übung Entspannung bieten soll – ohne unerträgliche Schmerzen. Natürlich sollen Sie Ihren Grenzpunkt aufsuchen, jedoch nicht überschreiten. Achten Sie zusätzlich darauf, dass der Rücken nicht überstreckt wird. Wenn Sie in dieser Position nicht ruhig und entspannt atmen können, kehren Sie zur vorherigen Übungsposition zurück. Wenn Sie jedoch auf dem Rücken liegen können, führen Sie nun Ihre Arme über den Kopf und verschränken zeitgleich die Finger ineinander. Die Handrücken sollen dabei vom Kopf weg zeigen. Strecken Sie Ihre Arme, so gut es geht. Verweilen Sie in der für Sie angenehmen Übungsposition für 12–20 Atemzüge. Entspannen Sie und fühlen Sie die Anspannung in Ihrem Körper.

Mit dem letzten Ausatmen richten Sie sich langsam und behutsam auf. Vermeiden Sie ganz bewusst ruckartige Bewegungen, um sich nicht zu verreißen. Am besten kehren Sie in die Ausgangsposition zurück, indem Sie in jeder Stufe der verschiedenen Übungspositionen kurz verharren und sich dann weiter aufrichten. Im Fersensitz angekommen, legen Sie den Oberkörper auf den Oberschenkeln ab und entspannen Sie noch einmal für einige Atemzüge ganz bewusst. Wenn Sie nun am Rücken eine leichte Überdehnung oder eine Blockade spüren, klopfen Sie sie kurz mit der losen Faust weg, sodass sich das Gewebe wieder auflockern kann.

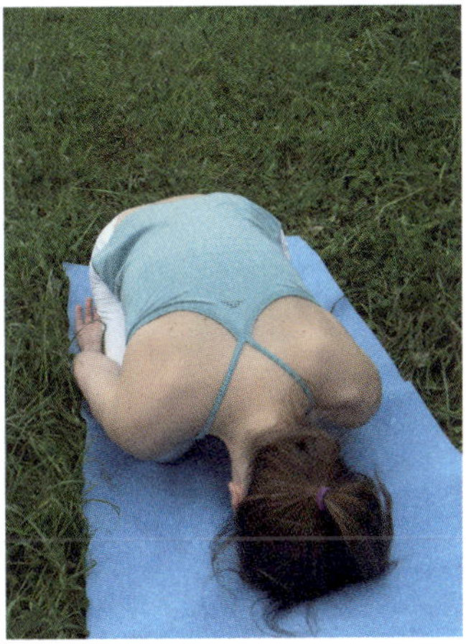

Verborgene Lebensthemen:

- Was finde ich wirklich zum Kotzen?
- Was kann ich in meinem Leben nur schwer verdauen?
- Was fresse ich in mich hinein?
- Kann es sein, dass ich auf jemanden sauer bin?
- Was liegt mir wirklich wie ein Stein im Magen? Welcher Seelenkonflikt ist so unverdaulich?
- Warum dreht sich mir wirklich der Magen um?
- Warum kann ich mich selbst nicht lieben?
- Kann es sein, dass ich mit der Welt nicht fest verbunden bin?
- Kann es sein, dass ich uneinsichtig und stur bin? Warum? Welche Angst trage ich in mir?

ERSTE ÜBUNG ZUR REAKTIVIERUNG DER DÜNNDARM- UND HERZ-ENERGIE

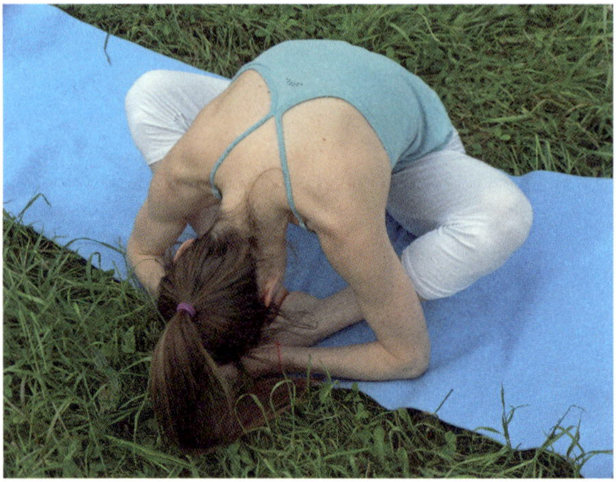

Setzen Sie sich in einer Form des Schneidersitzes auf den Boden, pressen Sie die beiden Fußsohlen aufeinander und lassen Sie zur selben Zeit die Knie zur Seite fallen. Umgreifen Sie anschließend mit den Händen die Zehen der zusammengepressten Füße. Ziehen Sie sich nun mit Ihrem Körper in Richtung Ihrer Füße, bis Sie die Spannung spüren. Durch das Oberkörperabsenken öffnet sich die Leiste und wird zugleich gedehnt. Ihre Ellenbogen befinden sich vor den Unterschenkeln und sinken langsam nach unten. Der Rücken bleibt bei dieser Übung annähernd gerade. Ihr Rumpf bewegt sich zu Ihren Füßen. Der Nacken ist locker und leicht und Ihr Blick geht kurz vor Ihre Füße. Entspannen Sie sich in dieser Position und atmen Sie ganz bewusst 12-mal tief ein und aus. Mit jedem Einatmen und Ausatmen entspannen Sie sich mehr, und Ihr Oberkörper kann sich nochmals ein kleines Stück weiter absenken. Mit der letzten Ausatmung richten Sie sich langsam und entspannt auf.

Verborgene Lebensthemen:

- Kann es sein, dass ich zu selten auf mein Herz höre?
- Entscheide ich vielleicht mit dem Verstand und nicht mit meinem Herzen?
- Gibt es in meinem Leben noch genug, das mich im Herzen bewegt und mich glücklich macht?
- Kann es sein, dass ich den inneren Herzrhythmus und somit den Lebensrhythmus verloren habe?
- Warum analysiere ich jedes Problem bis ins kleinste Detail?
- Warum bin ich so überkritisch?
- Warum mache ich aus jeder Mücke einen Elefanten?

ÜBUNG ZUR REAKTIVIERUNG DER BLASEN- UND NIERENENERGIE

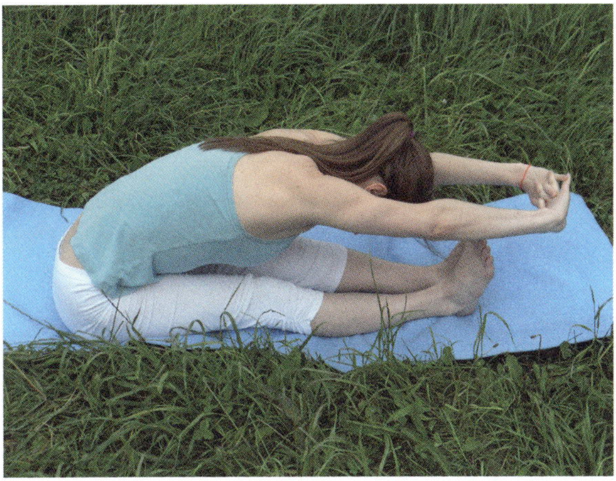

Setzen Sie sich mit ausgestreckten Beinen auf den Boden. Ziehen Sie die Füße leicht zurück. Die Zehen zeigen dabei, so gut es geht, zu Ihrem Körper. Schieben Sie anschließend Ihre aneinanderliegenden Fersen weg vom Körper. Nun strecken Sie Ihre Arme in Richtung Himmel. Verschränken Sie die Finger ineinander und kehren Sie Ihre Handflächen nach außen. Beugen Sie sich nun aus der Leiste mit frei gestrecktem Rücken nach vorne. Die Arme sind dabei horizontal in Richtung der Füße ausgestreckt. Machen Sie sich keine Sorgen, wenn Sie am Anfang noch nicht mit Ihren Händen Ihre Füße erreichen. Gehen Sie nur so weit, wie es für Sie in Ordnung ist. Lassen Sie bewusst die Spannung in Ihrem Kreuzbein los. Wenn Sie nun die für Sie optimale Dehnungsposition erreicht haben, korrigieren Sie nochmals Ihren Rücken auf eine gerade stabile Haltung. Lassen Sie die Dehnung in Ihren Kniegelenken bewusst zu. Spüren Sie dem Dehnungsschmerz nach und fühlen Sie, wie er langsam durch die Energieatmung leichter wird. Verweilen Sie für 10 Atemzüge in der Dehnübung, bevor Sie sich langsam und entspannt wieder aufrichten.

Verborgene Lebensthemen:

- Welche seelischen Probleme kann ich nicht loslassen?
- Warum weine ich über die Blase durch vermehrtes Harnlassen?
- Warum stehe ich innerlich so unter Druck?
- Welche Partnerprobleme möchte ich nicht beleuchten und verdränge sie innerlich?
- Kann es sein, dass mein derzeitiger Lebenspartner mir meine eigenen Seelenprobleme spiegeln will? Und wenn ja, welche?
- Kann es sein, dass ich an alten Problemen festhalte und so immer wieder die gleichen Partner und Problemstellungen des Lebens anziehe?

- Wovor habe ich wirklich Angst?
- Was will ich in meinem Leben nicht hören?
- Will ich jemandem nicht länger gehorchen?
- Fällt es mir schwer, auf jemanden zu hören und Hilfe und Unterstützung anzunehmen?
- Habe ich ein Problem mit dem Tod?

ZWEITE ÜBUNG ZUR REAKTIVIERUNG DER DÜNNDARM- UND HERZENERGIE

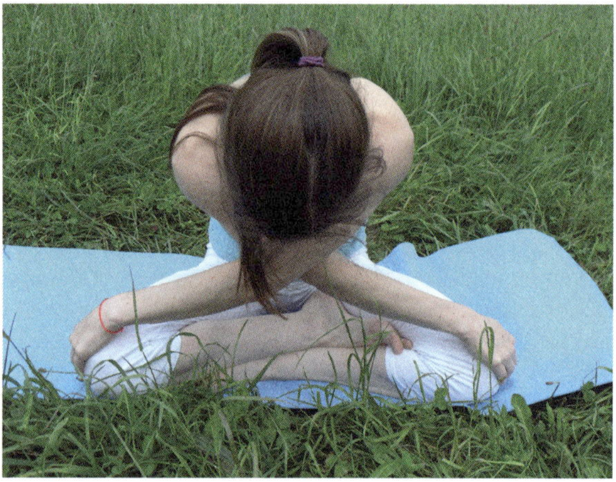

Setzen Sie sich in den Schneidersitz auf den Boden. Wenn Sie einen Lotussitz oder einen Halblotussitz beherrschen, können Sie auch diese fortgeschrittenen Positionen einnehmen. Achten Sie jedoch genauestens auf Ihre persönliche Dehnungsgrenze. Fassen Sie mit Ihren Händen über Kreuz nach außen zu Ihren Knien und beugen Sie sich tief mit Ihrem Oberkörper in Richtung Boden. Runden Sie Ihren Rücken leicht ab und ziehen Sie die Hände, die Ihre Knie fest umschließen, zueinander, um die Oberkörperbeugung zu verstärken. Bleiben Sie mit Ihrem Gesäß fest am Boden verankert. Atmen Sie nun für 12 Atemzüge tief ein und aus und spüren Sie die Veränderung der Spannungen in Ihrem Körper. Beim letzten Atemzug richten Sie sich langsam und entspannt auf. Wiederholen Sie die Übung mit andersherum überkreuzten Armen und Beinen.

Wenn Ihnen diese Übung nach einiger Zeit leichtfällt und Sie noch tiefer in die Dehnung eintauchen wollen, können Sie die Übung leicht abwandeln und erweitern. Statt Ihre Knie zu greifen, können Sie Ihre Hände und Unterarme gerade vor sich auf dem Boden ablegen. Beugen Sie nun die Handflächen, die zuvor den Boden berührt haben, so zurück, dass Ihre Finger in Richtung Körper zeigen. Die Handgelenke werden dadurch aufgedehnt. Nach 10 Atemzügen drehen Sie Ihre Handflächen nach oben, sodass die Oberseite der Finger auf dem Boden aufliegt und die Innenseite des Handgelenks gedehnt wird. Atmen Sie auch hier 10 Atemzüge kontrolliert ein. Beim letzten Atemzug richten Sie sich langsam und entspannt auf.

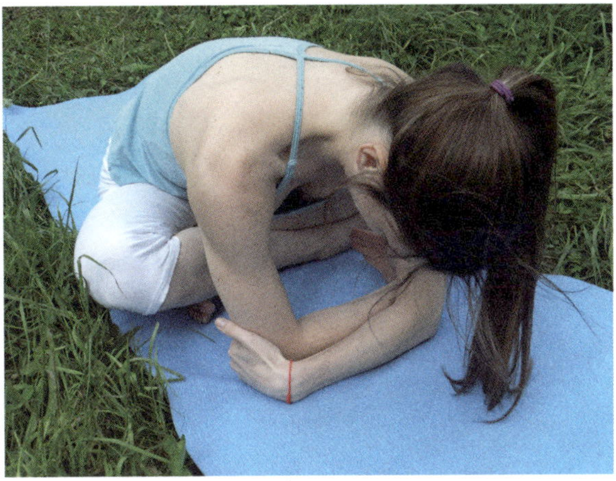

Verborgene Lebensthemen:

- Kann es sein, dass ich zu selten auf mein Herz höre?
- Entscheide ich vielleicht mit dem Verstand und nicht mit meinem Herzen?
- Gibt es in meinem Leben noch genug davon, das mich im Herzen bewegt und mich glücklich macht?
- Kann es sein, dass ich den inneren Herzrhythmus und somit den Lebensrhythmus verloren habe?
- Warum analysiere ich jedes Problem bis ins kleinste Detail?
- Warum bin ich so überkritisch?
- Warum mache ich aus jeder Mücke einen Elefanten?

ÜBUNG ZUR REAKTIVIERUNG DER GALLENBLASEN- UND LEBER-ENERGIE

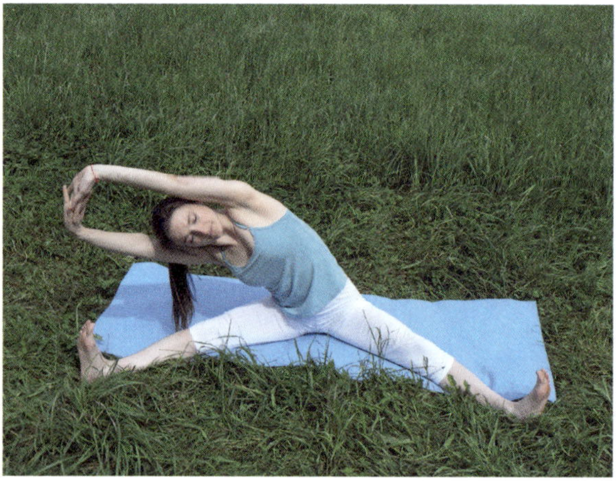

Setzen Sie sich auf den Boden und grätschen Sie Ihre Beine so weit auseinander, wie Sie Ihre Knie noch gestreckt am Boden halten können. Spreizen Sie die Beine nur so weit, wie es Ihnen guttut und Sie einen angenehmen Dehnungsschmerz spüren. Als Erstes strecken Sie Ihre Arme mit verschränkten Fingern und nach außen gedrehten Handflächen zum Himmel. Anschließend neigen Sie Ihren Rumpf – soweit es für Sie in Ordnung ist – in Richtung rechtes oder linkes Bein. Fangen Sie mit der leichteren Seite an, sodass Sie sich an den Dehnungsschmerz gewöhnen können. Ihr Rücken ist bei dieser Übung gerade und Ihr Blick ist geradeaus gerichtet. Wenn Sie sich zu dem Fuß neigen, achten Sie darauf, dass der Fuß gerade bleibt und nicht zur Seite fällt. Ziehen Sie Ihre Zehen zu Ihrem Körper heran, sodass die Ferse fest mit dem Boden verankert ist und der Fuß aufrecht ist. Atmen Sie entspannt und ruhig in diese Dehnungsübung. Sie werden feststellen, dass schon nach kurzer Zeit der Dehnungsschmerz abflacht. Nach 10 Atemzügen richten Sie sich langsam wieder auf und strecken nochmals die Handflächen in Richtung Himmel, bevor Sie sich zur anderen Seite neigen und in dieser Position ebenso für 10 Atemzüge verweilen.

Mit dem letzten Atemzug richten Sie sich wieder auf und strecken Ihre Handflächen nochmals in Richtung Himmel. Beugen Sie sich nun mit gestreckten Armen aus der Hüfte nach vorne in Richtung Boden, die Innenfläche der mit den Fingern verschränkten Hände zeigt nach außen.

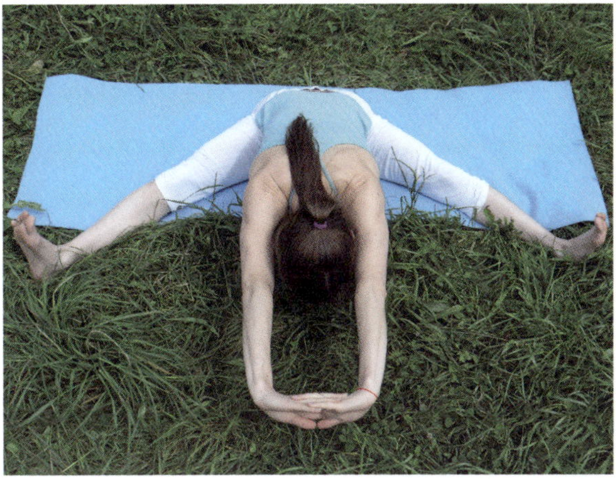

Atmen Sie auch in dieser Dehnphase 10-mal ruhig ein und aus und entspannen Sie sich. Achten Sie darauf, dass beide Beine weit auseinandergespreizt sind, die Knie durchgestreckt sind, der Fuß aufrecht ist und die Zehen an den Körper herangezogen werden. Zusätzlich achten Sie darauf, dass Ihr Rücken nicht zu rund wird. Strecken Sie Ihren Rücken, so gut es geht und für Sie persönlich möglich ist. Durch das Strecken erfolgt die Beugung des Rumpfs noch mehr aus der Hüfte und dehnt Sie noch mehr auf. Mit dem letzten Atemzug richten Sie sich langsam und ohne Hektik auf. Strecken Sie sich noch einmal in Richtung Himmel.

Verborgene Lebensthemen:

- Warum läuft mir in Wirklichkeit die Galle über?
- Warum ärgere ich mich innerlich grün und blau?
- Warum kann ich meinen Ärger nicht ausdrücken?
- Warum kann ich meine Aggressionen nicht in Worte kleiden?
- Kann es sein, dass ich mein rechtes Maß verloren habe? Und zu viel will? Bin ich vielleicht sogar maßlos?
- Kann es sein, dass ich »Gift« nicht mehr erkenne und so meinen Körper innerlich und äußerlich vergifte? Warum bin ich nicht mehr auf der Suche, sondern in der Sucht verhaftet?
- Habe ich wirklich noch Vertrauen in meine Seelenkraft?
- Sollte ich meine Lebensphilosophie noch mal überdenken und maßvoll gestalten?
- Welche Lebensthemen kann ich nicht richtig bewerten und lebe aus diesem Grund maßlos?

Setzen Sie sich anschließend für wenige Minuten in den Fersensitz und atmen Sie noch einmal tief in Ihre innerliche Tiefenentspannung. Spüren Sie der Wirkung der Übungen nach und fühlen Sie die aufgelösten Blockaden.

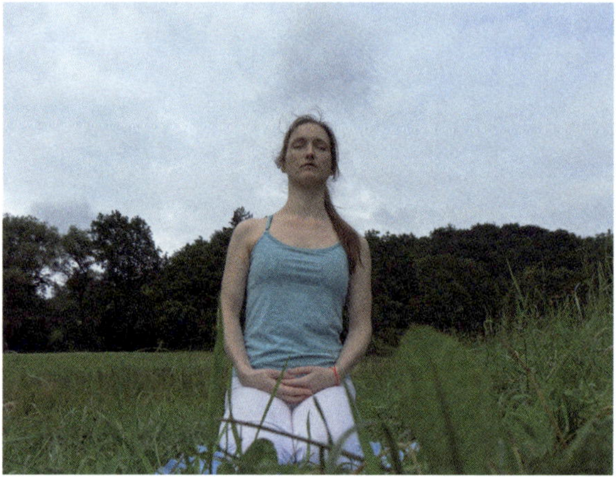

Das Heilungstagebuch

Der größte Feind für eine Entwicklung ist der Alltag. Wir haben unsere gewohnten Routinen und unsere Standardlösungen für alle unsere Lebenssituationen. Auch wenn wir erkennen, dass diese Lösungen oft nicht hilfreich sind, fallen wir nur zu gerne aus Stress, Zeitmangel und Gewohnheit darin zurück. Um das zu verhindern, ist es wichtig, dass wir unseren Alltag ganz bewusst leben. Nur wenn wir uns unseres Lebens bewusst sind, können wir auch aktiv werden und etwas verändern. Um diese Bewusstheit zu erhalten, ist das Heilungstagebuch eines der wichtigsten Werkzeuge. Tragen Sie alle Beobachtungen und Erkenntnisse, die Sie gemacht haben, dort ein und schauen Sie sich die Erkenntnisse regelmäßig zur Manifestierung an. Nehmen Sie sich jeden Abend nur ein paar Minuten Zeit und lassen Sie Ihren Alltag noch einmal Revue passieren. Nutzen Sie für Ihr Heilungstagebuch am besten die folgende Vorlage:

HEILUNGSTAGEBUCH

Datum: . . . . Uhrzeit: . . . . . Name: . . . .

Antlitzzeichen: . . . .

Schmerzkörper: . . . .

Psychosomatische Ursache: . . . .

Kernangst: . . . .

Affirmation: . . . .

In welchen Situationen ist es mir noch nicht gelungen, meine Veränderungen umzusetzen? . . . .

Was hat mich davon abgehalten? . . . .

In welchen Situationen ist es mir gelungen, meine Veränderungen umzusetzen?

Wofür bin ich dankbar? . . . .

Was hat mich heute Kraft gekostet? . . . .

Was hat mir heute Kraft gegeben? . . . .

Quellenverzeichnis

Ackersberg, Tanja: Wirbelsäulenzonen Übersichtskarte, Fitmit Verlag 2012

Bach, Hans-Dieter: Äußere Kennzeichen innerer Erkrankungen Band 1 – Antlitzdiagnostik, Visuelle Diagnostik; Bio Ritter GmbH 1996

Bach, Hans-Dieter: Äußere Kennzeichen innerer Erkrankungen Band 2 – Krankheit und Zunge; Bio Ritter GmbH 1996

Bach, Hans-Dieter: Sprechende Gesichter – Erkenne das Antlitz und hilf dem Körper; Bio Ritter GmbH 2003

Dahlke, Rüdiger: Krankheit als Symbol – Handbuch der Psychosomatik; Bertelsmann Verlag 2000

Dahlke, Rüdiger; Fasel, Rita: Die Spuren der Seele – Was Hand und Fuß über uns verraten; Gräfe und Unzer Verlag 2010

Dale, Cyndi: Der Energiekörper des Menschen – Handbuch feinstofflichen Anatomie, Lotos Verlag 2012

Diamond, John: Der Körper lügt nicht – Eine neue Methode, die Ihr Leben verändern wird; VAK Verlags GmbH 2002

Franke, Rainer; Schlieske, Ingrid: Klopfen Sie sich frei! – Meridian-Energie-Techniken – Einfaches Beklopfen zur Selbsthilfe; Bio Ritter Verlag 2004

Haiduk, Vistara H.: Gesichtsdiagnose – Krankheitszeichen erkennen – Beschwerden natürlich behandeln; Gräfe und Unzer Verlag 2010

Hay, Louise L.: Gesundheit für Körper und Seele von A-Z – Alle Heil-Affirmationen; Ullstein Buchverlage GmbH 2011

Tepperwein, Kurt: Krankheiten aus dem Gesicht erkennen – Pathophysiognomie; mvg Verlag 2004

Tepperwein, Kurt: Die Botschaft deines Körpers – Die Sprache der Organe; mvg Verlag 2011

Tepperwein, Kurt: Was dir deine Krankheit sagen will – Die Sprache der Symptome; mvg Verlag 2011

Wagner, Dr. Franz: Reflexzonenmassage; Gräfe und Unzer Verlag 2004

Wehner, Jürgen: MedizInfo® – Gesundheitsportal für Verbraucher und Fachkräfte: Segmenttherapie; http://www.medizinfo.de/komplementaermedizin/segmenttherapie.shtml (Aufrufdatum: 01.11.2012)

Danke Danke Danke!

Wir bedanken uns von ganzem Herzen bei

- allen, die uns das Wissen gelehrt und überliefert haben:
  Darrel Combs (Medizinmann aus Oklahoma), Tom Brown Jr. (Fährtenleser und Naturkundiger), Wolfgang Peham (Fährtenleser und Naturkundiger), Stalking Wolf (Apachenscout), dem Volk der Maori, Tamarack Song, Lethi und ihrem Clan (Lehre der Blackfoot Elders), Joscha Grolms (hat über ein Jahr lang im Clan von Tamarack gelebt), Johann Mühlbauer (unser blinder Rücken- und Muskelspezialist)
- den Autoren der Bücher, von denen wir unser Wissen zusammentragen durften: Kurt Tepperwein, Rüdiger Dahlke, H.D. Bach, John Diamond, Haiduk und Vistara H., Rainer Franke, Ingrid Schlieske, Louise L. Hey
- allen Menschen, die wir beobachten durften
- allen unseren Kursteilnehmern, mit denen wir zusammen in die Tiefe der Thematik der Antlitzdiagnose eintauchen konnten
- allen, die dieses Buch an sich ermöglicht haben:
  dem mvg-Verlag, den Papierherstellern, den Designern, den Lektoren, den Übersetzern, den Arbeitern in der Druckerei, Felicia Englmann und Verena Schörner für die Kontaktherstellung zum Verlag, den Bäumen und dem Wasser, die sich für die Papierherstellung hingaben, um Ihnen die Lehre der Antlitzdiagnose zugänglich zu machen
- allen, die uns persönlich unterstützt haben:
  unseren Eltern, insbesondere Heikos Mutter dafür, dass sie uns so gut bekocht hat, während wir am Buch schrieben, Heikos Vater wollen wir danken, da er uns immer im Bereich der Finanzen den Rücken freigehalten und die anstrengende Buchführung für unser Unternehmen übernommen hat, sodass wir die Erkenntnisse der Naturvölker leben durften, Sabrina Hirschmann für die Unterstützung, Ninfa Wieser für die Unterstützung und das Korrekturlesen, Raphaela Kohl für ihre Unterstützung bei den MET-Bildern, der Toilette in der Eifel, bei der alles angefangen hat und von der Heiko den Strom zum Schreiben für seinen Laptop abgezapft hat, um Ihnen dieses Thema zu eröffnen, der Zeit und dem nötigen Geld wollen wir danken, da sie uns ermöglicht haben, zwölf Jahre an diesem Werk zu arbeiten. Der Erde und dem Universum wollen wir danken, die uns stets zu den richtigen Personen und Orten geführt haben, um dieses Wissen anzuhäufen.